AF474689

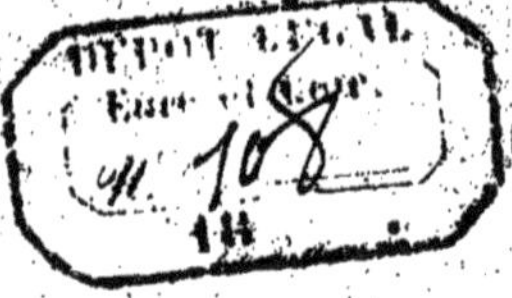

Drs Jean Camus et Philippe Pagniez
Anciens internes de la Salpêtrière.

Isolement

et

Psychothérapie

Traitement de l'Hystérie et de la Neurasthénie

Pratique de la rééducation morale et physique

PRÉFACE DU PROFESSEUR J. DEJERINE
Médecin de la Salpêtrière.

Paris, FÉLIX ALCAN, éditeur, 1904.

ISOLEMENT ET PSYCHOTHÉRAPIE

ISOLEMENT

ET

PSYCHOTHÉRAPIE

TRAITEMENT DE L'HYSTÉRIE ET DE LA NEURASTHÉNIE

PRATIQUE DE LA RÉÉDUCATION MORALE ET PHYSIQUE

PAR LES DOCTEURS

JEAN CAMUS ET **PHILIPPE PAGNIEZ**

Anciens internes de la Salpêtrière

PRÉFACE

DU PROFESSEUR J. DEJERINE

Médecin de la Salpêtrière

PARIS

FÉLIX ALCAN, ÉDITEUR

ANCIENNE LIBRAIRIE GERMER BAILLIÈRE ET Cie

108, BOULEVARD SAINT-GERMAIN, 108

1904

PRÉFACE

Le traitement des psycho-névroses subit actuellement une transformation complète et le médecin, s'éloignant chaque jour davantage des pratiques plus ou moins mystérieuses employées dans ce domaine, cherche aujourd'hui à agir sur le moral de ses malades en s'adressant à leur raison et à leur volonté.

Trop longtemps en effet, les médecins ont négligé l'influence du moral sur le physique et ont accordé à ce dernier une part beaucoup trop grande dans le traitement des névroses. Sans doute le vieil adage *mens sana in corpore sano* reste toujours vrai, mais on pourrait pourtant le retourner quand on songe à l'influence énorme exercée par le moral sur nos différentes fonctions organiques. L'importance de ce facteur en thérapeutique, reconnu cependant comme tel depuis un temps immémorial non seulement par les philosophes et les prêtres des différentes religions, mais encore par les masses populaires, n'est pas encore aujourd'hui appréciée à sa juste valeur.

Lorsque Weir-Mitchell, après Esquirol, préconisa l'isolement, il ne voyait qu'un côté de la question, à savoir la séparation du sujet d'avec les siens, le repos, la suralimentation. C'était certes déjà un grand progrès, mais le côté psychothérapique faisait complètement défaut dans la méthode du médecin américain.

Depuis tantôt vingt ans que je me suis adonné à la thérapeutique des psycho-névroses, j'ai passé par différentes périodes avant d'arriver à me former une conviction ; au début, je crus comme bien d'autres, que l'isolement, le séjour au lit, la suralimentation, l'emploi de moyens physiques tels que les douches, le massage, l'électricité, pouvaient suffire à guérir les malades, mais les résultats obtenus ne correspondirent pas toujours à ce que j'espérais et j'arrivai peu à peu, surtout en étudiant mes malades de la pratique privée, à me convaincre que la cure dite « de Weir-Mitchell » ne remplissait qu'une partie des indications du traitement.

Je ne tardai pas à voir que l'isolement ne pouvait plus être considéré comme un *système* thérapeutique, mais que ce n'était qu'un *moyen* de mettre en œuvre le traitement moral du sujet, c'est-à dire la psychothérapie. Je suis heureux de pouvoir dire ici que les travaux de mon vieil ami le Pr Dubois (de Berne) ont beaucoup contribué à établir la nécessité de ce traitement moral.

Apanage des gens riches ou aisés, la maison de santé n'est pas accessible aux classes pauvres. Or le séjour des hystériques et des neurasthéniques dans les salles d'hôpitaux ne donne — on le sait depuis longtemps — que des résultats le plus souvent nuls quand, et le cas n'est que trop fréquent, il n'aggrave pas l'état de ces malades, soit par suite du mode de traitement employé, soit surtout du fait du contact avec d'autres malades atteints d'affections plus ou moins similaires, ou de suggestions produites fort inconsciemment du reste par les élèves ou le personnel du service. C'est ainsi qu'on arrive à créer et à développer une pathologie nerveuse artificielle et que le milieu hospitalier devient souvent un véritable foyer de culture des psycho-névroses. L'histoire des hystériques d'hôpital n'est malheureusement que trop riche en faits de ce genre.

Frappé de ces inconvénients, j'eus l'idée, en 1895, il y aura bientôt dix ans, d'instituer dans mon service de la

Salpêtrière, une méthode de traitement qui, basée sur l'isolement et la psychothérapie, réalise à l'hôpital les conditions que l'on ne rencontrait jusque-là que dans la maison de santé. Les résultats que m'a donnés cette méthode ont depuis longtemps dépassé de beaucoup mes espérances. Ils sont en effet tout aussi favorables que ceux que j'obtiens dans une maison de santé sur mes malades de la pratique privée, et ils sont en outre parfois plus rapidement obtenus.

Bien que la méthode de traitement des psycho-névroses que j'ai instituée dans mon service à la Salpêtrière ait déjà été indiquée par quelques-uns de mes élèves dans leurs thèses inaugurales et par moi-même dans une communication à la Société de Neurologie, elle n'a cependant pas encore été l'objet d'un travail d'ensemble. C'est cette étude que mes élèves MM. les Drs Jean Camus et Pagniez ont bien voulu entreprendre à mon instigation. Frappés des résultats qu'ils ont constatés pendant les années d'internat qu'ils ont passées sous ma direction, ils se sont proposé de les exposer ici. J'aurais pu leur donner un grand nombre d'observations ayant trait à des malades traitées dans mon service pendant les années précédentes, mais j'ai trouvé préférable qu'ils ne rendissent compte que des cas qu'ils avaient observés. J'ai tenu à leur fournir maintes fois l'occasion d'appliquer ce traitement sous ma direction et ils sont arrivés à se former une opinion par eux-mêmes et sans avoir eu besoin de jurer « *in verba magistri* ».

Sans être particulièrement difficile et compliquée, la méthode que mes élèves exposent ici comporte cependant un coefficient personnel dont il ne faudrait pas méconnaître l'importance, car on ne s'improvise pas psychothérapeute. La connaissance approfondie du caractère si spécial des neurasthéniques et des hystériques et en outre des qualités de tact, de patience, de fermeté, sont ici indispensables. J'ai vu quelques esprits distingués essayer vainement l'emploi de la psychothérapie, mais je me hâte toutefois d'ajouter que c'est là un fait rare et que la plupart de mes élèves, grâce à cette méthode, sont parvenus avec un peu de persévérance aux résultats les plus satisfaisants.

L'ouvrage de MM. Jean Camus et Pagniez est non seulement un exposé de ma méthode de traitement des psycho-névroses à l'hôpital, c'est une œuvre originale et personnelle, un traité complet de psychothérapie pour l'élaboration duquel ils n'ont épargné ni leur temps ni leur peine. Je ne doute pas que le succès ne récompense leurs efforts, car leur livre est vécu et arrive à son heure.

Paris, 5 février 1904.

J. DEJERINE.

ISOLEMENT ET PSYCHOTHÉRAPIE

INTRODUCTION

La Salpêtrière est encore quelque peu pour beaucoup de personnes l'hôpital où l'on revoit les scènes d'hystérie du Moyen âge, les manifestations les plus impressionnantes et les plus fantastiques de cette névrose.

Bien des médecins étrangers qui viennent y visiter le service du Professeur Dejerine, espèrent assister à quelques-unes de ces représentations émotionnantes qui ont fait tant de bruit, il n'y a pas encore bien longtemps.

Leur surprise est grande, en pénétrant dans la salle des hystériques et ils éprouvent quelque déception dans leur curiosité. Jamais service plus calme ne s'est offert à eux dans leurs visites des hôpitaux. Une grande et belle salle, bien claire, contenant des lits à rideaux blancs, tous fermés et dont pas un pli ne bouge et sur tout cela, le silence le plus complet. Et cependant c'est bien la salle des grandes hystériques, la moitié au moins des lits est occupée par elles.

Quelle est la raison d'un calme aussi parfait ? Ces malades sont simplement *isolées,* isolées entre elles et isolées du monde extérieur, ne recevant ni lettres ni visites et ne voyant que le médecin et la surveillante.

La visite commence, les rideaux des lits un à un sont ouverts, notre maître s'arrête, s'assied près de la malade, lui parle avec douceur et bonté mais d'une voix ferme et convaincue. Il lui dit la vérité sur sa santé, lui explique pourquoi elle est souffrante, lui fait constater ses progrès, lui dit comment et quand elle guérira. L'entretien se termine par quelques paroles réconfortantes ou par un exercice de rééducation physique s'il y a lieu, puis les rideaux retombent et l'on passe au lit suivant. La même scène se reproduit avec la même simplicité, sans bruit, sans appareil extérieur destiné à frapper les sens ou l'imagination.

A côté des hystériques se trouvent de nombreuses neurasthéniques, elles aussi sont soumises au repos, à l'isolement, à la suralimentation ; pour elles l'entretien se modifie, s'adapte, comme pour les hystériques d'ailleurs, aux troubles dont elles se plaignent, à leur caractère, à leur degré d'intelligence.

Sous cette double influence de l'isolement et de la psychothérapie nous avons assisté à de véritables prodiges, nous avons vu des paralysies, des contractures, des anorexies, des crises, des gastropathies, etc., datant de plusieurs mois ou de plusieurs années, guéries en quelques jours, quelques semaines ou quelques mois, sans que jamais on ait eu recours à l'hypnose ou à des médicaments quelconques.

Du premier coup nous fûmes conquis à cette méthode si simple, si rationnelle, si inoffensive, faisant un contraste si grand avec les procédés à allures mystérieuses employés d'ordinaire en pareil cas.

Peu à peu nous avons appris à manier cette méthode de la psychothérapie, et nous aussi nous avons éprouvé cette satisfaction de guérir sans faire appel à des médicaments ou à des puissances extérieures, de guérir par soi-même, par son raisonnement et par sa volonté.

Ce qui fait l'originalité de la méthode, c'est plus la réunion de l'isolement, du repos, de la suralimentation et de la psychothérapie que chaque partie séparée. Chacune en effet a été employée, plus ou moins associée à d'autres procédés (en particulier par Weir Mitchell) et est encore utilisée dans un certain nombre de maisons de santé.

Un point également sur lequel nous ne saurions trop insister c'est la suppression complète de l'hypnotisme dans ce traitement ; nous en verrons plus loin les raisons.

Notre maître a eu le mérite de réunir un ensemble de procédés simples et pratiques, et d'en faire bénéficier la classe pauvre ; il a montré que l'on pouvait réaliser dans nos hôpitaux les conditions de guérison des psycho-névroses qui jusque-là n'existaient que dans les maisons de santé et étaient l'apanage de la classe riche ou aisée.

Et ceci est important à notre époque, car si l'hygiène et les progrès de la bactériologie ont diminué la fréquence des maladies infectieuses, il est incontestable par contre que les conditions de la vie actuelle ont augmenté dans des proportions inquiétantes, la fréquence des psycho-névroses et, bien que l'on ne voie plus guère aujourd'hui les grandes épidémies d'autrefois, le nervosisme, et souvent dans ses formes graves, envahit de plus en plus toutes les classes de la société.

La neurasthénie fait des progrès incessants et comme l'a dit le Pr Dejerine, « c'est la neurasthénie qui, fournissant sans cesse de nouveaux aliments à la grande famille neuro-pathologique, s'oppose à l'extinction de cette dernière, de par les lois fatales de l'hérédité convergente combinée avec les états de dégénérescence.

Aussi le domaine des affections du système nerveux ira-t-il toujours grandissant. C'est là une des conséquences fatales de la lutte pour l'existence, telle surtout que la comprend notre époque. C'est à la fois la cause et le résultat de toute civilisation, c'est aussi la cause de sa décadence[1] ».

Ces progrès si évidents des névroses dans ces dernières années rendent particulièrement intéressant un traitement qui tend à les enrayer.

Dans la première partie de ce travail nous faisons l'historique de l'isolement, et nous passons en revue les différents procédés anciens et nouveaux de guérir par la psychothérapie.

Nous montrons comment le traitement de l'esprit, resté comme le traitement du corps l'apanage des philosophes et des prêtres pendant l'antiquité, est entré peu à peu dans le domaine de la médecine.

1. J. Dejerine, *L'Hérédité dans les maladies du système nerveux.* Asselin, 1886 p. 266.

La psychothérapie, nous le verrons, a suivi une évolution identique à celle de la médecine elle-même, mais avec un grand retard sur cette dernière.

Dans la deuxième partie nous faisons l'exposé de la méthode : isolement et psychothérapie, et nous essayons de l'expliquer, de la régler sur des bases psychologiques et physiologiques.

Nous pensons avoir rendu ces chapitres suffisamment clairs pour que ce traitement ne reste plus uniquement empirique, mais prenne en thérapeutique du système nerveux une place justifiée scientifiquement. Enfin nous montrons les applications de la méthode au traitement de l'hystérie et de la neurasthénie dans leurs différentes manifestations et nous publions les résultats obtenus.

Dans tout ce travail, surtout dans la deuxième partie où nous aurons besoin de faire appel à des notions de psycho-physiologie de date récente, nous ferons de très nombreuses citations. Il nous a semblé préférable de donner les textes exacts plutôt que de nous contenter de leur sens général. Ces citations d'ailleurs sont presque toutes de philosophes connus par leurs recherches sur les sujets que nous aborderons et elles ne pouvaient que perdre à être transcrites en des termes différents. Ce procédé présente peut-être moins d'originalité, mais il est certainement plus exact. Ce que nous avons voulu, c'est seulement tirer des recherches philosophiques, des déductions pratiques, des notions utiles au médecin pour comprendre et pratiquer la psychothérapie.

Nous ne saurions trop remercier, en terminant cette introduction, notre maître le Professeur Dejerine qui nous a engagés à faire cette étude et nous donne en tête de ce livre l'appui de son nom et de sa haute expérience.

PREMIÈRE PARTIE

CHAPITRE PREMIER

APERÇU HISTORIQUE SUR L'ISOLEMENT

L'isolement dans l'antiquité, à Rome. — L'isolement dans la religion catholique. — Les solitaires de la Thébaïde. — Les solitaires de Port-Royal. — Les retraites. — Raisons de l'isolement religieux. — L'isolement de certains hommes de génie, des misanthropes. — L'isolement au point de vue thérapeutique avant le XIXe siècle. — Jean Weyer. — Raulin. — Zimmermann. — L'isolement des aliénés. — Esquirol.
L'isolement des neurasthéniques et des hystériques. — Weir Mitchell. — Playfair. — Charcot. — Dejerine.

Le traitement des psycho-névroses, de l'hystérie, de la neurasthénie par l'isolement, semble une méthode toute moderne dont on fait remonter l'origine à Weir-Mitchell et à Charcot.

Cette thérapeutique n'a été en effet *réglementée* que dans la dernière partie du XIXe siècle. Mais comme pour toute méthode empirique, — car primitivement l'isolement n'était pas autre chose —, l'emploi systématique avait été précédé de tentatives restées uniques, inconscientes souvent; et de plus avant de devenir médical, l'isolement avait été pratiqué par l'homme de tout temps dans des buts différents. Il n'est donc peut-être pas hors d'intérêt de chercher d'abord quand et dans quelle intention l'homme, sain ou malade, s'est isolé.

L'antiquité semble avoir ignoré à peu près l'isolement systématique, et dans la civilisation grecque l'état de parfait équilibre des facultés psychiques n'admettait guère cette anomalie de l'homme s'écartant de la société. Démocrite errant dans les tombeaux d'Abdère, Timon le misanthrope sont de très rares exemples d'isolés volontaires.

Platon considérait l'isolement comme un mal et par la bouche de Philoctète implorant Néoptolème s'exhale la plainte qui dit toute l'horreur de la solitude : « Par ton père, par ta mère, ô fils, par tout ce que tu as de cher dans ta maison je te supplie et t'implore ! ne me laisse pas dans ce désert, en proie aux maux que tu vois. Prends-moi comme un surcroît de charge sur ton navire... jette-moi où tu voudras, dans la sentine, à la proue, à la poupe, partout où je serai moins gênant à tes compagnons. Consens, mon fils, au nom de Zeus, vengeur des Suppliants ! laisse-toi fléchir, je me prosterne à tes genoux, perclus et boiteux comme je suis, misérable. Ne me laisse point dans ce désert où il n'y a nul vestige d'hommes, mais ramène-moi dans ton pays ou sur la rive de l'Eubée... »

Paul de Saint-Victor a tenté un parallèle curieux entre Philoctète et Robinson Crusoé qui, comme il le dit, semblent se faire signe à travers les âges[1]. Il insiste sur le caractère profondément différent de ces deux solitaires : l'un désespéré, l'autre courageux et patient, heureux semble-t-il, au point que le lecteur oublie de le plaindre et se prend parfois à l'envier. Il attribue surtout cette différence à celle qui sépare l'homme primitif du civilisé, l'un dépourvu de tout, l'autre ayant à sa disposition mille ressources. Il nous semble plus juste de voir dans ces deux solitaires l'expression, la représentation figurée des idées de leur temps et s'ils sont si différents, c'est qu'un abîme sépare précisément la pensée antique de la pensée moderne au sujet de l'isolement.

A Rome l'isolement n'est pas non plus en faveur, les philosophes le recommandent peu et si Sénèque, Cicéron le préconisent quelquefois, c'est avec discrétion et comme une mesure toute temporaire. Cependant les religions anciennes avaient eu des fidèles qui vivaient solitaires : l'Inde avait connu les anachorètes, l'Égypte les thérapeutes et la Judée les ascètes.

1. Paul de Saint-Victor, *Les deux masques*, t. II, p. 106. Calmann-Lévy, 1887.

Mais c'est avec l'apparition du christianisme que l'état d'isolement s'impose à l'attention du monde et le mot moine (μονος, seul) est d'abord donné aux pieux laïques qui se séparent de leurs semblables. L'amour de la solitude grandit dans la société chrétienne comme une épidémie : au commencement du IIIe siècle apparaissent les premiers solitaires qui, fuyant les persécutions, les invasions, la corruption, se retirent au désert pour y prier et y méditer. Leurs imitateurs se multiplient et bientôt les solitudes de l'Égypte se peuplent d'anachorètes. Quelques-uns, saint Antoine, saint Pacôme, se groupant donnent naissance à la vie en commun (cénobitique), où la pratique de l'isolement s'adoucit un peu tout en ne disparaissant point toutefois, puisque la vie de communauté suppose la réunion des membres seulement à certaines heures.

Si on vient à chercher les raisons de ce mode de vie si anormal, on trouve que pour ces premiers moines, l'isolement dominé par l'idée religieuse constitue d'abord une pénitence, un mode de sacrifice par renoncement au commerce des hommes, puis un moyen pour éviter les tentations, favoriser la prière, le recueillement, enfin un but en lui-même, par la paix et le calme qu'il donne à ceux qui le pratiquent. Il existe à ce sujet dans Cassien de curieux documents. Un moine qui a renoncé à la vie solitaire lui dit : « Je me souviens que la bonté divine me favorisait et me ravissait au point que j'oubliais le fardeau de mon corps. Mon âme s'isolait tout à coup des sens extérieurs et se séparait tellement des choses de ce monde, que mes yeux et mes oreilles devenaient insensibles et mon esprit était si absorbé par la méditation des vérités divines, que souvent le soir je ne pouvais dire si j'avais mangé pendant le jour et si j'avais jeûné la veille. C'est pour éviter cette incertitude qu'on remet à chaque solitaire une corbeille où se trouve sa provision pour la semaine ; il y a deux pains pour chaque jour et il peut voir le samedi s'il a oublié de prendre quelquefois sa nourriture... Lorsque les anachorètes étaient peu nombreux nous jouissions d'une grande liberté. L'étendue de la solitude nous charmait ; l'âme dans ces retraites profondes était souvent ravie en Dieu, sans être troublée par ces visites continuelles de nos frères envers lesquels on craint de manquer aux devoirs de l'hospitalité.

J'avoue que je me passionnai pour cette paix et cette vie qu'on peut comparer au bonheur des anges. Mais bientôt le nombre des solitaires augmenta ; les lieux déserts devinrent plus rares ; cette flamme céleste de la contemplation parut s'éteindre au souffle de la multitude et notre esprit fut troublé par le soin des choses temporelles... Ces embarras de toute nature ne laissent pas tranquille même quand on est seul parce que l'esprit se tourmente de leur souvenir ou de leur attente [1]. »

L'idéal de la perfection est pour ce pieux moine de déraciner les vices de son cœur et d'assurer une union de plus en plus intime avec Dieu, et l'isolement, dit-il, ne doit être qu'un moyen pour y parvenir, moyen qui n'est pas à la portée de tous, car toute la vertu d'un anachorète ne consiste pas seulement à éviter la société de ses semblables.

Depuis ce temps lointain jusqu'à nos jours, il a toujours existé dans l'église catholique des solitaires plus ou moins complets, qui, suivant la règle d'un ordre, ont pratiqué l'isolement d'une façon absolue ou relative (chartreux, bénédictins, etc.), répétant cette parole qu'on lit à la porte de la Chartreuse de Calci :

« O beata Solitudo
O sola Beatitudo. »

L'histoire des ordres monastiques est en outre remplie d'exemples de solitaires, qui du xe aux vie siècle renouvelèrent la pratique des anciens pères du désert et se retirèrent dans des cellules pour y prier, y méditer [2]. Au moyen âge on vit même des hommes se faisant enfermer dans des cellules murées et qu'on nommait des « reclus ». En laissant de côté ces excessifs, il n'en reste pas moins un groupe énorme d'individus religieux à qui la pratique de l'isolement apparaît comme un moyen de perfection et pour qui en même temps

1. Cassien, *Conférences sur la perfection religieuse*, trad. Cartier. Solesmes, 1898, p. 171-172.

Cassien, né en 360, disciple de saint Jean Chrysostome, parcourut pendant plus de 7 ans les déserts de la Thébaïde pour y recueillir les enseignements des anachorètes qu'il a transcrits dans ses conférences.

2. Voir dans Hélyot, *Histoire des ordres monastiques civils et militaires*, t. VII, p. 142- 411 ; t. VI, p. 109, l'histoire de Vital de Mortain, de saint Étienne de Muret, de Robert d'Arbrissel au xie siècle, de saint Pierre d'Alcantara au xvie, etc., etc.

elle constitue comme la *réalisation d'une sorte de tendance.* « La retraite, dit Malebranche, est la vocation générale des chrétiens[1]. »

Intermédiaires entre les religieux proprement dits et les laïques, furent au XVIIe siècle les solitaires de Port-Royal qui après 1638 pratiquèrent un isolement relatif, dont plusieurs d'entre eux ont célébré les charmes, en particulier Arnauld d'Andilly dans une ode sur la solitude [2]. A ce moment l'isolement devient presque à la mode et les solitaires sont dépeints dans *la Clélie*.

Dans la religion catholique nous trouvons une autre forme d'isolement adouci, surtout quant à sa durée, qui est *la retraite*. Celle-ci est une période pendant laquelle l'individu s'éloigne de son milieu habituel, pour aller vivre pendant un temps variable (quelques jours à un mois) dans une maison où il prie, médite, s'examine, seul ou en compagnie d'autres individus se livrant à la même pratique et sous la direction spirituelle d'un religieux ou d'un prêtre. La retraite a été préconisée par les principaux théologiens et directeurs de conscience.

Ignace de Loyola à propos des avantages des exercices spirituels qu'il a institués dit : « il en retirera d'autant plus de profit qu'il sera plus séparé de ses amis, de ses proches et de toute sollicitude terrestre, quittant, par exemple, son habitation ordinaire et choisissant une autre maison ou une autre chambre pour y habiter le plus à l'écart qu'il pourra... Se trouvant ainsi seul avec lui-même, n'ayant plus l'esprit partagé entre plusieurs objets..., il fait usage de ses puissances naturelles plus librement pour chercher avec diligence ce qu'il désire avec tant d'ardeur[3]... »

L'Imitation de J.-C. contient tout un chapitre (Liv. 1, ch. XX) intitulé « de l'amour de la retraite et du silence » et qui commence par ce conseil : « Choisissez un temps convenable pour vous recueillir. »

Avec saint François de Sales, dont la douceur est le principal caractère, le conseil de la solitude s'humanise. « Mais

1. MALEBRANCHE, *Méditations chrétiennes*, p. 279. Charpentier, éd. 1884.
2. Voir SAINTE-BEUVE, *Histoire de Port-Royal*, t. I, p. 391-92, etc.
3. Saint IGNACE DE LOYOLA, *Exercices spirituels*, 1895, p. 18-19, 14e éd. Poussielgue.

tousjours, outre la solitude mentale à laquelle vous vous pouvez retirer emmy les plus grandes conversations, ainsi que j'ay dit cy-dessus, vous devez aimer la solitude locale et réelle, non pas pour aller ès déserts comme sainte Marie Egyptienne, saint Paul, saint Antoine, Arsenius et les autres Pères solitaires, mais pour estre quelque part en vostre chambre, en vostre jardin et ailleurs, où plus à souhait vous puissiez tirer vostre esprit en vostre cœur et recréer vostre âme par de bonnes cogitations et sainctes pensées ou par un peu de bonne lecture, à l'exemple de ce grand evesque Nazianzene qui parlant de soy-mesme: « je me pourmenois, dit-il, moy-mesme avec moy-mesme sur le soleil couchant et passois le temps sur le rivage de la mer, car j'ay accoustumé d'user de cette recréation pour me relascher et secouer un peu des ennuis ordinaires[1]. »

En résumé et vu de haut, l'isolement apparaît chez les gens religieux, surtout comme un *moyen* pour s'améliorer moralement et capable aussi par lui-même de procurer une satisfaction intime à qui le pratique.

C'est principalement dans ce dernier but qu'il a été recherché par certains hommes supérieurs : la suppression du contact de l'homme, des nécessités de parler, d'accomplir des devoirs de société, puis la délivrance de ce sentiment obscur ou précis de n'être pas en communauté d'idées avec son entourage, d'être un incompris condamné à concentrer en lui-même ses réflexions et ses impressions, en sont alors les motifs les plus nets. Que ces sentiments, transitoires chez nous tous, se développent un peu et on aura le misanthrope, amoureux de la solitude et fuyant son semblable. C'est Pétrarque qui à certains moments quitte Avignon pour se réfugier dans la solitude de la fontaine de Vaucluse. C'est Pope écrivant une ode sur la solitude à douze ans, Luther se retirant à Alstadt, Jean-Jacques Rousseau, Schelley. Gœthe lui-même s'enferme dans la retraite jusqu'à six mois, rompt violemment avec le monde, s'interdit toute communication, et dit « les relations au dehors font notre existence et en même temps la dévastent ». Par la bouche de Faust il crie la

1. Saint FRANÇOIS DE SALES, *Introduction à la vie dévote*, p. 239, Douniol, éd., Paris, 1864.

joie de l'être qui se sent seul : « Ah ! lorsque dans notre étroite cellule la lampe recommence à luire en amie, une douce lumière pénètre dans notre sein, dans le cœur qui a conscience de lui-même. La raison recommence à parler, l'espérance à fleurir et l'on aspire avec ardeur vers les torrents de la vie, ah ! vers les sources de la vie[1] ! »

Il semble donc que pour toute une classe d'individus la vie isolée à certains moments soit une véritable nécessité ; sans répéter le facile paradoxe de l'homme de génie voisin du dégénéré ou dégénéré lui-même, il serait facile de montrer d'une part, que beaucoup de ces hommes à tendances solitaires appartiennent à une moyenne intellectuelle supérieure à la moyenne normale, et que d'autre part, beaucoup rentrent dans la grande famille des nerveux, des névropathes, candidats à la neurasthénie ou neurasthéniques francs comme on voudra les appeler, ou quelquefois des persécutés[2].

Nietzche dans le style un peu grandiloquent qui lui est familier a admirablement exprimé la soif de solitude de certains de ces hommes : « C'est pourquoi je vais dans la solitude, dit-il, pour ne pas boire dans les citernes qui sont là pour tout le monde. Au milieu du grand nombre je vis comme le grand nombre et je ne pense pas comme je pense ; au bout d'un certain temps j'éprouve toujours le sentiment que l'on veut m'exiler de moi-même et me dérober l'âme et je me mets à en vouloir à tout le monde et à craindre tout le monde. J'ai alors besoin du désert pour redevenir bon[3]. »

Si on laisse de côté le désir de pénitence, de privation, la fuite des tentations, mobiles dominants chez les moines, voici donc une première et très importante catégorie d'individus sains ou presque sains, pour qui l'isolement constitue un besoin, sa réalisation une véritable satisfaction.

Une deuxième catégorie toute différente de la première nous est fournie par les aliénés. Lasègue, avec sa précision d'observation

1. Goethe, *Faust*, trad. Blaze, p. 187. Charpentier, éd.

2. J.-J. Rousseau a été considéré comme un dégénéré par Moebius. M. Mathieu le dote rétrospectivement de neurasthénie (Voir Mathieu, *Neurasthénie*, p. 187). On pourrait facilement établir un semblable diagnostic pour Pope vétilleux, exigeant, quinteux, susceptible et au point de vue physique véritable avorton (Voir Taine, *Hist. de la litt. anglaise*, t. IV, p. 178-179 et suiv.).

3. Fr. Nietzche, *Aurore*, trad. Albert, p. 366.

coutumière, a fait ressortir ce fait que l'état général des aliénés est caractérisé par une tendance à l'esprit d'isolement. « En entrant dans un asile c'est le premier fait qui frappe les visiteurs, ils voient là ce qu'ils ne voient nulle part ailleurs, une association sans unité où chacun vit pour soi. Les repas sont pris en commun, tous travaillent ensemble et cependant personne n'a l'air de connaître son voisin[1]. »

L'homme sain, le religieux, l'homme de génie, le névropathe, l'aliéné, témoignent donc à certains moments une tendance à s'isoler. Les uns suivent cette tendance sans en démêler les causes, les autres acceptent cet état anormal comme un moyen d'acquérir la perfection ou seulement une amélioration morale. Tous réalisent ainsi pour le cerveau un véritable repos en supprimant toute une série d'excitations venues du monde extérieur et ainsi pour tous, malgré les apparences, l'isolement n'est qu'un moyen, parce que, suivant le mot de Vauvenargues, « la solitude est à l'esprit ce que la diète est au corps ».

Au point de vue thérapeutique, l'emploi de l'isolement non plus spontané et volontaire, mais imposé et accepté, est d'une date relativement très récente. Son utilité et sa nécessité semblent avoir été entrevues pour la première fois à propos d'épidémies d'hystéro-démonopathie sévissant dans les couvents. On trouve du moins dans Jean Weyer quelques faits de nature à le faire admettre. « Au reste, dit-il (et ce passage est cité partout aujourd'hui), s'il y a plusieurs ensorcellez ou démoniaques en un lieu, comme ordinairement nous voyons cela avenir ès monastères principalement de filles (comme estant les commodes organes des tromperies de Satan) il faut avant toute chose qu'elles soyent séparées, et que chacune d'elles soit envoyée vers ses parents ou alliez : afin que plus commodément elles puissent être instruites et guéries, ayant toutes fois égard au moyen selon la nécessité de chacune à ce qu'on ne les chausse toutes à une même forme, comme on dit communément[2]. » Remarquons que l'auteur laisse échapper ce conseil très judicieux comme en passant et que toujours plus

1. LASÈGUE, *La théorie du traitement moral est-elle possible ? Ann. médico-psychol.*, 1846.

2. Jean WEYER, *Histoires, disputes et discours des illusions et impostures des diables*, 1579. — édit. Bourneville, t. II, p. 173, Paris, 1885.

ou moins embarrassé pour faire la part du diable dans les faits qu'il rapporte, il n'insiste guère sur la valeur thérapeutique de cette séparation même, comme il apparaît évidemment par la lecture du contexte.

A propos des possédées de Loudun il fut remarqué aussi que leur séparation, jointe aux menaces, amena la disparition des phénomènes convulsifs dont elles étaient atteintes. Il en fut de même pour les fanatiques des Cévennes[1].

Dans son *Traité des affections vaporeuses du sexe,* Raulin raconte aussi une histoire très suggestive : « Une fille de 23 ans fut attaquée, en 1698 à Villernané en la nouvelle France, d'un hoquet violent qui imitait assez bien le jappement d'un chien... Elle entra à l'Hôtel-Dieu. Pour être plus à portée d'être secourue, on la plaça dans la salle des femmes où étaient quatre filles malades de différentes maladies ; trois jours après l'entrée de cette fille les autres commencèrent à hoqueter... *On sépara* les filles de Villemané, on les menaça de la discipline, les convulsions et les autres symptômes n'eurent plus lieu après ces menaces. C'est ainsi qu'on guérit les maladies de l'esprit par l'esprit même ; pour y réussir il faut en prendre les moyens dès le commencement, car le corps entretient ces erreurs dans les hommes et dans les femmes[2]. »

Il faut ajouter d'ailleurs que ces réflexions pleines de bon sens, sont noyées dans un fatras de considérations pathogéniques et thérapeutiques qui forment la substance même du livre. Elles contiennent néanmoins deux observations fort intéressantes, à savoir: le caractère contagieux de ces manifestations, déjà signalé par Jean Weyer, et la possibilité de leur guérison par des moyens purement psychiques : isolement et intimidation. Mais l'auteur considère évidemment qu'il s'agit là de moyens exceptionnels que demande seule une situation ou une maladie exceptionnelle. Ses idées en thérapeutique nerveuse et les remèdes multiples autant que bizarres dont il préconise l'emploi le démontrent surabondamment.

1. RAULIN, *Traité des affections vaporeuses du sexe.* Paris, 1758, p. 307.
Les menaces jointes à la séparation ont joué sans doute un grand rôle dans ces guérisons, comme dans celle si souvent rappelée, obtenue par Boerhaave.

2. *Id.*, p. 119.

Un peu auparavant avait paru en Allemagne un volumineux traité sur la solitude dont une partie fut traduite en France et qui est dû à Zimmermann, médecin et philosophe suisse. Ce livre, qui eut un grand succès, n'est qu'une hymne à la solitude où l'auteur en célèbre les avantages « au point de vue de l'esprit et du cœur ». Quoique sentant un peu trop son temps par ses tendances pastorales et son style de bucoliques, cet ouvrage contient au milieu de digressions purement littéraires, des considérations d'ordre médical auxquelles on ne pourrait rien ajouter aujourd'hui. Elles permettent d'envisager Zimmermann comme un profond penseur, médecin sagace doué d'un excellent esprit d'observation.

Le passage suivant est un peu long mais vaut d'être cité entièrement, quoiqu'il ne soit pas consacré uniquement à l'isolement, car on lui ferait perdre une partie de sa valeur en le tronquant. « La solitude offre des avantages incontestables dans les plus grandes adversités de la vie. Le convalescent, l'infortuné, le misanthrope y trouvent également des secours... Plus on s'écoute et plus on se rend malade. Dans la maladie on s'accoutume facilement à s'écouter trop minutieusement, on oublie les forces qui nous restent et on insiste sur tous les sentiments désagréables au lieu de détourner son attention et de se distraire. C'est ainsi que l'âme tombe dans l'inquiétude et l'abattement et perd tout ce qu'il lui reste de force et de raison. On a aussi trop peu de confiance en ce qu'on entreprend dans un état de douleur et de souffrance. Que le valétudinaire s'efforce d'oublier ses maux, qu'il dégage pour ainsi dire son âme de l'enveloppe grossière qui l'appesantit, il trouvera certainement un soulagement inattendu et il fera des choses qui lui paraissaient impossibles; mais pour cela il faut aussi qu'il congédie les médecins qui viennent chaque jour s'informer de sa santé, lui tâtent le pouls avec un sérieux grotesque en agitant gravement la tête et en faisant les autres simagrées d'usage, qui ont toujours la rage de voir ce qui n'est pas et malheureusement ne voient rien où il y aurait tant à voir. Ces gens-là ne servent qu'à l'effrayer, à fixer son attention sur les objets qu'il devrait oublier, et à redoubler ses souffrances par l'importance mercenaire qu'ils y mettent. Il faut aussi qu'il défende à ses amis et à ceux qui l'environnent de le flatter dans ses faiblesses. Il faut qu'il les prie de ne pas croire tout ce qu'il leur dit, car si toutes ses sensations sont vraies, son imagination y ajoute bien des fantômes et bien des chimères.

Il reste donc encore des ressources et de la consolation dans la solitude même après les pertes les plus difficiles à réparer. Vos nerfs sont-ils attaqués, votre tête est-elle prise de vertige, n'avez-vous plus la force de penser, de lire, d'écrire, vous est-il physiquement impossible d'occuper les facultés de votre âme, dans ce cas il faut apprendre à végéter. C'est ce que me dit un des philosophes les plus éclairés de l'Allemagne lorsqu'il me vit à Hannover hors d'état de faire autre chose[1]... »

Ce passage est des plus remarquables ; on y trouve admirablement résumés en quelques lignes les avantages de la solitude comme mode de traitement, le rôle malfaisant du médecin inconsidéré qui *fixe* le symptôme, celui de la famille et de l'entourage qui flattent les idées fausses du malade et même jusqu'à une esquisse du tableau de la neurasthénie. Il n'y manque que la prescription rigoureuse de l'isolement érigé en méthode thérapeutique et un peu plus de précision sur les maladies qui en sont justiciables. Un peu plus loin, cependant, Zimmermann le recommande dans la mélancolie ; d'ailleurs il n'écrivait pas un *Traité des vapeurs* ou un précis de thérapeutique et les indications qu'il a laissé échapper ici permettent de le regretter.

L'isolement, comme thérapeutique raisonnée et réglementée, fut, en réalité, d'abord appliqué aux aliénés. Esquirol, dans un mémoire lu à l'Institut en 1832, a développé les raisons de cette pratique déjà réalisée de longue date, mais en vue surtout de la protection de la société beaucoup plus que comme mode de traitement de l'aliénation elle-même[2]. Esquirol rappelle que Cullen a montré la nécessité de séparer ces malades

1. Zimmermann, *La solitude considérée relativement à l'esprit et au cœur*, trad. Mercier, 1788.

2. Cependant Soranus, Asclépiade, Celse, Arétée l'avaient déjà préconisé. Le pèlerinage à Ghéel remonte au VIIe siècle et le placement des aliénés dans des familles étrangères qui est avant tout un mode d'isolement y date du Xe siècle. Voy. Lunier, Insp. gén. des services d'aliénés. *De l'isolement des aliénés considéré comme moyen de traitement. Ann. méd. psych.*, 1871, t. I, p. 31.

d'avec leur famille et que Willis soigna la manie de Georges III en éloignant ses courtisans et serviteurs et en l'entourant de domestiques étrangers. « Tous les médecins anglais, allemands et français qui se livrent à l'étude des maladies mentales conseillent, dit Esquirol, l'isolement des aliénés et sont unanimes sur l'utilité de ce moyen de guérison. »

Cette affirmation posée en prémisses, Esquirol étudie la question complètement et analyse les raisons qui démontrent la nécessité de l'isolement pour les aliénés et l'utilité de sa pratique. Les aliénés doivent être isolés pour assurer leur sûreté personnelle, celle de leur famille, pour être soustraits aux causes extérieures qui ont produit le délire et peuvent l'entretenir: chagrins, revers de fortune, jalousie, etc. La présence de leurs parents à la physionomie inquiète et effrayée exaspère le délire. « Leur sensibilité est pervertie et ils n'ont plus avec le monde extérieur que des rapports anormaux, par conséquent douloureux... Tout les blesse, tout les déchire, tout leur est odieux... De la défiance ils passent bientôt à la crainte ou à la haine et dans les deux situations morales, repoussent leur famille, parents, amis et accueillent les étrangers comme des protecteurs ou des libérateurs. »

« Soustrait à l'influence des choses et des personnes au milieu desquelles il vivait, l'aliéné éprouve dans le premier instant de l'isolement un étonnement subit qui déconcerte son délire et livre son intelligence à la direction que vont lui donner des impressions nouvelles. La nouveauté des impressions attire, fixe ou excite leur attention qui reprend alors sa puissance sur leur entendement. Ils cherchent à étudier le caractère de leurs commensaux afin de se mettre en rapport avec eux. Des privations que l'isolement impose vont naître des phénomènes moraux précieux pour la guérison... L'ennui devient dans l'isolement une passion active qui réagit utilement sur les pensées et sur les affections des aliénés. Lorsque l'ennui n'est pas trop prolongé, profond, il éveille le désir de changer une situation qui déplaît et donne une activité nouvelle et salutaire aux facultés intellectuelles et morales[1]. »

1. Esquirol, *Mémoire sur l'isolement des aliénés*, in *Maladies mentales*, passim. Paris, 1838.

L'isolement permet de soigner physiquement les aliénés, de vaincre leur résistance contre les moyens curatifs « ce qu'une mère, une femme, un ami n'ont pu obtenir devient facile à des étrangers ». Il n'est pas, jusqu'à la crainte qui saisit quelquefois l'aliéné isolé, qui ne puisse jouer un rôle favorable en modifiant l'excitation nerveuse, en calmant le malade et en le disposant à mieux sentir les influences nouvelles auxquelles il est soumis.

Dès cette époque donc, l'isolement était entré pour n'en plus sortir dans la pratique des aliénistes auxquels les bienfaits de cette thérapeutique avaient été démontrés par sa pratique même, réalisée d'abord uniquement dans un but de préservation individuelle et sociale [1].

Si l'isolement fut consenti et accepté avec une facilité relativement assez grande pour les aliénés, il n'en fut pas de même pour les hystériques et les neurasthéniques, et ce n'est que peu à peu que l'utilité de cette méthode s'imposa à l'esprit des médecins qui s'efforcèrent de la faire admettre par les malades et leurs familles. Les promoteurs de ce traitement furent en Amérique Weir Mitchell, en France Charcot.

Weir Mitchell en présence de cas d'hystérie, de neurasthénie graves avec amaigrissement considérable, faiblesse, tendance à la cachexie, anorexie, conçut l'idée de tout un système de traitement basé sur le repos, la suralimentation, l'exercice passif. Il avait surtout en vue « ce groupe considérable et si difficile à manier de femmes émotives à sang trop clair pour lesquelles un mauvais état de santé est une habitude ancienne, on pourrait presque dire chérie ».

En 1875, il publia un compte rendu succinct de ce traitement intitulé *Du traitement des affections nerveuses par le repos*[2], puis un petit volume sous le titre *Fat and Blood and how to make them.* Dans ce dernier ouvrage, il formule les règles du traitement et consacre un chapitre à ses différentes parties. Le traitement a pour base le repos absolu au lit. Weir Mitchell interdit à ses malades tout mouvement,

1. Voir LEURET, *Traitement moral de la folie.* Paris, 1840. — LACHAISE, *De l'isolement comme moyen de traitement dans les maladies mentales.* Gazette des hôp., 1845.

2. WEIR MITCHELL, *Seguin's Series of American clinical Lectures,* I, n° 4.

même ceux qui ont pour but l'accomplissement des actes de la vie journalière : repas, toilette, etc. L'alimentation est d'abord lactée puis carnée au bout de dix à quinze jours : extrait de viande, soupe de viande crue, etc., les médicaments sont progressivement abandonnés. Pour favoriser l'assimilation on a recours au massage, à l'électrisation, dernier moyen auquel l'auteur attache moins d'importance. La difficulté de réaliser un pareil mode de traitement dans la famille commande l'isolement. Weir Mitchell y attache une grande importance, mais le considère surtout et à peu près exclusivement comme une condition nécessaire pour l'observation du régime qu'il institue.

« Il est rare dans la classe de malades que j'ai décrite d'en rencontrer une qui puisse se soustraire à l'influence de son entourage de façon à rendre le traitement chez elle facile à suivre. Il est nécessaire de rompre les vieilles habitudes et d'éloigner les patientes de ceux qui se sont faits les esclaves volontaires de leurs caprices... Séparez la malade de l'entourage moral et matériel qui est devenu partie intégrante de sa vie de valétudinaire et vous aurez amené un changement non seulement excellent par lui-même, mais encore extrêmement avantageux au succès à venir du traitement que vous vous proposez d'appliquer. » Pour les malades chez qui la maladie est devenue une habitude « il n'est souvent point de succès possible que l'on n'ait arrêté ce drame quotidien qui se joue dans la chambre de la valétudinaire, que l'on n'en ait fini avec cet égoïsme et ce besoin impérieux de sympathie et de tolérance ».

Weir Mitchell n'était d'ailleurs ni exclusif, ni systématique : il modifiait et adaptait sur ces bases son traitement aux différents cas [1].

Entre les mains de Weir Mitchell et entre celles de beaucoup de praticiens anglais ou américains ce traitement donna des résultats merveilleux. Lors d'une discussion à ce sujet dans la section médicale de l'association britannique médicale à Worcester (9 août 1882) [2], Playfair ouvrant la discussion vante les avantages de la méthode et déclare, « j'ose le dire sans exagéra-

1. *Loc. cit.*, p. 86.
2. En appendice dans l'édition française de l'ouvrage de Weir Mitchell.

tion : j'en ai obtenu les résultats les plus satisfaisants et les plus surprenants que j'aie jamais vus dans une branche quelconque de toute mon expérience professionnelle. Je soigne plus volontiers aujourd'hui un cas de ce genre bien choisi qu'aucune autre affection ».

Playfair insiste beaucoup plus que Weir-Mitchell sur l'isolement et met en évidence l'importance primordiale de cette partie de la cure.

« Les soins constants et peu judicieux qu'on accorde à la malade, le besoin de sympathie, le fait que la chambre de la malade devient un centre d'intérêt pour elle-même et pour ses amies, les discussions éternelles à propos des sensations et des symptômes, tout a son effet actif, nuisible ; tant que cet état de choses continue, aucun traitement si rationnel qu'il soit, aucune médication n'a de chance probable de succès... *L'isolement complet et absolu* de la malade, l'éloignement de toutes les conditions malsaines qui l'entourent sont la base, l'essence pour ainsi dire du traitement systématique dans ces cas. Si vous avez fait ce premier pas, vous avez d'une façon efficace préparé le terrain pour le développement d'autres mesures curatives... Je ne saurais appuyer d'une façon trop emphatique sur ce premier pas, car c'est là une exigence cruelle tant pour la malade que pour ses amis. Des réclamations constantes vous seront faites pour que vous modifiiez ce point que je considère quant à moi comme une condition *sine qua non*... Dans la plupart des échecs dont j'ai entendu parler aux mains d'autrui, on avait fait quelques modifications à ce sujet pour complaire aux amis de la malade, par exemple on avait entrepris chez elle le traitement dans une chambre séparée, ou bien on avait admis les visites occasionnelles de quelques parents ou amis[1] ». A l'appui de son opinion Playfair cite plusieurs observations remarquables de guérison de cas de grande hystérie, de paralysie, de contracture, de neurasthénie grave, etc.

Dans le cours de la discussion où Clifford Albutt, Ross, Myrtll, etc., viennent témoigner en faveur de la méthode, Playfair émet l'idée que l'isolement joint à la persuasion

1. *Id.*, p. 140-142.

morale est insuffisant, et que c'est à l'ensemble des moyens mis en usage qu'on doit attribuer les merveilleux résultats de la méthode de Weir-Mitchell. « Quant à moi, dit-il, je suis absolument convaincu que l'on ne peut par les sermons rappeler aucune hystérique à la santé[1]. » Nous aurons à revenir plus tard sur cette affirmation et nous montrerons qu'elle est inexacte.

Dans la préface de l'édition française de l'ouvrage de Weir-Mitchell, G. Ball insiste sur l'importance de l'isolement, de la séparation de la malade d'avec son entourage : « il faut rompre, dit-il, le cercle magique où se maintient la victime ; il faut l'arracher violemment aux sympathies exagérées et nuisibles de son entourage et lui ôter l'envie de jouer une comédie perpétuelle, en supprimant les spectateurs dont la complaisance l'encourage à persévérer dans son rôle. »

R. Burkart[2], en 1886, publie les résultats qu'il a obtenus par l'emploi de la méthode de Weir Mitchell chez 21 malades (dont 4 hommes) atteints de neurasthénie ou d'hystérie. Il a obtenu 12 guérisons et considérant qu'il n'a eu à traiter que des formes graves, trouve le résultat obtenu très bon. Cependant, il ne semble pas avoir compris toute la valeur de la méthode, car il dit partager l'avis de Leyden qui trouve que l'isolement du milieu familial ne saurait se réaliser chez beaucoup de femmes et de mères, parce que les malades surprises en éprouvent un trop grand choc émotif (incitation)[3].

Charcot fut en France le premier à employer et recommander l'isolement dans les formes graves d'hystérie et de neurasthénie. Il réclame même la priorité de cette idée dans une leçon où il dit : « l'influence curatrice de l'isolement est un sujet sur lequel j'aurai l'occasion de revenir bien des fois sans doute dans le cours de cet enseignement ; j'en parle chaque année depuis tantôt quinze ans et plusieurs des leçons que je lui

1. *Id.*, p. 158.

2. R. BURKART, *Zur Behandlung der Hysterie und Neurasthenie. Berlin. klin. Woch.*, 19 avril 1886.

3. LEYDEN, *Ueber nervöse dyspepsie. Berlin. klin. Woch.*, 1885, n°s 30-31.

Voy. aussi BROSIUS, Analyse du livre de Weir Mitchell, *Der Irrenfreund*, 1886.

Pour SCHREIDER, *Berlin. klin. Woch.*, 1888, n°s 52-53, l'isolement ne conviendrait pas à la neurasthénie provoquée par les passions dépressives et dans laquelle domine l'anorexie et l'insomnie.

HOLST, *Bericht über die Thatigkeit der Heilanstalt für Nervenkranke.* Riga, 1886.

ai consacrées ont été publiées. La méthode a du reste fait son chemin, car je vois qu'en Allemagne en particulier, de même du reste qu'en Angleterre et en Amérique, son efficacité commence à être hautement proclamée. Aussi réclamerai-je pour nous l'antériorité, car si je ne me trompe elle nous appartient légitimement, tout au moins en ce qui concerne le traitement de l'hystérie et des affections connexes[1]. »

On peut regretter que Charcot n'ait pas ajouté à cette assertion une indication renvoyant le lecteur à des travaux antérieurs. Nous avons cherché à combler cette lacune et n'avons point réussi à trouver le travail auquel il fait allusion.

D'ailleurs, si Charcot insiste très judicieusement sur l'utilité de l'isolement auquel « il attache une importance capitale dans le traitement de l'hystérie », les faits qu'il rapporte ne sont que relativement démonstratifs, parce que, semble-t-il, l'isolement n'y fut pratiqué que d'une façon incomplète et avec une surveillance insuffisante.

Depuis Weir-Mitchell, depuis Charcot l'efficacité de l'isolement dans la thérapeutique de l'hystérie, de la neurasthénie est admise sans conteste par presque tous les neurologistes, mais on retient surtout ce mode de traitement comme une ressource *ultime* dans les cas graves avec dénutrition marquée, on le préconise surtout quand la famille ou l'entourage paraissent constituer la principale cause d'entretien de la maladie[2].

En règle générale l'hystérie est considérée comme beaucoup plus souvent justiciable de l'isolement que la neurasthénie.

1. Charcot, *De l'isolement dans le traitement de l'hystérie*. Leçon recueillie par G. de la Tourette. *Progrès médical*, 28 février 1885. Voir aussi : *Maladies du système nerveux*, t. III, 1887, p. 247.

2. Voir à propos de l'hystérie : Pitres, *L'hystérie et l'hypnotisme*, t. II, p. 60. — Gilles de la Tourette. *Traité de l'hystérie*, t. III, p. 491. — *Traité de thérapeutique* de Robin, fasc. XV, p. 100. — G. de la Tourette et Gasne, *Traité* de Brouardel-Gilbert, t. X, p. 338. — Pierre Janet, *Traité de thérapeutique* de Robin, fasc. XV, p. 164. — Oulmont, *Thérap. des névroses*, p. 21. — Babinski, *Gaz. hebd. de méd. et de chir.*, juillet 1891. — Sollier, *L'hystérie et son traitement*, p. 75. Paris, Alcan, 1901.

A propos de la neurasthénie voy. : Brissaud, *Hygiène du neurasthénique. Traité de thérap.* de Robin, fasc. XIV, p. 261. — *Traité* de Brouardel-Gilbert, t. X, p. 685.

Proust et Ballet, *L'hygiène du neurasthénique*. — Paris, Masson, 1900, 2e éd.

Maurice de Fleury, *Les grands symptômes neurasthéniques*. — Paris, Alcan, 1902.

Hartenberg, *De l'élément psychique dans les maladies*. — *Thèse*, Nancy, 1895.

Pour cette dernière, il est seulement « le grand moyen dans les cas où les phobies se multipliant, devenant incessantes, la malade s'immobilise, s'annihile et impose à tous la tyrannie de son encombrante passivité » (Brissaud).

M. Dejerine dès 1895, institua dans son service de la Salpêtrière le traitement de l'hystérie et de la neurasthénie par l'isolement en l'appropriant aux nécessités de la vie hospitalière, malgré, pourrait-on dire, les difficultés du milieu hospitalier. Unissant la psychothérapie à l'isolement, il en a obtenu, contrairement à ce que croyait Playfair, des résultats excellents et dont une partie a déjà été publiée dans les thèses de ses élèves Fauvet[1] et Manto[2]. La seconde partie de cet ouvrage étant consacrée à l'exposé même de sa pratique nous n'y insisterons pas ici.

Essayons maintenant de résumer à grands traits l'évolution des idées sur l'emploi de l'isolement en thérapeutique. Ce mode de traitement est précédé pendant longtemps par des réalisations d'isolement spontané. Les médecins qui ne connaissent encore qu'imparfaitement les névroses, ne songent pas à transformer en traitement une pratique déjà employée pour calmer l'esprit ou favoriser sa direction vers un but déterminé. D'une façon épisodique, ils remarquent d'abord que dans les grandes formes convulsives des névroses, la séparation des malades exerce une influence très favorable ; puis des précurseurs comme Zimmermann, comprennent et mettent en lumière l'influence nocive jouée par l'entourage qui cultive et entretient la maladie. Peu après on isole systématiquement les aliénés et on pénètre les raisons qui expliquent les avantages d'une méthode que la sécurité sociale commandait depuis longtemps.

L'isolement d'abord pratiqué d'une façon spontanée par des individus sains, par certains névropathes, d'une façon inconsciente par les médecins, d'une façon méthodique et raisonnée par les aliénistes, est enfin compris et employé d'abord dans

1. FAUVET, *Du traitement de la neurasthénie par l'isolement*. — *Thèse*, 1897.
2. MANTO, *Traitement de l'hystérie à l'hôpital par l'isolement*. — *Thèse*, 1899.

les cas de neurasthénie dépressive à grand amaigrissement, puis franchement et résolument comme le traitement par excellence des formes sérieuses de psycho-névroses. Avec Weir Mitchell, l'isolement est d'abord surtout une condition qui permet de réaliser les différents temps d'une cure un peu compliquée. Avec Playfair, il devient l'*élément essentiel* de cette cure. Aujourd'hui enfin, il est considéré d'une manière générale comme efficace en lui-même et avec Dubois (de Berne) et Dejerine, surtout comme un moyen adjuvant de la psychothérapie. Il supprime toute une série de suggestions mauvaises ou de contre-suggestions. Vauvenargues disait déjà : « tout le monde empiète sur un malade, prêtre, médecin, domestiques, étrangers, amis, et il n'y a pas jusqu'à sa garde qui ne se croie en droit de le gouverner ».

Isolé, le malade est débarrassé de tout cet « empiètement » et une seule personne le gouverne, son médecin qui doit être un psychothérapeute.

CHAPITRE II

Psychothérapie médicamenteuse et par les pratiques du merveilleux [1].

Psychothérapie consciente et inconsciente. — Principales formes de psychothérapie, — Psychothérapie médicamenteuse inconsciente. — Son existence à toutes les époques. — La thériaque, les préparations à base de vipère. — Psychothérapie médicamenteuse volontaire. — Causes du succès de cette variété de psychothérapie.
Psychothérapie par les pratiques du merveilleux. — Dans les temples anciens. — Guérisons dues aux rois, aux magiciens. — Guérisons par les paroles, par les talismans, par le magnétisme. — Mesmer. — Petit nombre relatif et uniformité des procédés employés. — Leur persistance à travers les âges.

Que la psychothérapie existe, nul ne fait difficulté de l'admettre. Où elle commence, où elle finit, sont des points beaucoup plus discutés [2].

Tel médecin, convaincu de la puissance d'un remède, l'applique chez un malade, le guérit et en conclut à l'efficacité du remède ; un autre médecin, esprit averti, considérant et la nature du remède et la nature de la maladie, ne verra dans cette guérison que le résultat d'une action psychique, d'une suggestion inconsciente. Suivant l'angle sous lequel on envisage la question, on peut donc trouver la psychothérapie là où elle semble absente ou la nier là où elle existe.

Quand on guérit un malade par l'hypnotisme, par la suggestion à l'état de veille, on fait de la psychothérapie, tout le monde est d'accord sur ce point. Mais peut-on affirmer que

1. On trouvera dans ce chapitre nombre de faits empruntés à l'*Histoire de la médecine* de Kurt Sprengel. Plusieurs d'entre eux figurent déjà dans l'intéressant ouvrage de Bernheim, dans lequel nous avons puisé également plusieurs indications intéressantes.

2. Le mot *Psychothérapie* est dû à Hack.-Tuke.

la psychothérapie est contenue tout entière dans la suggestion consciente ou inconsciente ?

Quand nous donnons à un malade des conseils, quand nous lui prouvons par la discussion et le raisonnement la fausseté d'idées qu'il croit vraies, l'interprétation erronée de sensations qu'il regarde comme réelles, nous faisons aussi de la psychothérapie, avec cette différence que le malade « intervient, apprécie et juge » (Grasset).

Cependant pour Bernheim qui a eu l'immense mérite de dégager la suggestion, d'en préciser la valeur et le mode d'emploi, la psychothérapie est toute dans la suggestion.

Pour nous, nous croyons que la psychothérapie comprend la suggestion consciente et inconsciente dans l'hypnose et à l'état de veille, directe et indirecte, l'auto-suggestion raisonnée et la psychothérapie par persuasion, par raisonnement.

Il est toujours hasardeux de tenter une définition en des sujets que chacun comprend mais qui semblent par nature indéfinissables. Cependant nous pensons qu'on doit considérer la psychothérapie (médecine de l'esprit), comme l'ensemble des moyens par lesquels nous agissons dans un but de guérison sur l'esprit malade ou sur le corps malade, par l'intermédiaire de l'esprit.

S'il est difficile de fixer les limites de la psychothérapie aujourd'hui, il n'est pas moins difficile de les repérer dans le temps. A ne considérer cette science que dans ses manifestations conscientes, dans ses pratiques médicales réglées, elle paraît d'abord d'origine toute moderne, n'avoir pris naissance qu'hier. En l'envisageant comme *inconsciente,* involontaire souvent, elle fait partie de la médecine depuis les premiers âges du monde.

De ce que l'étude de l'hypnose a accaparé l'attention il y a quelque vingt ans, de ce que les cures par suggestion sont encore toutes récentes, on n'en saurait conclure non plus à la découverte, à notre époque, de la psychothérapie *volontaire et consciente,* car l'emploi de la psychothérapie par suggestion et hypnose avait été précédée dès longtemps par celui de la psychothérapie par persuasion.

Prenons les paroles d'encouragement, de confiance données par tout médecin à un malade, que ces paroles au lieu d'être l'aumône brève de l'homme de cœur à l'être souffrant deviennent un discours, un dialogue où le médecin s'efforcera de la façon la plus simple de détourner la pensée du malade de son mal, de relever son courage, de ranimer son espérance, de « changer son état d'esprit », de lui faire comprendre la possibilité de la guérison, l'importance de sa collaboration, et nous aurons la psychothérapie par persuasion. Elle contient encore de la suggestion, mais elle n'est pas que cela, parce que « dans la suggestion le sujet obéit sans critiquer, sans réfléchir, sans raisonner, sans juger qu'il n'a ni à accepter ni à consentir : il agit comme on le lui suggère[1] ».

Ce que le médecin faisait plus ou moins de tout temps d'instinct, d'autres l'ont fait méthodiquement, de propos délibéré et ont cherché à agir sur l'esprit pour lutter contre la maladie, contre la douleur. Ce sont les moralistes, ce sont les religieux qui, en dirigeant les consciences vers un idéal de perfection, ont de tout temps eu à lutter contre les idées fausses, contre les phobies, contre les scrupules, contre le désespoir, contre l'aboulie et qui nous ont laissé avec leurs écrits les remarques qu'ils avaient pu faire, et les règles qu'ils ont suivies. Ceux-là aussi ont donc fait de la psychothérapie dans un but souvent identique et par des moyens semblables, quoiqu'elle ne s'adressât pas toujours à des malades au sens précis donné à ce mot.

C'est dire que si la psychothérapie par persuasion semble plus récente, ce n'est là qu'une apparence : c'est seulement son emploi par les médecins qui est récent. Nous voudrions dans cet aperçu historique montrer que comme la suggestion consciente ou inconsciente qui a existé de tout temps, la psychothérapie par le raisonnement a elle aussi des origines fort anciennes.

Si toutes les modalités involontaires ou volontaires de la psychothérapie sont de date ancienne, notre époque a cependant un réel mérite : celui de déterminer leur mécanisme d'action, de préciser leur usage et de grouper en un tout des règles et des indications éparses.

Au point de vue historique il serait séduisant d'envisager la psychothérapie à travers les âges, d'en montrer suivant les

1. Grasset, *Hypnotisme et suggestion*, p. 64, Paris, Baillière, 1903.

époques les différentes modalités et d'en déterminer chemin faisant l'importance en médecine. Mais ce procédé exposerait à des répétitions ou exigerait des lacunes, et quoique la psychothérapie soit *une,* nous avons préféré en esquisser l'évolution pour chacune de ses principales formes. Nous étudions d'abord la psychothérapie par les remèdes, puis la psychothérapie par le merveilleux, ensuite l'hypnotisme et la suggestion, enfin la psychothérapie par persuasion. Mais il restera bien entendu que c'est là un ordre artificiel qui n'a aucune prétention à correspondre avec l'ordre évolutif des faits.

Psychothérapie par les remèdes ou les pratiques merveilleuses.

Celle-ci a existé de tout temps dans la médecine : c'est la suggestion réalisée, soit par l'intermédiaire des remèdes, soit par l'intermédiaire du merveilleux, souvent par le mélange intime des deux, le merveilleux enveloppant le remède, comme la poudre d'or ou d'argent enrobe la pilule.

La suggestion par la thérapeutique médicamenteuse est de tous les âges : le nombre inouï de remèdes qu'a subis, ingurgités l'homme depuis qu'il existe des médecins, le démontre suffisamment, la vogue et le succès de certains de ces remèdes encore mieux.

Dès qu'il y eut des médecins à proprement parler, distincts des prêtres qui ont détenu pendant longtemps les secrets de l'art de guérir, on trouve des exemples de cette suggestion médicamenteuse : déjà avant eux c'est Pythagore qui vante l'efficacité de l'anis tenu dans la main contre l'épilepsie[1].

C'est Hippocrate qui dans son traité des maladies des femmes déclare que toute espèce de lichen est enlevé par la dépouille de la vipère[2].

C'est Hérophile, considérant toutes les plantes, même les plus simples, comme douées de vertus particulières et très hautes.

C'est Alexandre de Tralles, que Kurt Sprengel considère

1. Kurt SPRENGEL, *Essai d'une histoire pragmatique de la médecine.* Traduction française de GEIGER, 1809, II, p. 237.
2. GRATIER, *La vipère en thérapeutique,* p. 11, Thèse inaug. Paris, 1903.

comme un des auteurs les plus estimables de son siècle (v^{e}), qui vante d'après sa propre expérience le castoréum dans la fièvre soporeuse et une foule d'autres maladies.

Plus tard avec la médecine des Arabes, les propriétés attribuées aux produits les plus divers tirés des plantes et des animaux, s'accroissent encore beaucoup. Rhazès conseille dans plusieurs cas le corail rouge, et les pierres précieuses à l'intérieur.

Jean Gaddesden, professeur de médecine à Merton-College à Oxford, au commencement du xive siècle, prétend avoir guéri un homme aveugle depuis 25 ans en faisant usage d'une infusion de fenouil et de persil dans le vin[1].

Jean Platearius, conseille, lorsqu'un malade est atteint de vomissements opiniâtres et ne peut rien garder dans l'estomac, de lui lier les membres avant de lui administrer aucun médicament[2].

Antoine Guaines de Pavie dit que dans les convulsions opiniâtres, il faut chercher à provoquer une fièvre, but que les Allemands atteignaient, en plaçant le malade entre deux feux[3]. Cette thérapeutique éveille involontairement l'idée de Panurge mis à la broche chez les Turcs, qui déclare « cestuy roustissement me guarit d'une isciatique entièrement, à laquelle j'estoys subject plus de sept ans avant du costé auquel mon roustisseur s'endormant me laissa brusler ».

Comme la médecine a toujours plus ou moins soufflé alternativement le chaud et le froid, un autre auteur, Valescus de Tarenta en Portugal, déclare avoir guéri des convulsions violentes et générales en jetant des seaux d'eau froide sur le corps des malades et le faisant ensuite frotter d'huile[4]. La thérapeutique comme les mœurs est aujourd'hui moins violente et se contente d'un modeste siphon d'eau de Seltz.

Mais les plus beaux exemples de suggestion médicamenteuse, de psychothérapie inconsciente nous sont fournis par le succès de ces remèdes fameux : la thériaque, l'orviétan, le bézoard, l'antimoine, qui ont guéri quelquefois, pen-

1. Anglici praxis medica, etc..., 1595, p. 204, cité par SPRENGEL.
2. *Jo. Platearii expositio in antidot, etc...* Venet., 1562, F. 215 *b*, cité par SPRENGEL.
3. *Opus praeclarum ad praxin.* Lugd., 1534, Tr. X c. 8, f. 33 *a*, cité par SPRENGEL.
4. *Philon. pharmaceut...* Francfort, 1599, lib. I, c. 27, p. 92, cité par SPRENGEL.

dant des années et même des siècles, jusqu'au jour où on s'est avisé de leur inanité.

La thériaque inventée par Andromaque de Crète, médecin de l'empereur Néron, eut dès son origine un tel succès qu'Antonin la faisait préparer dans son palais et en prenait tous les jours à jeun gros comme une fève. Elle constituait une panacée contre toutes les maladies infectieuses, les empoisonnements, les fièvres, etc... Avec des vicissitudes diverses la thériaque franchit les âges et on la trouve plus en vogue que jamais au XVIe et au XVIIe siècle; « on en prend volontiers à la cour pour se préserver de ces mille petites misères qui troublent l'existence et on en obtient d'heureux résultats[1] ».

Dans sa thèse documentée et amusante, Gratier a rassemblé toute une série de faits sur l'emploi de la vipère en thérapeutique ; il la montre compagne fidèle d'Esculape dès les origines et intervenant pour une bonne part dans la réputation et la célébrité de la thériaque, de l'orviétan, de beaucoup de préparations secrètes. A l'état nature si l'on peut dire, elle n'était pas dédaignée non plus et Mme de Sévigné dans une lettre à Mme de Grignan du 20 octobre 1679 dit: « Mme de La Fayette prend des bouillons de vipères qui lui redonnent une âme et lui donnent des forces à vue d'œil; elle croit que cela vous serait admirable. » N'est-ce pas le cas de répéter la parole de Pascal: « Incrédules les plus crédules », car on n'ignore pas que Mme de Sévigné qui ne passait jamais par une ville sans prendre l'avis des « premiers ignorants de l'endroit » nourrissait un doux scepticisme à l'égard de la médecine et s'écriait, après la consultation: « Ah! que j'en veux, aux médecins! Quelle forfanterie que leur art[2]! »

Il serait fastidieux de multiplier les exemples de suggestion médicamenteuse qui fourmillent à toutes les époques, et d'accumuler des observations qui par la guérison des patients démontrent la crédulité du malade et du médecin et la *valeur* de la corne de cerf, de la thériaque, du castoréum, de l'antimoine, etc., etc...

1. GRATIER, *La vipère en thérapeutique*, p. 23. *Thèse*, Paris, 1903.
2. Voir Maurice RAYNAUD, *Les médecins au temps de Molière*, 2e éd., Paris. Didier et Cie, 1863.

Et aujourd'hui encore, combien d' « orviétans » qui chaque jour naissent et meurent, non sans avoir à leur actif quelques miracles dans lesquels leurs vertus propres n'entrent pour rien.

« Malheureusement ou heureusement, dit Lasègue, la thérapeutique représentée par ses deux termes, le malade et le médecin, a encore moins de fixité que l'aspiration vers l'inconnu. Elle débute par une foi improvisée, le résultat favorable obtenu ne représente pas un fait mais la règle. Puis les essais se multiplient avec des fortunes diverses : plus la confiance a été sereine, plus la défiance dès qu'elle s'insinue en trouble la limpidité : du peut-être qui d'abord a fait pénétrer le doute on passe vite à un scepticisme impitoyable. Tout crédule est un incrédule en herbe, d'autant plus âpre qu'au lieu d'accorder qu'il s'est trompé, il accuse les promoteurs du remède de l'avoir trompé sciemment[1]. »

Cette tromperie voulue, cette supercherie intentionnelle a de tous temps eu elle aussi ses adeptes, fort honorables d'ailleurs souvent. A côté des charlatans de tout poil pour qui « happer le malade », suivant le mot de La Fontaine, constitue le secret de toute médecine et le but de toute thérapeutique, les praticiens observateurs ont toujours cru qu'à des maux qualifiés d'imaginaires, il importait d'opposer des remèdes de même nature.

C'est là règle du *similia similibus* qui commande cette thérapeutique, dont la pilule de mica panis est le plus sérieux représentant : on lui doit d'innombrables guérisons, même dans la sphère des têtes couronnées, car Corvisart qui ne la méprisait pas, obtint par son emploi de beaux succès chez l'impératrice Joséphine. Gubler et Guéneau de Mussy en étaient des fervents et aujourd'hui elle règne encore malgré la rude concurrence que lui fait la pilule de bleu de méthylène.

Les causes du succès de la suggestion médicamenteuse sont multiples; elles résident dans la crédulité du malade (qui n'est pas toujours en raison inverse de son degré de culture) et dans son désir et sa confiance d'être guéri.

Elles dépendent aussi pour une bonne part de la nature du

1. Lasègue, *Études médicales*, t. I, p. 227.

médicament qui frappe plus ou moins l'imagination. De là la réputation et les miracles des médecines rares à base de produits plus ou moins mystérieux ou plus ou moins répugnants. La manière dont il est présenté par le médecin n'est pas non plus négligeable. Qu'à ses qualités de rareté viennent s'ajouter une cure retentissante et la force du médicament s'en accroîtra d'autant. Quand Louis XIV en 1658, atteint d'une affection qui était une fièvre typhoïde nettement caractérisée, eut pris de l'antimoine après une longue consultation de ses médecins et de Guénaut réunis sous la présidence de Mazarin et qu'il guérit, la fortune de l'antimoine fut faite et ses vertus solidement assises pour longtemps[1].

Aujourd'hui les médicaments royaux ont disparu, du moins en France, mais le domaine de la suggestion médicamenteuse est toujours aussi vaste.

Beaucoup l'emploient sciemment parce que, comme le dit Pitres, « il n'est pas interdit de profiter des données de l'expérience et de faire dans les limites imposées par les convenances professionnelles de *la médecine d'imagination* » ; chacun l'emploie inconsciemment chaque jour, et même pour un esprit prévenu, il est difficile d'évaluer avec équité la part qu'on doit lui attribuer dans le succès de toute thérapeutique.

En jetant un dernier coup d'œil sur tous ces remèdes dont nous sourions, nous ne pouvons nous empêcher de penser que plusieurs parmi eux ne méritent peut-être pas notre dédain. Sans doute dans l'avenir, des chercheurs tireront quelques-uns d'entre eux de l'oubli et leur donneront de nouveau un moment de vogue, pendant que d'autres médicaments que nous prônons aujourd'hui iront les remplacer dans les pharmacopées oubliées. C'est l'histoire générale de la thérapeutique : c'est nous-même qui donnons à bien des médicaments leur efficacité et leurs bons effets persistent aussi longtemps que la foi des médecins et des malades en leur vertu.

1. Maurice Raynaud, *loco citato*, p. 205 et suiv.

Psychothérapie par les pratiques du merveilleux.

Le merveilleux doit être défini d'après Littré, ce qui est produit par l'intervention des êtres surnaturels.

Par extension on donne aussi ce nom de merveilleux à ce qui est produit non plus par des êtres surnaturels mais par des forces cachées, mal connues et le plus souvent purement supposées. De tout temps les hommes ont cru à la possibilité de guérisons dues à l'intervention occulte de ces êtres ou de ces forces, favorisées ou provoquées par des pratiques plus ou moins mystérieuses. L'histoire est remplie de faits de guérisons vraies ou prétendues, pour lesquelles la nature des moyens mis en œuvre ne laisse pas douter qu'elles relèvent uniquement de la suggestion. Mais tandis que la psychothérapie par les remèdes a été médicale avant tout, la psychothérapie par le merveilleux n'a été médicale que par occasion et si les médecins n'ont pas toujours dédaigné l'emploi des pratiques mystérieuses dans le traitement des maladies, ce n'a jamais été chez eux qu'une erreur momentanée.

Quel que soit le procédé employé, la guérison suppose chez le malade et une affection que nous qualifierions aujourd'hui de fonctionnelle ou au moins en partie fonctionnelle et une foi robuste dans le résultat espéré. Charcot dans un opuscule connu l'a appelée la « Foi qui guérit » et essayé d'en déterminer quelques-unes des conditions de production[1]. L'idée dominante de cette brochure avait déjà été émise bien antérieurement et Charcot ne faisait que rénover une critique faite aux différents âges par les sceptiques aux croyants et que... Paracelse, avec une liberté de plume qui n'a pas été dépassée, avait largement formulée, allant jusqu'à écrire : « Que l'objet de votre foi, soit réel ou faux, vous n'en obtiendrez pas moins les mêmes effets. »

Pour lui comme pour Charcot aujourd'hui, on trouve à la

1. Charcot, *The Faith-healing*, *New Review*, 1er déc. 1892; traduit et publié dans les *Archives de Neurologie*, 1893.

base de tous les prodiges, de toutes les guérisons obtenues par les prières une seule chose indispensable : la foi elle-même[1].

C'est surtout dans les temples, les lieux sacrés que la foi qui guérit s'est d'abord manifestée dans l'antiquité, mais au cours des âges elle a obéi aux pratiques les plus diverses en apparence qui cependant se ramènent toutes à quelques types. C'est cette unité réelle dans la psychothérapie par le merveilleux que nous avons surtout cherché à mettre en relief, beaucoup plus qu'une énumération de cures qu'on peut lui attribuer à toute époque.

A ses origines la médecine était purement sacerdotale et la thérapeutique en quelque pays qu'on l'envisage, se ressentant du voisinage des dieux, restait basée avant tout sur l'intervention des forces surnaturelles : les maladies sont un châtiment d'origine céleste, il faut demander aux dieux leur guérison et les moyens de la réaliser. Les prêtres sont des intermédiaires entre le patient et la divinité qui transmettent les oracles ou interprètent les songes.

Il en était ainsi en Égypte où « on faisait coucher les malades dans les temples d'Isis afin que l'oracle leur révélat pendant leur sommeil les moyens qu'ils devaient mettre en usage pour obtenir leur guérison[2] ». « Les prophètes prédisaient les changements et la terminaison des maladies et les prêtres inférieurs ou pastophores, les traitaient strictement d'après les règles qui leur étaient tracées dans les livres d'Hermès[3]. » Plus tard dans le même pays les mélancoliques se rendaient en foule aux temples dédiés à Saturne où ils venaient chercher une guérison que leur procuraient l'habileté et le savoir des prêtres experts[4].

En Grèce la médecine fut cantonnée d'abord dans les temples d'Esculape et pratiquée par les prêtres. Tout dans les pratiques qui étaient suivies dans ces temples était pure suggestion, dit Bernheim. Leur situation dans des lieux isolés et

1. PARACELSE, *Phil. occul.*, II, cité par CHARPIGNON, *Études sur la médecine animique et vitaliste*, p. 72. Paris, 1864.
2. Kurt SPRENGEL, *Histoire de la médecine*. p. 36.
3. *Id.*, p. 59.
4. *Nosogr. philos.*, t. III, p. 94, 3e éd., cité par PINEL in *Traité médico-philos. sur l'aliénation mentale*.

salubres nécessitait un pèlerinage pour s'y rendre. L'entrée était rigoureusement interdite à tous ceux qui ne s'étaient pas purifiés par des ablutions. « Les cérémonies et les pratiques religieuses au moyen desquelles on cherchait à obtenir comme un présent du ciel le rétablissement des malades varièrent à différentes époques. Cependant elles eurent presque toujours pour but surtout dans les maladies aiguës et simples d'échauffer l'imagination et de rétablir la santé par un régime fort sévère[1]. »

Cet « échauffement de l'imagination » pour employer l'expression de Sprengel était réalisé par toute une série de pratiques préparatoires auxquelles le malade devait se livrer: promenades à travers le temple, offrandes de sacrifices faites au son des instruments de musique, prières récitées à haute voix, conversation avec les prêtres surtout. Ces derniers expliquaient aux pèlerins les miracles déjà réalisés par le dieu et « insistaient sur les maladies qui avaient quelque rapport avec les leurs ».

Enfin suffisamment *mis au point,* le malade couchait dans le voisinage du temple sur la peau du bélier qu'il avait offert et attendait l'oracle du dieu qui se manifestait sous forme de songes. « Lorsque les songes envoyés par le dieu sont dissipés, dit Jamblique, nous entendons une voix entrecoupée qui nous enseigne ce que nous devons faire. Souvent cette voix frappe nos oreilles dans un état intermédiaire entre le sommeil et la veille. Quelques malades sont enveloppés d'un esprit immatériel que leurs yeux ne peuvent apercevoir mais qui tombent sous un autre sens. Il n'est pas rare qu'il se répande une clarté douce et resplendissante qui oblige de tenir les yeux à demi fermés[2]. »

Si le malade n'avait point de songes, les prêtres pouvaient rêver à sa place; si comme Panurge après « avoir rêvé tant et plus il n'y entendait note » les prêtres devenaient les traducteurs du songe et en interprétaient le sens. « Les médica-

1. SPRENGEL, *loc. cit.,* p. 153.
2. JAMBLICH, *De myst. Ægypt.,* sect. III, c. 2, p. 60. Cette croyance à la vertu des songes fut d'ailleurs partagée par les esprits les plus éclairés : Marc Aurèle par exemple parle des remèdes qui lui ont été indiqués en songe. — MARC AURÈLE. *Œuvres.* Traduc. ALEXIS PIERRON, p. 69.

ments indiqués étaient presque toujours de nature à ne faire ni bien ni mal[1]. » C'est dire que leurs vertus résidaient dans la confiance.

Cependant les cures obtenues étaient quelquefois telles qu'on en perpétuait le souvenir par le dépôt de petits modèles en or, argent ou ivoire, de la partie qui avait été le siège de l'affection ou par l'inscription sur des tablettes du récit de la maladie et de la guérison. Sprengel donne la traduction de plusieurs de ces tablettes trouvées dans l'île du Tibre. On en lira une fort instructive dans Bernheim. En voici une autre qui n'est pas moins topique :

« Un soldat aveugle nommé Valerius Aper ayant consulté l'oracle en a reçu pour réponse qu'il devait mêler le sang d'un coq blanc avec du miel et en faire une pommade pour s'en frotter l'œil pendant trois jours. Il recouvra la vue et vint remercier le dieu devant tout le peuple ».

Depuis le VIe siècle les moines chez les chrétiens d'Occident exerçaient presque exclusivement la médecine comme une œuvre de piété et de charité, comme un devoir attaché à la profession religieuse. « On écrirait un ouvrage aussi volumineux qu'inutile, dit Kurt Sprengel, si l'on voulait faire connaître toutes les cures que les moines opérèrent dans le moyen âge sur les tombeaux des martyrs ou avec le secours des reliques. »

De toutes ces guérisons d'ailleurs, l'Église catholique elle-même n'a retenu qu'une partie comme des miracles, et attribué l'autre aux seuls effets de l'imagination et ces effets ont pour elle une portée beaucoup plus étendue qu'on ne pourrait le croire.

C'est ainsi que Benoît XIV distingue trois espèces de maladies, celles dont le siège est dans le système nerveux ou pour prendre le langage de son temps dans les esprits animaux, celles dont le siège est dans les humeurs et celles dont le siège est dans les tissus. Or d'après lui il n'est pas impossible que l'imagination guérisse instantanément les maladies nerveuses : ce qui a empêché plus d'une fois de ranger la guérison des paralytiques au nombre des miracles[2]. Pour lui « l'in-

1. SPRENGEL, *loc. cit.*, p. 160.
2. VACANT, docteur en théologie, article *Miracle. Dict. apol. de la foi cathol.*, par l'abbé JAUGEZ. Paris, Delhomme et Briguet, éd., p. 2079.

fluence de notre imagination sur notre propre corps est incroyable surtout chez les femmes... Elle peut produire des maladies et guérir toutes celles qu'elle a produites. Elle a aussi la puissance d'en guérir d'autres ».

« Pour les maladies dont le siège est dans les humeurs parmi lesquelles il place le sang, ou bien elles viennent d'une altération essentielle des humeurs et en ce cas l'imagination ne produira jamais une guérison instantanée ; ou bien elles viennent de la quantité insuffisante ou de la trop grande abondance des humeurs et, en ce cas, l'imagination ne les guérira instantanément que dans une crise ou une émotion violente, ou bien si la guérison s'opère instantanément sans crise ni émotion violente, le mal ne tardera pas à reparaître. Enfin lorsque ce sont les os ou les tissus que le mal a atteints, l'imagination ne pourra amener la guérison ni instantanément ni progressivement à moins qu'elle n'agisse sur les humeurs et celles-ci sur les tissus[1]. »

Il nous a paru intéressant de rapporter cet enseignement d'un Pape *donné il y a un siècle et demi,* et qui reste en parfaite conformité avec les conceptions scientifiques modernes. Et puisque nous sommes sur ce terrain, il n'est peut-être pas moins curieux de noter, à propos des miracles de Lourdes dont tous les esprits éclairés, à quelque croyance religieuse qu'ils se rattachent, reconnaissent qu'une grande partie relève d'une action psychique, que l'Église catholique, si nous en croyons l'ouvrage récent d'un docteur en théologie, « n'impose à personne l'obligation de croire à la réalité des apparitions racontées par Bernadette Soubirous ou des guérisons opérées à Lourdes[2] ».

Le pouvoir de guérir, attribut des dieux d'abord, fut à de nombreuses époques celui des rois souvent considérés comme des êtres surnaturels. Salomon auquel la tradition attribue un livre détruit par Ezéchias et qui enseignait à traiter les maladies par les moyens naturels avait reçu de Dieu, dit Josèphe, « le don d'apaiser sa colère par des prières et de chasser les

1. Vacant, *loc. cit.*, p. 2080.
2. *Id.*, p. 1907.

esprits impurs du corps des malades par des conjurations. Cette méthode est encore celle que l'on suit de nós jours[1] ».

« Vespasien, prince nouveau et en quelque sorte improvisé, manquait encore, dit Suétone, de ce majestueux prestige qui appartient au souverain pouvoir: il ne se fit pas attendre. Deux hommes du peuple, l'un aveugle, l'autre boiteux, se présentèrent devant son tribunal, le priant de les guérir sur l'assurance que Sérapis leur avait donnée pendant leur sommeil que l'un recouvrerait la vue si l'empereur voulait imprégner ses yeux de salive et que l'autre se tiendrait ferme sur ses jambes s'il daignait le toucher du pied. Vespasien n'augurant aucun succès d'une telle cure n'osait pas même l'essayer. Ses amis l'encouragèrent. Il fit donc l'une et l'autre expérience devant le peuple assemblé et réussit[2]. » C'est le médecin malgné lui et débutant, comme il convient, dans la pratique de son art par des miracles. Il n'y manque que les coups de bâton. Hadrien guérit aussi un aveugle de naissance en Pannonie par la vertu de son contact.[3]

Pyrrhus, roi des Épirotes, au rapport de Plutarque et de Pline, guérissait les affections de rate en pressant doucement le flanc gauche de son pied droit[4].

Au XIe siècle les rois d'Angleterre et de France prétendirent jouir du pouvoir miraculeux de guérir le goitre et les écrouelles par le simple attouchement. Édouard le Confesseur dont tous les historiens vantent la piété exerça le premier cet art nouveau. Bientôt les souverains de France s'arrogèrent le même pouvoir et Philippe Ier se rendit déjà célèbre par sa grande habileté à guérir les goitres[5].

En dehors des rois, le pouvoir curateur a été réclamé de tous temps par des hommes qui, ou bien se considéraient comme saints, ou se croyaient en possession de connaissances rares et mystérieuses quand ils n'étaient pas beaucoup plus simplement des imposteurs[6] et dont la liste commence

1. JOSEPH, *Antiq. jud.*, lib. VIII, c. 2, p. 419, cité par SPRENGEL.
2. SUÉTONE, *Les douze Césars. Vespasien*, VII, trad. LA HARPE. Garnier, éd. 1893, p. 416.
3. FULGOSE, *Hist.*, l. I, c. 6.
4. PLINE, *Hist. nat.*, l. VII, c. 2.
5. KURT SPRENGEL, *loc. cit.*, t. II, p. 369.
6. Voir dans BERNHEIM, *loc. cit.*, L'histoire de Valentin Greatrake et de J. Joseph

à Simon le magicien pour se poursuivre ininterrompue jusqu'à nos jours en passant par le diacre Pâris, le prince de Hohenlohe, etc. Ces connaissances étaient surtout d'origine orientale et ont constitué ce qu'on a appelé longtemps les sciences occultes, fatras, mélange d'idées religieuses et de superstitions, amalgame des idées de Pythagore sur les nombres et des conceptions brumeuses de l'Orient sur la nature du monde. L'astrologie, la cabbale, l'alchimie sont des manières d'être de ces conceptions nuageuses, vrai tintamare de cervelles pour employer le mot de Rabelais. L'homme ignorant est toujours demeuré et demeure encore rempli de vénération et d'effroi pour ces prétendues sciences imprécises. De là la vogue à toute époque des magiciens, devins, sorciers plus ou moins soupçonnés souvent de relation avec le diable.

Toutes les guérisons dues à la suggestion s'exerçant par l'intermédiaire du merveilleux peuvent se ramener à quelques types d'action. Nous avons vu la guérison par les songes, l'attouchement. On trouve ensuite la guérison par les paroles mystérieuses : « Bien des cures s'opèrent par les secours des arbres et des herbes, d'autres par le couteau, et d'autres encore par la parole, car la parole divine est le plus sûr moyen pour guérir les maladies ; c'est par elle qu'on obtient les cures les plus parfaites[1] », est-il dit déjà dans le Zend Avesta. Philon, membre de la secte des Esséens ou Esséniens, appelle médecin de toutes les maladies la parole éternelle de Dieu[2].

Selon Cœlius Aurelianus, Aulu-Gelle, Jul. Firmicus, la sciatique et les maux de reins se traitent le plus souvent par la musique ou des voix enchanteresses.

Plotin guérit au moyen de paroles magiques Porphyre dangereusement malade au cap Lilybée en Sicile[3]. Caton le Censeur guérissait les luxations des jambes par des paroles secrètes[4].

A un moment on emploie les mots chaldéens parce que la magie avait été inventée en Chaldée et qu'on considère cette

Gassner. Il y a quelques mois encore l'Amérique a retenti des miracles accomplis par un nouveau thaumaturge, fondateur d'une religion.

1. *Zend Avesta*, Pl. p. 43.
2. PHILO., *De mundi opific.*, p. 5.
3. *Eunap. vit. Sophist.*, éd. Comelin, in-8, 1596, p. 14, cité par SPRENGEL.
4. CATON *De re rustica*, c. 160.

langue comme supérieure, puis les mots éphésiens. Cette croyance en la vertu des mots se retrouve bien plus tard. François de Piémont considère comme un moyen infaillible pour terminer les accouchements la récitation de quelques passages des psaumes de David[1].

Aujourd'hui encore les sorciers ou rebouteurs de village ne dédaignent pas la prononciation de certains mots mystérieux.

Puis c'est la guérison par les talismans, amulettes, boîtes, etc., dont l'origine est également fort ancienne puisqu'on en attribue l'invention à Apollonius de Tyane : on se les attachait au cou après y avoir écrit des mots mystiques, sacrés ou barbares et on en faisait usage contre toutes les maladies.

La grande vogue des talismans date de Paracelse qui lance des boîtes conservatrices des influences célestes, qui donne la composition d'onguents sympathiques qui guérissent les plaies à 20 milles de distance[2].

Les Rose-Croix qui traitaient toutes les maladies par la foi et l'imagination avaient une poudre de sympathie et un emplâtre céleste qui guérissait instantanément les plaies, les ulcères, les hémorragies et nombre d'autres maladies[3].

D'Abano pour guérir les coliques néphrétiques enseigne qu'il faut au moment où le soleil passe dans le méridien avec le cœur du Lion tracer la figure d'un lion sur une plaque d'or que l'on attache au cou du malade[4]. C'est là un talisman rare qui emprunte ses vertus à l'astro-thérapie et à la métallothérapie. L'astrologie a d'ailleurs, comme chacun sait, joué un rôle énorme dans la thérapeutique et au XIIIe siècle on ne saignait ou administrait jamais, soit un purgatif, soit un vomitif, sans consulter les astres.

Il est inutile d'ajouter des exemples pour montrer l'importance de la suggestion dans les pratiques du merveilleux et de parler de la guérison par les philtres, par les signes qualifiés de cabalistiques, par les passes, par les aimants[5], par les animaux. A ce sujet cependant il vaut peut-être de mentionner

1. *Complem. Mesuae.* éd. Venet, in-fol., 1562, f. 312 *b*.
2. BERNHEIM, *loc. cit.*, p. 15.
3. *Id.*, p. 15.
4. *Conciliator. diff.*, X, f. 17 *c.*, cité par SPRENGEL.
5. PARACELSE — le père HELL — l'abbé LENOBLE (voir Bernheim, p. 26 et 21).

le traitement que Gilbert d'Angleterre préconisait contre la léthargie et qui consistait à attacher une truie dans le lit du malade[1].

La psychothérapie par le magnétisme mérite qu'on s'y arrête un peu plus longuement puisque c'est de celui-ci qu'est sorti l'hypnotisme. Le magnétisme qui date de Paracelse, était une théorie qui supposait l'existence d'un fluide universel mettant en relation les astres et les êtres vivants. Plusieurs fois remaniée et modifiée, cette théorie posait en principe que chaque homme possède une archée, sorte d'agent incorporel que l'on peut assimiler au principe vital et que cette archée était en relation cachée avec les archées des différents êtres. « Tout homme possédait une vertu attractive et cachée, un *magnes* lui permettant, s'il était sain, d'attirer le *magnes* des personnes malades et d'agir par leur intermédiaire sur leurs *archées*, c'est-à-dire sur le principe même de leur activité vitale » (Pitres). Cette qualité attractive secrète était analogue à celle de l'aimant d'où le nom de magnétisme.

Les premières cures attribuées au magnétisme furent celles des plaies ; indirectes en quelque sorte, elles s'effectuaient par l'usage des baumes et des talismans chargés de fluide.

Pendant une partie du XVIIe siècle on batailla sur l'existence, la nature et les applications du magnétisme et Glocenius, Van Helmont, Robert Fludd en précisèrent la doctrine que combattit le père Kircher. L'écossais Guillaume Maxwell, adepte de Fludd, soutint avec énergie le magnétisme animal. Pour lui l'épuisement de l'esprit vital est la cause même de la maladie, et ceux qui savent agir sur cet esprit en appelant à leur aide

1. *Gilberti anglici compendium.* 1510, f. 108 *c*, cité par Sprengel, p. 406. Cette pratique inspirée probablement par l'idée de faire passer la maladie dans le corps de l'animal est un dérivé de la méthode de la transplantation qui consistait à faire passer la maladie dans un arbre. Elle n'est pas encore complètement tombée dans l'oubli ; l'un de nous a connu à la campagne un malade qui pendant des journées a conservé dans son lit une portée de jeunes chiens avec l'espoir de les voir « enlever le mal ». Il y a dans cette pratique bizarre comme un reflet de notions rudimentaires sur la possibilité de la transmission par contagion d'affections d'animaux à l'homme et réciproquement. Cette idée de la transplantation flotte encore dans l'esprit des débiles qui cherchent à violer une jeune fille pour se débarrasser de la syphilis.

l'esprit universel qui est dans la lumière, peuvent guérir les maladies même à distance.

A la fin du XVIIIe siècle avec Mesmer, aventurier entreprenant, décidé à se faire une place par quelque moyen que ce soit, la théorie du fluide universel reparaît. L'application qui découle de la théorie est simple: les maladies proviennent d'une mauvaise répartition du fluide; il suffit de la modifier pour les guérir, et Mesmer s'en charge, transmettant l'excès de son propre fluide à ceux qui en manquent, modifiant et changeant les mauvaises répartitions, de manière à assurer un équilibre favorable.

D'abord il opère individuellement sur chaque malade, puis la foule des croyants et des souffrants augmentant toujours, il invente d'un trait de génie *le baquet*, et c'est vêtu d'un habit de soie lilas, au son du piano-forte, qu'il guérit en bloc, se contentant d'un attouchement de sa baguette. On sait cependant qu'un des résultats de cette *méthode de guérison* fut une épidémie d'hystérie qui se jouait dans *l'enfer aux convulsions*[1].

Comme pour toutes les médecines d'imagination la confiance ne dura pas, les guérisons cessèrent déjà avant le départ du grand prêtre qui quitta la France en 1785, et il en fut du mesmérisme comme de ces gens dont parle La Rochefoucauld qui « ressemblent aux vaudevilles qu'on ne chante qu'un certain temps. » Les commissions nommées en 1784 et composées de membres de l'Académie des sciences, de la Faculté et de la Société de médecine, avaient conclu à la non-existence du magnétisme animal et que les effets nerveux observés pouvaient être expliqués par trois causes, les attouchements, l'imitation, *l'imagination*. C'était sagement jugé, en partie tout au moins, et c'était mettre à sa véritable place le magnétisme, que de le ranger dans les pratiques dont le succès relève de l'imagination.

Les médecins n'ont pas toujours été aussi sagaces dans leurs jugements sur les cures dues au merveilleux. Ils peuvent

1. Pour donner une idée de l'importance qu'avait prise l'étude du magnétisme à la fin du XVIIIe siècle nous croyons curieux de signaler que sous le titre d'un catalogue de libraire à cette époque (*Note des ouvrages sur le magnétisme animal qui se trouvent chez Gastelier, librairie, Parvis N.-D., près le bureau de l'Hotel-Dieu,* n° 15) on trouve à la date du 16 juin 1786, 98 indications d'ouvrages en vente et 69 indications d'ouvrages rares ou épuisés.

cependant se réclamer de Galien qui, dans un passage cité par Salverte, déclarait déjà que « quand l'imagination frappée fait désirer au malade un remède, ce qui naturellement est sans efficacité, peut en acquérir une très favorable; ainsi un malade peut être soulagé par des cérémonies magiques, s'il est persuadé qu'elles doivent opérer sa guérison ». Au cours des âges les médecins ont souvent oublié cette sage remarque d'un des Pères de la médecine, et ils ont fait abstraction du rôle de l'imagination, ou bien ils ont cru passés les temps des prodiges, comme cet auteur d'un article du Dictionnaire de médecine qui en 1821 écrivait: « Heureux, le temps où des génies et la divinité même invoqués ou plutôt renfermés dans des égides consacrés servaient à cuirasser pour ainsi dire les humains contre tous les maux !... l'application d'un abraxas dissipait les maux par enchantement... Aujourd'hui que peut notre médecine à côté de ces étonnants miracles? Irez-vous ordonner de la manne et du jalap? Examiner des crachats purulents et des déjections fétides? Oh! que cette médecine talismanique est bien plus illustre! Ses moyens sont tous célestes; des rayons de la divinité, des irradiations astrales viennent tout à coup secouer avec énergie une âme abattue dans un cadavre; l'agonisant se lève plein de vigueur et reprend la course de la vie, etc.[1]. » Il terminait en déclarant que dans ce siècle pervers « nous serons incurables parce que nous ne croirons plus à rien ». Il avait raison, la confiance est indispensable, mais il exagérait, elle n'est point morte, ni même malade, heureusement puisqu'elle est le seul élément de succès en ces pratiques.

Si dans la psychothérapie par le merveilleux les théories ont été nombreuses, si les explications des faits observés ont été plus nombreuses encore, les procédés employés ont en somme peu varié et se ramènent à quelques types. On a guéri par les attouchements, les passes, le regard, les paroles, les amulettes, les talismans, les aimants[2], les songes... on guérit

1. *Dictionnaire des sc. méd.*, t. LIV, p. 288. VIREY, art. Talisman. Paris, 1821.

2. Voir. BERNHEIM, *Revue méd. de l'Est*, 1881-1882 et *Hypnotisme*. — Déjà BRAID avait montré que l'influence des aimants, des métaux, des substances renfermés dans des tubes fermés était de nature suggestive. Voir MILNE-BRAMWELL, *Revue de l'hypnotisme*, 1898. *James Braid, son œuvre et ses écrits.*

encore par les mêmes moyens. Le curieux c'est qu'aucun, pourrait-on dire, n'a complètement disparu. Tous les médecins ont dans la mémoire les récits de malades soignés et quelquefois guéris à grand renfort de signes, de paroles et d'amulettes par des rebouteurs ou des sorciers. On vient quelquefois à la consultation en passant par l'arrière-boutique de la somnambule et il n'est pas exceptionnel de voir sortir un morceau de corde de pendu de la poche d'un malade d'hôpital. Si le sorcier à notre époque a surtout élu domicile dans les campagnes, c'est seulement parce qu'il a dû reculer devant la vogue toujours croissante du charlatan qui ne vend plus d'orviétan ou de bézoard mais des ceintures électriques. Tous deux peuvent encore guérir, parce que, comme le disait Montaigne, « ces singeries sont le principal de l'effet, nostre pensée ne se pouvant démesler que moyens si estranges ne viennent de quelque abstruse science : leur inanité leur donne poids et révérence ».

CHAPITRE III

HISTORIQUE DE LA PSYCHOTHÉRAPIE PAR L'HYPNOTISME ET LA SUGGESTION.

Deux parties dans l'historique de l'hypnotisme : étude théorique ; application thérapeutique. — Etude de cette dernière. — Braid. — Période d'attente. — Liébeault. — Bernheim. — L'école de Nancy et l'école de la Salpêtrière.
Procédés dérivés de l'hypnotisme. — Janet. — Sollier.
Psychothérapie par la suggestion à l'état de veille. Braid. — Hack-Tuke. — Bernheim. — Opinion actuelle de Liébeault. — Psychothérapie par auto-suggestion.

Psychothérapie par l'hypnotisme. — Nous avons vu que la psychothérapie par les remèdes ou par le merveilleux est vieille comme le monde, qu'elle a toujours régné à toutes les époques et qu'aujourd'hui encore elle demeure florissante.

Le traitement par l'hypnotisme, la psychothérapie au moyen du sommeil hypnotique est de date infiniment plus récente. A vrai dire, comme *procédé* méthodique, réglé, elle date d'hier, car les premières cures qu'on peut lui attribuer ne furent guère que des hasards heureux qui n'ont rien de la précision qu'on est en droit de réclamer d'une méthode scientifique.

Ce n'est pas ici le lieu de refaire l'historique de l'hypnotisme qui ne nous intéresse que par un côté de son étude, historique, qui a déjà été tracé tant de fois et en particulier par Bernheim et par Pitres, de manière à décourager toute tentative.

En nous plaçant au point de vue de la définition que nous avons adoptée, nous voulons simplement rappeler surtout comment s'est peu à peu édifiée la psychothérapie par l'hypnose.

L'hypnotisme, se dégageant lentement des pratiques du magnétisme, fut d'abord réalisé dans un but de guérison, puis à mesure qu'il devint plus scientifique le côté thérapeutique s'effaça. On l'étudia pour lui-même, on en détermina les manifestations, on chercha à en préciser la nature. Mieux connu dans ses différentes modalités on s'en est de nouveau servi au point de vue thérapeutique et au point de vue de l'étude psychologique.

C'est dire qu'on pourrait envisager deux parties dans l'histoire de l'hypnotisme : une partie d'étude théorique de l'hypnose, une partie d'application thérapeutique, celle-ci s'étant surtout développée à la suite des travaux de l'école de Nancy en raison même de la théorie admise par cette école pour expliquer l'hypnotisme, celle de la suggestion. Sans établir une distinction aussi tranchée, nous aurons avant tout en vue ici ce qui a rapport au côté thérapeutique.

C'est un élève de Mesmer, le marquis de Puységur, qui voulant à l'exemple du maître guérir par le fluide, produisit la première fois le sommeil hypnotique par hasard[1]. « Retiré dans sa terre de Buzancy il ne s'occupe d'abord que de *son repos* et de *ses jardins*; il rencontre la fille de son régisseur qui souffrait d'un mal de dents, la magnétise et la guérit en moins de dix minutes. Même succès le lendemain sur la femme du garde. Succès oblige, et voilà le marquis devenu médecin des vilains d'alentour. » C'est « une procession perpétuelle dans le pays » ; jusqu'à présent le marquis était disciple fidèle du maître, il guérissait par le fluide. Mais voulant magnétiser un homme qui souffrait d'une fluxion de poitrine, il a la surprise de le voir s'endormir et tout endormi répondre aux questions qu'on lui pose, chanter, marcher.

Pour satisfaire à l'affluence des malades le marquis qui se désole de ne pouvoir « toucher tout le monde », magnétise un orme au milieu de la place du village, près d'une fontaine, dont l'eau est aussi magnétisée. Les malades s'assoient autour en se tenant par le pouce, reliés à l'arbre par une corde. C'était le *baquet* à l'usage des campagnes. Les malades ressentent l'influence de l'arbre ; les uns ont des crises, les autres tombent en somnambulisme. Malheureusement parmi ceux-ci, certains jouissent de propriétés curieuses, ils diagnostiquent les maladies, indiquent les remèdes et d'emblée l'hypnotisme rentre

1. En réalité, comme l'a rappelé très justement Braid depuis longtemps, les Yoguis et les Fakirs produisaient l'hypnose dans un but d'extase et de jouissance.

dans la voie du charlatanisme. Les élèves du marquis, Deleuze, Pétetin,. Foissac observent aussi le somnambulisme, notent l'insensibilité des sujets; mais on s'occupe surtout de prescience, de double vue et l'Académie de médecine, après une série de démêlés avec les magnétiseurs qui en 1825, 1826, 1831, 1837 sollicitent l'examen des faits qu'ils avancent, finit en 1840 par décider qu'elle ne répondra plus aux communications relatives au magnétisme.

Entre les mains d'un autre homme, l'abbé Faria, l'hypnotisme avait aussi surgi des pratiques du magnétisme, non plus comme un hasard, mais comme un effet constant et produit par des manœuvres nettement réglées. L'abbé Faria qui l'appelait sommeil lucide, rejetait complètement l'idée du fluide magnétique et considérait qu' « il n'exerçait aucune influence sur les sujets sur lesquels il opérait mais que les effets venaient d'eux seuls et de leur organisation ».

Braid est le premier médecin qui se soit occupé d'expériences scientifiquement conduites sur l'hypnotisme. Laissant les passes, il provoque l'hypnose par la fixation continue du regard sur un objet brillant, et étudiant attentivement ses sujets constate chez eux les suggestions, les contractures et les différents phénomènes qu'on ne fera que mieux préciser plus tard. Il fournit les premiers exemples scientifiquement enregistrés de guérison par l'hypnotisme.

Sans doute autour du baquet de Mesmer, comme autour de l'arbre du marquis de Puységur, des malades guérissaient, pas beaucoup sans doute, car d'une part les malades atteints de névroses ne devaient pas retirer grand avantage des crises, et d'autre part dans l'ardeur du début on soignait indifférement toutes les affections, et celles qui étaient sous la dépendance de lésions réelles avaient de bonnes raisons pour résister.

Cependant Mesmer disait: « le magnétisme animal peut guérir immédiatement les maux de nerfs et médiatement les autres; il perfectionne l'action des médicaments; il provoque et dirige la crise salutaire, de manière qu'on peut s'en rendre maître; il empêche l'accroissement des maladies et parvient à leur guérison sans jamais exposer le malade à des effets dangereux ou à des suites fâcheuses, quels que soient l'âge, le tempérament et le sexe[1] ». Malgré tout, nous en avons vu le succès éphémère.

Dans la pensée de Braid, l'hypnotisme est surtout d'abord une nouvelle méthode de traitement, comme le montre bien le titre de son livre : « Neurypnologie ou Traité du sommeil nerveux considéré dans ses relations avec le magnétisme animal et accompagné de nombreux cas de succès dans ses applications à l'amélioration et à la guérison des maladies. »

Déjà, en 1842, il publiait son « *Essai pratique sur l'action curative de l'hypnotisme* ».

Dans son ouvrage, les observations au nombre de 69 sont très diverses, et si certaines sont de magnifiques succès thérapeutiques, les autres sont de qualité beaucoup moindre. Le traitement d'une contracture est typique, « une jeune fille eut pendant la nuit un spasme à la suite duquel sa tête demeura fortement inclinée sur l'épaule gauche[2] ». Cet état persista plus de six mois sans modifications malgré les traitements les plus variés y compris celui par l'anesthésie. Braid voit la malade : la contracture est telle qu'on ne peut lui faire effectuer le plus léger mouvement de tête. Il l'hypnotise et trois minutes après avec la plus grande facilité lui fait tourner la tête du côté opposé. Il réveille la malade qui est guérie. Quelque temps après la contracture récidive et cède définitivement après une seconde séance d'hypnotisation. Mais à côté de cas comme celui-ci qui sont le type de la guérison instantanée par l'hypnose il en est beaucoup d'autres où l'insuccès est total ou presque total. On ne s'en étonnera pas quand on saura que Braid n'hésitait pas à s'attaquer au traitement de la surdi-mutité.

Aussi, s'il peut, à bon droit, déclarer que l'hypnotisme est un agent important au point de vue curatif, s'il dit : « Je suis certain que nous avons acquis avec ce procédé un nouveau moyen curatif sérieux », il ajoute très judicieusement, « je suis loin de le proclamer remède universel », et il reconnaît n'être pas en mesure de déterminer « la totalité des affections dans lesquelles il peut devenir utile ».

1. Cité par Dechambre, article *Mesmérisme* du *Dictionnaire encycl.*, p. 549.
2. Braid, *Neurypnologie*, traduction française, p. 66. — Voir aussi, p. 173, la guérison d'une névralgie de la face.

Comment Braid interprétait-il ces guérisons? Pour lui, l'hypnotisme n'était « qu'un certain mode simple et rapide de plonger le système nerveux dans un état nouveau dont on peut tirer grand avantage pour remédier à certains désordres[1] ». Il avait vu la possibilité de provoquer des contractures et des paralysies dans l'hypnose, il avait vu les suggestions sans en préciser la nature, mais il n'a pu donner une explication satisfaisante et claire des guérisons qu'il obtenait. D'après l'exposé de sa pratique, il procédait souvent par la réalisation mécanique et passive pendant le sommeil du but qu'il poursuivait. « Si l'on veut obtenir une dépression générale (d'un membre), après qu'on l'aura tenu étendu pendant un court espace de temps on le remettra avec précaution dans une position normale et l'on abandonnera le corps tout entier dans un repos absolu[2]. » Il cherche à diminuer ou à augmenter l'activité nerveuse.

Il attribue une grande importance aux modifications produites dans la circulation et s'attache à obtenir l'élévation de la force et de la fréquence de l'action cardiaque. Il annonçait surtout à l'avance le résultat espéré[3].

En définitive il concluait avec sa théorie subjective que « c'est la puissance d'une idée maîtresse chez l'individu qui produit les résultats ».

« Que j'aie eu tort ou raison dans mes vues théoriques on ne peut mettre en doute que dans de nombreux cas je n'aie réussi dans l'application de l'hypnotisme en tant qu'agent curatif[4] », dit-il très sagement et ailleurs :

« Je suis certain qu'il faudra toute l'acuité d'observation et toute l'expérience des médecins pour décider dans quel cas il sera bon et sans danger d'y avoir recours[5]. »

Jusqu'en 1860, année de sa mort, Braid par des conférences cherche à propager ses idées. Mais malgré les recherches sur l'hypnotisme expérimental dues à Azam, à Durand de Gros, à Demarquay et Giraud Teulon, à Mesnet, l'enseignement de

1. Braid, *Neurypnologie,* trad. française, p. 13.
2. *Id.*, p. 142.
3. Voir l'Obs. 31 ayant trait à un cas d'aphonie.
4. *Id* , p. 143.
5. *Id.*, p. 18.

Lasègue, l'article de Mathias Duval, le mémoire de Richet, les applications *thérapeutiques* de l'hypnotisme restent très rares pendant fort longtemps, et en 1883, dans la préface de la traduction du livre de Braid, Brown-Séquard peut encore dire : « Ce n'est pas seulement en psychologie et en physiologie que l'œuvre de Braid a une très grande valeur, c'est aussi en thérapeutique. Nous appelons l'attention des praticiens sur ce côté de l'hypnotisme, convaincu qu'il y a à cet égard immensément à faire... L'inhibition peut produire soudainement ou très rapidement des effets si considérables dans l'état hypnotique qu'il serait de la plus haute importance de s'en servir comme moyen thérapeutique[1]. »

Cependant, depuis 1866, Liébeault avait publié son ouvrage sur *le sommeil provoqué et les états analogues*. Mais ce livre « écrit dans le désert », comme dit l'auteur, était resté ignoré et Liébeault travaillant seul et maudissant l'indifférence du public médical attendait « de meilleurs jours pour l'éclosion de vérités dont il se sentait les mains pleines[2] ». Parmi ces vérités, l'une des plus importantes était la constatation que dans le sommeil hypnotique la volonté du sujet disparaissait, qu'on pouvait lui inculquer les idées qu'on voulait, le suggestionner. Ses idées qu'il fut d'abord seul à appliquer à la thérapeutique, dans sa clinique de Nancy, furent adoptées et développées vers 1884 par Liégeois, Beaunis, Bernheim. C'est ce dernier surtout qui, par son enseignement et ses publications, contribua à mettre en évidence le rôle de l'hypnotisme en thérapeutique.

Bernheim admet que les phénomènes hypnotiques ne sont que des phénomènes de suggestibilité. Le sommeil n'est plus qu'un phénomène de suggestion au même titre que la catalepsie, l'anesthésie, les hallucinations.

L'état hypnotique devient « un état psychique particulier susceptible d'être provoqué, qui met en activité ou exalte à des degrés divers la suggestibilité, c'est-à-dire l'aptitude à être influencé par une idée acceptée par le cerveau et à la réaliser ».

1. Brown-Séquard. Préface de la traduction de Braid, p. IX et X.

2. Liébeault, *Le sommeil provoqué et les états analogues,* préface de l'édition de 1889.

Barth. 1886. *Du sommeil non naturel.* Thèse d'agrégation.

Le sommeil par l'atténuation de l'initiative intellectuelle augmente la suggestibilité ou la crée. « Beaucoup de sujets ne deviennent suggestibles à un degré notable que lorsqu'on a réussi chez eux à provoquer l'apparence du sommeil. »

De ces conceptions découle l'application thérapeutique : Bernheim renonçant aux passes, à la fixation prolongée du regard, endort les malades par suggestion et pendant le sommeil leur suggère la guérison du trouble morbide qu'ils présentent. A quels malades s'adresse-t-il ? A tous pourrait-on dire ou à presque tous, car pénétré de cette idée qu'il y a dans les maladies organiques les plus caractérisées un élément fonctionnel il cherche à supprimer cet élément fonctionnel. Cependant il place naturellement dans une catégorie à part les affections *sine materia* qui sont avant toutes autres justiciables de la psychothérapie suggestive, et ses plus beaux succès ont trait à des cas de contracture, de vomissements incoercibles, de grande hystérie convulsive, etc.

Pendant que l'école de Nancy instituait la psychothérapie par suggestion hypnotique, « Charcot qui s'était surtout livré à l'étude des phénomènes somatiques de l'hypnotisme, n'avait pas insisté beaucoup sur sa valeur curative et sur son rôle en thérapeutique[1] ».

Cependant, il employait aussi la suggestion hypnotique comme procédé de traitement des manifestations hystériques comme le montrent certaines de ses leçons[2] et, avec lui, Mesnet, Proust, Paul Richer, Ballet, Babinski, Dumontpallier, Grasset, ont montré par leurs publications ce que peut donner la suggestion hypnotique dans le traitement des paralysies et des contractures.

L'école de la Salpêtrière a adopté, avec des restrictions cependant, la thérapeutique par suggestion hypnotique. Si au sujet de la nature de l'hypnotisme la divergence de vues existe toujours avec l'école de Nancy, il y a conformité d'idées sur l'explication de la manière d'agir du traitement : « L'agent réellement actif de la guérison n'est pas le sommeil, mais la suggestion,

1. Bérillon, Conférence sur l'histoire de l'hypnotisme expérimental. *C. R. du IIe Congrès international de l'hypnotisme*, p. 44.

2. Charcot. Guérison d'une contracture hystérique, *Revue de l'hypnotisme*, 1891, p. 296.

le sommeil n'intervient que pour favoriser la suggestibilité[1]. » Au sujet des effets produits par l'hypnotisme et des indications de l'emploi de cette méthode, beaucoup d'auteurs qui ne relèvent pas de l'école de Nancy font de fortes réserves; pour Pitres les accidents susceptibles d'être traités par l'hypnose sont relativement peu nombreux et il est légitime d'avoir recours à la médication suggestive : « 1° dans les cas d'hystérie confirmée avec ou sans accidents permanents rebelles aux procédés de la thérapeutique ordinaire ; 2° dans les cas d'accidents névropathiques mal définis ressortissant probablement à l'hystérie fruste, bien qu'il soit difficile d'établir d'une façon absolument certaine le diagnostic de leur véritable nature. Quelques auteurs pensent qu'il serait préférable de n'employer l'hypnotisation que chez les grandes hystériques qui n'ont rien à perdre à son emploi et peuvent gagner quelque chose à son action thérapeutique ; MM. Gilles de la Tourette, Guinon, Blocq sont de cet avis, mais je ne crois pas qu'il soit nécessaire d'être aussi exclusif[2]. »

Enfin, Pitres admet qu'il y a des malades non hypnotisables, des malades hypnotisables non suggestibles ; de plus, la reproduction des accidents après une période de guérison éphémère est fréquente et quelquefois « il arrive qu'un accident supprimé par suggestion est remplacé par un autre accident plus désagréable que le premier ».

En résumé, l'accord est fait sur le fond de la question thérapeutique : la dualité persiste en ce qui a trait à la nature de l'hypnotisme qui, pour les uns, reste selon la doctrine de Charcot une sorte de maladie, une névrose expérimentale, qui pour les autres est un phénomène presque normal, voisin du sommeil naturel, variable seulement dans ses degrés. Tous admettent la valeur curative de la suggestion hypnotique, mais beaucoup lui reconnaissant des inconvénients en restreignent considérablement les indications[3].

Pour éviter le retour des accidents, pour enlever à la guérison post-suggestive son caractère de fragilité, on a proposé

1. Pitres, *L'hystérie et l'hypnotisme,* II, p. 395, Paris, Doin, 1891.
2. Pitres, *loc. cit.,* p. 402
3. Pierre Janet, *Traitement psychol. de l'hystérie.* Traité de Thérap. de Robin, fasc. XV, p. 184.

dans ces dernières années des méthodes qui, bien que basées sur l'emploi de l'hypnotisme, ne relèvent pas uniquement de la suggestion simple dans le sommeil.

Pierre Janet, admettant que les accidents sont sous la dépendance d'une idée fixe primaire, état psychologique très complexe qui est devenu permanent, qui, souvent, est inconscient ou du moins subsconscient, emploie une méthode qui a pour but de s'adresser à cette idée fixe primaire et de la détruire ou au moins de la modifier. Il commence par la chercher dans le somnambulisme ou par l'écriture automatique, puis s'efforce de décomposer, par dissociation, le système qui la constitue, en supprimant par suggestion tel ou tel élément de cette idée fixe. Indépendamment de la « suppression » il emploie encore la « substitution » par laquelle il vise à modifier les souvenirs en remplaçant tel ou tel élément de l'idée fixe par un élément suggéré.

Ce procédé basé sur la théorie psychique de l'hystérie de Janet s'adresse donc au psychisme du sujet.

Le procédé de Sollier basé sur sa « théorie organique » s'adresse, au contraire, à l' « engourdissement des centres cérébraux » dont on cherche à provoquer le réveil. « Essentiellement physiologique même pour le rétablissement des fonctions psychiques », cette méthode consiste à restaurer la sensibilité, car « réveiller une hystérique ou restaurer sa sensibilité sont une seule et même chose ».

Cette restauration de la sensibilité peut dans les cas légers être obtenue par les excitations banales ; dans les cas graves le sujet est endormi par l'hypnose assez profondément, et le médecin « reste auprès du sujet et l'excite en lui disant : sentez, sentez plus, sentez mieux encore ; continuez, faites bien attention [1] ».

La restauration de la sensibilité viscérale suit la restauration de la sensibilité cutanée et sous la simple influence du retour de la sensibilité, on verrait, d'après Sollier, disparaître les idées fixes. Il faut alors achever la cure par la reconstitution de la personnalité pour laquelle le traitement psychologique et moral passe au premier plan.

1. SOLLIER, *L'hystérie et son traitement*, p. 183. — Paris, F. Alcan, 1901.

Psychothérapie par la suggestion volontaire a l'état de veille.

La suggestion à l'état de veille paraît échapper à presque tous les reproches qu'on adresse à la suggestion hypnotique, aussi a-t-elle semblé devoir devenir un procédé plus courant[1].

Nous avons vu à propos de la psychothérapie médicamenteuse et de la psychothérapie par le merveilleux, combien grande avait toujours été l'influence inconsciente de la crédulité humaine dans les guérisons dues à ces pratiques. Cependant, dès longtemps, des observateurs avertis avaient entrevu la possibilité d'une thérapeutique exclusivement psychique.

Apollonius de Tyane « regardait la pratique de la médecine comme une qualité nécessaire au vrai sage, mais disait qu'il faut constamment traiter l'âme en même temps que le corps sans quoi on manque inévitablement son but[2] ».

Esculape, dit Galien, nous fournit une preuve évidente que beaucoup de maladies graves peuvent guérir uniquement par l'effet de la secousse qu'on imprime au moral[3].

Arnaud de Villeneuve, professeur à Barcelone à la fin du XIIIe siècle, était d'avis qu' « on doit aussi savoir tirer parti des passions du malade, capter sa confiance et allumer son imagination[4] ».

Toutefois ce n'étaient là que des aperçus pleins de sagacité restés à l'état isolé et qui n'entrèrent point dans les notions médicales usuelles.

C'est Braid qui, chez certains sujets sur lesquels il expérimentait, remarqua qu'on pouvait « en agissant fortement et par suggestion sur l'esprit des patients à l'état de veille, modifier l'activité physique des organes ou de la partie qui sert à la transmission des fonctions organiques, et leur faire croire qu'ils voient des formes et des couleurs diverses, qu'ils ont

1. Voir à ce sujet le remarquable ouvrage de GRASSET sur l'*Hypnotisme et la Suggestion* auquel nous aurons occasion de faire de nombreux emprunts.
2. *Philostr. vit. Apoll.*, lib. IV, c. 44, p. 186, cité par SPRENGEL.
3. Kurt SPRENGEL, *loc. cit.*, p. 124.
4. *De semplic.*, p. 379. Cité par KURT SPRENGEL.

des impressions mentales variables, que des forces irrésistibles les attirent, les repoussent, les paralysent[1] ».

Cependant, Braid qui a bien vu et décrit les suggestions à l'état de veille, ne parle pas d'applications thérapeutiques. Cette application thérapeutique ne découle pas non plus immédiate du livre très remarquable de Hack-Tuke sur *L'influence de l'esprit sur le corps,* où l'auteur a rassemblé toute une série de faits qui sont de beaux exemples de guérison par suggestion, involontaire le plus souvent, mais desquels, faute d'une systématisation théorique précise, il n'a pu conclure à des règles de pratique. Sentant bien cependant toute l'importance du sujet, il invite les médecins « à employer d'une manière plus méthodique que par le passé les agents psychothérapeutiques, et à imiter ce qui se produit naturellement dans ces cas intéressants et fortuits, où l'action spontanée d'une force morale puissante détermine une guérison soudaine. Au lieu, ajoute-t-il, de laisser cette force se produire au hasard ils devraient, d'après nous, la régulariser et se charger de l'utiliser[2] ».

Il faut, en réalité, arriver à l'école de Nancy pour qu'avec la théorie de la suggestion solidement assise s'établisse une thérapeutique réglée. Nous venons de voir que pour Liébeault, Bernheim, l'hypnose n'est qu'un phénomène de suggestion ; ce qui domine toute son étude c'est la suggestibilité. Celle-ci serait une propriété naturelle du cerveau humain plus ou moins développée suivant les individus, mais existant chez tous. La suggestion est « l'acte par lequel une idée est introduite dans le cerveau et acceptée par lui. Et toute idée suggérée et acceptée tend à se faire acte » (Bernheim). Cette propriété normale du cerveau, plus ou moins accentuée suivant les sujets, le sommeil hypnotique l'exagère, mais il n'est pas nécessaire pour sa mise en jeu. Et dès lors si on peut dans l'hypnose obtenir des guérisons par suggestion, on peut aussi obtenir les mêmes guérisons sans hypnotisme, moins facilement cependant. C'est la suggestion à l'état de veille. Comment doit-on pratiquer celle-ci ?

1. Braid, *loc. cit.*, p. 242.

2. Hack-Tuke, *Le corps et l'esprit. Action du moral et de l'imagination sur le physique.* Paris, 1886 (Trad. de l'édition anglaise de 1872).

Il y a d'après Bernheim plusieurs procédés qui tous ne sont que l'application directe des idées et théories. Tantôt on pratiquera la suggestion impérative : l'affirmation de la guérison, ou bien on pratiquera la suggestion indirecte, médicamenteuse, instrumentale. La suggestion peut être répétée et c'est l'entraînement suggestif ; l'idée de guérison sera quelquefois appuyée par la démonstration objective du néant de la maladie : entraînement actif à l'état de veille.

Avec des artifices variés on s'efforce en un mot de rendre la parole *suggestive,* car seule elle ne suffit pas à guérir ; il faut pour atteindre ce but qu'elle fasse impression, qu'elle soit acceptée sans méfiance, sans contre-suggestion.

P. E. Lévy accorde une certaine part à la persuasion dans la thérapeutique mais il considère ce qu'il appelle les « causeries explicatives » comme insuffisantes ; pour lui une certaine mise en scène (position couchée, occlusion des yeux) demeure indispensable pour pratiquer la « séance de suggestion pendant laquelle on arrive aux affirmations plus catégoriques, c'est-à-dire aux suggestions proprement dites concernant les divers symptômes présentés par le sujet[1] ».

Cependant si la suggestion est bien de l'avis de tous, l'élément de guérison dans la thérapeutique par l'hypnose, si elle peut, effectuée sans l'adjuvant du sommeil, guérir seule, elle n'a pas à beaucoup près remplacé l'hypnotisme. Les innombrables publications consacrées au traitement par la suggestion des accidents hystériques ou autres, sont presque exclusivement des observations d'hypno-thérapie[2].

Sauf quelques auteurs comme le Pr Spehl de Bruxelles qui n'emploie plus que la suggestion à l'état de veille, il semble que beaucoup n'y aient recours qu'à regret et ne veuillent pas l'utiliser systématiquement[3]. Bernheim, nous dit Hartemberg, est éclectique, l'emploie seule quand il croit la suggestibilité du sujet suffisante, lui adjoint le sommeil en cas contraire[4]. Il semble même que les sympathies du professeur de Nancy

1. LÉVY, *Trait. psych. de l'hyst. Rééducation. Presse Méd.*, 1903, p. 333-773.
2. Voir PITRES, *loc. cit.*, p. 398-399 ; le *Compte rendu du Congrès de l'hypnotisme de Paris 1900* ; la *Revue de l'hypnotisme* de ces dernières années, etc.
3. SPEHL, *La psychothérapie et la sugg. vigile. Revue hypn.*, avril 1902, p. 290.
4. HARTENBERG, *Soc. d'hypn. et de psych.*, 15 nov. 1897, *Rev. de l'hypn.*, 1897, p. 211.

penchent encore plutôt du côté de l'hypnotisme, puisque dans la toute récente édition de son ouvrage où il démontre d'une façon remarquable les bons effets de la suggestion seule, il écrit encore ceci : « Quand je ne suis pas sûr de mon terrain, quand je crains les influences contre-suggestives et que je crois cependant que la suggestion peut être utile, je la fais sans hypnotisme, je la cache dans une pratique inoffensive, dans l'électricité, dans le massage, dans une friction, dans un médicament[1]. »

Quant à Liébeault il lui est nettement hostile : « On a beaucoup parlé dans ces derniers temps, dit-il, de la suggestion à l'état de veille et les quelques disciples du Pr Delbœuf qui ont admis avec lui cette opinion irréfléchie sur la possibilité de l'efficacité d'une telle suggestion sont allés même jusqu'à dire qu'elle est dans ce cas plus puissante sur l'organisme qu'elle ne peut l'être pendant le sommeil. Ils se sont grandement trompés. S'ils ont eu des succès, ces succès ont dû être peu importants et ils ont été uniquement les fruits d'un sommeil partiel et spontané ; jamais ces succès n'ont pu être élevés à la hauteur de ceux que l'on peut produire par exemple dans le somnambulisme profond. Et les résultats qu'ils ont obtenus ainsi n ont dû être bien marqués que sur des sujets qui tombent facilement en certains sommeils partiels ou qui sont disposés naturellement à accepter l'affirmation suggestive en vertu de la propriété qu'ils ont de la recevoir aisément et vite[2]. »

Il semble donc qu'aujourd'hui, au point de vue de l'application pratique, l'opinion des maîtres en suggestion soit à peu près la même qu'au moment où Dumontpallier écrivait : « Si l'on obtient du succès par la suggestion verbale ou écrite parce que « la foi guérit », on obtient des succès plus remarquables et plus constants avec la suggestion hypnotique... La suggestion à l'état de veille a une action thérapeutique indéniable, la suggestion hypnotique a une action thérapeutique encore plus grande[3] ».

De la psychothérapie par auto-suggestion. — L'action bienfaisante qu'on peut exercer sur un malade par la suggestion ne

1. Bernheim, *Hypnotisme. suggestion, psychothérapie*, 2e éd., p. 357. Paris, 1903.
2. Liébeault, *L'état de veille et les états d'hypnose*, *Revue de l'hypn.*, mai 1898.
3. Dumontpallier, cité par Bérillon, *C. R. du Congrès hypnot. de 1900*, p. 52-53.

peut-elle être exercée par l'individu sur lui-même? En d'autres termes nous est-il possible de nous guérir nous-mêmes de certaines maladies ou au moins de certains symptômes par action psychique pure? A cette question quelques auteurs dans ces dernières années ont répondu par l'affirmative, Coste de Lagrave, Blech, Paul-Emile Lévy, précédés eux-mêmes par des auteurs américains Arena, Borderland, ces derniers par Liébeault qui disait déjà en 1886 qu'en concentrant sa pensée avec intention d'être guéri, il lui était arrivé deux fois de se débarrasser d'une hémicrânie. Cette concentration de la pensée est facilitée par quelques manœuvres préparatoires qui sont assez analogues à celles du petit hypnotisme employé par l'école de Nancy. Le sujet qui veut se débarrasser d'une douleur, lutter contre une mauvaise habitude, renforcer une volonté défaillante, etc., se recueille dans une tranquillité absolue, écarte de son mieux le monde extérieur, et quand il est dans un état de demi-sommeil répète l'idée qu'il veut se suggérer de manière à la faire « entrer », si l'on peut employer cette expression et à en préparer ainsi la réalisation. Les paroles que l'on veut se suggérer seront répétées mentalement, ou à haute voix de préférence et l'affirmation faite sous la forme qui dit le fait accompli : je suis guéri, je ne souffre plus, etc... Dans sa thèse sur l'éducation rationnelle de la volonté, M. P.-E. Lévy a rapporté une série d'observations faites sur lui-même ou sur des amis et qui paraissent démontrer l'efficacité de l'auto-suggestion pour guérir ces petits maux de tous les jours que sont l'insomnie, les crampes, les spasmes légers, les douleurs erratiques, etc., ou certaines habitudes à tendances tyranniques comme celle du tabac. Malheureusement c'est là un procédé dont le champ d'action ne paraît pas pouvoir s'étendre beaucoup au delà et qui en tout cas restera accessible seulement à une catégorie assez restreinte d'individus, en raison du développement étendu des facultés psychiques qu'il suppose déjà[1].

1. Voir Blech, *L'auto-suggestion comme moyen thérapeutique physique et moral. Revue de l'hypn.*, février 1897. — Coste de Lagrave, *L'auto-suggestion naturelle. Revue de l'hypn.*, mars 1900. — P.-E. Lévy, *L'éducation rationnelle de la volonté.* Paris, F. Alcan 1898.

CHAPITRE IV

HISTORIQUE DE LA PSYCHOTHÉRAPIE PAR PERSUASION

Ses origines extra-médicales. — Existence très ancienne. — Religions et philosophies. — Les directeurs de conscience à Rome. — Sénèque. — Les directeurs de conscience dans la religion catholique. — Saint François de Sales. — Saint Ignace de Loyola. — Fénelon. Bossuet. — Le traitement des scrupules. — Les philosophes : Descartes. — Malebranche. — Pascal.

Les origines médicales de la méthode. — Nombreux ouvrages consacrés à la médecine de l'esprit à la fin du XVIIIe siècle. — Le Camus. — Pomme. — Tissot. — Le traitement moral des aliénés. — Pinel. — Leuret. — Lasègue. — Les auteurs de la deuxième partie du XIXe siècle. — Charpignon. — Feuchtersleben. — Hack-Tuke. — Période comtemporaine. — La psychothérapie par persuasion érigée en méthode. — Dubois (de Berne). — Dejerine. — Aperçu sur l'évolution des idées en psychothérapie.

La thérapeutique a toujours été dominée par l'idée de soulager ou de supprimer la douleur et s'est plus souvent adressée à cette conséquence de la maladie qu'à la maladie elle-même. La psychothérapie n'a pas échappé à cette loi et des philosophies entières ont été construites pour enseigner à l'homme à lutter contre la douleur. Il n'entre pas dans le cadre de cet ouvrage de rappeler ici, même à grands traits, l'évolution et des religions et des philosophies, nous voudrions seulement montrer que de tout temps, par la persuasion et le raisonnement, l'homme a cherché à lutter contre la douleur et la maladie, indiquer les moyens qui ont été employés pour guérir par l'esprit soit l'esprit lui-même, soit le corps, noter le moment où les médecins se sont avisés d'employer des procédés qu'ils abandonnaient on ne sait pourquoi à d'autres.

Pour atteindre ce but nous avons négligé intentionnellement les généralités sur la douleur, et les abstractions, nous attachant surtout aux cas particuliers pour lesquels tel ou tel philosophe nous donne des règles ou des conseils. Sans doute c'est faire là œuvre artificielle, tirer en quelque sorte d'un sujet ce qui n'y apparaît pas au premier abord, ce que quelquefois l'auteur n'y a pas cru mettre, mais comme le dit Sénèque : « ne vous étonnez pas que chaque esprit exploite le même sujet selon ses goûts, Dans le même pré le bœuf cherche des herbages, le chien un lièvre, la cigogne des lézards. Qu'un philologue, un grammairien et un philosophe prennent tous trois la République de Cicéron, chacun porte ses réflexions sur un point différent[1]. »

Aussi feuilletant au hasard philosophes, religieux, médecins, prenant notre bien où nous l'avons trouvé, nous avons cherché à réaliser une sorte de recueil qui est de tous les âges, et où chacun a inscrit son remède, et ainsi nous avons fait un peu comme ces malades qui, au dire d'Hérodote, placés au coin des rues sollicitaient de chaque passant un conseil.

De tout temps l'homme a senti le besoin d'une direction morale donnée par un autre, d'un appui pour l'aider à lutter contre lui-même et contre la douleur. On en trouve déjà l'indication dans la Bible : « Sois assidu auprès d'un homme saint lorsque tu en auras connu quelqu'un qui garde la crainte de Dieu ; dont l'âme est selon ton âme et qui lorsque tu chancelleras dans les ténèbres prendra part à ta douleur. Établis en toi un cœur de bon conseil car aucune autre chose ne vaut davantage pour toi. L'âme d'un homme saint fait connaître quelquefois les choses vraies mieux que sept sentinelles assises sur un lieu élevé pour observer[2]. »

Mais c'est surtout à certaines époques que l'on a compris l'action salutaire exercée par un homme instruit et connaissant le cœur humain qui sait aider de ses conseils, ceux qui hésitent, les relever, les consoler, les fortifier.

Sans doute dans les spéculations théoriques des stoïciens, l'homme trouvait déjà des indications pour lutter contre la douleur, affermir sa volonté, résister à la maladie, dompter le physique par le moral. Mais cette rude philosophie restait surtout un plaisir intellectuel, une jouissance de dilettante qui goûtait la satisfaction de maintenir entière son impassibilité. La douleur qu'on supprimait ou qu'on atténuait était presque une divinité : « O douleur tu fais l'homme ! » s'écriait le stoïcien.

1. SÉNÈQUE, *Lettres à Lucilius*, CVIII. Œuvres complètes. Trad. Panckoucke.
2. *Ecclésiastique*, C. 37 — 15, 16, 17, 18.

Toutefois de cette spéculation de l'école devait sortir une application pratique, celle que réalisa le philosophe qui enseignant ses disciples les guidait et les soutenait par ses conseils dans des situations déterminées.

« A Rome où la philosophie devint plus pratique, en s'accommodant au caractère romain les sages ne se contentaient pas de donner au public le fruit de leurs spéculations, mais le plus souvent ils s'attachaient des disciples pour les former à la vertu. Les plus illustres vivaient dans les grandes maisons, devenaient les conseillers de la famille, surveillaient l'éducation des enfants... Les plus grands hommes de la République emmenaient avec eux en voyage, à l'armée, dans les provinces, un philosophe qui devenait leur ami... Quelquefois on appelle le philosophe, on lui confie ses peines, on lui ouvre son cœur, on remet entre ses mains son âme impatiente ou endolorie... On fait venir le philosophe quand on est malade[1]. »

Le philosophe de théoricien était devenu praticien, il se trouvait en face des réalités, luttant contre les passions, les vices, mais aussi appelé à suppléer les volontés défaillantes, à soigner les âmes malades, à suivre les effets du traitemént, à éviter les rechutes ; il était devenu *directeur de conscience.*

Cette philosophie en action, nul ne l'a mieux pratiquée que Sénèque et dans ses œuvres, nous prenons une idée de ce que pouvait être son rôle, de la façon dont il comprenait cet art de la direction, des procédés qu'il employait. « La plupart de ses livres ne sont que des œuvres de circonstance appropriées à l'état moral des personnes qui lui confiaient leurs doutes, leurs inquiétudes, leurs défaillances[2]. »

Ici il parle contre l'ambition, là il vante la pauvreté, ailleurs il combat la crainte de la mort, un autre jour il console un ami qui vient de perdre un enfant. Mais ce qui pour nous est proche de notre sujet, ce qui nous permet d'envisager Sénèque comme un psychothérapeute, ce sont des ouvrages tels que le livre *sur la colère,* ou celui *sur la tranquillité de l'âme.* Dans ce dernier nous avons et la plainte du malade et la consultation du médecin. Le malade, Annaeus Serenus, capitaine

1. MARTHA, *Les moralistes sous l'Empire romain,* p. 2-4, passim. Paris, Hachette éd.
2. MARTHA, *loc. cit.,* p. 17.

des gardes de Néron, écrit à Sénèque pour exposer son tourment : ce tourment c'est l'instabilité d'humeur, le défaut de volonté. Il déplore cette inconstance qui lui fait tantôt désirer les honneurs et les charges, tantôt l'oisiveté et la solitude, ces tendances contraires qui se combattent en lui, ce dégoût qui l'envahit, et importun à lui-même il sollicite du maître un remède à ses maux : « Je t'en conjure si tu connais quelque remède à cette maladie, ne me crois pas indigne de te devoir la tranquillité. Ce n'est pas la tempête qui me tourmente, c'est le mal de mer (nausea)[1]. »

Déjà Ennius avait dit : « L'âme malade est inconstante ne sachant ni souffrir, ni modérer ses peines ni ses désirs[2] ».

Sénèque commence par analyser cet état, et il faut reconnaître qu'il est encore meilleur clinicien que thérapeute, car mettant à jour les différents symptômes de ce *spleen* que d'autres époques connaîtront à un degré non pas plus aigu mais peut-être plus fréquent, il en trace un tableau admirable. Il montre le malade semblable à « l'homme dont le sommeil fuit la paupière qui se retourne et se couche tantôt sur un côté, tantôt sur un autre », se trouvant toujours sous l'empire d'espérances trompeuses et mobiles, végétant dans une perpétuelle indécision, ennuyé, mécontent de lui-même, se cramponnant à son chagrin, entreprenant des voyages sans but, parcourant les déserts sans pouvoir se fuir lui-même et s'écriant : « Quousque eadem[3] ? »

« Contre cet ennui tu me demandes quel remède il faut employer », dit le philosophe et il essaïe de tracer des prescriptions thérapeutiques. Comme tout médecin qui se respecte, il invoque une autorité, celle d'Athénodore qui conseille la retraite et une occupation : l'étude dans cette retraite. Mais Sénèque trouve qu'il accorde trop à la retraite et en termes vagues conseille un juste milieu entre le repos et l'activité. Chemin faisant, il formule cependant quelques sages conseils, celui de juger les affaires qu'on veut entreprendre et de comparer nos forces avec nos projets, « car la puissance d'action doit toujours l'emporter sur la force de résistance ». Ne fré-

1. SÉNÈQUE, *De la tranquillité de l'âme*, I. Œuvres complètes. Trad. Panckoucke.
2. CICÉRON, *Tusculanes*, l. III, p. 85. *Œuvres complètes*. Traduction Panckoucke, t. XXIX.
3. SÉNÈQUE, *De la tranquillité de l'âme*, II, passim.

quenter que des amis exempts de passion, car un compagnon toujours troublé, toujours gémissant est le plus grand ennemi de notre tranquillité. Puis il préconise le mépris des richesses, le courage pour supporter les ennuis d'où naîtra l'habitude qui les fera trouver légers. Ne portons pas envie à ceux qui sont plus élevés que nous. Evitons la dissipation, les courses inutiles, méprisons la mort.

Pratiquons alternativement et dans une juste mesure la solitude et le monde, essayons de quelques voyages en litière, du changement de lieu et ne méprisons pas à l'occasion l'oubli que peut nous fournir le vin[1].

Il faut avouer que le remède ne paraît guère en proportion du mal : à un homme atteint d'une désespérance qui peut le mener au suicide, c'est peu que de répéter sous une forme édulcorée la maxime stoïcienne *sustine et abstine*. Et cependant c'est en des termes différents ce que la plupart des médecins répètent encore aujourd'hui à ces sortes de malades : occupez-vous, ne vous tourmentez pas, prenez des distractions, voyagez. C'est que malgré tout il y a dans ces conseils d'une forme si banale quelque chose et ce quelque chose de caché c'est l'influence exercée par celui qui parle, influence qui réside dans l'ascendant plus que dans les mots, plus que dans les choses prescrites. Descartes exprime bien ce sentiment du malade, en disant que « la vénération est une inclination de l'âme non seulement à estimer l'objet qu'elle révère, mais aussi à se soumettre à lui avec quelque crainte pour tâcher de se le rendre favorable[2]... » Aussi ces conseils, sans portée s'ils viennent d'un individu quelconque, prennent une valeur s'ils tombent d'une bouche autorisée.

Sénèque d'ailleurs ne s'illusionnait pas sur la valeur propre de ces moyens, des voyages entre autres dont il dit ailleurs : « L'inconstance de l'esprit alors plus malade que jamais s'en irrite encore et il devient plus mobile, plus vagabond par l'effet même du déplacement[3]. »

Il avait reconnu l'importance qu'il y a à détourner l'esprit de la douleur présente, à lui donner une autre direction, et

1. *De la tranquillité de l'âme,* III, passim.
2. Descartes, *Des passions en général,* p. 209. Œuvres choisies, Garnier, éd.
3. Sénèque, *Lettre CIV,* t. II, p. 119. Œuvres complètes, Garnier, éd.

aussi le fait primordial de l'action nocive inconsciente que le malade peut exercer vis-à-vis de lui-même. « Gardez-vous d'aggraver vous-même vos maux par vos plaintes... si l'on s'encourage en se disant : ce n'est rien ou du moins c'est peu de chose, sachons l'endurer, cela va finir : on rend la douleur légère à force de la croire telle[1]... » C'est déjà la pratique de l'auto-suggestion.

Il vante l'avantage de la retraite qu'il pratique lui-même et où « il panse sa plaie », parle de la nécessité d'un directeur de conscience qui saura traiter les maladies de l'âme et sera « un médecin sans emportement ; il n'y a que les mauvais médecins qui désespèrent de la guérison[2] ».

Tout ceci suffit, pensons-nous, à montrer que Sénèque n'était pas seulement un philosophe capable de guider ses disciples dans la voie du bien et de favoriser leur perfection morale, mais qu'il savait aussi à l'occasion utiliser ses connaissances de psychologie et traiter psychiquement les maladies ou les troubles que ses clients soumettaient à son appréciation, et que le titre de médecin que lui donnent souvent ses correspondants ou qu'il se donne lui-même, ne doit pas être pris seulement dans son sens figuré.

Ces directeurs de conscience, médecins de l'âme qu'avait connus Rome à l'époque des Césars, se retrouvent dans le catholicisme où le prêtre n'est plus seulement comme dans les religions antiques, un sacrificateur accomplissant des rites, mais de plus un moraliste, enseignant la morale du Christ.

A ceux qui tendent vers la perfection religieuse ne suffit pas le confesseur qui est un juge auquel on vient déclarer ses fautes, il faut le directeur auquel on confie la gestion de ses intérêts spirituels. « Le confesseur entend l'aveu des fautes commises, les apprécie et prononce un jugement d'absolution s'il juge les dispositions du pénitent suffisantes. Le directeur connaît non seulement les fautes, mais les habitudes, les aptitudes, les tentations, les attraits et son rôle principal est de conseiller, de diriger dans les voies de la perfection, signalant les écueils, reconnaissant et contrôlant les appels intérieurs

1. SÉNÈQUE, *Lettre LXXVIII*.
2. SÉNÈQUE, *De la clémence*, L. I, XVII.

de la grâce, proportionnant les efforts aux forces et aux dispositions, en un mot servant de guide, de conseil et d'excitateur[1]. »

La nécessité de la direction est proclamée par tous les docteurs catholiques, saint Basile, saint Grégoire de Nysse, saint Jérôme, saint Augustin, Cassien, saint Bernard, Gerson, saint François de Sales. Le directeur doit être intelligent, circonspect, expérimenté, instruit, vertueux[2], bref il doit avoir toutes les qualités ; aussi les bons directeurs sont proclamés rares.

En raison même du but poursuivi, la perfection spirituelle, le directeur exerce surtout son ministère dans les monastères et les couvents, mais il a aussi affaire à des âmes qui vivent dans le monde, surtout à des femmes dévotes. A certaines époques même, abandonnant quelque peu de son austérité, et perdant dans la fréquentation mondaine une grande partie de son caractère essentiellement vénérable, le directeur est devenu un personnage à la mode, il a fait figure dans les salons et voisinant avec l'abbé de cour fait partie du train de maison des grands seigneurs : « C'est un homme nécessaire ; il fait la douceur de la vie retirée, petits conseils, soins affectueux, visites marquées ; il dissipe un mal de tête mieux qu'homme du monde : c'est un homme excellent[3]. »

Ce n'est pas de cette dernière variété de directeurs qu'on doit attendre grande moisson d'enseignements profitables, et d'ailleurs leurs conseils, légers comme la société à laquelle ils s'adressaient, se sont envolés avec les belles pénitentes auxquelles ils étaient destinés. Plus solides, empreints d'une véritable dignité et marqués au coin d'une vraie science du cœur humain, sont ceux de ces hommes qui ont été proclamés les maîtres de la direction spirituelle : saint François de Sales, saint Ignace de Loyola, Bossuet, Fénelon pour ne citer que les plus célèbres. On conçoit que dans la pratique de cet art de la direction, ils n'aient pas seulement à stimuler la vertu de leurs pénitents et à hâter leur union de plus en plus parfaite avec

1. Ribet, *Ascétique chrétienne*, p. 352. Poussielgue, 1902.
2. D'après sainte Thérèse, saint Jean de la Croix, saint François de Sales, cités par Ribet.
3. Montesquieu, *Lettres persanes*, Lettre XLVIII.

Dieu, mais qu'ils doivent aussi les aider à lutter contre le défaut de volonté[1], d'attention, qu'ils aient à dissiper la tristesse, le dégoût, à vaincre les scrupules et les obsessions. C'est dans cette partie qu'on pourrait appeler *terrestre* de la direction, et où le médecin de l'Église se rencontre sur un terrain commun avec le médecin de l'École, que nous pouvons glaner çà et là d'utiles indications. C'est là que se montrent à l'œuvre de véritables psychothérapeutes, soignant de véritables maladies psychiques. L'habitude de la méditation, la discipline morale sévère à laquelle ils se sont astreints, la fréquentation continue des pénitents ouvrant à leurs yeux les plus secrets replis de leur âme, ont donné à ces directeurs une connaissance approfondie de l'esprit humain.

De cette connaissance découlent des observations, des remarques sur la manière d'agir sur l'esprit, la pratique des procédés à employer, les résultats à en attendre, la progression à suivre. Nous avons intentionnellement fait ici complète abstraction du point de vue religieux qui domine toute direction spirituelle, ne voulant envisager la question qu'au point de vue de ses rapports avec la psychothérapie.

Comment les directeurs traitent-ils l'aboulie, l'acedia, les scrupules?

De saint François de Sales nous pouvons retenir cette réflexion déjà lue dans Sénèque sur l'utilité des mots prononcés pour modifier nos idées : « A force de dire contre quelque chose nous nous esmouvons à la haïr, dit-il, bien qu'au commencement nous lui eussyons de l'affection[2]. »

Comment repousser la colère? « Il faut qu'au premier ressentiment que vous en aurez, vous ramassiez promptement vos forces non point brusquement ny impétueusement, mais doucement et néantmoins sérieusement. Car comme on voit ès audiences de plusieurs sénats et parlements que les huissiers criant : Paix là, font plus de bruit que ceux qu'ils veulent faire taire ; aussi il arrive maintefois que voulant avec impétuosité réprimer nostre colère nous excitons plus de trouble

1. Dans les cloîtres du moyen âge, on connaissait une maladie qu'on appelait l'*acedia* (du grec ακεδια, indifférence, apathie, affaissement de la volonté).

2. Saint François de Sales, *Introduction à la vie dévote*, p. 306, Paris, Douniol, éd., 1864.

en nostre cœur qu'elle n'avait pas fait et le cœur estant ainsi troublé ne peut plus estre maître de soy mesme[1]. »

Puis il faut réparer soudainement la colère par un acte de douceur « car les playes fraisches sont plus aysément remédiables ».

Que faire contre la tristesse? Et d'abord qu'est-elle? « La tristesse n'est autre chose que la douleur d'esprit que nous avons du mal qui est en nous contre notre gré, soit que le mal soit extérieur comme pauvreté, maladie et mespris, soit qu'il soit intérieur comme ignorance, sécheresse, respugnance et tentation. Quand doncques l'âme sent qu'elle a quelque mal, elle se desplait de l'avoir et voilà la tristesse; et tout incontinent elle désire d'en estre quitte et d'avoir les moyens de s'en défaire et jusqu'ici elle a raison... » Mais ce désir s'il n'a pas satisfaction ou s'il est trop violent engendre l'inquiétude qui elle-même « engendre par après un surcroist de tristesse[2] ».

Contre la tristesse le remède à employer est dans l'ouverture du cœur. Si l'on peut découvrir son inquiétude au directeur, l'âme en est aussitôt « accoisée », c'est le remède des remèdes qui agit sur l'âme comme « la saignée fait au corps de celuy qui est en fièvre continue ».

La mauvaise tristesse qui est comme un dur hiver et rend l'âme « presque percluse et impuissante en toutes ses facultés » se doit traiter par la prière, les occupations extérieures, les actes de ferveur même accomplis sans goût, les conversations avec le conducteur et confesseur.

Ignace de Loyola dans ses célèbres *Exercices spirituels* ne fait pas de psychothérapie à proprement parler. Il enseigne une méthode d'entraînement psychique pour atteindre un but nettement précisé pour « arriver à se vaincre soi-même et régler sa vie sans se déterminer par aucune affection désordonnée ». La pratique de la méthode suppose un directeur qui *donne* les exercices, et un disciple qui les reçoit.

Parmi les divers procédés mis en œuvre dans cette suite de méditations, d'oraisons, d'examens de conscience, il en est un

1. *Id.*, *loc. cit.* p. 181. Voir dans la correspondance avec Mme de Chantal la même idée développée (7 mars 1606).

2. *Id.*, p. 309-10-11, passim.

à retenir, celui de *la composition du lieu,* qui sert de prélude à la méditation. La personne qui suit les Exercices doit « se représenter à l'aide de l'imagination le lieu matériel où se trouve l'objet qu'elle veut contempler » si le sujet de la méditation est une chose visible[1].

La contemplation se fera « tantôt à genoux, tantôt prosterné, tantôt étendu sur la terre, le visage vers le ciel, tantôt assis, tantôt debout ». On s'arrêtera à la position dans laquelle on aura trouvé ce qu'on désire, c'est-à-dire la réalisation des sentiments qu'on veut exciter en soi[2].

Cette pratique, qui tient compte de l'influence idéo-formative des mouvements et des positions, est des plus remarquables, si l'on se rappelle que les *Exercices* ont été écrits en 1548 et la représentation intérieure du lieu ne l'est pas moins. Elles dénotent toutes deux chez leur auteur une connaissance très approfondie de la psychologie.

Saint Ignace revient ailleurs sur ces points, ainsi dans les causes de la tiédeur il signale comme la première de « faire les actions qui en sont les marques ». Et à propos des remèdes à opposer à la tiédeur qui se réduisent à quatre, connaître, vouloir, agir et prier, il commande expressément d'accomplir des actes qui soient absolument contraires à cet état.

Avec la correspondance spirituelle de Fénelon nous avons sous les yeux la pratique d'un directeur de conscience au XVIIe siècle. Ses lettres à la comtesse de Montberon s'espacent sur une période de huit années, et une semblable direction *suivie* est mille fois plus instructive pour nous qu'un livre didactique. Cette dame, d'après la teneur des lettres du prélat était une femme presque âgée, arrivée à cette période où l'on tombe facilement dans la dévotion excessive. Exaltée, rongée de scrupules, toujours tourmentée de l'idée de confessions imparfaites, attirée par les austérités et les privations rares, ce devait être une de ces pénitentes qui cultivent la patience de leur directeur.

Fénelon ne se lasse point, parce que la comtesse « est une bonne montre, mais dont la corde est courte et qu'il faut

1. Saint IGNACE DE LOYOLA, *Exercices spirituels,* p. 61. Trad. Jennesseaux Poussielgue, 1895.
2. *Id.,* p. 81.

remonter souvent[1] ». Loin de « l'abandonner, il la persécutera sans relâche » et va jusqu'à lui écrire deux lettres dans la même journée sur le même sujet.

Il n'a garde de tomber dans l'erreur de la prendre pour une malade imaginaire : « Vous doutez et vous ne pouvez porter le doute ; je ne m'en étonne pas, le doute est un supplice[2] ». « J'ai vu souvent et je vois encore tous les jours des personnes que le scrupule ronge. C'est une espèce de martyre intérieur : il va jusqu'à une espèce de déraison et de désespoir quoique le fond soit plein de raison et de vertu. » « J'entre dans vos peines et je vous plains. »

Sans que sa persistance ne se laisse jamais rebuter, Fénelon cherche à détruire chez Mme de Montberon la disposition aux scrupules. Il la prie et la conjure de ne rien lui cacher, de tout lui dire : « Rien n'est meilleur que de dire tout : on guérit ses peines en ne les gardant point. » « Il y a une chose dans votre lettre qui ne me plaît point : c'est de croire qu'il ne faut point me dire les petites choses qui vous occupent parce que vous supposez que je les méprise et que j'en serai fatigué. Non en vérité je ne méprise rien et je serais moi-même bien méprisable si j'étais méprisant. » « Si vous gardiez sur le cœur vos peines elles se grossiraient toujours et elles vous surmonteraient enfin. »

Lorsqu'on a choisi en toute connaissance de cause un directeur et qu'on lui a tout confié, il faut obéir : point d'autre remède contre les scrupules : « la docilité est la seule ressource contre le scrupule. » « L'unique remède contre ces peines est la docilité... il faut obéir sans se permettre de raisonner. »

Avec une fermeté polie, mais quelquefois avec une certaine hauteur qui sent sa race, Fénelon commande donc sans cesse à sa pénitente l'obéissance, lui défend les confessions multipliées, les austérités exagérées. « Je crois que vous pouvez vous confesser un de ces jours-ci, mais à condition que vous bornerez votre confession à dire les fautes qui se font remarquer

1. FÉNELON. *Œuvres complètes*, t. VIII, p. 608, Paris, Gaume, éd., 1852. Il est curieux de rapprocher cette expression du surnom de *remonteur de pendules* donné par une de ses malades à M. PIERRE JANET (*Névroses et Idées fixes*, p. 476, I). Il montre une fois de plus l'identité du directeur de conscience et du psychothérapeute.

2. *Id.*, p. 547.

sans peine... » « Le moins vous confesser est certainement le meilleur. Je vous conjure de communier demain sans vous confesser et de forcer tous vos scrupules pour donner à Dieu cette preuve de votre sincère docilité à son ministre. » « On prétend même que vous avez fait diverses austérités. Si vous les avez faites sans consulter, votre propre volonté s'y trouve. C'est cette propre volonté qu'il était bien plus important de mortifier qu'un corps déjà si affaibli. » « Le scrupule vous rejette dans des confessions perpétuelles de vétilles qui doivent casser la tête à vous et à votre confesseur. Il n'y aurait que l'obéissance qui pourrait remédier à un mal si pressant, mais elle vous manque et j'avoue que j'en suis scandalisé. »

Il y a certaines de ces lettres qu'il faudrait citer entièrement, car elles montrent quelle connaissance approfondie avait Fénelon de telles malades et combien grandes étaient « ses expériences ». Il sait que trop de précision peut nuire quelquefois parce que « toute règle peut se tourner chez elles en gêne et en scrupule ». Il sait surtout que seule la substitution d'une volonté forte à une volonté faible est capable de modifier un tel état.

Il connaît quelle part revient à l'excitation physique dans l'excitation psychique et montre qu'il est capital de soigner non seulement l'esprit mais le corps. « Je vous conjure, madame, de demeurer dans votre lit autant que vous y demeuriez autrefois et d'y attendre le sommeil quand il vous a échappé. Il revient quand on l'attend en paix ; mais quand on suit son imagination, on l'éloigne de plus en plus. Je n'aurai bonne opinion de votre état intérieur que quand vous posséderez assez votre âme en patience pour bien dormir. Je ne vous demande que calme et docilité. Vous me direz que le calme de l'imagination ne dépend pas de nous. Pardonnez-moi, il en dépend beaucoup. Quand on retranche toutes les inquiétudes auxquelles la volonté a quelque part, on diminue beaucoup celles-là même qui sont involontaires. Moins on s'agite volontairement, plus on se met en état de ne s'agiter d'aucune façon et de tempérer une imagination trop émue[1]. »

1. *Lettres*, p. 635. Sur les inconvénients des veilles prolongées, voir aussi Saint François de Sales. Lettre à l'abbesse du Puits-d'Orbe, *Œuvres complètes*, t. XII, p. 39.

N'est-ce point là un langage que ne désavouerait pas un psychothérapeute d'aujourd'hui et qui a de plus une qualité de séduction, celle d'un style que nous ne connaissons plus?

Fénelon ne s'attarde pas à des discussions et à des subtilités d'école, il n'attribue pas comme Sarasa les scrupules à l'épaississement du sang, ou aux assauts du diable, il y reconnaît une vraie maladie qu'il essaie de traiter psychiquement[1].

Bossuet dans la correspondance qu'il adresse à différentes religieuses s'attache aussi à les délivrer du scrupule par une direction ferme.

« Son attention et sa vigilance pour en garantir une âme étaient surprenantes, nous dit une de ses pénitentes, il prévoyait jusqu'aux moindres choses qui pouvaient seulement y tendre; et sans presque que l'on s'en aperçût, quand on était soumise et docile, il déracinait avec une sainte adresse cette imperfection[2]. »

Prêt à écouter « jusqu'à des inutilités pour disposer ceux qui les disent à recevoir la consolation qu'on leur doit », il ne plie jamais sous la volonté des âmes qu'il dirige et comme Fénelon, cherche dans l'obéissance imposée à ses pénitentes le remède à opposer à leurs inquiétudes.

« Je vous défends, écrit-il, d'avoir de l'inquiétude de vos confessions passées ni à la vie, ni à la mort, ni de les recommencer en tout ou en partie à qui que ce soit, fussiez-vous à l'agonie[3]. » Et à la même un peu plus tard : « Ces consultations entretiennent ces dispositions scrupuleuses et empêchent de parler de meilleures choses. Ne vous étonnez donc pas si je tranche dorénavant en un mot sur tout cela[4]. »

On pourrait nommer après les directeurs de profession, beaucoup de philosophes, de moralistes qui à des titres divers mériteraient de prendre rang dans un essai sur les origines de la psychothérapie. Nous n'en retiendrons que quelques-uns et

1. SARASA, dans son ouvrage *L'art de se tranquilliser dans tous les événements de la vie*, — Armand König (1764), indique comme causes des scrupules : les assauts du diable, le commerce avec des scrupuleux, l'épaississement du sang.

2. BOSSUET, *Œuvres complètes*, t. XXVII. Notice écrite par Mme CORNUAU.

3. Lettres à Mme d'Albert de Luynes, religieuse à l'abbaye de Jouarre, 12 septembre 1691.

4. A la même, 14 novembre 1691. Voir aussi les lettres à Mme de Maisonfort.

particulièrement trois hommes qui doivent être cités ici, non qu'ils aient fait eux-mêmes profession de traitement psychique, mais parce qu'ils sont des fondateurs de la psychologie moderne, et que çà et là dans leurs œuvres ils ont presque touché au sujet qui nous occupe : ces hommes sont Descartes, Malebranche, Pascal.

Dans Descartes, par exemple, nous trouvons une étude de l'irrésolution, « sorte de crainte qui retient l'âme comme en balance entre plusieurs actions qu'elle peut faire ». Cette crainte est si forte chez certains sujets, que même quand ils ne voient qu'une seule chose à prendre ou à laisser, ils restent dans l'irrésolution et ne peuvent se décider à accomplir l'acte qu'ils estiment bon. Cet excès d'irrésolution vient, nous dit le philosophe, d'un trop grand désir de bien faire et d'une faiblesse de l'entendement, lequel n'ayant point de notions claires et distinctes en a seulement beaucoup de confuses. C'est pourquoi le remède contre cet excès « est de s'accoutumer à former des jugements certains et déterminés touchant les choses qui se présentent et à croire qu'on s'acquitte toujours de son devoir lorsqu'on fait ce qu'on juge être le meilleur encore que peut-être on juge très mal[1] ».

Ailleurs cette remarque très importante que la volonté ne suffit pas pour exciter ou supprimer les passions, mais qu'elle doit être aidée par « la représentation des choses qui ont coutume d'être jointes avec les passions que nous voulons avoir et qui sont contraires à celles que nous voulons rejeter ». Ainsi, pour lutter contre une *phobie*, il ne suffit pas de vouloir; « pour exciter en soi la hardiesse et ôter la peur, il ne suffit pas d'en avoir la volonté, mais il faut s'appliquer à considérer les raisons, les objets ou les exemples qui persuadent que le péril n'est pas grand, qu'il y a toujours plus de sûreté en la défense qu'en la fuite, qu'on aura de la gloire et de la joie d'avoir vaincu, au lieu qu'on ne peut attendre que du regret et de la honte d'avoir fui et choses semblables[2] ».

A Malebranche on pourrait emprunter, en la transposant du domaine spirituel dans la psychothérapie, la manière

1. Descartes, *Les passions de l'âme*, art. 170. Œuvres choisies, Garnier, éd.
2. Descartes, *loc. cit.*, art. 45.

d'aborder et de persuader les malades. Ceux qu'il a en vue sont les gens qui suivent aveuglément leurs passions ; pour les ramener au bien il conseille de ne pas les aborder de front mais par insinuation.

« Si tu reconnais qu'on soit en humeur pour disputer, taistoi... interroge mais en disciple afin que l'amour-propre renouvelle et fortifie l'attention. Approuve ce qu'il y a de bon dans les réponses qu'on te rend, sans faire d'abord attention au reste. Découvre la vérité de manière qu'on s'imagine soi-même la découvrir, fais en sorte qu'avec toi tout le monde ait de l'esprit. Attribue aux autres des pensées solides qu'ils n'expriment qu'à demi et qu'ils n'ont peut-être pas. Afin que l'homme aime la vérité, il faut qu'elle lui appartienne et qu'elle le touche ; il faut qu'il la regarde comme une production de son esprit... Tu devrais avoir étudié la science de l'homme. De toutes les sciences humaines c'est celle qui a de plus grands usages et pour la matière dont je t'instruis et pour plusieurs autres de conséquence. Mais si tu es humble, patient, persévérant, plein de charité et de compassion pour ces misérables malades tu obtiendras presque toujours leur guérison... Pense que tu as affaire à un malade qui suit sa propre lumière et ses propres mouvements et que tu ne peux changer son cœur *qu'en changeant la face que les choses ont prise dans son esprit,* dans son imagination, dans ses sens : ce qui est infiniment plus difficile que tu ne penses[1]. »

Pascal a consacré un long chapitre à l'*Art de persuader* où il montre qu'on peut agir sur l'esprit par le raisonnement ou par le sentiment. Nous aurons occasion de lui faire quelques emprunts plus tard, aussi n'y insisterons-nous pas maintenant.

Avant d'aborder l'étude de la psychothérapie dans la médecine nous ajouterons deux citations empruntées à deux hommes qui n'ont nullement fait œuvre de psychothérapie mais qui au courant de la plume ont exprimé des idées rentrant dans notre sujet : Kant et Al. Bain.

Kant dit : « Quand des idées noires viennent obséder mon

1. MALEBRANCHE, *Méditations chrétiennes,* XVIIIe. Œuvres, t. II, Charpentier, éd. 1884.

esprit je me demande si elles ont une cause réelle. Si je ne découvre pas de cause ou si j'en trouve une dont je ne puisse détourner l'effet, je passe à l'ordre du jour. En d'autres termes laissant de côté ce qui n'est pas en ma puissance comme si je n'avais pas à m'en occuper, je porte mon attention vers d'autres objets. »

Cette pensée, citée par Feuchtersleben avec admiration et à juste titre, n'est que la paraphrase d'une maxime d'Epictète qui dit : « D'abord donc à chaque imagination sois prêt à dire : tu n'es qu'une imagination et nullement ce que tu parais. Ensuite examine-la bien, approfondis-la et pour la sonder sers-toi des règles que tu as apprises, surtout de la première qui est de savoir si ce qui te paraît est du nombre des choses qui dépendent de nous ou de celles qui n'en dépendent point, et s'il est du nombre de celles qui ne sont pas en notre puissance pense sans balancer qu'il ne te regarde point[1]. »

A. Bain analyse curieusement les causes de l'efficacité incontestable que possède une affirmation faite à un individu dans ces termes : « vous pouvez être vertueux si vous le voulez. » « Ces mots, remarque-t-il, disent assez maladroitement : je voudrais vous voir changer de conduite ; cette dernière expression a une puissance réelle plus ou moins grande suivant l'estime que celui qui parle a su inspirer à son interlocuteur. En second lieu, ces mots présentent à l'esprit du coupable un idéal d'amendement... Puis il y a un petit trait de la dignité et de l'orgueil de la volonté si cher aux stoïciens. Enfin ces mots peuvent rappeler indirectement à l'esprit des conséquences bonnes ou mauvaises ce qui est de tous les motifs le plus puissant. En donnant naissance à ces différentes idées, même cette expression inexacte peut avoir une efficacité réelle ; mais cela ne justifie nullement la forme elle-même à laquelle aucune interprétation ne peut donner un sens[2]. »

Nous venons d'esquisser un aperçu sur quelques origines extra-médicales de la psychothérapie auxquelles les directeurs de conscience anciens et modernes ont nécessairement eu

1. Epictètes, *Maximes, Des vrais biens,* 10.
2. A. Bain, *Erreurs courantes sur l'esprit,* suppl. à l'*Esprit et le corps,* p. 232.

la plus grande part, en raison même de leurs fonctions. Les philosophes aussi en ont eu l'intuition, mais n'ayant pas affaire à des malades ils ne peuvent que parler d'une façon abstraite, nous donnant seulement chemin faisant quelques indications générales ou quelques réflexions susceptibles de jeter un jour sur cette question.

Les origines médicales sont beaucoup moins anciennes. Nous avons déjà eu occasion de citer chemin faisant les aphorismes de Galien, d'Apollonius de Tyane qui reconnaissant la grande influence exercée par le moral sur le physique recommandent de ne pas le négliger et de soigner l'âme en même temps que le corps. On pourrait y joindre quelques indications empruntées à Caelius Aurelianus, et à Celse qui visent aussi ce rôle moral que doit jouer le médecin.

Celse, par exemple, dit que le médecin doit être l'ami de son malade, le quitter fort peu, le soigner par la gaîté, etc.[1]. Mais cependant il fait passer toute cette influence morale au second plan, puisqu'il dit « *morbi non eloquentia sed remediis curantur* ».

La fin du XVIIIe siècle et le commencement du XIXe virent éclore toute une littérature consacrée à la médecine de l'esprit, au traitement des passions de l'âme, au traitement moral des maladies. On ne distingue pas encore les affections purement psychiques pour leur attribuer une thérapeutique spéciale, mais on cherche à mettre en évidence ce qui dans les affections médicales ou chirurgicales est susceptible d'un traitement « par l'esprit ». Cependant si la plupart de ces auteurs ont *senti* la possibilité d'une thérapeutique exclusivement psychique, bien peu ont su traduire et développer leur pensée, aucun, pourrait-on dire, n'a réussi à formuler un corps de doctrine, presque tous sont restés dans le vague des abstractions idéales.

Un des premiers ouvrages consacrés à cette question est celui de Le Camus, intitulé *Médecine de l'esprit*, paru en 1753; l'auteur y réclame une semblable médecine, en proclame l'utilité, mais son livre n'est guère qu'un fatras historique et littéraire sans rien de précis.

1. Celse, lib. I, Praefat., lib. III, etc.

De Beauchêne n'est guère plus explicite; en deux passages de quatre lignes il déclare que la médecine de l'esprit n'est point une chimère, qu'elle est surtout utile chez les femmes. Modérer les effets de l'imagination, la diriger constituent un travail « bien digne d'occuper l'esprit et le cœur du médecin[1] ». Comment faire pour atteindre un résultat si enviable? C'est un secret que l'auteur ne donne point, et il a de bonnes raisons sans doute pour le garder.

Dans le traité de Pomme on trouve une indication intéressante à propos de l'observation d'une malade, grande hystérique. « Nous savons, dit-il, que l'indocilité de ces malades est toujours relative à la timidité du médecin qui ne sait pas se faire obéir. En pareil cas nous jugeons qu'il vaut mieux abandonner les rênes et les malades à leur malheureux sort que de se rendre responsable de mille complaisances criminelles qui font toujours soupçonner l'insuffisance de l'Art[2]. » Il faut ajouter que Pomme ne réclamait l'obéissance de ses malades que pour les soumettre à un régime aquatique *intus et extra* destiné à lutter contre le raccornissement des nerfs, cause de la maladie. C'était, comme Gil Blas, un disciple de Sangrado.

Tissot vers la même époque étudie l'influence des passions de l'âme dans les maladies, il passe en revue la joie, le désir, la colère, l'espérance, la tristesse, la crainte, etc., et cherche à déterminer les moyens de développer les unes, de combattre les autres. Très souvent, le plus souvent même, il a en vue les malades atteints d'affections chirurgicales, mais cependant son ouvrage contient des réflexions et des conseils intéressants. Étudiant le tempérament mélancolique, il décrit très bien ces gens qui sont « ingénieux à prévoir des maux imaginaires et à s'en effrayer, qui, s'il y a cent médecins dans une ville, les consulteront tour à tour et ne retiendront de la consultation de chacun que ce qui peut tendre à les inquiéter. Ce sont de ces cas, ajoute-t-il, que l'attention d'un officier de santé doit pénétrer et saisir car il y faut beaucoup de prudence et d'adresse. En effet si le praticien partage l'illusion de son malade, celui-ci est perdu; s'il la démêle et sait se concilier

1. De Beauchêne, *De l'influence des affections de l'âme dans les maladies nerveuses des femmes*. Amsterd., 1783.

2. Pomme, *Traité des affections vaporeuses des deux sexes*, 1769, p. 85, t. I.

sa confiance la guérison est quelquefois l'ouvrage d'un instant![1] » Le médecin doit pour ses malades devenir un véritable ami.

Citons encore ces quelques lignes sur le rôle moral que doit jouer le médecin : « il n'appartient qu'aux gens de l'art expérimentés, qu'à ceux qui ont une parfaite connaissance de l'homme moral de faire éclore à propos l'espérance dans un cœur accablé par le désespoir, de dissiper la tristesse par une heureuse diversion aux idées, ici flatter, là parler avec fermeté, ailleurs consoler, distraire, réjouir ; en un mot savoir diriger et appliquer utilement tous les secours moraux relatifs à l'état du malade[2]. » « Un officier de santé, homme de sens, d'esprit et de raison, qui sait manier le raisonnement à propos, entretenir, amuser, tromper même s'il le faut les malades, en se mettant toujours à leur portée parviendra à guérir plus sûrement, souvent même sans aucun remède de conséquence et seulement avec ceux auxquels il a fait prendre confiance, tandis qu'un autre, sans les mêmes ressources n'emploiera les remèdes les plus nombreux et les plus composés, que pour faire prendre la plus mauvaise tournure aux maladies compliquées par les effets des passions de l'âme[3]. »

Cabanis a consacré un énorme travail à l'étude des *rapports du physique et du moral chez l'homme* et on s'étonne de n'y pas rencontrer à côté de tant d'observations intéressantes des déductions pratiques de psychothérapie.

La psychothérapie par la persuasion prit véritablement rang en médecine comme mode de traitement des aliénés.

A la fin du XVIIIe siècle, les médecins anglais avaient acquis la réputation de traiter les fous d'une façon incomparable. Pinel se plaint toutefois de ne trouver nulle part formulés les préceptes des Anglais, et dit qu'on ne peut s'en tenir aux maximes générales déjà connues des anciens comme Celse et Caelius Aurelianus, que ce « ne sont pour ainsi dire que des vérités stériles[4] ». On sait qu'il sut féconder ces vérités sté-

1. TISSOT, *De l'influence des passions de l'âme dans les maladies et des moyens d'en corriger les mauvais effets*. Bezançon, 3e année républicaine, p. 180.
2. *Id.*, p. 17.
3. *Id.*, p. 179.
4. Ph. PINEL, *Recherches et observations sur le traitement moral des aliénés*. 2e éd., Paris, 1809.

riles, en tirer une application pratique et instituer le traitement moral de l'aliénation, en basant sur de nombreux exemples les conseils qu'il donne.

Dans cet ordre d'idées certains dépasseront le but, comme Leuret qui en 1840 publie l'exposé d'une méthode, qui consiste à raisonner systématiquement tous les aliénés, même ceux qui sont incapables de tout raisonnement.

Malgré ces exagérations le traitement moral était solidement assis et en 1847, Lasègue lui a consacré une remarquable étude qui, bien que sortant du sujet qui nous occupe, mérite au moins une brève analyse, car la hauteur des vues qui y sont développées, en fait autre chose que le travail d'un spécialiste [1].

Considérant que « les moyens de traitement moral ne sont pas plus en nombre indéfini que les remèdes du Formulaire », Lasègue reconnaît que tous les moyens employés se rapportent essentiellement à deux méthodes, l'une à laquelle il donne « faute de mieux » le nom de méthode raisonnante, l'autre celui de méthode sentimentale. Par la méthode raisonnante, on s'efforce par la discussion et la raison de chasser les opinions erronées en leur opposant des idées justes et aussi, par une éducation prise de haut, de revivifier l'ensemble même de l'entendement. Par la méthode sentimentale, on s'adresse aux tendances, aux désirs qu'on cherche à provoquer et à diriger. Enfin une troisième méthode s'offre, qui cherche à supprimer l'individualité du malade, en remplaçant sa propre volonté par celle de son médecin. C'est déjà en germe avec cette dernière la théorie de la suggestion [2].

Les auteurs, qui à ce moment s'occupent de ce que l'on appellera plus tard la psychothérapie, et de ses applications aux malades autres que les aliénés, n'ont pas à beaucoup près la même précision et une aussi pénétrante clairvoyance. Réveillé Parise, Troy, Pinel de Golleville, Descuret, publient sous des titres divers, des études consacrées aux passions de

1. Lasègue, *Quelles sont les principales méthodes de traitement moral. Ann. médico-psychol.*, 1847, p. 343.

2. Voir aussi sur ce sujet Guislain, *Traité des phrénopathies.* — Ballet, *Traité de pathologie mentale*, 1903, p. 1337. *Thérapeutique psychique.* Sous ce titre est surtout étudiée l'influence de la suggestion.

l'âme, où ils affirment l'utilité d'une médecine morale, d'une thérapeutique psychique, sans en déterminer le mode et sans en poser les indications[1].

Brachet, dans son *Traité de l'hystérie*, montre qu'il a entrevu le rôle capital que doit jouer le traitement moral et qu'il avait une notion très juste du peu d'importance qu'on doit accorder dans l'hystérie au trouble morbide envisagé isolément quand il dit : « Ce n'est donc plus à la crise seulement qu'il faut s'adresser, c'est à la maladie tout entière... Le traitement de l'hystérie sera donc en grande partie moral et hygiénique... Comme dans l'hypocondrie la confiance des malades est indispensable, le médecin ne saurait mettre trop d'importance à la mériter et à la captiver[2]. » Malheureusement après avoir parlé en excellents termes des qualités que doit posséder le médecin pour savoir adapter sa pratique aux différents cas, il préconise toute une pharmacopée bizarre dont il recommande de faire alterner les différentes recettes.

Le livre que Feuchtersleben, professeur à la Faculté de Vienne, a vers la même époque, consacré à « *l'Hygiène de l'âme* », a eu dans les pays de langue allemande un énorme succès et a été traduit en France sur la neuvième édition.

Cet ouvrage, remarquable à plus d'un titre, est l'œuvre d'un médecin doublé d'un philosophe moraliste qui cherche à faire profiter son lecteur de son expérience. Il est plutôt un *vade mecum* du triste et du timide, un recueil de pensées réconfortantes et pratiques qu'un traité à l'usage du médecin. Celui-ci y peut puiser nombre d'idées utiles, y trouver des indications dont il pourra s'inspirer ; mais qu'il ne l'ouvre pas pour chercher une thérapeutique appropriée à tel ou tel cas déterminé. C'est un de ces livres dont il est bon de trouver la substance dans ses souvenirs, c'est celui d'un éducateur. Avec lui l'imagination devient le « climat de l'âme » et ce climat a sur le corps une influence décisive ; la confiance peut guérir

1. DESCURET, *Médecine des passions*. Paris, 1844.
REVEILLÉ PARISE, *Essai de thérapeutique morale*, 1841.
DOMINIQUE TROY, *Quelques réflexions sur les désordres organiques occasionnés dans notre économie par les peines de l'âme*. Paris, 1842.
PINEL DE GOLLEVILLE, *Considérations générales sur l'histoire de la médecine et sur le traitement des maladies chroniques et des maladies nerveuses*. Paris, 1842.
2. BRACHET., *Traité de l'hystérie*, p. 457, édition Savy, 1847.

et alors « autant vaut ce remède que le fer ou le quinquina ». On doit s'habituer dans son for intérieur à croire à l'influence de l'esprit sur le corps et ensuite utiliser cette influence, ne pas songer à son mal et si on est impuissant à réagir, appeler à son aide une volonté plus forte qui viendra mettre en mouvement la puissance de l'âme sur le corps[1].

Jusqu'à ce moment on ne trouve donc que des ouvrages isolés, et sauf pour les aliénés dont nous ne nous occuperons pas, il ne se constitue pas à proprement parler une psychothérapie et surtout on n'établit pas de distinction nette entre les maladies qui sont directement justiciables de ce mode de traitement et celles qui n'y ressortissent que pour une part.

Charpignon, dans son *Étude sur la médecine animique et vitaliste,* met bien en relief le rôle très important joué par le moral dans la guérison des maladies, insiste sur l'influence capitale de la confiance, mais reste très vague, quand arrivé à la troisième partie de son travail, il essaie de préciser les « applications de la médecine morale[2] ».

Le livre si complet de Hack-Tuke que nous avons déjà eu occasion de citer, rassemble tous les faits connus qui mettent en évidence l'influence de l'esprit sur le corps, insiste sur cette subordination et invite seulement les médecins à s'adresser à l'esprit pour guérir[3].

On s'y adresse bientôt mais par une tout autre voie, celle de l'hypnotisme : l'hystérie avec les travaux de Briquet, de Charcot, la neurasthénie avec ceux de Beard se constituent et on cherche à en guérir les symptômes par l'hypnotisme et la suggestion. Cette dernière comme nous l'avons déjà vu absorba l'attention jusqu'à ces dernières années.

Cependant on n'a pas complètement oublié la psychothérapie par persuasion et raisonnement. On trouve çà et là des observations de malades gravement atteints et guéris sans suggestion par un médecin de bon sens qui s'attache à com-

1. Baron de FEUCHTERSLEBEN, *Hygiène de l'âme,* trad. par Schlesinger. Paris 1853.

2. CHARPIGNON, *Études sur la médecine animique et vitaliste.* Paris, 1864.

3. HACK-TUKE, *Le corps et l'esprit ; action du moral et de l'imagination sur le physique.* Trad. Parant. Baillière, 1886.

battre la « névropathie protéiforme » par un véritable traitement moral de tous les instants[1].

On sait maintenant que le médecin éclairé exerce une influence psychique énorme sur son malade et qu'il est maître de développer cette influence ainsi que le dit le Pr Bouchard qui n'hésite pas en tête d'un ouvrage de thérapeutique à ranger dans « les réactions nerveuses salutaires » l'influence morale du médecin[2].

D'autre part les études psychologiques contemporaines ont rénové les idées sur la pédagogie, ont fait mieux pénétrer le mécanisme compliqué de nos fonctions psychiques, et les philosophes, avec Ribot surtout, ont cherché à établir des maladies de l'imagination, de la volonté; ils ont tracé les règles d'une éducation rationnelle de cette volonté, et peu à peu ces idées d'un domaine tout voisin du nôtre ont diffusé et se sont fait leur place en médecine[3]. Revenant à l'étude de *la médecine de l'esprit,* on écrit à nouveau, à la lumière des idées modernes sur les névroses, des ouvrages où on effleure ces troubles communs de la santé de l'âme : la tristesse, la colère qu'on cherche à atténuer par la psychothérapie[4].

A propos des maladies chroniques[5], des intoxications, on met de plus en plus en valeur le rôle psychique joué par le médecin, dont certains ne craignent même pas de faire une sorte de prêtre de la société positiviste contemporaine.

Enfin de la suggestion même quelques-uns, dans la thérapeutique des psycho-névroses, commencent à s'écarter qui trouvent que sa part a été peut-être faite un peu grande et qu'il y a en dehors d'elle et à côté d'elle une psychothérapie qui mérite qu'on la développe.

1. Gillebert d'Hercourt, *De la nécessité de joindre le traitement moral à l'hydrothérapie pour combattre efficacement l'état nerveux. Annales méd. psych.,* 1879, II, p. 189. On trouvera dans ce travail l'histoire de plusieurs malades guéries d'hystérie grave ou de neurasthénie avec phobies, par l'isolement aidé de la psychothérapie ; malheureusement l'auteur ne dégage pas suffisamment et n'interprète pas le mécanisme de la guérison.

2. Nous aurons occasion de citer textuellement dans la 2e partie de ce livre le très beau passage écrit sur ce sujet par M. Bouchard dans la préface de la Thérapeutique de Berlioz.

3. Payot, *L'éducation de la volonté.* Paris, F. Alcan, 1903.

4. Maurice de Fleury, *Introduction à la médecine de l'esprit.* F. Alcan, 1900, 6e éd.

5. Voir le remarquable article de Barth. *La pychothérapie dans le traitement de la tuberculose pulmonaire au début. Journal des Praticiens,* 11 nov. 1903.

Ce sont ceux qui comme Regnault disent « jusqu'à présent on a englobé l'imitation, la persuasion, la conviction et la démonstration, sous le terme général de suggestion. On peut continuer ainsi à la condition qu'on veuille distinguer à l'occasion ces diverses variétés ; cela est d'autant plus important que suivant le caractère du sujet hystérique ou hypnotisé, un de ces moyens réussira de préférence aux autres[1] ».

Ce sont ceux qui comme Van Eeden[2] usent encore de la suggestion, mais en cherchant à ne jamais exalter la suggestibilité présente et qui en réalité « voulant la conservation de l'indépendance individuelle, la plus stricte, » traitent en réalité leurs malades par la persuasion. Ce sont ceux qui consacrent à propos du traitement de l'hystérie, de la neurasthénie, un paragraphe à la psychothérapie, comme le Pr Brissaud, Janet, Gilles de la Tourette et Gasne, Ballet, etc.

Ce sont enfin surtout ceux qui, comme Dubois (de Berne)[3] dès 1891, puis M. Dejerine ont résolument établi une psychothérapie « basée sur le raisonnement, la persuasion appuyés par une discipline ferme mais bienveillante[4] » et obtiennent déjà depuis des années, par ce procédé, des guérisons plus complètes et plus stables que par l'hypnotisme et la suggestion dont ils ont compris tous les inconvénients.

Malgré toutes ses imperfections et ses lacunes que nous ne nous dissimulons pas, l'étude actuelle nous permet peut-être de jeter un coup d'œil d'ensemble sur l'évolution des faits et des idées en psychothérapie.

Nous avons vu la psychothérapie naître comme la médecine elle-même, d'abord apanage des prêtres et des philosophes, sur les degrés des temples avec la suggestion par le merveilleux, sous les portiques avec la persuasion. De ces deux modalités, si profondément différentes d'aspect, l'une demeurée identique à travers les âges, toujours florissante, jamais dis-

1. Regnault, *La définition de la suggestion. Rev. de l'hypnot.*, mars 1902, p. 273.
2. Van Eeden. *Les principes de la psychothérapie. Rev. de l'hypnot.*, 1892, p. 99.
3. Dubois (de Berne), Ueber traumatischen Neurosen. *Corr. Bl. f. schw. Artz.*, 1891, p. 521.
Voir aussi du même auteur: *Des troubles gastro-intestinaux du nervosisme. Rev. de méd.*, 1900, p. 552 et *L'esprit et le corps*. Paris, 1901. Masson.
4. J. Dejerine, *Le traitement des psycho-névroses à l'hôpital par l'isolement. Revue neurologique*, 1902, p. 1145.

parue, a bien souvent éclipsé l'autre, dont la fortune fut moins heureuse parce que ses cures étaient moins retentissantes.

Dans le domaine médical proprement dit, la psychothérapie fut d'abord réalisée, inconsciemment surtout, par la suggestion médicamenteuse et à certains moments par la suggestion due aux pratiques du *merveilleux*. De celle-ci est née la psychothérapie par l'hypnotisme, et des études sur l'hypnotisme est sortie la connaissance de la suggestion à l'état de veille.

Avec cette dernière et grâce surtout aux travaux de l'École de Nancy, s'est éclairé le mécanisme de tous les faits enregistrés jusque-là, envisagés tantôt comme la démonstration de l'influence certaine, mais qu'on ne dirigeait point, de *l'esprit sur le corps,* tantôt comme des phénomènes incompréhensibles mais qu'il fallait accepter : « Comment condamnerais-je, disait à ce sujet Thomas Bartholin, les guérisons par des gestes, des caractères, des paroles et autres actions naturelles, quoique notre faible raison ne comprenne guère comment ces cures peuvent avoir lieu, car l'expérience les démontre[1]. »

Cependant on s'aperçoit que, indépendamment de la suggestion, donner à des malades le réconfort d'une parole de consolation et d'espoir n'est pas seulement faire œuvre de charité, mais aussi œuvre de sagesse ; on se souvient que « l'homme fait lui seul une conversation intérieure qu'il importe de bien régler » (Pascal). A l'origine de bien des maladies sont les erreurs de cette conversation intérieure, et par la persuasion et le raisonnement le médecin peut la régler.

Aussi, aujourd'hui, la psychothérapie, faisant retour en arrière sur les méthodes employées par les philosophes, les religieux, parle à la raison et fait appel à la collaboration du malade. Elle ne demande plus au médecin d'être une sorte de prêtre d'une science d'initiés, mais d'être simplement un honnête homme, au sens élevé que le XVIIe siècle donnait à ce mot, et instruit de tout ce que peut le langage de la raison adressé à un malade confiant.

1. THOMAS BARTHOLIN, *Theatr. sympathetic. auct.* Cité dans *Dictionnaire des Sciences médicales*, t. XXIX, p. 511. Paris, Panckoucke, 1818.

DEUXIÈME PARTIE

CHAPITRE PREMIER

L'ISOLEMENT

L'isolement chez l'homme bien portant. — L'isolement, condition de repos. — L'isolement, condition de travail intellectuel. — L'isolement, condition de perfectionnement moral.
L'isolement chez les malades. — Avantages de la séparation du milieu familial dans plusieurs maladies. — Isolement dans les maladies nerveuses, dans l'aliénation mentale. — L'isolement, adjuvant de la psychothérapie, de la suggestion à l'état de veille, de la persuasion.
Indications et contre-indications de l'isolement. — Opinions de Weir Mitchell, de Schreider, de Burkart, de Charcot, de Oulmont, de Bouveret.— Nécessité de lui adjoindre la psychothérapie.
Isolement dans l'hystérie, avantages pour la famille, avantages pour les malades ; son indication dans les crises et dans les différentes manifestations hystériques. — Son indication dans les intoxications par la morphine, l'éther, la cocaïne, l'alcool.
Isolement dans la neurasthénie. — Son inutilité dans les formes légères. — Son indication formelle dans la neurasthénie grave. — Précautions à prendre avant d'isoler un neurasthénique. — Isolement dans les différentes formes de neurasthénie. — Contre-indications. — Résumé des indications.

L'isolement chez l'homme bien portant. — L'isolement, qu'il s'applique à l'homme sain ou à l'homme malade, est souvent un bien.

Employé dans de justes mesures, il peut être utile par lui-même chez l'homme bien portant. Chez le malade il agit à la fois par son action propre et comme un moyen permettant l'emploi de traitements inapplicables sans lui.

Envisagé en lui-même, l'isolement répond à la loi générale de physiologie du repos après la fatigue, du calme après l'excitation. Si nous le considérons à ce point de vue, il apparaît comme une période pendant laquelle les excitants du monde extérieur sont diminués de nombre, une période qui favorise la réparation après l'usure, l'assimilation après la désassimilation. Compris de cette manière, l'isolement est l'ensemble des conditions qui permettent d'écarter, de diminuer les excitants extérieurs à l'individu, il devient un élément de repos, et l'on peut dire que tous les êtres en ont besoin à un degré quelconque.

L'homme, autant et même plus que les autres êtres a besoin de périodes d'isolement et de calme. Son système nerveux plus perfectionné, moins automatique, adapté à des mouvements volontaires, est dans une certaine mesure plus fatigable. Ce qui fatigue surtout, admet-on à l'heure actuelle, ce n'est pas la contraction musculaire, c'est l'effort volontaire [1]. Il semble logique de dire que là où il y aura plus de volonté, il y aura plus de fatigue et partant besoin de plus de repos et des conditions qui le favorisent.

Nous sentons tous par moment ce besoin d'isolement; et nous le réalisons comme nous pouvons, les uns en fermant la porte de leur chambre, les autres en se retirant à la campagne. En agissant ainsi après des périodes de fatigue, à l'époque des vacances par exemple, nous restreignons le nombre des excitants extérieurs, nous nous isolons d'une façon au moins relative, et les heureux effets de cet usage, sur l'esprit et sur le corps, sont tellement admis qu'il serait banal d'y insister.

A un point de vue plus spécial, l'isolement se montre comme un moyen de première importance pour le travail intellectuel.

Les images, les bruits, les différentes sensations, qui viennent nous frapper pendant le travail intellectuel diminuent notre attention et rendent ce travail pénible ou impossible si elles sont nombreuses. Instinctivement nous les écartons : nous mettons pour réfléchir notre figure dans nos mains, éteignant ainsi les images visuelles; beaucoup d'enfants à l'école se bouchent également d'instinct les oreilles pour apprendre leurs leçons, afin de n'être distraits par aucun bruit.

Plus nous diminuons le nombre des excitants, plus ceux qui subsistent ont chance de nous impressionner et de graver en nous leur souvenir.

1. Ribot, *Les maladies de la volonté*, Paris, F. Alcan, 1883, p. 67.

Höffding, à propos du rythme que doivent observer les sensations pour être perçues par la conscience, rappelle l'observation de l'aveugle-né opéré par Franz. Ce malade « trouvait très désagréable, encore plusieurs mois après l'opération, d'aller dans les rues très fréquentées. La multitude des objets divers et les mouvements rapides des hommes, des voitures, etc..., lui brouillaient la vue de telle sorte, qu'il finissait par ne plus rien voir ; l'impression produite par l'objet perçu en dernier lieu n'était pas encore évanouie, que l'objet suivant en provoquait déjà une nouvelle. Ici donc les impressions particulières ne fusionnaient pas complètement, mais elles amenaient un chaos qui rendait la perception nette impossible[1] ».

Il est question dans ce cas d'impressions trop rapides pour un organe déterminé, mais la multiplicité et la diversité des impressions agissent dans le même sens, en diminuant d'une part la perception pour chacune d'elles (à moins que l'une ne prédomine par son intensité), d'autre part en empêchant le travail intellectuel volontaire.

Peu d'hommes sont capables de fournir un travail intellectuel soutenu en dehors de l'isolement de leur cabinet de travail. Beaucoup affirment que le travail ne leur est possible que dans le silence de la nuit ou dans l'isolement de la campagne. A côté de ceux-là qui forment le plus grand nombre, on en cite quelques-uns capables de composer des œuvres d'assez longue haleine dans les rues mouvementées et au milieu des foules. Certains auteurs ont été jusqu'à prétendre que ces conditions étaient favorables à leur travail. Mais ces derniers ne diffèrent des autres qu'en apparence, ils ont acquis, par entraînement, le pouvoir de faire assez abstraction des sensations extérieures, pour diriger leur attention sur des points voulus, ils possèdent en un mot une puissance plus forte de s'isoler dans des conditions où cela est impossible à d'autres.

Non seulement le travail scientifique ou littéraire est favorisé par l'isolement, mais encore toute opération intellec-

1. H. Höffding, *Esquisse d'une psychologie fondée sur l'expérience*, trad. Poitevin. Paris, F. Alcan, 1903.

tuelle qui nécessite l'attention. Et l'isolement a été employé systématiquement par beaucoup de philosophes et de religieux. Par les premiers dans un but de travail ou de perfectionnement moral, Sénèque[1] dit dans ses lettres : « il n'en est pas de l'âme comme du lion et de ces animaux dont la loge arrête les élans, c'est dans l'isolement qu'elle agit le mieux. » Et nous retrouvons encore cette opinion émise par Heinroth dans l'école philosophique allemande : « pour Heinroth, dit Lasègue[2], s'isoler du monde extérieur, se renfermer dans l'idéal du bien, élever enfin la conscience au-dessus des désirs et des tourments, c'est donner à l'être humain l'harmonie qui fait sa force et sa santé. L'homme qui vit en dehors du monde extérieur se suffit à lui-même ; celui qui se laisse aller au monde, au contraire, est agité par des désirs sans cesse renaissants ».

Dans plusieurs religions, l'isolement a également été conseillé et ordonné ; des périodes de silence, des retraites doivent avoir lieu à des époques déterminées. Ces périodes ont pour but de permettre à l'homme de se recueillir, d'examiner son passé, de prendre des déterminations solides pour l'avenir. Par elle le religieux désire se rapprocher de Dieu et le prier plus longtemps et avec plus d'attention. Nous ne voulons pas insister sur ces différents points que l'on a trouvés exposés dans la partie historique de ce livre. Nous tenons seulement à faire remarquer que ces exemples ont tous trait à des opérations intellectuelles favorisées par l'isolement. Nous verrons, plus loin, comment la persuasion qui fait la base de notre traitement psychothérapique et qui est aussi une opération intellectuelle est aidée par l'isolement.

L'isolement chez les malades. — Considérables chez l'homme bien portant, les avantages de l'isolement sont incalculables chez le malade. Il est de plus en plus admis que dans toutes les affections, le malade doit être mis dans un isolement au moins relatif et les familles restreignent ou suppriment d'elles-mêmes les visites, les conversations, les lettres, etc., à leurs malades. Cette pratique est continuée le plus souvent pendant la convalescence.

1. SÉNÈQUE, *Lettres. De la tranquillité de l'âme*, p. 241, édit. Hachette.
2. LASÈGUE, *Études médicales*. Asselin, édit., 1884, p. 21.

La séparation du milieu familial semble un moyen favorable dans beaucoup d'affections médicales. Les parents des malades apportent souvent des obstacles volontaires ou involontaires au traitement et d'autre part un bon service hospitalier ou une maison de santé bien comprise offrent de grands avantages et des conditions matérielles de guérison supérieures à celles qu'on peut réaliser même dans les milieux riches. Les maladies infectieuses et pour prendre un exemple, la fièvre typhoïde est incontestablement mieux soignée dans un service bien discipliné que dans une maison particulière. Le personnel est instruit, accoutumé aux soins, les questions d'alimentation, d'hygiène, de désinfection sont résolues réglementairement. Le médecin a confiance dans la surveillante qu'il a habituée à sa méthode, il n'a pas à compter avec l'ingérence de la famille dans le traitement, avec son imprudence si fréquente dans la convalescence.

Les chirurgiens ont fait faire un grand pas à cette intéressante question en refusant presque universellement, contrairement aux habitudes anciennes, d'opérer des malades ailleurs que dans une maison de santé, il dépend des médecins de généraliser la méthode et d'assurer à leurs malades des soins plus réguliers, plus intelligents et à eux-mêmes une plus grande facilité, une plus grande liberté d'esprit dans l'exercice de leur profession.

L'isolement est déjà employé partiellement dans les maladies où prédomine un élément nerveux, ainsi dans les différentes formes de méningite ; il doit être complet pour un malade atteint de tétanos chez qui la moindre excitation détermine une crise de contracture.

Que dirons-nous des maladies purement nerveuses, de celles qui ont à leur base des émotions morales, des chagrins, des suggestions mauvaises, des fatigues cérébrales, de l'épuisement du système nerveux ? Nous croyons que dans celles-là l'isolement doit être la règle et nous en montrerons par des exemples nombreux les heureux effets.

Chez les malades présentant des phénomènes d'excitation, l'isolement répond à une indication formelle, il n'existe pas d'excitation sans excitant, et il fera disparaître ou diminuera toutes les causes externes d'excitation.

Chez ceux qui sont fatigués, épuisés, l'isolement agit en faisant disparaître les nouvelles causes de fatigue, en facilitant la réparation des tissus, en permettant à l'organisme d'accumuler des réserves pour le travail ultérieur.

C'est surtout dans ce but pour faciliter le repos et l'engraissement que Weir Mitchell[1] l'employait associé au massage, à l'électricité, à la suralimentation.

Longtemps avant lui, nous l'avons vu, Esquirol l'avait employé dans le traitement des maladies mentales et il avait compris que l'isolement agit favorablement par lui-même et rend des services précieux en tant qu'élément psychothérapique.

Voici comment vers 1830, il s'exprimait sur les effets de l'isoment :

« L'isolement agit directement sur le cerveau et force cet organe au repos en soustrayant l'aliéné aux impressions irritantes, en réprimant la vivacité, la mobilité des impressions, en modérant l'exaltation des idées et des affections. En réduisant le maniaque au plus petit nombre possible de sensations on fixe son attention par des impressions inattendues et souvent répétées[2]. »

« Les impressions inaccoutumées que les aliénés reçoivent lorsqu'ils sont isolés produisent des idées nouvelles, brisent la chaîne vicieuse des idées qui caractérisent leur délire. La nouveauté des impressions attire, fixe ou excite leur attention qui reprend alors sa puissance sur leur entendement[3]. »

« Des privations que l'isolement impose naissent des phémonèmes moraux précieux pour la guérison. Tout le monde a ressenti les effets de l'absence, tout le monde a éprouvé le besoin de revoir des objets devenus plus chers depuis qu'on en est privé[4]. »

Ces quelques phrases déjà anciennes et un peu trop oubliées ont encore leur application à l'heure actuelle.

1. Weir Mitchell, *Du traitement méthodique de la neurasthénie et de quelques formes d'hystérie*, traduct. Oscar Jennings, édit. Berthier, 1883.
2. Esquirol, *Maladies mentales*, t. I, p. 66, édit. Tircher, 1838.
3. *Ibid.*, II, p. 322.
4. Esquirol, *loc. cit.*, t. II, p. 324.

L'isolement adjuvant de la psychothérapie. — L'isolement a un avantage tout à fait capital, c'est de faciliter l'usage de la psychothérapie. Isolé, le malade est entre les mains du médecin, il sent qu'il ne peut plus trouver de recours contre ses prescriptions, qu'il doit s'abandonner à lui, et si celui-ci a su gagner sa confiance le malade ne résiste pas longtemps.

L'hypnotisme peut se passer de l'isolement, car dans son essence il est lui-même un isolement, il éteint les sensations du sujet, il l'écarte du monde extérieur, il supprime ses idées pour ne laisser dominer que celles qui sont voulues par l'hypnotiseur.

Ch. Richet[1] explique d'une manière très saisissante l'effet de la suggestion dans l'hypnose : « Une comparaison vulgaire fera bien comprendre pourquoi la suggestion est si puissante : en effet on peut assimiler la situation d'un individu éveillé à celle d'un spectateur dans un théâtre. Les lumières, le bruit de l'orchestre, les mille personnes qui l'entourent sont pour son esprit par l'intermédiaire des sens d'innombrables excitations, qui se corrigent pour ainsi dire l'une par l'autre, en sorte qu'aucune n'est prédominante. Chacune cependant a son rôle et contribue à provoquer l'ensemble des sensations qui animent le spectateur.

« Supposons, au contraire, le même individu dans une solitude absolument obscure et silencieuse ; si l'une des innombrables excitations qui avaient passé inaperçues dans la salle du spectacle au milieu de la lumière, du bruit et de la foule vient à frapper ses sens, elle provoquera une idée, une sensation puissante, tandis que dans la salle de théâtre, cette même excitation disparaissant au milieu des autres aurait passé inaperçue. »

La suggestion à l'état de veille trouve dans l'isolement un adjuvant puissant : « Pour qu'une suggestion réussisse à l'état de veille, il faut réunir un certain nombre de conditions qui ont pour but de procurer au sujet un état de calme physique et moral et de diminuer son pouvoir de résistance[2] ».

Sans doute la persuasion peut se faire sans l'isolement,

1. Ch. Richet, De l'influence des mouvements sur les idées. *Revue philosophique*, 1879, t. VIII, p. 612.
2. Binet, *La suggestibilité*, p. 15, édit. Schleischer.

mais chez beaucoup de malades pour que la persuasion ait assez de force pour aboutir à un effet thérapeutique, l'isolement est presque toujours nécessaire. Le sujet n'étant plus dérangé par toutes les préoccupations, par toutes les distractions qui l'assaillent au milieu des siens, fixe mieux, éduque davantage son attention. Il devient plus apte à comprendre les raisonnements du médecin, à les méditer, à se les assimiler, plus docile à suivre ses conseils et à les mettre en pratique.

La rééducation physique et morale y trouve les mêmes avantages et les exemples en seraient nombreux depuis celui tant de fois répété de Démosthène qui s'enfermait dans un souterrain pour éduquer sa prononciation.

En somme nous pouvons dire que l'isolement est un des adjuvants les plus précieux de la psychothérapie ; l'hypnotisme isole artificiellement le sujet en le plongeant dans un état anormal, la suggestion à l'état de veille, la persuasion, la rééducation, sont puissamment favorisées par l'isolement.

Indications et contre-indications de l'isolement.

On a discuté à plusieurs reprises depuis la publication du livre de Weir Mitchell[1], quelles étaient les indications et les contre-indications de l'isolement. Nous rappellerons seulement à grands traits l'opinion des auteurs que nous avons cités dans l'historique.

Weir Mitchell appliquait surtout sa méthode à quelques formes de neurasthénie féminine et à l'hystérie. Il insiste en outre sur l'efficacité du traitement chez les malades « à sang trop pâle » et il est probable qu'il a dû compter, parmi ses succès, la guérison d'un nombre important de chlorotiques nerveuses. On sait d'ailleurs maintenant que le repos et le séjour au lit constituent le traitement de choix contre la chlorose.

Schreider[2] prétend que l'isolement ne convient pas à la neu-

1. W. Mitchell, *loc. cit.*
2. Schreider, *Berlin. klin. Wochenschr.*, 88, n°s 52, 53, cité par Fauvet, *Thèse*, Paris, 1897 *(loc. cit.)*.

rasthénie à forme dépressive dans laquelle domine l'anorexie et l'insomnie.

Burkart[1] applique l'isolement à des formes très différentes et graves de neurasthénie et obtient 31 succès sur 43 cas. Suivant lui, pour que cette méthode réussisse, il importe que le malade conserve une certaine énergie morale et soit capable de comprendre le but poursuivi. Il voit dans les symptômes d'excitabilité une contre-indication à l'isolement.

« Je ne saurais trop insister, dit Charcot, sur l'importance capitale que j'attache à l'isolement dans le traitement de l'hystérie, où, sans contestation possible, l'élément psychique joue dans la plupart des cas un rôle considérable s'il n'est pas prédominant. Il y a près de quinze ans que je suis attaché à cette doctrine et tout ce que j'ai vu, tout ce que je vois, ne fait que confirmer de plus en plus mon opinion[2]. »

Oulmont[3] adopte l'opinion de Charcot pour ce qui touche à l'hystérie; il regarde l'isolement comme un traitement d'exception dans la neurasthénie. Bouveret[4] réserve la méthode de Weir Mitchell à certaines formes de neurasthénie féminine.

L'accord, on le voit, n'est pas complet sur les indications et les contre-indications de l'isolement.

Le Pr Dejerine enseigne, d'après les nombreux exemples qu'il a observés, que l'isolement est applicable à presque tous les cas d'hystérie et de neurasthénie bien caractérisés.

Nous sommes loin cependant de prétendre que l'isolement pur et simple réussisse dans tous les cas, il est pour nous avant tout un moyen de pratiquer la psychothérapie, et nous sommes persuadés que l'isolement employé seul ne donnerait que des insuccès dans un grand nombre de cas[5].

La psychothérapie tire parti de l'isolement, elle modifie suivant les circonstances ce qu'il aurait de trop uniforme s'il était employé seul dans des manifestations aussi variées.

Isolement dans l'hystérie. — Dans l'hystérie il présente des

1. BURKART, *Berlin. klin. Woch.*, 91, n° 47, 89, n° 16, cité par FAUVET.
2. CHARCOT, *Leçons sur les maladies du système nerveux*, 1887, t. III, p. 238.
3. OULMONT, *Thérapeutique des névroses*, édit. Doin, 1901, p. 101.
4. BOUVERET, *De la neurasthénie*, 1891.
5. DEJERINE. Le traitement des psycho-névroses, etc., *loco citato*, 15 décembre 1902. *Revue neurologique*. Voir aussi *Thèse* de MANTO, *loc. cit.* Paris, 1899.

avantages multiples. Ces avantages existent pour la famille de la malade en supprimant la contagion indiscutable de la névrose, pour ses sœurs si elle est jeune fille, pour ses enfants si elle est mère. Dans bien des familles la présence d'une hystérique est non seulement un danger par la contagion de l'exemple, mais un véritable fléau qui pendant des mois et des années, paralyse ou absorbe toute l'activité des siens.

« Il n'est rien de plus curieux et à la fois de plus triste et de plus digne de pitié, que cette association entre la malade et son égoïsme d'un côté et la personne bien portante et son dévouement exagéré de l'autre... La patiente souffre de la colonne vertébrale, on la presse de se reposer. Elle ne peut pas lire, celle qui s'est constituée sa garde-malade lui fait la lecture. La lumière lui fait mal aux yeux, sa mère s'enferme avec elle toute la journée dans une chambre obscure. On craint un courant d'air, immédiatement portes et fenêtres sont fermées[1] ! »

Dans les milieux aisés la situation peut être plus ou moins supportable; dans des ménages d'ouvriers un cas semblable amène rapidement la gêne et même la misère, nous en avons vu de nombreux exemples.

Weir Mitchell[2], dans un style imagé, considère ces malades comme des « vampires ». « Il est nécessaire de rompre les vieilles habitudes et d'éloigner les patientes de ceux qui se sont faits les esclaves volontaires de leurs caprices. »

Et cependant la famille est le plus souvent hostile à l'isolement que propose le médecin, les résistances des parents sont souvent aussi difficiles, si ce n'est davantage, à vaincre que celles des malades. Ils se sont persuadés que la satisfaction de tous les caprices de leurs enfants est réellement indispensable à leur santé, et que nulle part ils ne trouveront les soins multiples et délicats qu'exige leur maladie.

En dehors de tous les autres arguments que peut faire valoir le médecin pour faire accepter l'isolement, il est une raison qui décide assez souvent les parents, c'est la crainte de la contagion. Plusieurs fois, nous l'avons noté, la famille s'est

1. W. Mitchell, *loc. cit.*
2. Weir Mitchell, *loc. cit.*

aperçue en effet d'elle-même qu'une des sœurs de la malade, ou une de ses filles si elle est mère, devenait plus nerveuse.

Dans les ménages pauvres c'est souvent l'épuisement de toutes les économies qui décide de l'entrée de la malade à l'hôpital.

Si la présence de l'hystérique au sein de sa famille n'était pas un danger pour les siens, il ne faudrait pas cependant hésiter à l'isoler pour elle-même. « Il faut l'arracher violemment aux sympathies exagérées et nuisibles de son entourage et lui ôter l'envie de jouer une comédie perpétuelle en supprimant les spectateurs dont la complaisance l'encourage à persévérer dans son rôle[1] ! »

Toutes les manifestations sérieuses hystériques sont justiciables de l'isolement ; mais de toutes ce sont les crises qui sont le plus rapidement influencées par lui. Nous n'avons jamais vu à la Salpêtrière les crises les plus *invétérées* et les plus fréquemment répétées durer plus de 24 heures après l'isolement. Cette méthode supprime tout excitant extérieur, enlève les malades au milieu qui entretient les crises, et souvent supprime la cause immédiate qui les provoque. Rarement sous l'influence d'une émotion violente, d'une nouvelle du dehors parvenue à la malade malgré la surveillance, nous avons observé une nouvelle crise. Cette crise ne se répète pas, et, fait aussi très intéressant, elle ne se propage jamais aux malades voisines parmi lesquelles plusieurs sont hystériques, ont eu elles-mêmes des crises et ne sont séparées que par des rideaux fermés. — Il est bien connu cependant qu'autrefois, quand une crise d'hystérie survenait dans une salle de malades, cette crise en déterminait immédiatement toute une série chez les hystériques voisines.

Les autres accidents de la névrose, contractures, paralysies, coxalgies, tremblements, chorée, vomissements, anorexie, etc., sont influencés tout aussi favorablement par l'isolement, mais dans ces cas son action est plutôt indirecte, il agit en enlevant la malade à son milieu, et en permettant au médecin de pratiquer alors avec facilité dans le calme et la solitude, la psychothérapie et la rééducation indispensable à la guérison.

1. Ball, Introduction de l'édit. franç. du livre de W. Mitchell, *loc. cit.*, p. vi.

Si l'hystérique est en même temps une morphinomane, une étheromane, une cocaïnomane, une alcoolique, associations qui sont loin d'être exceptionnelles, l'indication de l'isolement ne nous semble pas souffrir de discussion; d'ailleurs la plupart des médecins sont d'accord aujourd'hui pour admettre qu'il est presque impossible de guérir de ces intoxications même des malades non hystériques, sans les isoler, sans les mettre dans l'impossibilité matérielle de posséder le poison qu'elles parviennent à se procurer partout avec des ruses inouïes.

Isolement dans la neurasthénie. — Fondamental dans le traitement de l'hystérie, l'isolement est encore une méthode précieuse contre la neurasthénie. Sans doute nous ne voudrions pas appliquer l'isolement à des manifestations minimes de neurasthénie, de même qu'il peut être inutile dans les accidents légers ou transitoires attribuables à l'hystérie.

Beaucoup d'entre nous, beaucoup de médecins, ont par moments une crise légère qu'ils dénomment à tort ou à raison enurasthénie. Ces petites crises surviennent à la suite de surmenage, de préoccupations, « de travail doublé d'inquiétude[1] », à la suite d'insuccès, de projets longuement préparés qui échouent, etc., parfois sans cause apparente. Elles guérissent souvent d'elles-mêmes, par un repos passager, un séjour à la campagne, un changement dans la répartition du temps, une modification dans le genre d'existence, une orientation différente des occupations... Le travail régulier et auquel on s'intéresse suffit souvent à dissiper ces petits accès de neurasthénie, alors qu'au contraire c'est le repos qui s'impose dans la neurasthénie grave.

Il serait ridicule de parler d'isolement dans les cas légers auquel nous faisons allusion, les maisons de santé n'y suffiraient pas, et cette mesure serait inutile.

Toute autre doit être notre conduite vis-à-vis d'une neurasthénie grave. Le plus souvent on épuise pour elle les différents modes de traitement avant de se résoudre à l'isolement. Ce dernier procédé est souvent difficile à proposer à cause du genre de vie, des occupations, des affaires du malade. Il est indispensable

1. DEJERINE. *L'hérédité dans les maladies du système nerveux. Thèse d'agrégation*, 1886.

que le médecin tienne compte de tous ces points et nous ne prétendons pas qu'il soit urgent d'isoler sans délai un neurasthénique. Dans quelques cas on est obligé par les circonstances de tenter un traitement à domicile, changement de régime, diminution de travail, prescriptions hygiéniques, etc. Souvent on devra accorder des délais au malade, lui permettre de régler ses affaires importantes avant de le soumettre à l'isolement ; on lui assurera ainsi une tranquillité d'esprit très utile au traitement.

Mais quelque temps qu'on mette pour parvenir à isoler un grand neurasthénique, ce procédé deviendra le plus souvent obligatoire et constitue encore la méthode de choix.

A ceux qui sont déprimés, surmenés, l'isolement enlèvera pour le moins les préoccupations immédiates provoquées par les événements de chaque jour ; à ceux qui sont excités, énervés, l'isolement apportera le calme en supprimant les causes d'excitation.

Mais chez beaucoup l'isolement seul donnerait des résultats bien insuffisants si l'on n'y joignait la psychothérapie.

Les résultats de l'isolement dans la neurasthénie sont peut-être moins rapides, moins saisissants que dans certaines manifestations hystériques, mais ils n'en sont pas moins réels et des plus satisfaisants.

Les observations de Weir Mitchell[1] en Amérique étaient sur ce point très encourageantes, et Playfair[2] en Angleterre enregistra bientôt un grand nombre de succès. Burkart[3] quelques années après en Allemagne en observa également les heureux effets.

En France l'isolement uni à la psychothérapie a donné depuis longtemps entre les mains du Pr Dejerine[4] les plus belles cures tant chez les malades de la ville que chez les malades de l'hôpital.

Un grand nombre de médecins français, Bouveret[5], Ballet[6],

1. WEIR MITCHELL, *loc. cit.*

2. PLAYFAIR, *British med. Association*, 1882 (Voir Appendice de l'édition française de Weir Mitchell).

3. BURKART, *loc. cit.*

4. DEJERINE. Voir *Thèse* de FAUVET. Paris, 1897, p. 7, etc...

5. BOUVERET, *loc. cit.*

6. PROUST et BALLET, *L'hygiène du neurasthénique*. Paris, Masson, 1900.

eurent à se louer de l'isolement dans le traitement de leurs malades; nous avons déjà insisté sur cet historique, citons seulement l'opinion si bien exprimée par Mathieu[1], « le milieu familial est une serre chaude pour la neurasthénie comme pour l'hystérie ».

Mais, cette objection peut nous être faite: il y a bien des formes de la maladie, bien des neurasthénies, avec des causes variées, des pathogénies peut-être différentes, surtout si on en juge par toutes celles qui ont été données; l'isolement s'applique-t-il indifféremment à tous ces cas?

Nous répondrons d'abord avec le Pr Brissaud :

« Les variétés cliniques de la neurasthénie ne sont pas si nombreuses qu'on est tenté de le croire. S'il y a une neurasthénie hyperacide, une neurasthénie arthritique, une neurasthénie cérébrale ou cérébrasthénie, une neurasthénie génitale il y a surtout une neurasthénie banale, sans autre qualificatif, et qui est le fond commun et, en quelque sorte, le canevas sur lequel chaque malade brode au gré de sa fantaisie personnelle[2]. »

Nous répéterons enfin, que l'isolement est une méthode élémentaire qui ne peut varier pour s'adapter aux différentes formes de la neurasthénie, et que ce rôle est précisément celui de la psychothérapie que nous lui associons toujours.

Nous n'avons pas abordé le chapitre des *contre-indications* de l'isolement, parce qu'on ne peut sur ce point établir à l'avance aucune règle fixe.

Les médecins qui ont formulé des contre-indications avec des exemples à l'appui, ont été contredits par d'autres auteurs qui ont aussi apporté des exemples, et la conclusion que nous en tirons, ainsi que de notre expérience personnelle, c'est qu'il est presque impossible de fixer des contre-indications.

Nous avons vu des malades chez lesquelles le traitement nous semblait devoir donner des résultats rapides, faire attendre leur guérison plus longtemps que d'autres chez lesquelles nous n'avions employé l'isolement qu'avec hésitation. Ce que nous pouvons affirmer c'est que l'opinion des malades

1. MATHIEU, *Neurasthénie*. Paris, Rueff, 1894. Voir encore LEVILLAIN, *La neurasthénie*, édit. Maloine, 1891.

2. BRISSAUD, *Traité de thérapeutique* de Robin, p. 236.

n'a aucune importance en la matière ; il n'est pas rare de voir en effet, des sujets qui ont réclamé l'isolement, en bénéficier moins rapidement que d'autres qui ne s'y sont soumis que devant les menaces du médecin ou l'autorité de leurs parents.

En un mot, nous ne pouvons savoir exactement à priori les effets de l'isolement dans un cas déterminé, mais n'en ayant jamais observé de mauvais résultats nous croyons qu'il est du devoir du médecin de toujours l'essayer.

En nous résumant, nous dirons que l'isolement reste formellement indiqué (outre les maladies mentales) dans l'hystérie, dans la neurasthénie, l'hystéro-neurasthénie, et dans les intoxications invétérées telles que la morphinomanie, cocaïnomanie, l'éthéromanie, voire même l'alcoolisme.

En 1838, Esquirol[1] formulait au sujet de l'isolement des aliénés des conclusions qui, avec quelques légères modifications, s'appliquent encore aux cas que nous venons de citer.

Les aliénés, dit-il, doivent être isolés :

1° Pour leur sûreté, pour celle de leur famille et pour l'ordre public ;

2° Pour soustraire ces malades à l'action des causes extérieures qui ont produit le délire et qui peuvent l'entretenir ;

3° Pour vaincre leur résistance contre les moyens curatifs ;

4° Pour les soumettre à un régime approprié ;

5° Pour leur faire reprendre leurs habitudes intellectuelles et morales.

Supprimons les mots « ordre public » dans la première proposition et le mot « délire » dans la deuxième et ces conclusions sont les nôtres pour le traitement des malades dont nous avons parlé.

1. Esquirol, *loc. cit.*

CHAPITRE II

MOYENS PRATIQUES D'ISOLEMENT

Insuffisance de la thérapeutique actuelle dans les hôpitaux de Paris pour les neurasthéniques et hystériques pauvres. — Isolement à l'hôpital. — Essais de Charcot. — Procédé employé par Dejerine. — Admission des malades à la consultation : conditions du traitement, suppression des lettres, visites, etc. — Isolement dans la salle Pinel à la Salpêtrière. — Aménagement de cette salle. — Isolement dans un lit entouré de rideaux. — Supériorité du procédé d'isolement dans une grande salle sur le procédé d'isolement dans de petites chambres. Nécessité de quelques chambres d'isolement. — Importance d'une bonne surveillante. — Règlement de la salle d'isolement. — Durée de l'isolement.
Isolement en dehors de l'hôpital. — Impossibilité d'isoler les malades chez eux. — Isolement dans une maison de santé.

Le principe de l'isolement étant admis, étudions les moyens pratiques de le réaliser.

Des maisons de santé ont été aménagées dans ce but, mais les frais y sont généralement très élevés et elles ne sont accessibles qu'à un petit nombre de privilégiés. Il n'existe pas ou pour ainsi dire pas, d'endroit où les malades pauvres et peu aisés puissent être traités par l'isolement. Et cependant l'hystérie et la neurasthénie sont des maladies de la plus grande fréquence dans la population parisienne.

Quand les familles ne peuvent plus soigner ces malades, quand elles ont épuisé leurs économies en médicaments et frais de médecin, elles les envoient à l'hôpital de la circonscription. Très souvent ils sont refusés dans cet hôpital, parce qu'il y a peu de lits disponibles et qu'il y a d'autres malades dont l'admission est plus urgente.

Supposons cependant qu'on les reçoive, le séjour à l'hôpital leur sera souvent plus funeste qu'utile. Ces malades qui ont besoin de calme et de tranquillité sont placés dans une salle encombrée de brancards, à côté d'autres malades qui gémissent, qui toussent, qui ont du délire. Ces spectacles pénibles ou bruyants exagèrent leurs phobies, se gravent dans leur cerveau et forment pour plus tard des réserves à des suggestions morbides. Quant au traitement il est impossible d'y penser dans ces conditions. Les médecins le comprennent, ils se contentent de donner quelques paroles de consolations et quelques médicaments anodins ; chez les hystériques on voit assez souvent, sous l'influence d'un procédé quelconque, s'améliorer le symptôme morbide, mais l'état général n'est nullement modifié. Avec la meilleure volonté du monde il est difficile de s'occuper sérieusement de ces malades, quand à côté d'eux des pneumoniques, des typhiques, des tuberculeux, etc., réclament des soins multiples.

Les surveillantes, les infirmiers et infirmières comprennent que ce neurasthénique, que cette hystérique qui ne paraissent pas très malades, occupent un lit qui serait mieux occupé par un malade fiévreux. Les neurasthéniques, les hystériques sentent eux-mêmes cette situation, ils en souffrent, demandent à s'en aller, ou bien le chef de service se voit obligé de les renvoyer car sa salle est trop encombrée. Et l'exode de ces malheureux commence de service en service.

Ils sont légion dans les hôpitaux de Paris, il n'y a pas de service où chaque consultation n'amène quelqu'un d'entre eux.

Isolement a l'hopital.

Notre maître, le Pr Dejerine, s'est ému il y a tantôt dix ans de cette situation et il a créé dans son service de la Salpêtrière une salle d'isolement pour ces malades. Il a obtenu là des résultats inespérés, cependant son exemple a eu jusqu'à présent peu d'écho et son service est malheureusement bien insuffisant pour répondre à toutes les exigences.

Charcot[1] avait déjà essayé à l'hôpital la méthode de l'isolement dans le traitement de l'hystérie. Les tentatives qu'il avait faites à la Salpêtrière étaient restées bien imparfaites : « ... Je comptais (dit-il dans une de ses leçons), surtout sur l'isolement, c'est-à-dire le traitement moral, bien que celui-ci

1. Charcot, *Leçons cliniques*, 1887, t. III.

dût être forcément incomplet. En effet, il était possible que les enfants (trois enfants de la même famille traités dans son service) se rencontrassent dans l'hospice même, ce qui est souvent arrivé ; de plus, les deux frères logeaient dans la même salle et, ainsi que leur sœur, ils pouvaient, dans les dortoirs communs, avoir sous les yeux et à différentes reprises des manifestations de l'hystérie convulsive. Mais nous n'avons pas le choix et, à mon avis, il valait mieux pour eux vivre dans ces conditions que de rester dans la maison paternelle[1]. »

Il ne nous semble pas que le terme d'isolement puisse être appliqué dans ces conditions ; d'ailleurs, les effets de cette méthode étaient loin d'être satisfaisants.

En effet six semaines après leur entrée, Charcot[2] présente à ses auditeurs les trois enfants dont il vient de parler :

L'un des petits garçons a continué à avoir des crises pendant un mois, il n'en a plus depuis quinze jours.

L'autre petit garçon n'a plus de grandes crises, mais il a encore des vertiges du « petit mal hystérique » suivant l'expression du maître.

Quant à la petite fille « elle n'est du reste pas guérie, bien que de jour en jour ses crises diminuent de fréquence, de longueur et d'intensité.

Les choses eussent été certainement beaucoup plus vite, ajoute Charcot, si, dans la salle qu'elle occupe, elle n'était pas en constante promiscuité avec les grandes hystériques dont elle voit journellement les attaques. Mais nous n'avions pu faire mieux n'ayant pas de salle d'isolement à notre disposition[3] ».

Ces quelques lignes donnent une idée de ce qu'était une salle d'hystériques à cette époque. Cette salle était-elle préférable à la maison des parents où les trois enfants faisaient de l'hystérie en famille? Il est difficile de le dire.

En arrivant à la Salpêtrière en 1895, le Pr Dejerine transforma une salle de son service, la salle Pinel, en service d'isolement « Le séjour dans une maison de santé, dit-il, n'étant possible que pour un petit nombre de sujets, les classes pauvres ne

1. Charcot, *Leçons sur les maladies du système nerveux*, 1887, t. III, p. 241.
2. Charcot, p. 248.
3. Charcot, *loc. cit.*

pouvant être soumises à ce genre de traitement, j'ai été amené à rechercher si pour la pratique hospitalière on ne pourrait pas employer un procédé analogue et arriver à obtenir, dans un service d'hôpital les conditions de traitement psychothérapique que l'on trouve dans une maison de santé. Or, ces conditions, j'estime les avoir réalisées dans mon service de la Salpêtrière, et je crois devoir les exposer dans la présente note.

« L'hystérie, la neurasthénie, l'hystéro-neurasthénie sont, on le sait, des plus fréquentes dans la population ouvrière de Paris, et le séjour à l'hôpital n'est pas suivi d'ordinaire d'une amélioration dans l'état de ces malades, si même, et la chose n'est point rare, il ne l'aggrave pas[1]. »

Déjà, en 1900, il inspira la thèse de son élève Manto[2] qui décrivit la manière dont le traitement était institué dans cette salle et rapportait vingt-trois observations de malades guéries par cette méthode. Nous croyons indispensable pour plus de clarté de revenir ici sur ce sujet.

Le service du Pr Dejerine ne lui permet à l'heure actuelle que de traiter des femmes.

Les malades sont examinées d'abord à la consultation où elles se présentent une fois par semaine.

Chaque mercredi, plusieurs femmes ou jeunes filles atteintes de neurasthénie ou d'hystérie devraient être admises si l'on ne tenait compte que de la gravité de leurs symptômes; le petit nombre de lits disponibles oblige de faire un choix parmi les plus atteintes.

Il est rare qu'une malade demande elle-même à être traitée par l'isolement, presque toutes commençent par refuser dès qu'on leur explique à quel règlement elles devront se soumettre. Nous leur exposons en effet qu'elles devront rester au repos dans un lit entouré de rideaux, qu'elles ne parleront à personne et ne recevront ni n'écriront aucune lettre, qu'elles ne verront enfin aucune personne du dehors jusqu'à ce que leur santé soit améliorée d'une façon notable. Quand le premier moment d'appréhension est passé, on leur rappelle la durée de leur maladie, les ennuis dont elles ont souffert,

1. Dejerine, *loc. cit.*
2. Manto, *loc. cit.*

et le Pr Dejerine leur affirme devant tous les médecins présents que leur guérison est au prix du sacrifice qu'il leur demande et elles finissent par se soumettre. Les jeunes filles mineures sont parfois rebelles à ces arguments, elles s'accrochent à leurs parents, refusent de rien entendre, mais alors ce sont ces derniers que l'on décide et s'ils ont une énergie suffisante, la jeune fille doit obéir.

Quand l'admission est acceptée par la malade ou par ses parents, il faut profiter immédiatement de leurs bonnes dispositions et ne pas reculer l'entrée de la malade au lendemain. Très souvent elle demande au médecin l'autorisation de retourner chez elle pour prendre des objets indispensables ou pour régler quelque affaire urgente ; on a quelquefois regret d'avoir accordé cette autorisation. Revenue dans son milieu, les bonnes dispositions de la malade s'affaiblissent et elle trouve de nouvelles raisons pour différer son entrée à l'hôpital. Si elle est mineure, elle fait des scènes de désespoir chez ses parents et ceux-ci qui ne sont plus soutenus par l'autorité du médecin finissent par se laisser fléchir. Il existe cependant des cas en présence desquels le médecin doit non seulement autoriser, mais conseiller à la malade de retourner prendre certaines dispositions dans le but d'obtenir une plus grande tranquillité d'esprit.

Dès que les formalités administratives sont remplies, la malade est conduite à la salle Pinel, les parents lui font leurs adieux, ils sont prévenus qu'ils pourront venir prendre de ses nouvelles près de la surveillante de la salle deux fois par semaine, ou même plus souvent, mais qu'ils ne la verront pas. Ils savent encore qu'ils ne recevront pas de lettre et qu'ils ne devront pas en écrire.

Il est évident qu'en cas d'urgence, le chef de service ou son interne sont avisés aussitôt et qu'ils autorisent une visite des parents ou même une sortie de la malade.

Isolement dans la salle Pinel. — La salle Pinel où le Pr Dejerine a installé un service d'isolement est situé au premier étage de l'infirmerie dans la partie de la Salpêtrière la plus éloignée de la rue, au milieu de cours et de jardins.

Cette salle est très grande, très élevée et fort bien éclairée par deux rangées de hautes fenêtres. Les lits au nombre de 24 sont placés sur deux rangs; contrairement à la disposition des autres salles d'hôpital, la tête des lits n'est pas adossée à un mur. Chaque lit est distant du mur d'environ $1^m,50$, il est également assez écarté du lit voisin et il est possible d'en faire facilement le tour, ce qui facilite la surveillance.

Le modèle des lits est celui des anciens lits de fer à rideaux des hôpitaux de Paris (rectangle de fer supporté par quatre gros barreaux partant des extrémités du lit). Les rideaux étant fixés entourent complètement le lit et même la table de nuit si on le désire. Toutes les conditions d'aération, de lumière exigée par l'hygiène sont ainsi remplies. Ce système d'isolement a le grand avantage de n'exiger aucun aménagement spécial et de pouvoir se faire dans toute salle d'hôpital. Il est suffisant dans l'immense majorité des cas, mais la faible barrière des rideaux peut permettre à des malades indisciplinées de communiquer parfois entre elles et nous pensons que peut-être une installation de boxes en bois peu élevés, et fermés en avant par des rideaux serait supérieure à notre procédé. Ce système de boxes pourrait également être établi dans toute salle d'hôpital et à très peu de frais.

L'isolement dans une grande salle renfermant plusieurs lits séparés par des boxes serait difficilement accepté par les malades de la classe riche ou aisée, nous le croyons cependant préférable à celui de l'isolement dans des chambres distinctes. Avec le premier procédé d'isolement, les malades entendent toujours quelque peu ce qui se passe autour d'elles, et l'exemple de celles qui guérissent et partent guéris est un encouragement puissant pour celles qui arrivent. De plus les exercices de rééducation de la marche qui donnent toujours de bons résultats se font au milieu de la salle, le médecin commande ces exercices à la malade à haute voix, et il note les progrès obtenus. L'exemple d'une malade atteinte de paraplégie fonctionnelle qui arrive dans la salle, portée sur un brancard et qui marche seule au bout de quelques jours, est une source de confiance et d'espérance pour les autres malades. Doit-on appeler suggestion cette action de l'exemple, cette confiance raisonnée, basée sur la vue et l'appréciation de résultats obtenus? Nous ne le croyons pas et nous en donnons plus loin les raisons.

Il n'en est pas moins vrai que des chambres d'isolement séparées sont absolument nécessaires au fonctionnement d'un service semblable. On est obligé de recevoir assez souvent des malades très excitées et bruyantes ; les unes ont une toux nerveuse incessante, d'autres des crises de nerfs pendant la première journée de leur isolement, d'autres du hoquet continuel, des vomissements, etc. Ajoutons qu'il est parfois difficile dans l'examen rapide de la consultation, de faire la part de ce qui dans les troubles présentés par une malade appartient à l'hystérie ou à une psychose, de ce qui chez une autre est du ressort de la neurasthénie ou dépend de la mélancolie. Il est de toute nécessité de posséder de petites chambres où l'on puisse mettre ces malades en observation, sous peine d'assister au milieu de la nuit à une scène de délire ou à une tentative de suicide.

M. Mesureur, directeur de l'assistance publique, a compris cette nécessité lors de sa visite dans le service du Pr Dejerine et des chambres capitonnées ont été tout récemment annexées à la salle d'isolement.

A l'étage situé au-dessus de la salle d'isolement se trouve une petite pièce munie d'une étroite fenêtre grillée. Ce cabinet, ou plutôt la crainte qu'il inspire, nous aide à maintenir la discipline dans la grande salle ; les parents nous confient assez souvent pour les traiter de contractures, d'anorexie, de crises, etc..., des fillettes de mauvais caractère dont ils ne peuvent rien obtenir. Nous n'avons pas utilisé trois fois dans le courant d'une année, le « cabinet noir » pour ces malades, mais la menace de les y conduire nous a donné plusieurs fois de bons résultats.

Importance d'une bonne surveillante. — Avoir un service d'isolement bien compris, cela semble beaucoup, mais c'est peu si l'on n'a pas une surveillante capable d'assurer son bon fonctionnement. Weir Mitchell[1] n'a pas tardé à le comprendre et il considère le choix de la garde-malade comme l'un des points les plus délicats du traitement. Playfair[2] partage entièrement sa manière de voir.

1. W. Mitchell, *loc. cit.*
2. Playfair, *loc. cit.*

Si une bonne surveillante est nécessaire pour la pratique de l'isolement pur et simple, elle est encore plus indispensable s'il est possible, quand on joint comme nous le faisons, la psychothérapie à l'isolement.

La surveillante d'un semblable service doit être une femme d'âge mûr, elle doit être supérieure ou au moins égale par son instruction et son éducation aux malades qu'elle aura à soigner. Elle doit dans sa personne, son maintien, sa physionomie unir une certaine froideur, une certaine sévérité à une bonté intelligente. Elle doit avoir assez d'empire sur elle-même pour éviter tout mouvement de colère et tout attendrissement exagéré. Elle ne se liera d'amitié avec aucun malade, elle n'aura d'inimitié pour aucun, elle saura se faire respecter et estimer de tous, elle aura assez d'autorité pour être crainte, assez de bonté pour être aimée.

La surveillante sera la représentante du médecin, qui en toute circonstance lui marquera sa confiance devant les malades et devant les infirmières.

Le portrait que nous venons de donner n'est pas une fantaisie de notre imagination, c'est celui de la surveillante du Pr Dejerine, Mme Neny, et peut-être sommes-nous restés au-dessous de la réalité en le traçant.

On comprend quelle sécurité une semblable surveillante donne au médecin et quel élément de succès elle apporte dans un service.

Sans doute une telle surveillante paraîtra une exception. Nous avons cependant, lors de nos séjours multiples dans les hôpitaux, rencontré une majorité de surveillantes intelligentes et dévouées, et nous sommes persuadés que plusieurs seraient aptes à diriger un service d'isolement et de psychothérapie : il suffirait de les former à ces fonctions.

En règle générale, c'est le chef de service qui forme sa surveillante, ses qualités dépendent surtout de la direction qu'il sait lui donner et aussi de la confiance, de la considération qu'il lui témoigne.

Les qualités de la surveillante — nous ne craignons pas d'y avoir insisté, après Weir-Mittchell, Playfair et tant d'autres — sont des conditions capitales pour le succès du traitement qui nous intéresse.

Règlement de la salle d'isolement. — Dès qu'elle est arrivée dans la salle d'isolement, la malade est conduite à son lit par la surveillante, et celle-ci la met au courant du règlement. La malade pendant la première semaine, au minimum, gardera complètement le lit.

Elle ne pourra parler qu'au chef de service, à l'interne et à la surveillante. Les infirmières ne s'approcheront du lit de la malade que sur l'ordre de la surveillante et ne devront pas lui adresser la parole.

Les parents de la malade pourront avoir de ses nouvelles par l'intermédiaire de la surveillante qui transmettra brièvement à la malade, s'il y a lieu, des nouvelles de sa famille.

Sauf dans quelques cas, l'isolée sera alimentée exclusivement avec du lait pendant les premiers jours tout au moins. S'il est nécessaire, la surveillante fera boire elle-même la malade.

Au début du traitement celle-ci ne lira ni journaux, ni romans, ni livres d'aucune sorte. Après quelques jours, le médecin autorisera certains livres. Les travaux d'aiguille, le crochet, la tapisserie, seront permis le plus souvent au bout de deux ou trois jours. Parfois ces travaux seront ordonnés, méthodiquement surveillés, et deviendront un élément du traitement: nous insisterons d'ailleurs sur ces différents points en étudiant la rééducation.

Matin et soir, le chef de service ou son interne, font des séances de psychothérapie ou de rééducation, ils surveillent les fonctions des organes, inscrivent les progrès de la malade.

Durée de l'isolement. — Il est difficile d'établir d'une façon absolue, quelle devra être la durée de l'isolement ; elle varie naturellement suivant le caractère des sujets, suivant les symptômes qu'ils présentent.

La moyenne de l'isolement complet varie de 1 à 4 semaines. Au bout de ce temps, suivant l'amélioration obtenue, on permet d'ouvrir les rideaux une heure par jour, puis deux heures, etc... On autorise une courte visite de la mère ou du mari ; la malade peut se lever par la suite, quelques instants, puis descendre au jardin, écrire et recevoir des lettres ; en un mot elle est rendue progressivement à l'existence ordinaire.

Cette progression est indispensable au maintien de la guérison, ce serait un non-sens que de faire quitter sans transition l'isolement pour la vie de famille.

Nous avons dit plus haut que le médecin ne pouvait exactement savoir à priori l'effet de l'isolement dans tel cas particulier ; partant de là, il agira sagement en ne fixant de durée précise de traitement ni à la famille, ni à la malade. Son autorité se trouverait diminuée, si ses prévisions ne se réalisaient pas, ce qui d'ailleurs est relativement assez rare.

Cependant nous croyons que la durée de l'isolement peut être déterminée dans des limites assez restreintes. Nous admettons que l'effet de l'isolement s'épuise lorsqu'il est trop prolongé, que la malade finit par s'habituer complètement à son nouveau milieu et que dès lors il n'y a que peu d'intérêt à continuer ce traitement.

Notre expérience personnelle nous conduit à penser qu'il est imprudent de cesser tout traitement avant 4 semaines d'isolement, et qu'il n'y a pas grand avantage à le continuer au delà de 3 ou 4 mois.

Ces règles n'ont rien d'absolu, nous indiquons seulement la durée moyenne, il est utile de la connaître, pour pouvoir répondre aux questions si naturelles des familles des malades.

Telle est dans ces grandes lignes la manière dont les malades sont isolées à la Salpêtrière, cette méthode, on le voit, est facilement réalisable dans tout hôpital.

Isolement en dehors de l'hopital.

Dans quelle mesure l'isolement des malades de la ville est-il praticable ? Un premier point sur lequel nous ne devons laisser aucun doute, c'est l'impossibilité d'isoler les malades chez eux. Il semble naturel au premier abord de tenter l'isolement dans une pièce de l'appartement réservée à cet effet, ou bien de consacrer un étage d'une maison particulière, d'un hôtel, au malade qui y séjournera seul avec une garde. Les parents supplient le médecin d'essayer de ce mode d'isolement, et lui font, s'il accepte ces conditions, toutes les promesses d'obéissance qu'il peut désirer ; rien au premier abord ne choque dans cet arrangement et bien des médecins s'y sont laissés prendre.

Tous ceux qui en ont essayé et parmi eux Weir Mitchell, Dejerine, se sont bien promis de ne plus recommencer. Il est exceptionnel que les parents, sous des prétextes nombreux et tous excellents, ne désobéissent pas au médecin et ne rendent pas visite à la malade. Celle-ci, en tous les cas, se sent chez elle ; elle sait que ses parents sont là, tout prêts à intervenir si le médecin la contrarie. Elle n'appartient pas au médecin, il n'a pas d'autorité sur elle.

Weir Mitchell[1] dit textuellement : « J'ai souvent essayé de les traiter dans leur propre domicile et de les y isoler, mais je l'ai rarement fait sans me promettre qu'à l'avenir je ne compliquerai plus ainsi mon traitement de pareils embarras. »

Notre maître le Pr Dejerine a été très souvent sollicité d'isoler ainsi des malades, il l'a essayé autrefois, quand il a commencé à employer ce traitement, mais toujours à regret et ses conclusions sont identiquement les mêmes que celles de Weir Mitchell.

Un autre moyen que l'on propose également au médecin, c'est l'isolement dans une maison de campagne au voisinage de la ville. Le ou la malade y est installé avec tout le confort désirable, et il est confié à des domestiques dévoués. Les inconvénients de ce procédé sont à peu près les mêmes que ceux que nous avons déjà signalés plus haut : le malade se sent chez lui, il conserve ses habitudes, il n'est pas entièrement dans la main du médecin qui le traite.

Le seul moyen d'isoler un malade en dehors de l'hôpital, c'est de le placer dans l'établissement qui y ressemble le plus, dans une maison de santé.

Nous avons vu que l'aménagement le plus simple permet d'établir une salle d'isolement dans tous les hôpitaux. La plupart des maisons de santé se prêtent également au traitement.

Il suffit de trouver une maison dans un endroit tranquille, le plus loin possible du bruit de la rue. La chambre du malade sera assez grande, bien éclairée, la fenêtre devra s'ou-

1. W. Mitchell, *loc. cit.*, p. 39.

vrir, soit sur des cours soit sur des jardins, et recevra le soleil pendant une partie de la journée. L'étage importe peu, le rez-de-chaussée seul sera évité.

L'ameublement de la chambre sera toujours très simple. L'isolement s'y fera aussi strictement qu'à l'hôpital. Le point le plus difficile sera là encore de trouver une bonne garde, religieuse ou laïque, qui comprenne le traitement et puisse le favoriser et non l'entraver.

Le régime alimentaire variera peu, il est facile de le régler d'après les notions que nous donnons plus loin.

Les malades soignés à l'hôpital et les malades soignés dans les maisons de santé, n'appartiennent pas au même milieu social, le médecin saura s'adapter aux circonstances et aux caractères. Il ne faut cependant pas exagérer les difficultés ; les différences entre les malades riches et les malades pauvres ne portent que sur des nuances. Les premiers et surtout leur famille sont en général plus exigeants, mais le médecin ne peut réussir avec les uns comme avec les autres, qu'en gardant la même attitude dans ses décisions et la même inflexibilité vis-à-vis des caprices des uns et des autres.

Il existe à Paris plusieurs maisons où les médecins peuvent pratiquer l'isolement. Le point important et difficile est d'y trouver des garde-malades capables de faciliter le traitement et d'assurer son exécution en dehors des visites médicales. Le médecin verra en moyenne la malade une fois par jour. Dans quelques cas, dans des anorexies rebelles en particulier, il devra la faire manger ou boire devant lui au début de l'isolement. En général une seule visite, deux au plus par jour, sont suffisantes.

Une bonne surveillante sait régler elle-même toutes les difficultés qui surviennent en dehors des visites médicales, et à la Salpêtrière, en l'espace d'une année, l'interne de garde n'a pas été appelé trois fois dans le service d'isolement pourtant très actif.

CHAPITRE III

REPOS ET ALIMENTATION

Repos physique. — Séjour au lit. — Son utilité dans beaucoup de maladies, dans le traitement des intoxications chroniques. — Ses avantages. — Réduction au minimum du travail musculaire.
Repos intellectuel. — Effets du travail cérébral. — Travail cérébral de certains neurasthéniques.
Alimentation. — Comparaison de l'organisme humain à un moteur industriel. — Régime de Weir Mitchell. — Régime de Playfair. — Régime donné par Munk et Ewald. — Régime lacté employé par Dejerine. — Evaluations de la ration alimentaire. — Quantité de lait nécessaire estimée en calories. — Conditions nécessaires pour l'établissement d'un régime alimentaire. — Discussion de ces conditions à propos du régime lacté. — Manière de composer un régime d'engraissement.

Repos physique.

Nous ne séparons pas dans la méthode que nous employons le repos de l'isolement. L'éloge du repos dans le traitement des névroses n'est plus à faire et Weir Mitchell qui a obtenu de si beaux résultats de sa méthode ne paraît pas l'avoir préconisé le premier. « Samuel Jackson, dit-il, avait l'habitude de maintenir ses malades au lit pendant de longues semaines à la fois et si ma mémoire me sert bien il appliquait ce traitement chez les femmes à la même classe de désordres qui m'ont donné les meilleurs résultats[1]. »

Sans le repos au lit l'isolement ne serait guère praticable, mais de plus il est utile non seulement comme moyen favorable à l'isolement et à la psychothérapie mais encore par lui-même.

Pour bien comprendre l'action du repos dans les manifestations qui nous occupent, il faudrait connaître le mécanisme intime de ces troubles. A défaut de cette science nous avons

1. W. Mitchell, *loc. cit.*, p. 43.

pour nous l'expérience, nous avons les résultats si encourageants publiés par Weir Mitchell et ceux qui ont employé sa méthode, nous avons la constatation des résultats obtenus à la Salpêtrière depuis bientôt dix ans. Tous ces faits nous montrent que le repos est non seulement bien supporté, mais fournit les meilleurs succès dans les troubles des névroses les plus différents en apparence.

D'ailleurs, en dehors des névroses, nous savons que le repos au lit est la méthode de choix dans presque toutes les maladies même les plus dissemblables, qu'elles soient accompagnées d'adynamie ou d'agitation extrême.

Pour les aliénés agités, en particulier, il a été érigée en système de traitement.

Dans beaucoup d'accidents hystériques, paraplégies, coxalgies, contractures, chorées, anorexies graves, le séjour au lit s'impose. Dans les intoxications chroniques (morphine, cocaïne, éther, alcool), il est presque indispensable pour que la surveillance soit possible. Dans les neurasthénies graves c'est la seule méthode efficace et si plus tard le neurasthénique est susceptible d'être rééduqué par entraînement, ce serait une faute grave à notre avis de commencer cet entraînement avant un repos complet et prolongé.

« J'ai, comme on le comprendra, employé le repos à tous ses degrés, dit W. Mitchell[1], depuis l'usage du sofa pendant plusieurs heures par jour jusqu'au séjour absolu au lit. J'ai l'habitude dans l'exécution de ma méthode de traitement complet, d'exiger le séjour au lit de six semaines à deux mois. »

Dès qu'un malade a la permission de se lever il est impossible de mesurer sa fatigue'; ses allées et venues dans sa chambre, ses différents mouvements s'accumulent et peuvent donner à la fin de la journée un total de travail considérable. Il suffit pour s'en convaincre de se rappeler quelle lassitude se fait sentir chez un convalescent quand il change simplement son lit pour un fauteuil pendant quelques heures.

La plupart de nos malades sont sinon des fatigués réels (le fait a été soutenu) du moins des affaiblis, des gens qui ont un système nerveux en état d'infériorité, beaucoup sont très

2. W. MITCHELL, *loc. cit.*, p. 49.

amaigris, mangent mal depuis longtemps. A tous ceux-là il faut avant tout procurer le repos le plus complet possible. Sans doute en obligeant un malade à garder le lit on ne supprime pas pour lui toute fatigue : tous ses mouvements musculaires, tout son travail intellectuel en sont encore des sources importantes, mais on peut dire qu'on a réduit ainsi les causes de dépense au minimum.

Nous empêchons les malades de se livrer à aucun travail (couture, lecture, etc.) pendant les premiers jours du traitement ; W. Mitchell[1] leur défend même de s'asseoir dans leur lit et de se retourner sans assistance. C'est que tout effort musculaire est une cause de dépense pour l'organisme, et le malade qui se remue librement dans son lit ne compte pas ses mouvements ; la somme d'énergie qu'ils représentent est d'autant plus considérable que la journée est plus longue, qu'il se réveille plus tôt et s'endort plus tard.

De nombreuses expériences prouvent que le travail musculaire nécessite une combustion et par conséquant s'accompagne d'une perte de poids plus ou moins considérable. Il est donc contre-indiqué chez les malades que l'on veut faire engraisser.

De plus, le travail musculaire s'accompagne d'accélération, des battements du cœur et des mouvements respiratoires, phénomènes nécessités par les besoins de l'organisme et déterminés, au moins en partie suivant Mosso, par l'action de substances toxiques nées du travail du muscle. L'existence de ces substances est d'ailleurs démontrée par la toxicité du sang et des urines après le travail, et le Pr Bouchard a encore établi que leur production est réduite au minimum pendant le sommeil.

Nous prescrivons donc le repos physique non pas d'une façon purement empirique, mais en nous appuyant sur des données scientifiques bien établies.

Repos intellectuel.

Nous devons non seulement réduire au minimum les causes

1. W. Mitchell, *loc. cit.*, p. 49.

de fatigue physique pour nos malades, mais encore restreindre autant que possible leur travail cérébral.

Les effets du travail intellectuel sur l'organisme s'ils sont plus délicats à étudier que ceux du travail des muscles n'en sont pas moins intéressants, et nous commençons à avoir sur ce point un ensemble de connaissances important.

Le travail cérébral retentit sur la nutrition et ses effets ont été étudiés comme ceux du travail du muscle en dosant les éliminations urinaires.

D'après Byasson[1] il augmente l'urée, les phosphates, les chlorures dans l'urine, résultats contredits par certains auteurs et confirmés par d'autres.

Suivant Stcherback[2] « la transformation du phosphore dans l'organisme dépend en partie de l'activité cérébrale, dont les oscillations retentissent aussi bien sur l'échange phosphorique du cerveau que sur l'échange phosphorique général. Les modifications de ce dernier montrent nettement l'existence d'un accroissement du besoin de l'organisme en phosphore, dans les cas de travail intellectuel intense et inversement d'un affaiblissement de ce besoin, dans les cas de diminution de l'activité cérébrale, chez les idiots par exemple. Chez l'homme, le tissu nerveux intervient dans les modifications de l'échange phosphorique général. Dans les cas de surmenage intellectuel, l'échange azoté se modifie aussi d'une façon très accusée en créant des conditions très défavorables à la nutrition générale de l'organisme. L'action nocive du surmenage intellectuel paraît, en plus, dépendre plutôt de sa durée et de l'insuffisance du repos que de l'intensité du travail intellectuel lui-même. Il est difficile d'éviter les conséquences fâcheuses du surmenage intellectuel en augmentant l'apport des matériaux nutritifs en général et de phosphore en particulier, pour cette raison que, dans ces conditions, l'assimilation des aliments est considérablement diminuée. »

L'influence du travail intellectuel sur les différentes fonctions de l'organisme est une des questions les plus étudiées de

1. Byasson, *Thèse*, Paris, 1868.

2. Stcherbak, *Contribution à l'étude de l'influence de l'activité cérébrale sur l'échange d'acide phosphorique et d'azote. Arch. méd. expér.*, 1893, p. 309, cité par Marfan, *in Traité de pathol. gén.* de Bouchard, t. I, p. 493.

la psycho-physiologie. Le travail intellectuel modifie les phénomènes circulatoires, il modifie la température du corps et les échanges nutritifs; on trouvera dans l'ouvrage de notre maître M. Gley[1] paru récemment, tous ces points exposés avec un grand nombre d'expériences personnelles des plus instructives.

Suivant Ranke, la cellule cérébrale dans le travail psychique fabriquerait des produits toxiques qui contribueraient à sa propre fatigue. « A l'épuisement dynamique, conclut Marfan[2], se joindrait donc une véritable auto-intoxication de la substance de la cellule par des corps qui en dérivent. Ces deux facteurs s'unissent pour provoquer la fatigue cérébrale; et l'on peut dire, avec Bain, que la pensée épuise la substance nerveuse aussi infailliblement que la marche épuise les muscles. »

Nous ne saurions donc trop recommander le repos intellectuel à nos malades. De toutes les parties du système nerveux c'est le cerveau, l'organe le plus élevé en hiérarchie et le dernier différencié dans la série des êtres, qui est le plus sensible à la fatigue; il l'est beaucoup plus que la moelle et incomparablement plus que les nerfs qui paraissent infatigables. Par absence de travail intellectuel nous ne devons pas seulement entendre celui qui est fait en vue d'un but, calculs, compositions littéraires ou scientifiques, mais toutes les préoccupations, tous les raisonnements, toutes les réflexions sur leur maladie auxquels sont habitués les neurasthéniques. Certains de ces malades se livrent sur ce sujet à un travail cérébral incessant, recherchant les causes de leurs symptômes, les analysant, discutant les complications, essayant de résoudre les hésitations, les doutes nombreux qui germent dans leur esprit d'une façon continuelle. Ajoutons à cela que le plus souvent ils ne dorment pas ou dorment mal et que la nuit interrompt à peine le travail cérébral de la journée. Il y a là une source de fatigue énorme, qui contribue pour le moins à entretenir l'état neurasthénique et doit entrer en ligne de compte dans la lassitude qu'accusent ces malades, même au repos.

1. Gley, *Études de psychologie physiologique et pathologique*. Paris, F. Alcan, 1903.

2. Marfan, *La fatigue et le surmenage. Traité de pathol. gén.* de Bouchard. Masson, 1895, t. I, p. 490.

La première condition nécessaire pour agir sur cet état d'esprit est d'enlever les malades à leur milieu, on supprime ainsi par l'isolement un grand nombre de causes extérieures qui éveillent, par association, les idées nocives. On les habituera ensuite à refuser leur attention à ces pensées dès que celles-ci seront éveillées, à les oublier même, à orienter leur esprit dans un autre sens, à diminuer, à régler le travail du cerveau ; nous donnerons plus loin des indications psychothérapiques à ce sujet.

Le sommeil est la meilleure condition de repos et de réparation, si on en juge par les recherches physiologiques sur ce point : diminution des combustions, diminution de la production de substances toxiques, etc.

D'après Scharling la diminution de l'activité respiratoire peut être évaluée à 1/4 pendant le sommeil. On le facilitera le plus possible mais sans donner de médicament ; la diminution des préoccupations, la psychothérapie le régularise peu à peu dans les cas où il est troublé.

Alimentation.

Nous avons mis dans un même chapitre la question du repos et celle de l'alimentation, car elles sont inséparables.

L'organisme a été comparé à un moteur industriel et la comparaison est juste dans une certaine mesure. Plus l'organisme travaille, plus il dépense, plus il brûle et l'on peut évaluer, comme on le fait pour un moteur ordinaire, ses dépenses et son rendement. Mais quand l'organisme ne trouve pas dans l'alimentation les substances nécessaires à ses combustions il brûle ses propres tissus ; de plus quand l'alimentation est trop forte il peut faire des réserves qui lui serviront pour un travail ultérieur.

Par le repos au lit nous diminuons les combustions, par l'alimentation nous devons non seulement subvenir à celles qui sont nécessaires à l'entretien de la vie, mais encore réparer souvent les pertes antérieures et accumuler des réserves : autrement dit nous devons fournir à l'organisme une ration d'entretien et une ration d'engraissement.

Weir Mitchell[1] divise les malades en deux groupes : celles qui sont maigres et celles qui sont trop grasses. Il pense que ces dernières ont une mauvaise graisse et qu'il est bon de la leur faire perdre, pour cela il ne leur donne comme aliment que du lait écrémé (seulement deux litres par jour) et parfois du bouillon. Dans ces conditions les malades perdent environ une demi-livre de leur poids en 24 heures ; quand Weir Mitchell estime qu'elles ont assez maigri, il les fait engraisser en les soumettant au même régime que les maigres. Celles-ci sont mises d'abord au régime lacté, on atteint rapidement deux litres par jour, on donne également à la malade une assez grande quantité de beurre. A la fin de la première semaine il ajoute au régime, de la viande de bœuf sous forme de soupe crue ; voici comment il la compose : une livre de bœuf cru est mise dans une « pinte » d'eau et additionnée de cinq gouttes d'acide chlorhydrique, le tout est laissé en contact pendant une nuit, puis porté dans un réchaud à 110° Far. pendant deux heures ; le jus filtré sert à faire la soupe qui est presque crue.

Le régime de Playfair est le suivant pour 24 heures :

DÉJEUNER :	Bouillie de farine d'avoine.
	Poisson ou lard, pain rôti.
	Thé, café, cacao.
LUNCHEON :	Poisson, côtelette,
1 h. de l'après-midi.	Bœuf rôti, fruits cuits.
	Crème ou pudding au lait.
DINER :	Soupe, poisson.
7 heures.	Viande rôtie.
	Dessert.

En plus de ces repas, deux litres de lait par jour et le matin à 7 heures, le soir à 11 heures une tasse de jus de viande.

Nous empruntons le tableau suivant au livre de Diététique de Munk et Ewald[2], c'est le régime auquel fut soumise une jeune fille traitée par la méthode de W. Mitchell.

Par ce régime le poids de la malade s'élève de 25^{kgr},06 à 33^{kgr}05, du 5 décembre 1890 au 25 janvier 1891 ; elle était au

1. W. MITCHELL, *loc. cit.*, p. 88, 95.
2. MUNK et EWALD, *Traité de diététique*, trad. Heymans et Masoin. Naud, édit. Paris, 1897.

début de la cure un véritable squelette et reprit peu à peu un poids normal.

	5 décembre 1890.	25 décembre 1890.	25 janvier 1891.
	—	—	—
7 h.	1 tasse de cacao avec un œuf cru. 250 gr. de lait. 20 gr. de biscuit.	1 tasse de cacao avec un œuf. 500 gr. de lait. 20 gr. de biscuit.	1 tasse de cacao avec un œuf. 500 gr. de lait. 25 gr. de biscuit.
	—	—	—
9 h. 1/2	30 gr de viande hachée. 1 verre de bordeaux avec un œuf cru.	75 gr. de viande hachée. 1 verre de bordeaux avec un œuf cru.	75 gr. de viande hachée. 1 verre de bordeaux avec un œuf.
	—	—	—
11 h.	250 gr. de lait avec cognac. 10 gr. de cakes.	250 gr. de lait avec cognac. 20 gr. de cakes.	250 gr. de lait avec cognac. 10 gr. de cakes.
	—	—	—
1 h.	45 gr. de viande hachée. 1 pomme de terre. 1 cuillerée de légumes en purée.	170 gr. de viande hachée. 180 gr. de purée de pommes de terre. 160 gr. de compote aux pommes. 170 gr. de purée de pois. 150 gr. de dessert. 1/2 verre de vin.	200 gr. de viande (rôtie). 170 gr. de purée de pommes de terre. 180 gr. de compote aux pommes. 170 gr. de macaroni. 70 gr. de dessert. 1 verre de cidre.
	—	—	—
4 h.	250 gr. de lait. 20 gr. de biscuit.	250 gr. de lait. 1/2 tasse de café. 20 gr. de biscuit.	500 gr. de lait. 1/2 tasse de lait. 20 gr. de biscuit.
	—	—	—
7 h.	200 gr. de soupe aux légumineuses.	200 gr. de soupe aux céréales. 30 gr. de viande hachée.	200 gr. de soupe à l'avoine. 30 gr. de viande hachée.
	—	—	—
9 h.	250 gr. de lait avec cognac. 10 gr. de cakes.	250 gr. de lait avec cognac. 10 gr. de cakes.	500 gr. de lait avec cognac. 10 gr. de cakes.

Un régime aussi compliqué ne saurait être employé à l'hôpital, d'autre part la diversité, la multiplicité des mets a un inconvénient, celui de rendre difficile l'évaluation de la quantité des substances utiles données en vingt-quatre heures.

Nous avons rappelé que l'organisme pouvait être comparé à un moteur dont on peut évaluer les dépenses et le rendement. Ces calculs ont été établis par un grand nombre de physiologistes et de chimistes, et l'on sait d'une part ce que l'organisme dépense en calories dans tel ou tel cas d'autre part ce que représentent également en calories nos différents aliments.

Il est donc possible d'établir le nombre de calories nécessaires qui doivent être fournies par les aliments, pour qu'ils fassent équilibre aux pertes de l'organisme; la quantité d'aliment nécessaire à cet équilibre s'appelle la ration d'entretien. Chez l'homme qui travaille, une ration supplémentaire de travail est nécessaire, et chez le malade amaigri, il faut établir une ration d'engraissement.

Pour la facilité du régime, pour la surveillance de ces différents points, il est préférable d'employer des aliments simples qui ont presque toujours la même composition et dont on connaît la valeur nutritive. Le Pr Dejerine a l'habitude de mettre tous les malades au régime lacté absolu; l'évaluation de la quantité de nourriture, la graduation de l'alimentation sont ainsi très facilitées. Nous avons trouvé dans un livre de Petetin[1], écrit en 1787, le passage suivant qui montre que cet auteur recommandait le régime lacté dans l'hystérie : « L'aliment, dit il, qui répare le plus promptement les forces est le lait de vache ; il faut tout tenter pour le faire passer dans les sujets que les accès convulsifs ont affaibli. » Déjà bien avant lui, Sydenham[2] insistait sur les heureux effets de l'alimentation lactée dans l'hystérie : « Si les remèdes, dit-il, que nous avons proposés jusqu'ici ne conviennent pas comme il arrive souvent dans les personnes maigres et d'un tempérament bilieux alors on pourra recourir à la diète lactée. Une chose qui paraîtra d'abord surprenante, c'est que des femmes qui avaient été longtemps tourmentées de vapeurs et dont le mal avait résisté à tous les remèdes les plus appropriés, ont recouvré

1. Petetin, *Mémoire sur la découverte des phénomènes de l'affection hystérique essentielle*, 1787.

2. Sydenham, *Dissertation sur l'affection hystérique in la Médecine pratique*, traduit par Jault in *Encyclopédie des Sciences Médicales*. Paris, 1835, p. 251.

la santé en vivant quelque temps de lait pour toute nourriture. » En tout cas nous pouvons dire que le régime lacté permet de mesurer et de graduer l'alimentation d'une façon précise ; de plus les malades le prenant régulièrement pendant toute la journée, les allées et venues, les distractions nécessitées par les grands repas sont supprimées et l'isolement est plus complet.

Il est très rare que les malades ne supportent pas le régime lacté ; beaucoup se récrient à l'idée de ne se nourrir que de lait, presque tous s'y habituent rapidement et le prennent même avec plaisir. La quantité de lait à donner le premier jour de l'isolement varie un peu suivant les sujets. On peut commencer à un litre ou un litre et demi par jour et augmenter réguliément d'un demi-litre par jour jusqu'à quatre litres et cinq litres.

Pendant les premiers jours, l'alimentation est évidemment insuffisante, nous nous sommes demandé si cette diète partielle n'avait pas dans certains cas un effet calmant sur les phénomènes d'excitation, si elle ne donnait pas plus de docilité au caractère des malades, favorisant ainsi la psychothérapie. Nous ne faisons là qu'une hypothèse, nous savons cependant que la diète partielle, le jeûne même, ont été employés par beaucoup de philosophes et de religieux comme moyen de modifier le caractère et de soumettre le corps à l'esprit.

Il nous importe de savoir exactement pour régler l'alimentation ce que représente en calories un litre de lait.

D'après la moyenne des chiffres donnés par les différents auteurs, on peut admettre pour 1 litre de lait de vache la composition suivante :

EAU	PROTÉIQUES	GRAISSES	HYDROCARBONES	SELS
—	—	—	—	—
870	36	36	50	6

L'énergie libérée par la combustion de ces différentes substances dans l'organisme est en moyenne la suivante :

1 gramme de protéiques donne. . . .	4 calories	10
1 — de graisses.	9 —	35
1 — d'hydrocarbones.	4 —	10

Nous aurons ainsi :

Pour les protéiques.	36 × 4,1 = 147	calories.
Pour les graisses.	36 × 9,3 = 334	—
Pour les hydrocarbones. . . .	50 × 4,1 = 205	—
Total. . . .	686	calories.

Soit 690 calories environ pour un litre de lait.

Il nous reste à connaître la quantité de calories nécessaires à l'organisme pour savoir quelle quantité de lait nous devrons donner. On admet que la quantité des calories de la ration d'entretien doit être chez l'homme d'environ 2 300 calories et chez la femme 2 000 calories.

Mais doit-on en conclure que pour établir la ration d'entretien, il suffise de donner à l'organisme une quantité d'aliments quelconque capables de fournir ce nombre de calories ? On commettrait ainsi une erreur et si le principe de l'isodynamie des aliments à valeurs calorimétriques égales est admis, il faut encore tenir compte dans l'alimentation des trois conditions suivantes[1] :

1° de la digestibilité des aliments et de leur absorption ;

2° du besoin d'un minimum d'azote, qui correspond à environ 1gr,15 de protéiques par kilogramme du poids du corps.

3° de la quantité d'aliments que peut supporter le tube digestif. On remarquera de plus qu'en général l'organisme supporte mieux les fortes doses d'hydrocarbones que les fortes doses de graisses.

Nous pouvons appliquer maintenant ces notions au régime lacté :

Un litre de lait nous fournit 690 calories, nous aurons avec trois litres de lait 2 070 calories, c'est-à-dire une quantité suffisante pour la ration d'entretien d'une femme. Avec quatre litres de lait la ration devient plus que suffisante pour l'homme.

Sans doute tout le lait ingéré n'est pas absorbé et il y a une certaine quantité d'énergie retenue dans les fèces, on admet chez l'homme adulte soumis à un régime mixte une perte de 8 à 10 pour 100. Cette perte est plus faible avec le régime lacté qu'avec le régime mixte. Admettons cependant une perte de 8 pour 100 (chiffre trop fort), et nous aurons finalement 1 910 calories pour 3 litres de lait, 2 550 pour 4 litres et 3 180 avec 5 litres.

Nous sommes donc sûrs d'obtenir avec le lait une quantité

1. Nous empruntons ces données aux traités de physiologie, en particulier à celui d'Arthus, *Éléments de physiologie*. Masson, 1902, p. 579.

de calories non seulement pour la ration d'entretien mais encore pour la ration d'engraissement (dont il est difficile de préciser exactement les limites).

Le régime répond-il d'autre part aux trois conditions posées plus haut : 1° dans l'immense majorité des cas, le lait est bien digéré et bien absorbé ; 2° la quantité minima d'azote exigée par l'organisme est déjà plus que dépassée avec trois litres de lait ; 3° reste la question de la quantité d'aliments que peut supporter le tube digestif. Quatre litres de lait semblent au premier abord un chiffre déjà considérable ; or nous atteignons presque toujours quatre litres (chez la femme) et nous donnons fréquemment quatre litres et demi et cinq litres. A condition de commencer à le boire le matin de bonne heure et de terminer un peu tard, la malade supporte parfaitement cette quantité, nous n'avons dans aucun cas observé de troubles gastriques notables. Quelques malades seulement n'ont pu se soumettre au régime lacté, mais la quantité donnée ne saurait être incriminée dans ces cas, l'intolérance en effet se montrait au début avec une quantité peu importante. Ces intolérances sont très rares et il importe que le médecin s'assure lui-même de leur réalité sans se fier au dire des malades.

Le lait est donné chaud ou froid, une partie peut être additionnée d'acide carbonique avec un appareil spécial si la malade le désire.

Nous avons souvent, après la première semaine de traitement, introduit dans l'alimentation cent puis deux cents grammes de viande crue, deux œufs et de la purée de légumes. Dans ce cas nous diminuons un peu la quantité de lait ingérée.

Lorsqu'on veut faire prendre aux malades des pommes de terre il est préférable de les donner cuites au four ; la cuisson leur fait ainsi perdre de l'eau et la quantité de substance nutritive est plus grande sous un même volume. La purée a l'inconvénient de renfermer beaucoup d'eau et de forcer d'ingérer un plus grand volume.

Les légumes décortiqués, les pâtes, les bouillies, constituent d'excellents aliments.

Nous avons en dehors de l'hôpital observé très souvent les bons effets d'une bouillie que nous faisons composer de la façon suivante :

Pâtes ou farines. . . .	20 à 30 grammes.
Lait..	400 grammes.
Beurre..	12 —
Sucre.	7 —
Sel.	Petite quantité.

Quand cette bouillie est cuite, on y ajoute avant de la servir, alors qu'elle est à une température convenable, un œuf cru battu.

Cette bouillie un peu épaisse est d'une saveur agréable, son volume est celui d'un bol ordinaire et nous avons calculé que sous ce volume relativement petit, elle ne fournissait pas moins de 600 calories. Cet aliment est très digestible, très facile à prendre : on peut donner deux bols semblables dans la journée, ce qui fait déjà un total de 1 200 calories. On comprend que les régimes peuvent être composés à volonté, mais on aura toujours pour but de fournir le plus de substances nutritives sous un volume qui ne soit pas trop considérable.

En voici un exemple :

1° deux litres de lait dans les 24 heures.

2° à midi. . . .	1 ou 2 œufs (à la coque ou autrement).
	100 gr. de bœuf haché cru.
	Une bouillie (comme ci-dessus).
	Fruits cuits (10 pruneaux par exemple).
	100 gr. de pain.
3° à 7 h. et demie.	Un potage à la purée de légumes (avec œuf battu si possible).
	100 gr. de bœuf haché cru (présenté sous une autre forme que le matin).
	Une bouillie (en changeant la farine ou la pâte).
	Fruits cuits (abricots secs en compote ou confitures).
	100 gr. de pain.

Il est possible de réduire encore la quantité de lait à prendre dans les vingt-quatre heures, en augmentant l'importance des repas ou en ajoutant un petit déjeûner le matin (composé de chocolat au lait et de beurre) et un goûter à quatre heures du soir (composé de crème de lait, gâteaux, confitures, thé léger).

Les boissons chaudes prises uniquement à la fin du repas nous ont paru constituer un très bon procédé qui rendrait la digestion plus facile.

Le régime que nous indiquons donnera les meilleurs résultats chez tous les malades que l'on désire engraisser, hystériques, neurasthéniques, et même tuberculeux. Il contient en outre les sels nécessaires, en particulier les sels de fer sous leur forme la plus assimilable (sels de fer du jaune d'œuf).

Il est facile de varier les bouillies avec une série de pâtes et de farine (riz, froment, avoine, maïs, vermicelle, semoule, etc.). La viande crue peut être présentée de bien des manières : dans du bouillon, dans des purées, dans des œufs brouillés (ajoutée au moment de les servir).

Les malades ne se rebutent pas, aussi facilement qu'on le croit, d'un régime uniforme. Les plats qui causent le dégoût quand ils entrent souvent dans l'alimentation sont surtout ceux qui sont difficiles à digérer et qui apportent un trouble dans nos fonctions. Avec les aliments facilement digérés et absorbés, il est aisé d'éviter le dégoût (qui encore une fois n'est pas causé par l'uniformité seule) ; bien des malades prennent le lait, sans se plaindre, pendant de nombreux mois.

Nous avons calculé qu'avec le régime que nous venons d'indiquer, on arrive à fournir sans peine à l'organisme le double de calories nécessaires pour la ration d'entretien. Les agriculteurs qui ont la plus grande expérience en la matière estiment qu'une ration d'engraissement pour être rapidement efficace doit répondre précisément aux conditions que nous réalisons ainsi.

Ajoutons que le médecin doit surveiller la manière dont les malades sont couverts suivant la température de la salle ; le froid, on le sait, est une cause de déperdition pour l'organisme et doit entrer en ligne de compte dans le problème de l'alimentation.

CHAPITRE IV

MOYENS ADJUVANTS

Massage. Opinion de Weir Mitchell. — Électrisation. — Hydrothérapie. — Ces procédés ne doivent être considérés que comme adjuvants. — Médicaments. — Opinions de Georget, de Dujardin-Beaumetz. — Ne pas soigner le symptôme, mais l'état psychique et l'état général. Dangers des médicaments chez les névropathes.
Nécessité de la psychothérapie suivant Dubois.

Massages, électricité, hydrothérapie. — Weir Mitchell pense que le repos au lit présente quelques inconvénients qu'il s'est efforcé de corriger. Le repos suivant lui peut donner de l'atrophie musculaire, ralentir la circulation, occasionner de la constipation. C'est pour lutter contre ces inconvénients qu'il a introduit dans sa méthode le massage et l'électricité.

Il s'étend sur les avantages du massage, qui, pratiqué méthodiquement et progressivement, fait disparaître les hyperesthésies abdominales et dorsales si fréquentes chez les malades; le massage active la circulation; sous son influence, dit-il, les veines se gonflent, les ongles deviennent roses, la température locale s'élève et les sensations de froid aux jambes et aux pieds disparaissent. Le massage doit s'exercer sur la peau, sur les muscles des membres et du tronc y compris ceux de la région dorsale. Les séances sont faites tous les jours, sauf au moment des règles et de préférence au milieu de l'espace qui sépare deux repas.

Weir Mitchell reconnaît également de grands avantages à l'électrisation. Il emploie les courants induits à interruption lente (de deux à cinq secondes), il exerce un à un tous les muscles. Les effets de l'électrisation sont d'augmenter la température, d'activer la circulation, ils se rapprochent de ceux du massage, et c'est grâce à ces deux procédés que Weir Mitchell croit la suralimentation possible chez des malades au repos.

Les auteurs ont beaucoup discuté sur les effets du massage et de l'électricité (sous ses différentes formes) dans les névroses : on les a beaucoup exagérés, on les a peut-être un peu diminués.

La manière dont les emploie Weir Mitchell[1] et les conclusions qu'il tire de leur application paraissent absolument rationnelles, mais nous ne pouvons sur ce point apporter notre expérience personnelle. Le massage dans les rares cas où nous l'avons employé nous a paru donner de bons résultats, le massage abdominal, en particulier, nous semble devoir rendre des services.

Les malades soignées salle Pinel sont nombreuses, le temps nécessité chaque jour par leur traitement psychothérapique et rééducateur est déjà considérable, et il serait bien difficile de faire encore pour chacune d'elle une séance d'électricité et une séance de massage.

Nous ne considérons d'ailleurs ces procédés que comme des adjuvants, et l'on peut obtenir d'excellents résultats sans leur secours.

Nous dirons exactement la même chose de l'hydrothérapie qui, bien employée rend des services ; tous ces moyens peuvent sans doute être utiles, aucun n'est indispensable, ni pour la suralimentation, ni pour la guérison.

Chez des malades agitées, ayant de l'insomnie prolongée, nous avons, dans quelques cas, employé avec succès le drap mouillé.

Médicaments. — Il serait difficile de trouver une médication qui dans la suite des siècles n'ait été utilisée contre les accidents hystériques.

Ceux qui s'intéressent à cette question ne regretteront certainement pas d'avoir lu Briquet ; ils verront dans son *Traité de l'hystérie,* la réunion la plus bizarre de moyens, physiques, physiologiques, chimiques, etc..., utilisés contre la névrose à travers les âges[2].

Les procédés thérapeutiques dans la neurasthénie, qui est

1. W. Mitchell, *loc. cit.*, p. 66 et suiv.

2. Briquet, *L'Hystérie,* édit. Baillière. 1859, p. 629 et suiv., p. 694. On trouvera également dans ce même chapitre la mention assez curieuse de l'hydrothérapie dans la fièvre typhoïde, p. 648.

de connaissance beaucoup plus récente, commencent à être innombrables. On en trouvera déjà un grand nombre mentionnés dans l'ouvrage de Levillain[1] publié en 1891.

Il est à remarquer d'ailleurs que tous ces remèdes ont à leur actif des résultats heureux et ont eu chacun un moment de vogue, justifiée dans une certaine mesure.

Mais comme le dit Dujardin-Beaumetz[2]: « Tout résultat thérapeutique qui n'aura pour base que des applications sur les hystériques sera, par cela même entaché d'erreur, et l'on ne peut jamais affirmer que tel médicament ou telle médication donnera des résultats identiques dans les autres cas d'hystérie. »

L'erreur commune à presque tous ces procédés consiste en ce qu'ils s'adressent à un symptôme et ne traitent pas la cause, ne modifient pas l'état général du sujet.

Georget[3], en 1821, disait déjà : « Ce qui a contribué à encombrer les matières médicales, à multiplier les recettes et les moyens curatifs c'est la thérapeutique du symptôme, c'est-à-dire l'application des remèdes aux effets et non à la cause des désordres. »

Le même reproche de ne traiter que le symptôme s'adresse aux chirurgiens qui, il y a quelques années, sévissaient sur les hystériques. Gilles de la Tourette[4] fulmine avec raison contre eux et sa tâche était facile. « Il ne faut, dit-il, jamais employer une thérapeutique banale du symptôme contre des accidents hystériques : c'est à l'oubli de ce précepte que nous devons tant d'opérations chirurgicales inutiles ou funestes. Toute thérapeutique de complaisance doit être rejetée ; avec l'hystérique, il ne faut jamais mentir, ne jamais céder[5]. »

La règle la plus importante du traitement des hystériques et des neurasthéniques est donc : *de ne pas soigner le symptôme,*

1. LEVILLAIN, *La neurasthénie*. Maloine, 1891.
2. DUJARDIN-BEAUMETZ, *Mémoires. Société thérap.*, 1881, cité par Oulmont.
3. GEORGET, *De la physiologie du système nerveux*, 1821, t. II, p. 301, cité par Gilles de la Tourette.
4. GILLES DE LA TOURETTE, *Traitement de l'hystérie*. Thérapeutique de ROBIN, p. 110.
5. GILLES DE LA TOURETTE et G. GASNE, Article *Hystérie*. *Traité de médecine* de BROUARDEL..., p. 335.

mais de s'occuper surtout de l'état mental. — Malheureusement c'est le symptôme qui gêne les malades, ils exigent des médecins qu'ils le soignent uniquement, et il arrive trop souvent que ceux-ci, ignorants de la nature de la maladie, commencent une série de traitements aussi inutiles que variés, soignant tous les symptômes qui éclosent les uns après les autres :

« La malade parcourt, dit Weir Mitchell, la série des spécialistes pour les maladies nerveuses, des gynécologistes, des hydropathes, des corsets plâtrés, des bretelles hygiéniques et de toutes les autres variétés de traitement plus ou moins fantastiques[1]. » Et ailleurs, il ajoute : « C'est alors que le bromure, l'opium, le chloral et l'alcool commencent à jouer leur rôle nuisible. Si les troubles utérins n'ont pas ouvert la scène, ils se produisent alors, et le traitement qu'on leur applique est ordinairement inutile. J'en dirai autant de la dyspepsie, de la constipation. »

Si Weir Mitchell écrivait aujourd'hui chez nous, il n'oublierait certainement pas de mentionner « les vins fortifiants » et une série d'autres remèdes malfaisants qui sont venus s'adjoindre à sa liste.

Les méfaits que nous en avons observés à la Salpêtrière au point de vue de la santé des malades ne peuvent se compter. Et de plus, l'emploi de ces spécialités, de ces médications toutes fort chères, est la cause d'une véritable ruine pour les ménages d'ouvriers ; et nous pourrions citer des exemples de malades pauvres, qui ont dépensé vainement pour se soigner en l'espace de quelques mois ou de quelques années des centaines et des milliers de francs.

A la Salpêtrière nous n'avons jamais employé de médicaments chez les hystériques, à moins qu'il ne s'agisse de troubles non attribuables à la névrose. — Ainsi, dans le cas de traitement de la morphinomanie nous avons après suppression du poison, cru nécessaire de donner du chloral, du bromure de potassium, du sulfonal, etc...

Beaucoup de médecins emploient encore, dans un but de suggestion, les pilules de mie de pain, les pilules de bleu de

1. Weir Mitchell, *loc. cit.*

méthylène, les pilules dites fulminantes. C'est selon nous un très mauvais moyen, que de traiter ces malades par des procédés basés sur la supercherie, et nous croyons plus simple et surtout plus rationnel dans ces conditions, d'employer la suggestion toute pure, ou mieux la persuasion dont nous exposerons plus loin les effets.

Il est de règle, dans le service du Pr Dejerine, de ne jamais donner de médicaments aux neurasthéniques, et les malades s'en passent beaucoup mieux qu'on ne pourrait le croire.

Des médecins très autorisés, croient utiles de donner aux neurasthéniques quelques médicaments, nous pouvons dire seulement que dans les cas relatés dans nos observations nous n'avons pas eu besoin d'y recourir.

D'après ce que nous avons constaté en plusieurs circonstances à la suite d'injections salines dans des affections différentes de celles qui nous occupent ici, nous ne nions pas que les injections de sérum puissent parfois rendre des services. Cette méthode[1] a pour le moins le mérite de s'adresser à l'état général du sujet; mais ne l'ayant pas employée chez les neurasthéniques, nous ne pouvons donner d'opinion personnelle sur ce point.

En dehors des médicaments proprement dits, de nombreux procédés ont été et sont encore utilisés dans les névroses. La critique que Brachet en faisait en 1847 a été refaite bien des fois depuis et n'a guère varié.

« Parlerons-nous de l'aimant auquel des auteurs estimables et surtout le vulgaire ont prêté des vertus si efficaces? C'est un calmant, un faible calmant. Il peut donc servir quelquefois à dissiper le spasme et calmer la douleur et, plus souvent encore, à tranquilliser l'imagination. Mais il ne possède aucune autre vertu : la foi, la confiance y font beaucoup.

« Il en est de même du magnétisme et de l'électricité. Ces moyens dont la thérapeutique s'était promis de si grandes merveilles contre les affections nerveuses sont bien souvent déjà tombés en désuétude[2]. »

Brachet ne se montre pas, dans les phrases qui suivent ce passage, l'ennemi irréductible de ces méthodes, il pense qu'il

1. M. de Fleury, *Les grands symptômes neurasthéniques*. Paris, F. Alcan, 1902, p. 142, 380, 384.
2. Brachet. *Traité de l'hystérie*, édition Savy, 1847, p. 427.

est toujours bon d'essayer..., mais il ne cache guère un doux scepticisme qui est bien moderne.

L'opinion de Briquet sur la métallothérapie, qui a eu tant de vogue, date à peu près de la même époque, elle est restée également toute d'actualité : « La facilité qu'ont les hystériques à être modifiées par tout ce qui frappe leurs sens ou leur imagination rend ces sortes d'études fort délicates et, il faut le dire, les expérimentations n'ont pas encore assez d'évidence pour pouvoir amener une conviction sur l'efficacité des applications métalliques[1]. »

Nous retiendrons donc de toutes ces considérations sur les procédés de guérir, qu'un symptôme dans le cours de l'hystérie ou de la neurasthénie ne doit pas être le but d'une thérapeutique spéciale. Il est mauvais de s'adresser uniquement à un symptôme, car premièrement en le traitant mal on l'aggrave et l'on fixe sur lui définitivement l'attention du sujet, deuxièmement en le traitant bien on le fera peut-être disparaître, mais on aura négligé de soigner l'état mental, source de nouveaux symptômes qui naîtront par la suite et qu'il faudra soigner indéfiniment les uns après les autres.

A des maladies générales comme l'hystérie, comme la neurasthénie il faut un traitement général.

« Chacun connaît dit le Pr Dubois (de Berne)[2] ce jeu de patience qui consiste à retirer un anneau d'un assemblage de fils métalliques figurant une croix ou quelque autre objet. Souvent on croit avoir trouvé la solution, on a réussi à faire passer l'anneau à travers quelques obstacles, mais subitement on est arrêté. Pour réussir il faut faire suivre à l'anneau le chemin qu'on lui a fait prendre pour le faire entrer.

Il en est de même dans le traitement du nervosisme (sous ce terme général Dubois désigne la neurasthénie et l'hystérie) sous toutes ses formes. Souvent par les procédés habituels de la médecine on amène quelque amélioration ; il semble que l'on va arriver au but, mais bientôt on est arrêté ; on a supprimé certaines manifestations sans modifier le nervosisme lui-même.

1. Briquet, *Traité de l'hystérie*, édition Baillière, 1859, p. 657.
2. P. Dubois, Troubles gastro-intestinaux du nervosisme. *Revue de médecine*, juillet 1900.

Comme pour l'anneau il faut suivre dans le sens inverse la voie d'entrée ; or le nervosisme naît par la voie psychique, c'est dans l'influence psychique qu'il faut chercher la solution du problème.

La psychothérapie a pour but de rendre au malade la maîtrise de lui-même, de faire l'éducation rationnelle de sa volonté ou plutôt de sa raison... »

A des maladies générales comme l'hystérie, comme la neurasthénie, ou comme le nervosisme, pour employer le terme de Dubois, il faut donc un traitement général et ce traitement c'est la psychothérapie que nous allons maintenant étudier et dont nous montrerons les applications et les effets.

CHAPITRE V

ACTION RÉCIPROQUE DU « PHYSIQUE » SUR LE « MORAL »

Impossibilité d'établir physiologiquement une distinction entre l'esprit et le corps. Quels sens on peut attacher aux termes « physique » et « moral ». — Domaine différent de la biologie et de la métaphysique : opinions de Liard, de J. Soury, de Grasset.

Action de l'esprit sur le corps. — Action involontaire de l'esprit sur le corps. Action des émotions sur les sécrétions sudorale, salivaire, urinaire, intestinale, gastrique, lacrymale. Action sur la quantité et la qualité de ces sécrétions. Action des phénomènes psychiques sur le cœur, sur les fibres musculaires, sur les voies biliaires, sur l'œsophage, le pylore, sur les mouvements de l'intestin. Expérience de Kronecker. Influence des émotions sur l'utérus, sur le fœtus. Restrictions à apporter au sujet de l'influence des émotions. Influences psychiques à l'origine des maladies et dans leur évolution. Actions différentes des mêmes émotions suivant les sujets. Action curative de certaines émotions violentes. Application rudimentaire de cette constatation. — Action d'arrêt, ou inhibitrice, des émotions. Extase, phénomènes du spiritisme.

Action de la volonté sur le corps. — Différentes opinions sur la volonté. Action de la volonté sur les muscles à fibres striées, sur les mouvements respiratoires, sur le cœur, sur l'estomac, sur l'intestin; sur les mouvements de la pupille, sur la sécrétion lacrymale, etc. Opinions de John Hunter, de Broussais, de Woodworth. Effets inhibiteurs de la volonté sur les réflexes. Stoïciens. Martyrs des différentes religions. Discussion de la division que nous avons adoptée.

Action de la volonté sur les phénomènes psychiques (phénomènes d'intelligence, de mémoire, de sentiment ; images). Réaction de la volonté sur elle-même. Volonté de vouloir.

Action du corps sur l'esprit. — Union intime du cerveau et des autres parties du corps par la circulation, par les nerfs. Tout phénomène se produisant dans un organe peut retentir sur le cerveau et modifier les phénomènes psychiques. Rôle de la fatigue sur les actes psychiques. Rôle des auto-intoxications. — Action du corps sur l'esprit utilisée par Ignace de Loyola. Opinion de Pascal. — Rôle des attitudes sur les sentiments évoqués pendant l'hypnose. Explication de ces phénomènes suivant Richet. — Application thérapeutique suivant Hartenberg. — Union intime du physique et du moral. Délimitation et définition de la psychothérapie.

Avant d'étudier ce que nous pouvons obtenir de la psychothérapie et comment nous pouvons l'obtenir, il est logique de mesurer quel est l'empire de l'esprit sur le corps et de rechercher aussi quelle est l'action du corps sur l'esprit.

Ces questions ont été abordées dans toutes les philosophies, dans toutes les religions, voilà pourquoi presque toutes contiennent au moins secondairement une part de psychothérapie. Sur les rapports de l'esprit et du corps ont été basés des théories, des dogmes, dont nous n'avons pas à nous occuper dans cette étude.

Remarquons cependant que les termes d'esprit et de corps ne peuvent être employés par les physiologistes et les pathologistes avec le même sens que par les philosophes et les théologiens.

On peut en physiologie diviser les phénomènes en phénomènes circulatoires, respiratoires, digestifs, psychiques, etc..., et étudier les liens intimes qui les unissent; on peut en pathologie rechercher leurs modifications morbides, mais aucun procédé d'expérimentation ne nous mène à la conception de l'esprit et ne nous permet de distinguer un esprit et un corps.

Les termes de « physique » et de « moral » ne sauraient donc être employés légitimement dans ces sciences ; si l'on tient à les conserver pour la facilité du langage il faut comprendre sous la dénomination de « physique » l'ensemble des phénomènes pour lesquels le système nerveux supérieur ne paraît pas indispensable, et sous le nom de « moral » l'ensemble des phénomènes qui dépendent de ces centres supérieurs et qui s'accompagnent en général de conscience.

Cette division est peut-être commode mais elle est inexacte et en réalité il n'y a pas là de délimitation *biologique* possible. En physiologie, en psycho-physiologie, en pathologie, il n'y a pas un esprit et un corps, il n'y a qu'un organisme avec des fonctions multiples qui retentissent les unes sur les autres.

Nous n'entendons nullement par là nier les sciences qui s'occupent de l'esprit à d'autres points de vue ; bien au contraire nous admettons leur légitimité et nous regrettons que malgré les remarquables travaux de philosophes et d'hommes de science, on continue toujours à proclamer des faillites de sciences, de philosophies, de religions, comme si une science pouvait en condamner une autre alors que leurs domaines, leurs méthodes n'ont aucun rapport.

Et c'est pourquoi nous adoptons cette conclusion de Liard[1], qu'il tire de la discussion philosophique la plus serrée. « Les raisons invoquées au nom de la science positive contre la pos-

1. Liard, *La science positive et la métaphysique*. Paris, F. Alcan, 1883, p. 207 (lire sur ce sujet le très beau chapitre qui termine le même ouvrage, p. 474-485)

sibilité de la métaphysique ne méritent pas créance. » Une pensée analogue est exprimée par J. Soury[1] dans *Oratoire* et *Laboratoire*: « J'ai soutenu, dit-il, et je répète qu'entre la foi et la science bien comprise il n'existe point de conflit possible, c'est à la condition qu'il n'y ait point de rencontre. Leur domaine est distinct ; elles s'ignorent, elles ne répondent ni aux mêmes besoins ni aux mêmes questions... »

Grasset[2] qui cite les auteurs précédents et développe la même thèse de la façon la plus intéressante et la plus documentée, ajoute en terminant son beau livre sur *Les limites de la biologie* : « La conclusion c'est que toutes ces diverses sciences ne sont pas des chapitres divers d'une seule science, la biologie, qu'on ne peut pas les ramener les unes aux autres, qu'elles sont indépendantes, peuvent se développer indéfiniment, chacune dans son domaine sans jamais se nuire mutuellement, se contrarier ou se contredire. »

Ces distinctions étant établies, et nous les considérons comme importantes, nous continuerons à employer dans ce livre les termes d'esprit et de corps, de physique et de moral, ces mots étant encore employés d'une façon constante dans tous les ouvrages de médecine.

Action de l'esprit sur le corps.

Le moral peut agir sur le physique d'une façon involontaire et d'une façon volontaire. C'est cette division que nous adopterons pour notre exposé, momentanément au moins, quitte à discuter ensuite ce qu'elle a de défectueux.

Action involontaire de l'esprit sur le corps. — Dans ce premier groupe prennent place tous les phénomènes psychiques qui produisent des modifications physiologiques que le sujet ne s'est pas proposé comme but. Ces phénomènes dépendant de réflexes plus ou moins compliqués sont souvent inconscients ou subconscients.

Les émotions sont la cause de la plupart de ces actions. Leur

1. SOURY, *Action française*, 1er novembre 1901 (cité par Grasset).
2. GRASSET, *Les limites de la biologie*. Paris, F. Alcan. 1903, p. 169.

influence a été connue de tout temps par les médecins, elle joue un rôle qui n'a jamais été contesté dans la genèse des maladies.

Ouvrons le premier traité de pathologie interne que nous avons sous la main, et parcourons l'étiologie des maladies, nous verrons qu'il en est bien peu pour l'explication desquelles une influence morale n'ait été invoquée comme cause indirecte ou même comme cause directe.

En faisant la part d'exagération et d'ignorance qui existe dans les chapitres d'étiologie des auteurs anciens, l'influence du moral admise depuis est encore considérable. On trouvera dans l'ouvrage de Féré[1] des exemples nombreux et des plus intéressants de l'action des émotions sur le physique. Hack Tuke[2] en a réuni un nombre considérable dont la plupart sont très saisissants.

Toutes les sécrétions peuvent subir des modifications importantes sous l'influence d'émotions, de préoccupations. Des sueurs abondantes, même des sueurs de sang[3] ont été observées à la suite de frayeurs. — La crainte diminue la sécrétion salivaire, la bouche devient sèche. La colère s'accompagne de phénomènes vaso-moteurs constants et que tout le monde connaît bien. L'anxiété, les préoccupations augmentent la sécrétion urinaire et la fréquence des mictions. La peur exagère les sécrétions intestinales et donne de la diarrhée, les exemples sur le champ de bataille ne peuvent se compter. Les modifications apportées dans la sécrétion du suc gastrique par les phénomènes psychiques ont une importance de premier ordre en médecine, Beaumont[4] a pu observer par suite d'émotions des modifications vaso-motrices de l'estomac d'un homme chez qui une plaie permettait de voir la muqueuse gastrique. Les expériences si bien conduites de Pawlow[5] ne laissent plus aucun doute sur ce point. Toutes les émotions fortes agissent sur la sécrétion lacrymale et non seulement les chagrins mais encore les joies vives.

1. Féré, *Pathologie des émotions*. Paris, 1892, F. Alcan. p. 222 et suiv.
2. Hack Tuke, *Le corps et l'esprit*, trad. Parant. Baillière, 1886, p. 232, etc.
3. Féré. *Pathologie des émotions* cite plusieurs travaux sur ce sujet, p. 245.
4. Beaumont, cité par Hack Tuke, p. 232.
5. Pawlow, *Le travail des glandes digestives*, trad. Pachon et Sabrazès, Masson, édit., 1901.

Il est universellement admis que les influences psychiques agissent fortement et fréquemment sur les règles des femmes : on en trouvera des exemples dans nos observations. On cite beaucoup de faits d'arrêt sur la sécrétion lactée sous les mêmes causes.

Non seulement les phénomènes psychiques modifient puissamment la quantité mais encore la qualité des sécrétions.

Les belles expériences de Pawlow[1] sur le suc gastrique d'origine psychique sont les preuves les plus démonstratives que nous puissions donner. Il a observé non seulement que la vue ou l'odeur d'aliments occasionnaient de la sécrétion de l'estomac, mais encore que cette sécrétion variait en qualité avec les aliments présentés.

Les analyses d'urines émises sous l'influence de phénomènes psychiques, bien que plus discutées, ont conduit à des conclusions semblables[2].

Ces actions déterminent encore des phénomènes moteurs aussi bien dans le domaine des muscles non soumis à la volonté que dans ceux qui en dépendent. Il est inutile d'insister sur les effets des émotions, sur les battements du cœur, sur la production des palpitations ou des syncopes cardiaques.

Nous avons présenté avec notre maître le Dr Launois à la Société Médicale des Hôpitaux[3], un malade (ancien syphilitique) qui avait été atteint d'une rupture des valvules de l'aorte à la suite d'une violente émotion. Cet homme avait dans un après-midi réalisé presque une fortune aux courses ; il place tout ce qu'il avait gagné sur un cheval, le cheval tombe au moment d'atteindre le but et le joueur lui-même tombe sans connaissance, ressentant une violente douleur dans la région du cœur. En reprenant connaissance, il entendit à chaque pulsation de son cœur un bruit soufflant dans sa poitrine. Ce bruit n'existait pas auparavant, il était si fort que les personnes placées à une petite distance du malade (sa femme par exemple dans le silence de la nuit) l'entendaient distinctement. Ce souffle a persisté, il existe encore, il s'entend à distance, et l'auscultation ne laisse aucun doute sur son siège au niveau des valvules aortiques.

1. PAWLOW, *Le travail des glandes digestives*, trad. Pachon et Sabrazès, édit. Masson, 1901, p. 114.
2. Voir HACK TUKE, p. 249, *loc. cit.*
3. *Bulletin de la Soc. Med. des Hop. Paris*, 24 mai 1901, p. 528.

Il n'y a pas de fibres musculaires lisses qui ne soient sujettes à recevoir l'influence des phénomènes psychiques.

La jaunisse déterminée par la peur existe certainement, (nous en publions un exemple très net dans nos observations), et l'on admet qu'elle est due au spasme des vaisseaux biliaires. Les spasmes de l'œsophage, du pharynx, d'origine émotionnelle, l'impossibilité d'avaler brusquement sont des faits acquis. Nous rapportons un cas de contracture du pylore chez une femme très nerveuse.

Les mouvements de l'intestin sont vivement impressionnés par les influences psychiques.

Dubois[1] (de Berne) cite à ce sujet une expérience de Kronecker. Ce savant montrait à ses élèves la rapidité et la puissance des contractions intestinales en introduisant dans ce conduit une boule qui était chassée plus ou moins vite par les contractions plus ou moins énergiques de l'organe. « Et Messieurs, dit Kronecker, ce qui agit surtout sur l'intestin du chien, ce sont les émotions morales tristes ou joyeuses ; il suffit de menacer l'animal d'une punition pour voir arriver la boule d'argent à l'orifice, plus rapidement que sous l'influence des agents physiques. »

Dans le même ordre d'idées Cannon[2] a vu par les rayons X des phénomènes d'arrêt des mouvements de l'estomac et de l'intestin sous l'influence de la peur. Ces constatations ne contredisent pas celles de Kronecker, une même cause pouvant suivant son intensité et suivant les dispositions individuelles produire des effets différents.

L'utérus ne fait pas exception : plusieurs femmes nous ont raconté avoir eu des fausses couches qu'elles ne pouvaient attribuer qu'à une émotion morale ; un grand nombre de faits semblables ont été rapportés par des médecins. Les émotions paraîtraient suivant plusieurs auteurs agir non seulement sur l'utérus, mais encore sur le fœtus pendant la grossesse ; c'est une opinion courante et cela semble encore résulter de remarques faites par des médecins sur les enfants nés de mères enceintes pendant le siège de Paris.

1. Dubois, *Revue de médecine*, juillet 1900, p. 578.
2. *American Journal of Physiology*, 1898, I, 380 ; 1902, VI, 275, cité par Woodworth, dans *Le Mouvement*. Doin, 1903, p. 221.

Il ne faut cependant pas rapporter uniquement à des phénomènes psychiques ce qui peut être ébranlement de tout l'organisme.

Si un individu entend une explosion à côté de lui, il pourra avoir une frayeur intense, mais tous ses organes recevront également une secousse violente, et les troubles qu'il éprouvera par la suite ne doivent peut-être pas être attribués uniquement à la peur.

« Une forte excitation de lumière, ou un bruit violent peuvent provoquer une aspiration profonde et rapide, un appel d'air, même chez un animal privé de son cerveau[1]. »

Il s'agit dans ces expériences de phénomènes réflexes qu'il nous semble impossible de rattacher à des actes psychiques.

Cette très légère réserve n'amoindrit en rien l'empire du moral sur le physique qui reste immense, même à en juger seulement par les quelques faits que nous avons rappelés.

Non seulement les influences psychiques peuvent déterminer l'apparition de phénomènes physiologiques ou morbides plus ou moins isolés, mais encore constituer des états pathologiques, créer des maladies chez des individus prédisposés, telles que la folie, l'hystérie, la neurasthénie, etc.

Les émotions jouent également un grand rôle au cours des maladies qu'elles n'ont pas provoquées ; elles agissent sur la fièvre, elles agissent sur la nutrition, et c'est pourquoi de tout temps, on les a ménagées aux malades.

Ce qu'une émotion a fait, c'est encore là un point bien intéressant, une autre, ou la même dans des conditions différentes peut le supprimer.

Les actions d'arrêt, les actions inhibitrices des émotions ne sauraient être discutées ; les paralysies momentanées ou persistantes à la suite de la peur sont innombrables ; des faits fréquents et bien observés d'impuissance génitale d'origine psychique ont été relatés par beaucoup de neuro-pathologistes.

Une même émotion peut déterminer une contraction ou une paralysie, un mouvement ou une impossibilité d'accomplir ce mouvement, une sécrétion ou un arrêt de cette sécrétion.

1. Mosso, *La peur*, p. 9, cité par Höffding, *loc. cit.*, p. 294.

Ces faits sont bien connus du public, qui par un raisonnement très simple avait cru le remède facile à employer. C'est de cette constatation qu'est venu l'usage d'essayer de guérir par une frayeur ce qui avait été déterminé par une frayeur. Parfois la méthode a donné le résultat désiré, mais souvent le remède a aggravé l'état des symptômes. Nous ne savons pas en effet comment la même émotion peut déterminer chez le même individu des actions très différentes. Les conditions de cette différence nous échappent.

Tous les faits auxquels nous faisons allusion sont dus à des actions involontaires de l'esprit sur le corps ; dans le même groupe, il faut encore ranger tous les actes suggérés pendant l'hypnose, toutes les suggestions à l'état de veille, l'action psychique de médicaments inactifs par eux-mêmes, les autosuggestions, dans lesquelles la volonté n'a pas de part.

Les faits d'extase avec suppression de la sensibilité, sont encore des exemples d'action involontaire de l'esprit sur le corps sous l'influence d'un sentiment puissant. La plupart des phénomènes de spiritisme, de tables tournantes, sont sous la dépendance d'actions involontaires, inconscientes, déterminées par différents états d'esprit.

Nous reviendrons plus loin dans des chapitres spéciaux, sur l'hypnotisme et sur la suggestion, nous aurons également à nous occuper du pouvoir moteur des images, c'est pourquoi nous n'aborderons pas ici ces différents points.

Action de la volonté sur le corps. — Nous avons envisagé ce que peuvent faire les phénomènes psychiques sur le corps d'une façon involontaire. Voyons ce que peut faire volontairement l'esprit sur le corps, autrement dit étudions l'empire de la volonté.

De la volonté elle-même nous ne nous occuperons pas au point de vue théorique.

Paul Janet[1] l'appelle l'*activité réfléchie*.

« Vouloir, dit Ribot[2], c'est choisir pour agir ; telle est pour nous la formule de la volonté normale. »

« Un autre point sur lequel il faut insister, dit Sergi[3], est

1. Paul Janet, *Traité élément. de philosophie*. Delagrave, 1887, p. 274.
2. Ribot, *Les maladies de la volonté*. Paris, F. Alcan, 1883, p. 111.
4. Sergi, *Psychologie physiologique*, trad. Mouton. Paris, F. Alcan, 1888, p. 418.

celui-ci que, si la volition est un phénomène, comme cela n'est pas douteux, elle ne peut en aucune façon exister antérieurement en puissance dans une faculté spéciale, comme l'admettent quelques philosophes, si elle existe ainsi en puissance, ce ne peut être que dans les conditions anatomo-physiologiques, des organes tant intérieurs qu'extérieurs. On parle communément de la volonté comme d'une puissance, ce mot volonté même n'exprime qu'une abstraction, non une force spécifique, une substance. »

« S'il faut l'envisager de la sorte, dit Hack-Tuke[1], il est clair que la volonté n'est point une faculté spéciale, indépendante des autres facultés mentales, mais qu'elle est formée d'un élément émotif qui porte à agir, et d'un élément intellectuel qui règle l'action. De l'équilibre de ces deux éléments résulte l'acte de volonté. »

Höffding[2] appelle la volonté « le côté actif de la vie consciente ».

Nous ne croyons pas qu'il soit nécessaire pour notre travail qui vise à un but pratique immédiat, de faire un choix entre ces définitions, et nous dirons seulement avec Feuchtersleben[3], qui ne définit pas la volonté : « Tout homme, même le plus faible d'esprit, constate en lui-même cette puissance de vouloir qui, développée dans l'homme fort, devient le caractère. »

Il est inutile d'insister sur l'action de la volonté sur les muscles à fibres striées. Ces muscles sont, à un haut degré, soumis à la volonté et sont de ce fait, désignés sous le nom de muscles volontaires. Notre volonté s'exerce sur eux de deux manières : nous pouvons leur commander de faire un mouvement ou nous pouvons arrêter un mouvement commencé. Les muscles des membres, du cou, de la face, une grande partie des muscles du tronc, sont des muscles à action volontaire. L'esprit possède sur eux un pouvoir moteur et un pouvoir d'arrêt.

Les muscles respiratoires qui fonctionnent en dehors de notre volonté, lui sont pourtant soumis au moins momenta-

1. HACK-TUKE, *loc. cit.*, p. 284.
2. HÖFFDING, *loc. cit.*, p. 394.
3. DE FEUCHTERSLEBEN, *Hygiène de l'âme*, édit. Baillière, 1853, p. 41.

nément puisque nous pouvons à volonté, accélérer, diminuer ou arrêter les mouvements de notre respiration.

On a cité des exemples bien observés de personnes capables de modifier les battements de leur cœur par la volonté. Hack-Tuke[1] a observé un vieillard de soixante-dix-neuf ans, qui en l'espace de 2 minutes faisait passer ses pulsations cardiaques du nombre de 63 au chiffre de 82 par minute. Des faits d'arrêt volontaire du cœur ont été signalés et bien étudiés par des médecins.

Il n'est pas exceptionnel de rencontrer des individus bien portants, capables de produire des bruits stomacaux ou intestinaux en combinant les mouvements du diaphragme et des muscles abdominaux. A un degré de plus, certaines personnes parviennent à vomir, à ruminer volontairement. La volonté pourrait même s'étendre aux mouvements péristaltiques de l'intestin. Hack-Tuke qui a réuni plusieurs faits de cet ordre cite encore des cas d'action très nette de la volonté sur les mouvements de la pupille.

Bien des femmes versent des larmes presque à volonté.

Quand la volonté ne peut agir directement sur un organe, elle peut exercer sur lui son pouvoir indirectement. Nous avons vu ce que les émotions étaient capables de produire sur les sécrétions, sur les muscles lisses de l'œsophage, de l'estomac, de l'intestin, etc.; il nous est possible de provoquer volontairement ces états émotionnels et d'agir par eux sur les différents organes. Il suffit à certaines personnes de penser à un aliment qui leur déplaît pour avoir des nausées et même des vomissements. La pensée d'un bon repas fait sécréter la salive, fait venir « l'eau à la bouche ». La représentation mentale volontaire d'un spectacle émotionnant peut occasionner une accélération des battements du cœur. Ainsi la volonté produit des résultats surprenants dans le domaine des mouvements volontaires et dans celui des actes dits involontaires.

Mais il n'est pas la plupart du temps suffisant d'un seul effort volontaire, mais de toute une série pour parvenir au but désiré ; il faut le plus souvent un long entraînement, une éducation patiente.

1. HACK-TUKE, *loc. cit.*, p. 297.

La volonté s'exerce encore sur beaucoup de nos sensations en les exaltant par l'attention ou en les diminuant.

Elle peut, suivant John Hunter, créer des sensations de toutes pièces avec une puissance extraordinaire : « Je suis certain, déclare cet auteur, de pouvoir fixer l'attention sur une partie quelconque de mon corps jusqu'à ce que j'y éprouve une sensation[1]. »

La même idée est exprimée par Broussais : « Lorsque l'intelligence, dit-il, s'occupe des idées relatives aux besoins d'un viscère ou aux fonctions d'un sens, les nerfs de ce viscère ou de ce sens sont toujours en action et font parvenir des sensations au centre de relation[2]. »

Nous tenons encore à citer l'opinion de Woodworth[3], exprimée dans un travail récent et très documenté sur les phénomènes de psycho-physiologie : « Certains auteurs nient qu'une telle acquisition (le contrôle volontaire sur les réflexes) soit possible; on a dit que, quoique nous ayons de nombreux exemples du changement de nos mouvements volontaires en involontaires, nous n'avons pas de connaissance du changement contraire. De peur que cette opinion ne soit celle du lecteur, je veux apporter plusieurs exemples : le contrôle volontaire sur la miction et la défécation ; l'habileté à varier la façon de respirer, l'habileté à modérer sa toux ou l'éternuement, ou de faire l'un des deux, sans qu'il y ait aucune irritation dans le passage respiratoire ; l'habileté à tourner ses yeux à volonté ou à les faire converger à volonté, sans une détermination visuelle de ces mouvements ; l'habileté à mouvoir ses bras en conformité avec un dessein qu'on s'est proposé, sans aucune stimulation immédiate, sensorielle ou émotionnelle ; l'habileté à marcher à volonté, non seulement sous l'influence des sensations qui ont d'abord donné naissance à la déambulation involontaire ; l'habileté à contrôler son expression faciale de façon à ne pas sourire à nos propres bons mots et à sourire fortement et réellement quand même à ceux des autres. Certaines personnes développent à un très haut degré cette forme de contrôle sur leurs propres mouvements. Certains

1. Voir Hack-Tuke, *loc. cit.*, p. 8.
2. Cité par Dubois, *Revue de médecine*, juillet 1900.
3. Woodworth, *Le Mouvement*, traduct. Samfiresco. Doin, 1903, p. 318.

acteurs rougissent et pâlissent à volonté, versent des larmes, sanglotent avec plus ou moins de conviction, exécutent en un mot tous les mouvements expressifs, sans ressentir une intensité proportionnelle d'émotion. »

Les effets inhibiteurs de la volonté ne sont pas moins remarquables que son rôle moteur. Elle peut suspendre un acte qu'elle a déterminé, elle peut arrêter un phénomène qui a tendance à naître et dont elle n'est pas la cause. Elle a une action inhibitrice sur beaucoup de phénomènes réflexes: nous pouvons arrêter notre sécrétion lacrymale volontairement, l'enfant ne peut tout d'abord pas retenir ses larmes sous l'influence de la douleur, il y arrive peu à peu par des efforts volontaires successifs.

Il y a plus, nous pouvons par la volonté transformer des sensations primitivement désagréables en sensations agréables. Nous avons presque tous éprouvé à une époque de notre existence des répugnances presque invincibles pour certains aliments, nous sommes parvenus à les prendre à force de volonté et ils nous ont donné par la suite des sensations agréables. La sensation que procure la fumée du tabac est généralement très désagréable au début, beaucoup d'adolescents sont malades à leurs premiers essais de fumer, ils persistent cependant, et ils arrivent non seulement à triompher de leurs premières sensations, mais à les supprimer ou à les remplacer par des sensations tellement agréables, que la privation de tabac n'est plus supportable.

Les stoïciens ont donné de magnifiques exemples de ce que peut la volonté contre les phénomènes douloureux et toutes les actions réflexes qui les accompagnent.

Les hommes religieux et principalement dans les périodes de persécution ont fourni des exemples qui n'ont pas été dépassés. Plusieurs d'entre eux arrivaient graduellement d'abord à supporter la souffrance physique et morale avec patience puis avec résignation, ils pouvaient en outre souffrir non seulement sans que la douleur s'accompagnât d'aucun signe extérieur, mais encore ils parvenaient à remplacer les signes habituels de la souffrance par ceux de l'indifférence et même de la joie.

Et nous ne parlons pas ici de malades atteints d'anesthésie ou de perversion de la sensibilité et qui doivent exister chez les hommes religieux comme parmi les autres, nous parlons d'hommes ayant une sensibilité normale, et la meilleure preuve qu'on puisse en donner, c'est qu'ils souffraient réellement, car plusieurs traduisaient leur souffrance par des plaintes et par les caractères de la douleur, quand leur volonté se trouvait en défaut.

Il y a là, au point de vue qui nous intéresse, un exemple remarquable d'inhibition volontaire de mouvements réflexes douloureux ; c'est la domination la plus complète du physique par le moral.

Si maintenant nous jetons un coup d'œil d'ensemble sur ce chapitre, il nous viendra aussitôt des doutes sur la légitimité de notre division en action volontaire et action involontaire de l'esprit sur le corps. Cette division cependant au premier abord semble très admissible, elle est basée sur la classification connue des muscles en muscles à fibres lisses, et muscles à fibres striées, les uns non soumis à la volonté, les autres dépendant d'elle. Il semblerait en se rapportant rigoureusement à ces distinctions qu'il y ait deux mondes dans l'organisme : celui des fonctions volontaires et celui des fonctions involontaires. Et cependant nous voyons la volonté faire des incursions fréquentes et importantes dans un domaine que ne lui attribue pas cette classification.

Nous voyons encore des phénomèns comme les mouvements des muscles respiratoires, qui dépendent le plus souvent uniquement d'actions réflexes et qui pourtant par moments paraissent entièrement soumis à la volonté comme le sont les muscles des membres.

Nous voyons encore cet empire de la volonté varier avec chaque individu, avec l'éducation qu'il a subi, avec l'entraînement qu'il s'est imposé.

C'est ainsi que la division actuelle en phénomènes volontaires, et phénomènes involontaires, est assez arbitraire ; tout ce qu'il est permis de dire, c'est qu'il existe des phénomènes qui paraissent nettement volontaires et d'autres nettement involontaires, mais entre ces extrêmes, il y a des transitions insensibles, des actions plus ou moins volontaires suivant les circonstances, suivant l'éducation, suivant les individus. Et la conclusion pratique qui en découle est que nous sommes capables dans de grandes proportions, d'étendre le domaine de la volonté.

Action de la volonté sur les phénomènes psychiques.

La volonté intervient dans beaucoup d'actes de l'intelligence, pour nous permettre de saisir des rapports, des vérités qui ne s'imposent pas tout d'abord à notre esprit, et qu'une recherche patiente seule fait découvrir.

Bien des faits se gravent en notre cerveau et sont retenus sans que notre volonté agisse dans ce but, il n'en est pas moins vrai que l'attention volontaire est une condition capitale pour conserver le souvenir de beaucoup d'événements, et de vérités abstraites qui, sans elle, ne se fixeraient pas. La volonté est à la fois une condition de fixation et de reproduction des souvenirs ; il faut souvent le vouloir pour les conserver, il faut encore le vouloir pour les rappeler à un moment donné.

Si la volonté est une condition de mémoire, elle est aussi une condition de l'oubli, de même que nous l'avons vu être cause de mouvements et cause d'inhibition de mouvements.

« N'est-ce point en effet, dit Payot[1], la loi la plus générale de la mémoire que tout souvenir, qui n'est pas rafraîchi de temps en temps, a tendance à perdre de sa netteté, à devenir confus, à pâlir de plus en plus, puis à disparaître de la mémoire usuelle ? Or, dans une très large mesure, nous sommes maîtres de notre attention.

« Nous pouvons par suite condamner à mort un souvenir, en refusant seulement de le considérer à nouveau, nous pouvons au contraire lui donner l'intensité du relief que nous voulons lui donner dans la conscience, en lui prodiguant les retours d'une vigoureuse attention. »

Nous étudierons quelles sont les lois de l'oubli, quand nous parlerons des moyens pratiques de psychothérapie.

Si indépendante de la volonté que paraisse l'imagination, si impuissants que nous soyons parfois à interrompre ou à changer l'enchaînement de nos représentations mentales, la

1. J. Payot, *L'éducation de la volonté*. Paris, F. Alcan, p. 83.

volonté acquiert cependant une grande action sur elles, et il est à remarquer que ces représentations sont d'autant plus fortes et plus nombreuses que la volonté est plus affaiblie, ainsi que cela s'observe dans le délire et dans le rêve.

Nos sentiments n'échappent pas à notre volonté ; nous pouvons les renforcer en leur prêtant attention, en y pensant souvent ; nous les enracinons aussi et nous les développons en nous, en les associant à des idées agréables ; nous les combattons par les moyens inverses, en refusant de les considérer et surtout en les remplaçant volontairement par d'autres sentiments. Sans doute notre volonté n'est pas entièrement maîtresse de nos sentiments, mais si leur apparition en nous ne dépend pas d'elle, il est souvent de son pouvoir de les laisser grandir ou de les étouffer à leur origine.

Mais, notion des plus importantes, là ne s'arrête pas l'empire de la volonté, elle est capable de réagir sur elle-même, nous pouvons ambitionner d'accroître la force de notre volonté, et nous pouvons réaliser cette ambition. « Car la volonté est une faculté qui peut se développer par une étude soutenue ; il est permis de dire, en un certain sens, qu'on apprend à vouloir, et c'est une opinion qu'il ne fut jamais plus utile d'émettre et de répéter[1] !... »

L'éducation de la volonté, par la répétition de mouvements, d'actes volontaires de plus en plus difficiles, ne semble pas niable. L'aptitude à vouloir et à accomplir ce que l'on veut se fortifie par l'éducation, par l'entraînement, et diminue par les conditions inverses.

Si nous comprenons bien les conditions nécessaires au développement de la volonté, nous voyons beaucoup moins le mécanisme de cette opération, et ce passage d'Höffding[2] permet d'entrevoir la complexité de ce mécanisme psychologique : « Par l'influence qu'elle exerce sur la connaissance et le sentiment, *la volonté réagit sur elle-même.* Les représentations et les sentiments sont des motifs, et, en vertu du développement qui précède, il est dès lors possible que nos motifs deviennent eux-mêmes l'objet de la volonté. C'est en ce sens

1. De Feuchtersleben, *Hygiène de l'âme.* Baillière, 1853. p. 42.
2. Höffding, *Psychologie fondée sur l'expérience,* trad. Poitevin. Paris, F. Alcan, 1903, p. 421.

qu'on peut vouloir sa propre volonté. On le peut encore en ce sens, qu'on se proposerait comme tâche de cultiver sa faculté de résolution, c'est-à-dire sa faculté de mettre un terme au débat intérieur, à la délibération. Enfin cette *volonté de vouloir* peut signifier aussi qu'on veut soutenir et poursuivre sa résolution, sans la laisser renverser ensuite par les nouvelles dispositions qui pourront surgir. C'est ce qui doit avoir lieu en particulier, lorsque le but choisi exige l'emploi de toute une série de moyens et la production d'une multitude d'actions partielles. On veut *a*, à cause de lui, on veut également *b, c, d*..., et l'exécution de toutes ces résolutions secondaires n'est possible que par le maintien de la résolution principale, tous les motifs qui pourraient mener dans d'autres directions étant supprimés.

« Jamais la volonté n'est un système clos ou un commencement absolu. Il est impossible de découvrir un point où la réceptivité, la passivité fassent entièrement place à l'activité ou inversement. Aucun scalpel psychologique, si fin qu'il soit et avec quelque sûreté qu'il soit manié, ne pourra jamais tracer une ligne de démarcation entre la puissance d'attraction de l'imagination et du sentiment et l'adhésion volontaire. Le rapport de ces deux côtés de l'esprit peut varier à l'infini, mais aucun d'eux ne disparaît jamais complètement. Quand Gœthe écrit dans sa ballade du « Pêcheur » : « A demi elle l'attira, à demi il s'enfonca », c'est dans le second membre que se retrouve la dualité, car *s'enfoncer* est ici synonyme *de se laisser enfoncer*. Il n'y a donc ici ni premier ni dernier terme, mais bien un rapport d'action réciproque indéfinie entre agir et pâtir. »

Nous ne nous arrêterons pas plus longtemps à la discussion si intéressante qu'elle soit de l'action de la volonté sur elle-même, le fait en lui-même existe et nous importe seul, la volonté peut s'accroître par elle-même, et c'est là pour nous ce qui est essentiel.

Influence du corps sur l'esprit.

« L'esprit, disait Descartes, dépend si fort du tempérament

et de la disposition des organes du corps, que, s'il est possible de trouver quelque moyen qui rende communément les hommes plus sages et plus habiles qu'ils n'ont été jusques ici, je crois que c'est dans la médecine qu'on doit le chercher [1]. »

Pour parler un langage physiologique, il faudrait intituler ce chapitre : influence sur les fonctions cérébrales des autres fonctions de l'organisme. Mais nous avons déjà insisté sur les liens du *physique* et du *moral*, et nous conserverons ces termes pour la facilité du langage.

Ce que nous savons des fonctions du cerveau et de leurs localisations, nous permet de prévoir et de comprendre qu'une foule de causes agiront sur cet organe directement ou indirectement.

Sa circulation le relie intimement à tout l'organisme, et si les nerfs le font présider au fonctionnement des appareils, ils lui rapportent également les impressions de tous les organes qui ainsi agissent à leur tour sur lui.

Un afflux trop considérable de sang à une partie du corps est accompagnée d'une diminution parallèle de l'apport sanguin, au moins momentanément, aux autres parties, y compris le cerveau. Inversement l'anémie d'un territoire est suivie d'une congestion dans un autre territoire. Le cerveau n'a pas une circulation à lui, fermée et distincte de celle du reste du corps, il doit éprouver forcément à un degré quelconque, le contre-coup de toutes les modifications circulatoires, et nous savons quelle est l'importance des modifications circulatoires sur le fonctionnement d'un organe. Sans doute, les vaso-moteurs interviennent rapidement et tendent par des phénomènes compensateurs à équilibrer chaque modification circulatoire, pour le meilleur fonctionnement des organes ; mais ces vaso-moteurs eux-mêmes, mis en jeu par des actions réflexes, apportent aussi des modifications fréquentes au fonctionnement cérébral par la vaso-dilatation et la vaso-constriction des artères de l'encéphale.

Grâce aux nerfs, grâce au système circulatoire qui unissent intimement les parties du corps, notre organisme forme un

1. DESCARTES, *Discours de la méthode*, VIe partie, cité par QUEYRAT, *Les Caractères*. Paris, F. Alcan, 1901.

tout, dont chaque partie retentit peu ou beaucoup sur les autres et le cerveau, organe de nos phénomènes psychiques, ne fait pas exception à la règle.

Et c'est ainsi que nos actes psychiques sont modifiés dans une certaine mesure par les différents phénomènes physiologiques, par la marche, par les efforts, par la digestion, par la fatigue ; chez les femmes par les règles, par la grossesse, etc...

C'est encore ainsi que dans l'état de maladie notre volonté, notre intelligence, notre mémoire, notre imagination, etc..., sont profondément altérées ; la puissance de vouloir, celle de comprendre et celle de se souvenir disparaissent tout d'abord pour laisser persister les représentations mentales qui sont exagérées et constituent le délire.

« J'ai fait deux fois l'ascension du mont Rosa, dit Mosso[1], et une fois celle du mont Viso. Mes souvenirs sur la topographie des lieux et les incidents du voyage sont devenus pour moi de plus en plus confus à mesure qu'ils se rapportent à un lieu plus élevé de la montagne ; l'épuisement de l'énergie est en effet une très mauvaise condition physique pour la pensée et pour la mémoire.

« Les Alpinistes que j'ai consultés ont éprouvé les mêmes effets que moi-même. L'avocat Vaccarone, ascensionniste renommé, écrivain des plus distingués du cercle alpin-italien, est obligé de prendre des notes pendant ses ascensions, sans cela il ne se rappellerait plus rien. Mais après quelques jours de repos, beaucoup d'incidents qu'il croyait avoir complètement oubliés lui reviennent peu à peu.

L'incompatibilité qui existe entre le travail physique et le travail intellectuel, les limites que doivent respecter les exercices physiques pour rester utiles et non nuisibles à la vie cérébrale, doivent être sérieusement étudiées par ceux qui s'occupent de l'éducation. Le professeur Gibelli me disait que lorsque la marche commence à le fatiguer dans une excursion botanique, il ne trouve plus le nom des plantes, même les plus communes. »

Nos organes peuvent, quand leur fonctionnement est dévié,

1. Mosso, *La fatigue intellectuelle et physique*, traduct. Langlois. Paris, F. Alcan, 1903, p. 113.

fabriquer des substances qui deversées dans la circulation agissent sur le cerveau et troublent les phénomènes psychiques. On en observe des exemples très nets dans l'évolution du diabète, de la goutte et dans l'urémie dont les phénomènes auto-toxiques ont été si bien étudiés par le Pr Bouchard. Et il est vraisemblable que ces auto-intoxications dont l'action sur les centres nerveux nous apparaît si évidente dans les cas extrêmes doivent présenter bien des degrés. L'urémique avant d'arriver au grand délire, par suite de l'insuffisance rénale, a suivi plusieurs étapes et il est probable que chez beaucoup de ces malades des troubles psychiques passagers observés antérieurement dépendaient déjà de la lésion rénale.

On pourrait répéter identiquement la même chose au sujet de l'insuffisance hépatique, qui avant d'être irrémédiable a passé souvent par bien des degrés.

Quelles sont, parmi toutes ces substances fabriquées physiologiquement et pathologiquement par ce laboratoire de l'organisme, celles qui excitent ou dépriment le cerveau, celles qui sont bonnes ou mauvaises pour son fonctionnement? Nous entrevoyons déjà quelques-unes de ces actions et nos connaissances sont pour le moins assez avancées pour que nous affirmions qu'elles existent.

Et cette union du cerveau et du reste du corps qui nous paraissait déjà si intime par la circulation et par les nerfs périphériques, nous semble maintenant d'une complexité extrême, quand on réfléchit que toutes les sécrétions internes normales et anormales des organes vont pouvoir, deversées dans le sang, agir sur nos actes psychiques.

L'action du physique sur le moral a été connue de tout temps ; on la trouve mentionnée dans Hippocrate et dans Gallien. Nous en avons tous observé des exemples sur nous-mêmes ; et en dehors de l'influence de la fatigue, de la digestion, des maladies dont nous venons de parler, on peut encore citer les modifications imprimées à nos rêves par nos attitudes dans le sommeil, les cauchemars qui sont évités ou provoqués par telle ou telle position, etc...

A l'état de veille les attitudes du corps ont encore une action certaine sur le cours de nos idées. Cette action fut appliquée dans un but pratique par Ignace de Loyola, qui conseille pour provoquer un sentiment de prendre à l'avance les attitudes du corps que doit déterminer ce sentiment.

« On peut exciter un sentiment en commençant par se mettre dans l'état qui lui correspond, en prenant la physionomie et en faisant les gestes qui lui conviennent. Les sauvages s'excitent au combat par des danses violentes. Suivant Pascal le fait de prendre part au culte extérieur peut servir de préparation à une conversion réelle [1]. »

Beaucoup d'auteurs ont produit des phénomènes semblables pendant l'hypnose. Le visage de certaines hystériques hypnotisées prend les traits de la prière quand on leur joint les mains, ceux de la colère quand on leur ferme le poing, ceux de l'amour quand on leur ouvre les bras, etc... Nous avons assisté à des scènes semblables chez une vieille hystérique exercée à ces manœuvres de longue date..., elle les réussissait fort bien..., presque trop bien ; aussi avons-nous des doutes sur la légitimité de ces derniers faits, en dehors de toute suggestion antérieure.

La physiologie nous permet de comprendre l'action des mouvements sur les idées : « En effet, dit Ch. Richet [2], tout n'est pas dit lorsqu'on a expliqué l'influence des nerfs et des centres nerveux sur le mouvement, car les muscles ont des nerfs sensitifs, centripètes, de sorte que chaque contraction musculaire provoque une excitation nerveuse qui remonte aux centres et peut produire soit un mouvement réflexe soit une sensation consciente (perception) ou inconsciente. »

Et plus loin en conclusion : « chaque mouvement soit volontaire, soit réflexe, soit communiqué, retentit sur les centres nerveux et modifie le cours de nos idées et de nos sentiments [3] ».

Hartenberg [4] a appliqué ces idées et a publié les résultats intéressants qu'il a obtenus chez un neurasthénique en lui fai-

1. Höffding, *loc. cit.*, p. 418.
2. Ch. Richet, De l'influence des mouvements sur les idées. *Revue philosophique*, 1879, t. VIII, p. 610.
3. *Ibid.*, p. 614.
4. Hartenberg, *Revue hypnotique et psychologique*, juillet 1897. Observation reproduite dans la *Thèse* de Fauvet, 1897.

sant prendre les attitudes de l'énergie, de la force, etc. Dans son ouvrage sur la timidité, le même auteur donne encore les indications de cette méthode employée en thérapeutique psychique[1].

Retenons donc pour en faire usage plus loin, que le *physique* s'il agit involontairement sur *le moral* peut aussi avoir sur lui une action voulue par nous.

A la lueur de ces notions les rapports de l'esprit et du corps apparaissent même aux philosophes spiritualistes de notre époque, singulièrement plus complexes que ne le pensaient leurs devanciers et Dubois (de Berne) cite à ce sujet ce passage d'un théologien moderne bien connu : « Même dans l'acte le plus pur de l'intelligence, il y a un concours nécessaire, un concours important des organes. Le cerveau travaille dans le crâne du penseur. Il y a des vibrations de cellules dans la couche corticale du cerveau ; il y a, pour les rendre possibles, un afflux sanguin d'autant plus abondant que l'effort intellectuel est plus intense ; il y a une élévation de température qui en résulte, il y a enfin une combustion de matière organique. Plus l'âme pense, plus le cerveau brûle sa propre substance. Et c'est ainsi que le travail de tête engendre, autant et plus que le travail des muscles, la sensation de la faim[2]. »

De cette étude des rapports réciproques du physique et du moral que nous venons d'envisager, une notion précise du champ d'action de la psychothérapie doit se dégager pour nous.

Deux cas peuvent se présenter : ou ce sont les fonctions psychiques qui sont altérées ou ce sont les fonctions du reste du corps, soit que ces dernières se fassent anormalement par suite d'une altération des fonctions psychiques, soit pour une cause indépendante d'elles ; dans tous ces cas la psychothérapie peut intervenir utilement.

Si l'esprit est seul malade, on le traitera soit en s'adressant directement à lui, soit en agissant sur lui par l'intermédiaire des mouvements du corps.

Si le corps est légitimement malade pour son propre compte, souvent une direction sage de l'esprit pourra encore

1. HARTENBERG, *Les timides et la timidité*. Paris, F. Alcan, 1901, p. 234.
2. Mgr D'HULST, *Mélanges philosophiques*, cité par DUBOIS (de Berne) in *Influenc de l'esprit sur le corps*.

avoir une influence favorable sur l'évolution de la maladie et cela aussi sera de la psychothérapie.

Et en résumé *la psychothérapie est le traitement de l'esprit et le traitement par l'esprit,* nous n'avons qu'un seul mot pour rendre ces deux idées.

Schématiquement :

1° Fonctions psychiques primitivement atteintes : *a*) traitement direct de l'esprit ; *b*) traitement indirect de l'esprit par le corps.

2° Fonctions physiques seules anormales : traitement possible par l'esprit.

Nous ne nous occuperons, au point de vue pratique, que des maladies que nous considérons avant tout comme la conséquence d'une altération des fonctions psychiques, et spécialement de l'hystérie et de la neurasthénie.

CHAPITRE VI

HYPNOTISME

L'hypnotisme comme moyen thérapeutique. — Opinion du Pr Dejerine. — Opinion du Pr Bernheim. — École de la Salpêtrière et École de Nancy. — Opinions de Babinski, de Crocq, de Magnin, de Raymond, de Tamburini, de Grasset. — Inefficacité de la fascination et du magnétisme comme moyen curateur suivant Briquet et Brachet. — Nature et dangers de l'hypnotisme suivant Gilles de la Tourette. — Ses dangers suivant Binet, Wundt, Pierre Janet. Dupré, Levillain, Grasset. — Conclusions.

L'hypnotisme est un des procédés les plus importants qui aient été utilisés en psychothérapie, nous devons expliquer pourquoi nous y renonçons avant d'exposer la méthode que nous préconisons.

Nous avons été surpris en arrivant dans le service du Pr Dejerine de voir qu'il ne l'appliquait dans aucun cas. Nous savions, en effet, que notre maître s'était jadis occupé de l'hypnotisme, qu'il en avait été partisan et que jamais son emploi ne lui avait donné d'accidents.

C'est après une longue expérience et en entière connaissance de cause, qu'il abandonna la pratique de l'hypnotisme. Il ne nie pas que l'on puisse améliorer, faire disparaître même, une contracture, une paralysie, un symptôme morbide, mais ce qu'il reproche à cette méthode, c'est de n'être justement que la thérapeutique de ce symptôme, c'est de transformer l'hypnotisé en une machine, en un automate, qui répond à une impulsion et agit au réveil sans savoir ce qu'il fait, ni pourquoi il le fait. Et c'est pourquoi, après avoir employé ensuite la suggestion à l'état de veille qui ne lui a pas donné non plus toute satisfaction, il a adopté la méthode de la persuasion qui laisse une part plus grande aux fonctions psychiques du malade, qui laisse libres sa conscience, sa volonté, son intelligence et qui les développe même.

De nombreuses discussions ont été engagées au sujet des avantages et des inconvénients de l'hypnotisme, et cette question est assez importante pour que nous nous y arrêtions.

Plusieurs auteurs ont affirmé l'absence de dangers de ce procédé, et pour résumer ces opinions nous citerons ce passage d'un livre tout récent écrit par l'un des maîtres les plus autorisés en matière de suggestion hypnotique : « J'en appelle, dit Bernheim, aux nombreux élèves et confrères qui, depuis de longues années, m'ont fait l'honneur de suivre ma clinique. Si vous avez vu un seul fait qui atteste un inconvénient sérieux de la méthode suggestive bien appliquée, dites-le ! J'ai vu bien des névroses guéries, je n'en ai vu aucune provoquée par la suggestion ! J'ai vu bien des intelligences restaurées et rendues à elles-mêmes, je n'en ai vu aucune affaiblie par la suggestion !... » Et plus loin : « Ni M. le Dr Liébeault (de Nancy), ni MM. Dumontpallier, Dejerine, Auguste Voisin, Bérillon (à Paris), ni MM. Fontan et Ségard (à Toulon), ni le Dr de Schrenck Notzing (de Munich), ni le Pr Forel (de Zurich), ni le Dr Ladame (de Genève), ni le Pr Kraft-Ebing (de Vienne), ni le Pr Hirt (de Breslau), ni le Dr Tukey (de Londres), ni les Drs Van Renterghem et Van Eeden (d'Amsterdam), ni le Dr Moll (de Berlin), ni le Dr Wetterstrand (de Stockholm), ni tant d'autres qui suivent les errements de notre école et font de la suggestion thérapeutique, n'ont vu sur des milliers de sujets le moindre inconvénient sérieux en résulter[1]. »

On trouvera encore comme documentation récente, dans le compte rendu du deuxième congrès international d'hypnotisme[2] tenu à Paris en 1900, des communications intéressantes sur les applications et les avantages de l'hypnotisme, ainsi qu'un historique très documenté de la question par Bérillon.

Il ne faudrait cependant pas conclure que la méthode ne présente en aucun cas de dangers. Ceux-ci, au contraire, sont nombreux et importants suivant d'autres auteurs également compétents. Et si des hommes comme Bernheim, Dejerine et quelques autres n'ont pas eu à regretter d'accidents sérieux attribuables à l'hypnose, la conclusion qui semble s'imposer c'est qu'ils ne le doivent qu'à leur grande prudence et à leur savoir-faire incontesté.

1. BERNHEIM, *Hypnotisme, Suggestion, Psychothérapie*. Doin, 1903, p. 672.
2. *IIe Congrès international de l'hypnotisme*. Vigot, 1902.

Passons donc maintenant en revue les reproches faits à l'hypnotisme.

École de la Salpêtrière et école de Nancy. — La discussion sur la nature de l'hypnotisme engagée il y a déjà plusieurs années entre l'école de la Salpêtrière et l'école de Nancy ne semble pas close.

Charcot et ses élèves, Pitres, Paul Richer, Babinski, Gilles de la Tourette considéraient l'hypnotisme comme un phénomène pathologique, apportant toujours un trouble au fonctionnement normal de l'organisme.

Pour l'école de Nancy, Liébeault, Bernheim, Delbœuf... l'hypnotisme n'était qu'un phénomène de suggestion n'impliquant nullement un état pathologique.

On conçoit l'importance de cette discussion au point de vue pratique, car si l'hypnotisme est une manifestation pathologique, une névrose expérimentale, comme on l'a dit, il est loin d'être indifférent de la provoquer. Les auteurs de ces théories ne paraissent pas avoir modifié leurs opinions à en juger d'après leurs dernières publications.

M. Babinski[1] disait, en effet, au dernier congrès de l'hypnotisme de Paris : « Encore aujourd'hui, je maintiens intégralement ce que j'ai écrit il y a neuf ans sur les rapports de l'hystérie et de l'hypnotisme. M. Crocq prétend que les sujets qu'il endort sont normaux. Ils ont passé pour normaux jusqu'à présent, ils n'ont pas encore présenté de grandes manifestations hystériques, voilà seulement ce qu'on est en droit de dire. Peut-être sont-ce des individus chez lesquels l'hystérie existe à l'état latent et ne demande qu'une occasion pour se développer. L'hypnotisme véritable se manifeste par des phénomènes somatiques et psychiques identiques à ceux de l'hystérie ; il y a donc une relation intime entre l'hypnotisme et l'hystérie. »

Et depuis[2] : « L'hypnotisme est un état psychique rendant le sujet qui s'y trouve susceptible de subir la suggestion d'autrui. Il se manifeste par des phénomènes que la suggestion

1. Babinski. *IIe Congrès international d'hypnotisme* (Paris, 1900). Vigot, 1902, p. 166.

2. Babinski, *Société neurologique* in *Revue Neurologique*, 7 novembre 1901.

fait naître et que la persuasion fait disparaître et qui sont identiques aux accidents hystériques. »

Et dans l'école adverse Bernheim[1] écrit dans la récente édition de son livre : « Pour bien expliquer ma pensée, je ne puis que répéter ce que j'ai dit : il n'y a pas d'état hypnotique spécial : il n'y a que des suggestibilités diverses que nous provoquons, que nous démontrons : suggestibilités intéressant les diverses fonctions motrices, sensitives, sensorielles, idéales, passionnelles, accomplissement d'actes ; chaque sujet présente à l'égard de chacune de ces fonctions une impressionnabilité spéciale. »

La question de l'hypnotisme a été discutée à nouveau au congrès de 1900. Crocq[2] considère l'hypnotisme comme un phénomène physiologique, il ne lui reconnaît avec l'hystérie qu'une analogie consistant en une augmentation de la suggestibilité.

Paul Magnin[3] se refuse « absolument à partager l'opinion de M. le Pr Bernheim » qui lui paraît « en contradiction formelle avec une observation rigoureuse des faits » et il cite, en s'y ralliant, l'opinion du Pr Raymond[4] : « Ainsi que l'a si bien dit le Pr Raymond, on retrouve « pour rendre compte des phénomènes de l'hypnotisme la pathogénie invoquée pour rendre compte des autres manifestations de l'hystérie. Là, comme ici, nous avons affaire à des désordres psychiques qui relèvent d'un trouble de la personnalité, d'une obnubilation du moi. »

Tamburini[5] regarde l'hypnotisme « comme un agent provocateur, une sorte d'*exquis réactif*, capable de mettre en évidence des phénomènes d'hyperexcitabilité, de catalepsie, etc., qui sont propres à l'hystérie ».

Voici, enfin, l'opinion émise tout récemment par Grasset[6] : « *Tous les symptômes de l'hypnose ne dérivent pas d'une suggestion directe, il y a dans l'hypnose des phénomènes indépen-*

1. BERNHEIM, *loc. cit.*, p. 103.
2. CROCQ, *IIe Congrès d'hypnotisme*. Vigot, 1902, p. 165.
3. Paul MAGNIN, *id.*, p. 148.
4. F. RAYMOND, Discours prononcé à l'inauguration du monument élevé à la mémoire de Charcot. *Nouvelle Iconographie de la Salpêtrière*, 1898, p. 413.
5. TAMBURINI, *id.*, p. 166.
6. GRASSET, *Hypnotisme et suggestion*. Doin, 1903, p. 350.

dants de toute suggestion. Ces phénomènes dits fixes, ne sont pas constants dans tous les cas, ni semblables à eux-mêmes chez tous les sujets. Mais ils existent et peuvent être scientifiquement étudiés.

« Il y a d'abord dans ces symptômes fixes un premier groupe (surtout moteur) qu'on observe uniquement chez les sujets hystériques avant l'hypnose ; l'hystérie les fait naître et surtout leur imprime une forme clinique.

« Puis il y a d'autres symptômes somatiques fixes indépendants de l'hystérie : ce sont des phénomènes sensitifs et aussi (quoique avec moins d'importance) des phénomènes psychiques qui sont également indépendants de toute suggestion. Ils se rapportent spécialement à la mémoire et à l'état intellectuel des sujets. »

Nous renvoyons pour plus amples détails sur la nature de l'hypnotisme aux ouvrages que nous avons cités ; nous regrettons cependant que l'accord ne soit pas fait sur cette question. Nous regrettons surtout de ne pas être fixés définitivement sur un point, celui de savoir si l'hypnotisme est un état pathologique, opinion émise par des observateurs d'une haute compétence, et un pareil doute subsistant dans notre esprit doit au moins nous rendre bien réservés dans l'emploi de la méthode.

Si l'hypnotisme provoqué par la parole est discutable en tant que de nature suggestive, il ne semble pas que l'état d'hypnose provoquée par des excitations extérieures, éclat de lumière, bruit soudain et intense, fixation d'objets brillants puisse être expliqué par la suggestion. On a vu en effet des personnes tomber spontanément en hypnose non pas en fixant les yeux d'un hypnotiseur, mais en regardant un objet brillant sans qu'elles aient eu en aucune façon l'idée de sommeil.

Il est assez facile de mettre par des procédés semblables des animaux en hypnose, et il ne paraît pas possible d'invoquer chez eux la suggestion du sommeil.

Inconvénients et dangers de l'hypnotisme. — Passons maintenant en revue les autres reproches que l'on a fait à l'hypnotisme ; les uns portent sur l'inefficacité du procédé, les autres sur des dangers, des accidents occasionnés par son emploi.

Nous nous contenterons de citer les passages des auteurs

qui ont trait à ces inconvénients : Briquet[1] il y a près de 50 ans accusait *la fascination* de ne viser que le traitement du symptôme, reproche qui est encore formulé d'une façon identique de nos jours : « Aussi suis-je d'opinion qu'il ne faut pas employer la fascination comme moyen de traitement général de l'hystérie, et qu'on peut tout au plus s'en servir passagèrement comme d'un moyen de calmer quelque accident important.

« Les inhalations de chloroforme produisent les mêmes résultats que la fascination, elles endorment pour un temps plus ou moins long, mais le plus souvent les accidents reparaissent. »

Brachet[2], déjà avant lui, regardait la méthode d'un œil sceptique et écrivait dans son traité de l'hystérie. « Il en est de même du magnétisme et de l'électricité. Ces moyens dont la thérapeutique s'était promis de si grandes merveilles contre les affections nerveuses sont bien souvent déjà tombés en désuétude. »

Il est impossible d'énumérer toutes les critiques faites depuis à l'hypnotisme surtout à notre époque et nous n'en citerons qu'un petit nombre.

« L'hypnotisme n'est pas autre chose, dit Gilles de la Tourette, qu'un paroxysme hystérique provoqué au lieu d'être spontané ; il agit comme les paroxysmes en modifiant profondément le terrain hystérique. »

« Avant donc de tenter l'hypnotisation, il faut faire une étude approfondie du malade et dire qu'on risque souvent beaucoup pour gagner peu. Quelle sera l'attitude du médecin qui s'est posé en thérapeute, en présence d'une attaque qu'il a lui-même provoquée et qu'il est le plus souvent impuissant à enrayer ? »

« Lorsqu'un sujet a été souvent hypnotisé, il n'est pas rare de le voir retomber spontanément de lui-même sous l'influence de la provocation la plus fortuite, dans un état semblable à celui où il avait déjà été plongé[3]. »

1. Briquet, *L'Hystérie*, édit. Baillière, 1859, p. 645.
2. Brachet, *Traité de l'hystérie*, édit. Savy, 1847, p. 427.
3. Gilles de la Tourette. *Traitement de l'hystérie. Traité de thérapeutique* de Robin, p. 99.

Il s'élève aussi contre les effets obtenus par la suggestion faite dans l'hypnose, il lui reproche de transformer le malade en automate agissant sans conscience ; on obtient ainsi les apparences de la guérison et non la guérison. Et il dit à propos du traitement de l'anorexie par l'hypnotisme : « la malade ne s'alimente pas, on l'alimente » ; « manger par suggestion hypnotique, ce n'est pas manger[1] ».

C'est un des principaux reproches que nous faisons également à l'hypnotisme et c'est un motif capital qui nous fera lui préférer la persuasion.

Dans ses leçons, le même auteur dit encore : « Or ce que le médecin qui essaie de déterminer le sommeil artificiel doit avoir constamment présent à l'esprit, c'est qu'il ne peut savoir à l'avance si les effets qu'il va produire au lieu d'être curatifs ne seront pas simplement désastreux[2]. »

« En somme, conclut Pitres[3], l'hypnotisation est un moyen difficile à manier qu'il faut réserver à quelques cas particuliers. »

« Quoi que l'on pense », dit Binet[4] « de l'hypnotisme, et quant à moi j'estime que c'est une méthode de premier ordre pour la pathologie mentale, il est incontestable que cette méthode d'expérimentation qui constitue une mainmise sur un individu, présente des inconvénients pratiques très graves ; elle ne réussit pas chez toutes les personnes, elle provoque chez quelques-unes des phénomènes nerveux importants et pénibles et en outre, elle donne aux sujets des habitudes d'automatisme et de servilité qui expliquent que certains auteurs, Wundt en particulier, aient considéré l'hypnotisme comme une immoralité. » Et plus loin[5] : « Dans ce dernier cas (cas de l'hypnotisme) nous avons une tentative d'asservissement d'une intelligence et c'est là ce que Wundt considère comme une immoralité ; le sujet devient la chose de l'expérimentateur ; on pèse sur lui jusqu'à ce que sa résistance soit vaincue et sa servilité

1. Gilles de la Tourette, *Traité clinique et therapeutique de l'hystérie*, p. 583-584.

2. Gilles de la Tourette, *Leçons de clin. et thérap. sur les maladies nerveuses*. Cité par Grasset, *Hypnotisme et suggestion*, p. 353.

3. Pitres, *Leçons cliniques sur l'hystérie*. Doin, 1891, t. II, p. 63.

4. Binet, *La suggestibilité*, édit. Schleicher, p. 1.

5. Binet, *id.*, p. 242.

complète ; et le résultat de cette tentative est de le rendre plus suggestible, plus servile pour une autre occasion. »

Si nous nous reportons à l'ouvrage de Wundt[1], nous sommes en effet frappés de l'énergie avec laquelle il combat l'hypnotisme. Après avoir discuté l'hypnotisme comme moyen d'étude psychologique il écrit : « La législation actuelle ne tolère pas l'esclavage ; elle ne l'admet pas même et à juste titre dans les cas où quelqu'un se déclare prêt à se faire librement l'esclave d'autrui. Sans doute, la dépendance dans laquelle l'hypnotisé se trouve à l'égard de l'hypnotiseur n'est qu'un esclavage à temps ; mais tant qu'elle existe, elle constitue un esclavage avec circonstances aggravantes, parce qu'elle enlève à l'esclave, non pas seulement le droit d'agir, mais encore la possibilité d'agir sur sa propre volonté. De tous les rapports qui puissent relier l'homme à l'homme, celui-là est le plus immoral qui fait de l'un la machine de l'autre. Et il n'en est pas seulement ainsi quand l'homme devenu machine sert à des visées immorales ; mais ce rapport comme tel et indépendamment de la manière dont on l'utilise est immoral. Or les choses ne changent pas, que ce rapport soit libre ou forcé dans son origine. »

Il voit dans l'hypnotisme deux dangers : « une influence physique nuisible et une influence psychique dangereuse. »

« Le premier symptôme consiste en ce que la répétition des hypnotisations facilite et accentue les influences. »

« La question de savoir jusqu'à quel point la force de résistance du cerveau, diminuée dans ces proportions laisse des traces dans ses facultés actives, est demeurée sans réponse jusqu'ici. »

« Ces personnes, comme dit Bernheim « réalisent toutes les idées qu'on leur suggère, toutes les images sensorielles qu'on éveille en elles, une simple invite les transforme en hallucinées[2]. »

« Chez nombre de sujets, ayant une tare névropathique dont la prédisposition aurait pu rester indéfiniment latente, l'hypnotisme, dit Oulmont[3], a été l'agent provocateur qui a révélé l'hystérie et souvent sous ses formes les plus graves. »

1. WUNDT, *Hypnotisme et suggestion*, trad. Keller. Paris, F. Alcan, 1902, p. 156.
2. WUNDT, *loc. cit.*, p. 158, 159, 160.
3. OULMONT, *Thérapeutique des névroses*. Doin, 1901, p. 28.

Pierre Janet[1] reconnaît aussi des inconvénients à l'hypnotisme. « Mais, dit-il, plusieurs auteurs, et récemment encore Jolly[2], dans les Archives de psychiatrie, ont soutenu que l'hypnotisme développait l'hystérie, qui n'était encore que latente. Je crois cette remarque exacte. »

Plus loin dans le même article, nous lisons : « Ces rechutes semblent fréquemment se compliquer par un besoin très intense qu'éprouve le sujet, celui d'être hypnotisé de nouveau, d'être de nouveau commandé, suggestionné par la personne qui l'avait guéri précédemment. C'est ce sentiment analogue à bien des points de vue à la morphinomanie que j'ai étudié sous le nom de passion somnambulique. . . . .
mais il peut amener quelquefois, quand il n'est pas satisfait, des troubles assez graves[3]. »

Et à la page suivante, l'auteur[4] parle de sujets qui ont un besoin fréquent d'hypnotisme, et chez lesquels chaque séance n'est suivie que d'une courte période d'amélioration. « Chez quelques sujets ces périodes sont si courtes, qu'il faudrait hypnotiser le sujet tous les jours pour qu'il restât bien portant et raisonnable. » Dans son très remarquable rapport sur l'*Hypnotisme devant la loi* fait au Congrès de 1900, Dupré[5] s'exprime ainsi : « Aux mains de son magnétiseur, le sujet devient hyperhypnotisable et d'une extrême malléabilité psychique. Le résultat immédiat de l'hypnotisme est donc le développement progressif de la suggestibilité du sujet, surtout et parfois seulement vis-à-vis de l'hypnotiseur. »

« Par sa définition même, l'état hypnotique est un état pathologique. »

« Même entre les mains d'un médecin compétent, à plus forte raison entre celles d'un ignorant, la pratique de l'hypnotisme peut comporter dans le domaine médical des conséquences d'ordre pathologique assez variées ; les unes immé-

1. Pierre JANET, Traitement psychologique de l'hystérie, in *Thérapeutique*, de Robin, p. 171.
2. JOLLY, *Archiv f. psychiatrie*, XXV, 3, 1894.
3. Pierre JANET, *loc. cit.*, p. 188.
4. Pierre JANET, *loc. cit.*, p. 189.
5. E. DUPRÉ et G. ROCHER, *Congrès international de médecine*. Paris, 1900. Section de médecine légale.

diates, les autres plus éloignées; les unes bénignes et passagères, les autres sérieuses et tenaces. »

« Parmi les agents provocateurs de l'hystérie, l'hypnotisme figure au premier rang, pour les raisons d'affinité fondamentale que nous avons plus haut indiquées. »

« Les accidents neurasthéniques ou hystéro-neurasthéniques secondaires aux séances hypnotiques, sont très fréquents... »

Levillain regarde également l'hypnotisme comme un phénomène pathologique, une névrose expérimentale[1]. Il fait des réserves sérieuses sur ses effets et sur son emploi. « Toutefois il ne faut jamais oublier que cette arme puissante est une arme dangereuse, en raison des accidents nerveux qu'elle peut produire, crises d'hystérie, accès de manie, folie même; il n'est pas rare en effet de provoquer des crises, de les produire même chez des sujets qui n'en avaient jamais eu, en insistant, sans motif valable, sur les manœuvres d'hypnotisation près des malades qui les acceptent mal. »

Le même auteur[2] repousse catégoriquement comme illogique, l'hypnotisme dans le traitement de la neurasthénie.

Enfin dans son livre paru cette année, le Pr Grasset[3] reconnaît lui aussi des dangers à l'hypnotisme; il cite le passage de Gilles de la Tourette, que nous avons reproduit plus haut, il cite encore ce passage de Duprat[4]: « Développer ce mode pathologique de la croyance (l'hypnotisme), c'est contribuer à la ruine de la personnalité et à l'établissement du régime de l'automatisme. »

Et sur les effets de la méthode Grasset écrit: « Il ne faut pas demander à l'hypnose la guérison d'un état purement mental, ni même d'une névrose grave et profonde comme l'hystérie[5]. »

Bien d'autres citations pourraient être faites à propos des dangers de l'hypnotisme; nous n'avons pas eu l'intention de reproduire toutes les opinions; nous avons donné seulement

1. LEVILLAIN, *Hygiène des gens nerveux*. Paris, F. Alcan, 1901, p. 85, 86, 87.
2. LEVILLAIN, *La neurasthénie*. Maloine, 1891.
3. GRASSET, *Hypnotisme et suggestion*. Doin, 1903.
4. DUPRAT, *Gazette des Sc. méd.*, octobre 1892.
5. GRASSET, *loc. cit.*, p. 368.

celles que nous avons rencontrées au cours de nos recherches bibliographiques sur la psychothérapie et sans nous être spécialement attachés aux travaux sur l'hypnotisme.

Nous avons vu nous-mêmes à la Salpêtrière, plusieurs malades venir consulter pour des troubles traités antérieurement par l'hypnotisme, mais ce ne sont pas ces récidives que nous voulons signaler, c'est le fait que quelques-unes de ces malades nous ont affirmé avoir eu leurs premières crises de nerfs, après des séances d'hypnotisme, accident signalé par beaucoup d'auteurs.

L'une de ces malades nous est arrivée dans un état mental et physique inquiétant, du fait de l'hystérie ou du fait de l'hypnotisme, nous l'ignorons. Nous savons seulement qu'elle avait subi des séances d'hypnotisme pendant plusieurs années, et elle nous raconta à maintes reprises, que très réfractaire à l'hypnotisme aux premières séances, elle s'endormait ensuite avec la plus grande facilité, et qu'à cause de cette aptitude elle servit de sujet pendant longtemps à tous les jeunes débutants qui voulaient apprendre à hypnotiser.

Conclusions.

Il résulte de cet exposé, il résulte des opinions de neuropathologistes des plus compétents que nous avons cités, que des dangers nombreux et graves sont inhérents à l'hypnotisme.

Il n'est donc pas surprenant qu'en raison de pareils dangers, des circulaires aient interdit l'usage de l'hypnotisme aux médecins de l'armée et de la marine, étant donné surtout l'état de dépendance du soldat et du matelot, situation qui les oblige à se soumettre de bon gré ou non aux séances désirées par le médecin.

Les médecins civils à plusieurs reprises ont réclamé hautement que le droit d'hypnotiser soit exclusivement réservé aux docteurs en médecine. Revendication des plus justes et des plus utiles évidemment dans l'intérêt public.

Malheureusement, même appliqué par les médecins, l'hypnotisme conserve les dangers qui lui sont inhérents. Et si des accidents existent avec des hommes qui s'occupent spécialement de cette question, combien plus sont-ils à redouter entre les mains des autres médecins ; surtout si l'on réfléchit que l'hypnotisme n'entre pas dans le bagage scientifique exigé par les Facultés, et que la plupart reçoivent leur diplôme de doctorat sans en avoir aucune notion.

Sans doute on peut répéter le même reproche pour bien des spécialités et pour presque toutes les opérations chirurgicales délicates. Mais pour ces dernières, le médecin qui ne les a pas pratiquées, reconnaît son incompétence et il se gardera bien de tenter, par le seul fait qu'il en a le droit, une gastro-entérostomie ou d'opérer une cataracte. Son incompétence lui apparaît moins nettement en matière d'hypnotisme, surtout s'il en ignore les dangers.

Le médecin séduit par la chirurgie qui se hasarde à risquer une opération difficile, ne récidivera pas le plus souvent, parce que l'issue de l'opération, sa conscience inquiète et à son défaut l'opinion, le dégoûteront d'un métier qui n'est pas le sien.

Ce qui fait le danger de l'hypnotisme, c'est précisément que les accidents sont moins immédiatement évidents, et qu'un médecin pourra, pendant des années, provoquer des crises ou des altérations psychiques graves, en les attribuant avec la meilleure bonne foi du monde à l'hystérie. C'est ce qui résulte logiquement des opinions des auteurs que nous avons cités plus haut.

D'ailleurs l'hypnotisme, en lui-même, paraît dénué de toute action curative, et les médecins qui l'utilisent ne s'en servent guère qu'en tant que moyen, soit pour pratiquer des investigations psychiques, soit pour faire des suggestions...

Bernheim[1] lui-même abandonne l'hypnotisme à l'heure actuelle et parlant des critiques faites à cette méthode, il écrit en note dans la toute récente édition de son livre : « Ces objections d'ailleurs ne peuvent plus viser ma pratique suggestive actuelle, dégagée comme on l'a vu, de toute manœuvre dite hypnotique. »

1. BERNHEIM, *Hypnotisme, Suggestion, Psychothérapie*. Doin, 1903, p. 673 (note).

L'hypnotisme apparaît maintenant en thérapeutique comme un moyen d'augmenter l'action exercée par le médecin sur le malade, un procédé pour restreindre les sensations et les idées de ce dernier, de façon à faire prédominer celles qui sont voulues par le médecin.

Nous obtenons ces conditions par l'isolement, qui ne présente pas les dangers de l'hypnotisme.

CHAPITRE VII

SUGGESTION ET PERSUASION

Suggestion involontaire et volontaire. — Relations de la suggestion et de l'hypnotisme. — Sens du mot suggestion. — Sens donné par Littré, Bernheim, Binet, Duprat, Babinski, Dupré, Grasset. — Discussion de ces différentes opinions. — Définition de la suggestion. — Auto-suggestion. — Procédés, mécanisme de la suggestion. — Inconvénients de la suggestion. — Ce qui est appelé suggestion à l'état de veille n'est souvent pas de la suggestion pure. — Ce qu'est « un acte » suivant Binet et Féré. — La suggestion détermine des mouvements et non des actes.

Persuasion. — Définitions de Littré. — Définitions données par Pascal, d'Alembert, Marmontel. Analyse de la persuasion. — Différence entre la persuasion d'une erreur et la suggestion fausse. — Comparaison entre la suggestion et la persuasion. — Définition de la persuasion. — Effets comparés de la suggestion et de la persuasion.

SUGGESTION.

Si l'on peut dire que la suggestion médicale est aussi vieille que l'humanité, c'est d'une suggestion involontaire, inconsciente, que l'on parle et aussi bien involontaire et inconsciente de la part des différents thérapeutes qui l'employaient, que de la part des malades auxquels elle était appliquée.

La suggestion comme méthode voulue et utilisée systématiquement par les médecins est de date relativement récente. Cette suggestion fut d'abord inséparable de l'hypnotisme puis l'hypnotisme lui-même devint, nous l'avons vu, pour ainsi dire, accessoire, et ne fut considéré que comme un adjuvant de la suggestion, un procédé de rendre le malade plus suggestible.

Depuis quelques années seulement, plusieurs médecins ont renoncé complètement à l'hypnotisme et ont employé la suggestion seule, la suggestion dite à l'état de veille.

Nous examinerons d'ailleurs si cet abandon de l'hypnotisme dans la suggestion à l'état de veille est aussi complet qu'il le paraît.

Sens du mot suggestion. — Il est très important de définir la suggestion, mais ici encore les opinions des auteurs sont bien différentes[1] et nous sommes obligés d'en citer quelques-unes.

Les médecins ne s'étant pas mis d'accord sur le sens de ce mot, il est peut-être logique avant de donner leurs opinions de chercher quel est son véritable sens dans la langue française. Nous n'aurons plus ensuite qu'à choisir une définition qui, tout en rendant compte des phénomènes médicaux, satisfasse aux exigences de la langue.

Littré[2] lui donne deux sens, un premier sens d'insinuation mauvaise et un deuxième sens, plus rarement employé, d'insinuation bonne. Il insiste sur ce point que « suggestion exprime quelque chose qui s'insinue ».

Au mot insinuation il spécifie davantage. « Celui qui suggère, dit-il, fait l'office d'inspirer quelque chose à quoi on ne songeait pas[3]. » Inspirer, c'est « souffler dans », « souffler dans le cœur, dans l'esprit », « faire naître dans le cœur, dans l'esprit, quelque mouvement, dessein ou pensée ».

Remarquons que le mot insinuer indique déjà quelque chose qui entre doucement, presque sans qu'on s'en doute ; le terme inspirer est plus fort, il indique quelque chose qui pénètre directement dans l'esprit comme un souffle « alors qu'on n'y songeait pas ».

Quant à la qualité de la suggestion, elle est, nous l'avons vu, mauvaise ou bonne.

Retenons cette définition de Littré et voyons comment elle a été modifiée par les médecins et les psychologues.

« Je définis la suggestion », dit Bernheim[4], « dans le sens le plus large ; c'est l'acte par lequel une idée est introduite dans le cerveau et acceptée par lui. »

« Tout ce qui entre, ajoute-t-il, par l'oreille dans l'entendement, tout ce qui avec ou sans contrôle préalable est accepté par lui, tout ce qui persuade, tout ce qui est cru, constitue une suggestion par le sens auditif. »

1. Voir Grasset, *Hypnotisme et suggestion*. Doin, 1903, p. 123.
2. Littré, *Dictionnaire de la langue française*. Hachette, 1878, t. II, p. 2072 et *Petit Dictionnaire* du même auteur. Hachette, 1876, p. 815.
3. *Du même. Dict. Lang. franç.*, t. III, p. 113.
4. Bernheim, *loc. cit.*, p. 24 et 26.

« Quelle que soit la porte d'entrée de l'idée dans le centre psychique, tantôt elle est transmise directement et le rôle premier du cerveau se borne à l'accepter ; telle est l'idée communiquée par la parole, l'enseignement, la prédication, la persuasion : l'idée est comprise dans la sensation, c'est la *suggestion directe.* Tantôt au contraire l'idée est créée par le cerveau à la suite de l'impression reçue : c'est la *suggestion indirecte.* Ici intervient le rôle indirect de chaque cerveau[1]. »

« Au sens étroit du mot », dit Binet[2], « dans son acception pour ainsi dire technique, la suggestion est une pression morale qu'une personne exerce sur une autre.

« La parole est le plus souvent l'expression de cette influence et l'ordre donné à haute voix en est le meilleur exemple, mais il suffit que la pensée soit comprise ou seulement devinée pour que la suggestion ait lieu : le geste, l'attitude, moins encore un silence, suffit souvent pour établir des suggestions irrésistibles...

« Pression veut dire violence ; par suite de la pression morale l'individu suggestionné agit et pense autrement qu'il le ferait s'il était livré à lui-même. »

Grasset[3] réfute très judicieusement l'opinion de Duprat qui considère que « recevoir une suggestion c'est croire fermement à la valeur objective de la parole d'autrui, malgré les apparences contraires ». Il objecte en effet que l'on ne croit pas, que l'on n'accepte pas une suggestion, mais qu'on lui obéit sans la contrôler ; nous donnerons un peu plus loin l'opinion personnelle de Grasset.

« Le mot suggestion », dit Babinski[4], « doit donc impliquer que l'idée qu'on cherche à insinuer est déraisonnable. En effet si on ne donnait pas à ce terme ce sens spécial, il serait synonyme de persuasion ; c'est cette confusion du reste que l'on commet quand on prétend obtenir des guérisons par suggestion. Déclarer à un malade atteint d'une paralysie psychique que ce trouble est purement imaginaire, qu'il peut disparaître instantanément par un effort de volonté et obtenir

1. Bernheim, *loc. cit.*, p. 28.
2. Binet, *La suggestibilité.* Schleicher, édit., p. 9.
3. Grasset, *loc. cit.*, p. 69.
4. Babinski, *Société neurologique*, 7 novembre 1901, in *Revue neurologique*, p. 175.

ainsi la guérison n'est pas une suggestion, bien au contraire, car l'idée émise loin d'être déraisonnable est éminemment sensée ; le médecin en agissant ainsi, loin de chercher à suggestionner le malade, tend à annihiler la suggestion ou l'autosuggestion cause de la maladie. Il n'agit pas par suggestion, mais par persuasion. »

Suivant Dupré[1] « au sens médical du mot, la suggestion signifie l'opération par laquelle un sujet inhibe momentanément à l'aide de certaines pratiques, les centres psychiques supérieurs d'un sujet passif et substitue son activité volontaire propre à celle de ce sujet, dont les centres automatiques agissent désormais sous la direction inconsciente de cette impulsion étrangère ».

Cette idée est exprimée par Grasset au moyen de son schéma. Il divise par ce schéma les centres psychiques en un centre supérieur volontaire, réfléchi, qu'il appelle O et des centres inférieurs automatiques formant un polygone ; tous ces centres sont reliés entre eux. « Dans la suggestion, dit-il, O du sujet n'intervient pas du tout, il ne juge pas et son polygone agit, que la chose soit déraisonnable ou sensée, directement et uniquement influencé par O de l'hypnotiseur[2]. » Il réfute par ce schéma l'opinion de Babinski et celle de Duprat.

Discussion des différents sens donnés au mot suggestion. — Les opinions, on le voit, sont très différentes ; et puisque les hommes les plus compétents ne sont pas d'accord pour fixer une définition médicale, nous devons adopter tout simplement la définition admise dans la langue française et repousser toutes celles qui s'en éloignent. En nous reportant donc à la définition de Littré, nous verrons que l'opinion de Duprat ne saurait être admise, car il introduit dans sa définition une idée de croyance qui n'entre pas dans le terme suggestion.

La définition de Bernheim pèche par une extension trop grande, il y introduit l'idée d'acceptation par le cerveau qui ne doit pas rentrer dans la suggestion, le cerveau en effet reçoit mais n'accepte pas. Bernheim comprend ainsi dans la suggestion, la persuasion, la croyance, l'éducation, confusion qui nous semble regrettable.

1. Dupré et Rocher, L'hypnotisme devant la loi. *Congrès international de 1900.*
2. Grasset, *Hypnotisme et suggestion.* Doin, 1903, p. 69.

Cette confusion a d'ailleurs été signalée et déplorée par Grasset et Janet : « On voit décrire sous le même nom, dit Janet, la leçon d'un professeur à ses élèves et les hallucinations provoquées chez un hystérique... Il n'est plus possible de distinguer la maladie mentale qui est pourtant une triste réalité de l'état psychologique normal [1]. »

La même critique s'adresse à la conception de Paulhan [2] : « Par suggestion j'entends ici tout ce qui, dans notre conduite, provient de l'influence d'autrui. »

La définition de Babinski, toujours en s'en rapportant à Littré, a le mérite de restreindre le sens du mot et de faire disparaître la confusion établie par Bernheim, en séparant la persuasion de la suggestion, mais elle dépasse le but et restreint trop le sens du mot en faisant de la suggestion une insinuation déraisonnable.

Littré en effet dit seulement *mauvaise*, ce qui est plus général que *déraisonnable*, et il reconnaît en outre à la suggestion un sens d'insinuation bonne dont Babinski ne tient pas compte.

Il nous reste parmi les définitions que nous avons citées : celles de Binet, de Dupré et de Grasset, toutes trois sont établies sur le mécanisme de la suggestion et, ajoutons-le, elles sont à peu près identiques. Rapprochées de la définition de Littré elles ne contiennent pas d'éléments surajoutés qui lui soient contraires, elles donnent seulement l'explication du mécanisme, et elles ont ainsi le double avantage d'être à la fois psychologiques et conformes à la langue.

Ce qui domine dans ces définitions comme dans celle de Littré c'est que :

1° La qualité de l'idée introduite n'a pas d'importance, elle est indifféremment mauvaise ou bonne.

2° Elle est *insinuée* ou est *inspirée* sans que le sujet se soit préparé par l'attention, par la volonté et par le raisonnement à la recevoir.

3° Par conséquent l'introduction est faite par une force étrangère à l'individu.

1. Cité par GRASSET, *Hypnotisme et suggestion*, p. 57. Voir aussi p. 380.
2. PAULHAN, *La Volonté*. Doin, édit., 1903, p. 30.

Et en réduisant la définition à ses éléments indispensables et suffisants, nous dirons que *la suggestion est l'acte par lequel une idée bonne ou mauvaise est introduite dans le cerveau d'un individu, sans son contrôle.*

Cette longue discussion est justifiée par l'importance du sujet. N'y aurait-il là qu'une question de mots, on pourrait dire que si les médecins ont le droit de créer un mot pour un phénomène nouveau, leur droit de modifier à leur usage un mot dont le sens est déjà établi dans la langue est plus discutable.

Mais, il n'y a pas là qu'une simple question de mots; de la confusion des mots résulte la confusion des idées et des systèmes, et l'on arrive ainsi, sous une même dénomination, à confondre des procédés dont les uns peuvent être bons et les autres moins bons ou très critiquables.

Auto-suggestion. — Le terme auto-suggestion a été créé par les médecins et les psychologues et est encore presque exclusivement réservé à leur usage.

En s'en tenant à son étymologie on doit la considérer comme: la fixation dans le cerveau d'une idée élaborée par lui mais dont il n'a pas contrôlé l'exactitude ou la fausseté et qui a été fixée sans qu'il l'ait voulu. Quand la fixation a été préparée, acceptée et voulue le phénomène exige un autre terme (se persuader, s'instruire) ; remarquons pourtant que souvent on dit *se suggérer,* par un abus de langage, dans le sens de *se persuader.*

Nature. Procédés de suggestion. Ses inconvénients. — Revenons à la suggestion proprement dite et examinons le mécanisme donné par les auteurs dont la définition nous a paru conforme au sens réel.

« Jusque dans ces cinq dernières années, écrivait Binet[1], dans son livre déjà cité sur la suggestibilité, hypnotisme et suggestion étant termes presque synonymes, on ne faisait de la suggestion que sur des sujets préalablement hypnotisés, ou bien si l'on essayait de faire de la suggestion à l'état de veille c'était exactement par les mêmes procédés que ceux de l'hypnotisme, c'est-à-dire par des affirmations autoritaires amenant

1. BINET, *loc. cit.*, p. 1.

une obéissance automatique du sujet et suspendant sa volonté et son sens critique. »

Et dans une critique faite à une opinion de Bérillon il écrit : « Nous pensons inutile de décrire à nouveau ce que nous entendons par état de suggestibilité, état dans lequel il y a une suspension de l'esprit critique et une manifestation de la vie automatique et par conséquent nous n'insisterons pas pour prouver qu'un développement anormal de l'automatisme ne saurait en aucune façon être une preuve d'intelligence[1]. »

Nous avons vu plus haut que Binet regarde la suggestion comme une *pression morale*, et que Dupré y voit une *inhibition des centres psychiques supérieurs*, une *action automatique* des centres inférieurs sous une *direction inconsciente*.

Grasset démontre par son schéma que la suggestion ne s'adresse qu'au polygone c'est-à-dire aux centres de l'automatisme et annihile l'action des centres psychiques supérieurs.

Il dit encore « l'hypnose (ou état de suggestibilité) n'est pas nécessairement accompagnée des signes de sommeil naturel, de là la suggestion à l'état de veille : dans ces cas le sujet est réellement en hypnose partielle ; il est en hypnose à l'état de veille[2]. »

Ainsi en analysant la suggestion à l'état de veille nous y retrouvons plusieurs des éléments qui ont été reprochés à l'hypnotisme, soit comme immoral par Wundt, soit comme dangereux au point de vue psychique, etc... Ces éléments sont la domination d'un individu par un autre, l'annihilation de ses fonctions psychiques supérieures, l'exaltation de ses fonctions automatiques, et même, nous venons de le voir, un état d'hypnose partielle — les conséquences en seront l'augmentation de la suggestibilité par des séances répétées, la diminution du sens critique, etc. Ces analogies entre l'hypnotisme et la suggestion permettent de comprendre qu'on les ait confondues.

Le plus souvent nous devons le remarquer, et nous considérons ce fait comme un bien, la suggestion n'est pas employée pure ; fréquemment ce qu'on appelle suggestion à

1. Binet, *loc. cit.*, p. 18.
2. Grasset, *loc. cit.*, p. 135.

l'état de veille contient un mélange de persuasion (raisonnable ou déraisonnable); le sujet n'accomplit pas que des mouvements automatiques ordonnés par le médecin ; sa volonté, son intelligence conservent un certain empire, un certain contrôle. On ne lui dit pas toujours uniquement : marchez, remuez le bras mais on lui donne quelques explications qui tendent à lui démontrer que la chose est possible ; ou bien on lui indique un moyen prétendument infaillible de guérir : des pilules de mie de pain, fulminantes, ou de bleu de méthylène. Ces procédés ne sont plus de la suggestion pure, les fonctions psychiques supérieures du malade interviennent en effet, il a la connaissance d'un but à atteindre, il en a le désir et il emploie des moyens (utiles ou inutiles, peu importe) pour y parvenir.

Cette remarque nous fait admettre une grande supériorité de la suggestion à l'état de veille sur la suggestion hypnotique.

Plus loin, nous reconnaîtrons inversement une part de suggestion dans la méthode de persuasion, c'est que les phénomènes purs, les schémas existent peu en psychologie, en physiologie et en général dans les sciences biologiques.

Nous ne nions pas que la suggestion, même dégagée de la persuasion, ne soit un procédé puissant ; qu'on puisse faire accomplir par suggestion des actes multiples, et nous savons très bien qu'on fait disparaître un grand nombre de symptômes morbides par la suggestion.

Mais faire disparaître un symptôme morbide ce n'est pas guérir la maladie et comme le dit Gilles de la Tourette, à propos des anorexiques : manger par suggestion ce n'est pas manger ; un malade ne s'alimente pas par suggestion, on l'alimente. C'est que par suggestion on accomplit seulement un mouvement et non *un acte,* auquel participe tout l'individu. En effet, suivant Binet et Féré, et leur opinion est adoptée et citée par Grasset, « les actes se composent non seulement de mouvements mais de sensations et de perceptions, de raisonnements, de réflexions et de volonté : l'acte est une sorte de résultante dans laquelle convergent toutes les fonctions intellectuelles, morales et motrices de l'individu[1] ».

La suggestion détermine un mouvement et non un acte.

1. Binet et Féré, *Le magnétisme animal*, 1887, p. 206 (Paris, F. Alcan).

Persuasion.

Voyons si un autre procédé permet d'obtenir les conditions réclamées par Binet et Féré, pour faire accomplir des actes réels à des malades qui en sont incapables ; ce procédé existe, c'est la persuasion.

Persuader pour Littré c'est « porter à croire, décider à faire ; c'est faire croire en parlant des choses qu'on persuade ».

Par l'étymologie même du mot *per suadere* on comprend que la croyance est déterminée *par* des moyens, *par* des arguments, *par* des raisons.

« On se persuade mieux pour l'ordinaire, dit Pascal[1], par les raisons qu'on a soi-même trouvées, que par celles qui sont venues dans l'esprit des autres. »

Il n'y a plus là comme dans la suggestion, l'introduction brutale d'une idée dans un cerveau, il y a pénétration de cette idée par le raisonnement, par la discussion et avec l'acceptation, le contrôle de l'individu.

Ce contrôle contenu dans l'idée de persuader, entraîne comme conséquence que les procédés de persuasion doivent être multiples, car la puissance et les moyens de contrôle varient suivant les individus ; l'art de persuader devra donc s'adapter aux différences des cerveaux. « L'art de persuader, dit Pascal[2], a un rapport nécessaire à la manière dont les hommes consentent à ce qu'on leur propose et aux conditions des choses qu'on veut faire croire. »

Il y a encore une notion de plus dans l'idée de persuader, il y a une différence entre être persuadé et croire ; dans le premier cas existe un certain sentiment, un acte en germe. La persuasion renferme une idée d'aimer, de haïr ou d'accomplir ce dont on est persuadé.

C'est ce que d'Alembert[3] exprime en disant : « Les anciens ont défini l'éloquence, le talent de persuader et ils ont distingué persuader de convaincre, le premier de ces mots ajou-

1. Pascal, *Pensées,* VII, 10 (cité par Littré).
2. Pascal, *Pensées,* 1re partie, article III.
3. D'Alembert, *Mél. litt., Œuvres,* t. III, p. 237, cité par Littré.

tant à l'autre l'idée d'un sentiment actif excité dans l'âme de l'auditeur et joint à la conviction. »

Nous admettons donc dans la persuasion deux éléments : l'un, la conviction dépendant des raisons apportées, de la manière dont les accepte l'intelligence du sujet, l'autre, un élément émotif surajouté et qui dépend, soit directement des idées présentées, soit de la manière dont elles sont présentées.

Ajoutons même que l'élément émotif, en prédominant, peut suppléer à ce qui manque à la conviction, pour que la persuasion soit complète. Les deux éléments peuvent varier sans empêcher la persuasion. Et Marmontel[1] met cette nuance en relief en l'exagérant à dessein quand il dit: « Il lui était impossible de me convaincre, mais elle m'a persuadé. »

L'évidence, d'après ce que nous venons de dire, n'est donc ni nécessaire, ni suffisante pour qu'il y ait persuasion ; s'il est impossible à un sujet normal d'être persuadé de la non existence d'une vérité qui lui apparaît évidente, il peut par contre être persuadé d'une chose fausse qui ne l'est pas avec évidence et c'est ainsi qu'on est persuadé d'une erreur.

Il y a dans le fait d'être persuadé d'une erreur une différence essentielle avec la suggestion fausse. L'individu qui est persuadé d'une chose fausse est arrivé à cette persuasion, parce qu'il a employé insuffisamment ses fonctions psychiques supérieures, ou parce que celles-ci étaient insuffisantes, ou encore parce qu'il a laissé prédominer l'élément émotif dont nous avons parlé.

Dans la suggestion au contraire, ses fonctions psychiques supérieures ne sont pas du tout entrées en action ; et nous pourrions dire si nous nous reportions au schéma de Grasset : O a été annihilé, c'est le polygone seul qui est entré en jeu.

Et en résumé : *La persuasion est l'ensemble des opérations qui font accepter (après contrôle) une idée par le cerveau et provoquent vis-à-vis d'elle un sentiment naissant.*

(Persuasion se prend encore dans le sens de l'état d'âme obtenu en persuadant : *arriver à la persuasion.*)

La suggestion souvent répétée détermine une aptitude plus grande à être suggestionné, augmente la suggestibilité et par

1. MARMONTEL, *Cour. mor. Misanthr. corr.* cité par LITTRÉ.

conséquent diminue l'exercice du sens critique et de la volonté. La persuasion souvent répétée, tout au moins par le même individu, augmente aussi l'aptitude du sujet à être persuadé. Mais cette aptitude plus grande contient à sa base un contrôle, le sujet se laisse plus facilement persuader parce qu'il a remarqué qu'on ne le trompait pas ; cette plus grande facilité à être persuadé c'est la confiance.

Il y a la même différence entre la suggestibilité et la confiance comme effets, qu'entre la suggestion et la persuasion comme causes.

Tandis que l'individu suggestionné peut recevoir indéfiniment des suggestions fausses ou mauvaises, celui que l'on persuade réagira si on le trompe, il entrera en méfiance et cette réaction dépendra du développement de son sens critique.

Les effets de la persuasion sont plus importants et plus nombreux que ceux de la suggestion. Celle-ci en effet est très insuffisante et comme le dit Féré :

« Ce n'est pas en niant sa maladie que l'on peut guérir le scrupuleux ou l'aboulique, mais en lui démontrant qu'elle peut guérir et qu'il peut aider à la guérison. Et il faut ajouter que même dans l'hystérie le plus souvent, les effets de la suggestion ne sont que temporaires et n'ont pas pour résultat la guérison durable, si un traitement général ne vient pas modifier l'état somatique[1]. »

Quant à l'étendue respective de la suggestion et de la persuasion, cette dernière a un domaine incomparablement plus grand, et cela se conçoit par le mécanisme que nous avons exposé. La suggestion détermine des mouvements, des phénomènes limités, fait disparaître des symptômes morbides, elle est incapable de faire accomplir au sujet des actes dans toute la force du terme, des actions dans lesquelles entrent en jeu son être physique et son être moral complet ; elle ne peut réglementer une vie, former un caractère. C'est que la direction de la vie et le caractère dépendent du sens critique, de la volonté, que, par définition, la suggestion annihile.

La persuasion au contraire en s'adressant aux fonctions psychiques supérieures, possède une action à laquelle ne peut prétendre la suggestion.

1. FÉRÉ, *Pathologie des émotions*. Paris, F. Alcan, 1892, p. 548.

CHAPITRE VIII

LE MÉDECIN. — LA CONFIANCE. — L'ATTENTION

Le médecin. — Nécessité de posséder des connaissances médicales étendues pour pratiquer la psychothérapie. — Qualités du médecin psychothérapeute. — Opinions de Bouchard, de Reveillé-Parise, de Lasègue.

La confiance. Confiance spontanée ou acquise. Confiance du malade dans le médecin et du médecin dans le malade.

L'attention. — Nécessité de fixer l'attention des hystériques et des neurasthéniques. — Nature de l'attention suivant Condillac, Laromiguière, Paul Janet, Ribot, Marillier, Bastian, Mosso, Gley. — L'isolement condition d'attention. — Mécanisme de l'attention suivant Marillier. — Moyens de fixer et de maintenir l'attention. Renforcer les représentations. — Utilité des associations d'idées. Réflexion. Méditation. — Utilité de l'écriture pour l'attention. — L'attention condition et criterium de guérison.

La distraction. Les distractions. — Impossibilité qu'ont les neurasthéniques de fixer leur attention et de se distraire.

Le médecin.

Il est certainement à la portée de tout le monde de persuader, de soulager et de guérir par la persuasion et les exemples de guérisons obtenues par la persuasion en dehors des médecins sont innombrables.

Il n'en est pas moins vrai que pour bien appliquer la psychothérapie à la médecine il faut être médecin. Il faut savoir distinguer entre les cas pathologiques ceux qui sont justiciables de la persuasion et ceux qui ne peuvent être influencés par elle. Il faut savoir tout ce qu'on peut demander à la psychothérapie et ce qu'on ne peut pas lui demander. Les études médicales seules l'apprennent. Sans des connaissances sérieuses des maladies du système nerveux et même de toute la pathologie interne et externe il est impossible de manier la psychothérapie avec fruit.

Comment, sans ces connaissances, distinguerions-nous la céphalée d'un brightique de celle d'un neurasthénique, comment pourrions-nous séparer une coxalgie hystérique d'une coxalgie tuberculeuse, une paralysie organique d'une paralysie hystérique, une paralysie générale au début d'avec une neurasthénie grave, etc., etc.?...

A chaque instant, l'homme qui ne serait qu'un psychothérapeute commettrait des erreurs inévitables, il emploierait en vain la psychothérapie dans bien des maladies organiques et négligerait de l'utiliser contre des manifestations qui guérissent par elle à coup sûr.

Qualités du médecin psychothérapeute. — Mais il ne suffit pas davantage d'être docteur en médecine pour réussir par la psychothérapie, il faut être médecin dans toute la force du terme. Celui-là réussira qui a pris l'habitude de ne pas séparer la thérapeutique psychique de la thérapeutique physique, et qui est capable de comprendre tout ce que contient cette phrase de Lasègue[1]: « Dès le moment où nous touchons le pouls du malade, nous pensons : il est mauvais que cet homme souffre et nous lui donnons des remèdes et des paroles consolantes. »

Les qualités physiques du médecin l'aident peut-être dans certains cas ; sa taille, sa physionomie, son allure générale peuvent jouer un rôle, mais cette action est momentanée si ces qualités ne sont pas doublées de qualités intellectuelles et morales : « Puisque je parle, dit le Pr Bouchard[2], des sollicitations nerveuses utiles, je puis bien dire que le médecin doit être une occasion de réactions nerveuses salutaires. Comme la quiétude, le contentement, la confiance est un auxiliaire puissant dans la lutte contre la maladie, la confiance grâce à laquelle une parole d'encouragement fait naître l'espoir, puis donne la certitude de la guérison. Cette confiance il faut que le médecin sache l'inspirer à son malade; il n'a pas besoin pour cela de prestance ni de prestige ; il lui suffit d'être instruit, attentif et bienveillant. »

Le médecin pour réussir doit être patient et bon, il doit aimer son art et, si à la rigueur un homme, qui traite les maladies du corps par pur métier, peut réussir et atteindre son but qui est de faire fortune, il ne semble pas possible qu'on puisse

1. Lasègue, *Études médicales*. Asselin, 1884, t. I, p. 136.
2. Bouchard, Préface du *Manuel de thérapeutique* de Berlioz, p. XXIV édit. Masson.

obtenir des guérisons par la persuasion si l'on ne s'intéresse et si l'on n'aime la psychologie et les malades, et si l'on n'est profondément convaincu de l'efficacité de la méthode.

Le psychothérapeute doit être observateur, il doit savoir analyser un caractère, connaître les conditions de vie, le milieu du malade qu'il traite. Cette expérience pratique de la vie et des hommes lui servira plus que tout et il réussira mieux avec du bon sens, de la patience et de la bonté qu'avec la science de toutes les théories psychologiques : « Le fond de prédominance de susceptibilité nerveuse est toujours le même, mais ses formes varient infiniment. Ce sont pourtant ces dernières qu'il convient d'apprécier avec justesse pour saisir le moral du malade et le diriger médicalement. Ces formes sont la *gamme de sensibilité* de chacun d'eux. Eh bien ! renoncez à tout espoir de succès si cette gamme vous est étrangère, si vous ne savez ni la comprendre, ni l'étudier, ni faire parler les touches de l'instrument[1]. »

Les qualités morales lui sont indispensables et il ne faut pas oublier que la physionomie de l'homme, son regard, son accent traduisent, au moins en partie, ce qu'est son caractère moral.

« Le caractère, c'est-à-dire la manière habituelle de sentir et de vouloir, influe sur les muscles volontaires et par conséquent sur les traits du visage. Le sourire, la moquerie, les larmes, les mouvements nerveux souvent renouvelés agissent sur les parties molles de la face, y marquent leur trace en y laissant une disposition toujours plus grande à s'y reproduire et finissent par exercer une action permanente sur les muscles et sur le tissu cellulaire[2]. »

Il ne faut pas exagérer l'étendue de cette science du caractère par les signes extérieurs, mais il y a là une grande part de vérité. Souvent on devine, on sent instinctivement ce qu'on ne peut analyser et définir. « On ne sait pas pourquoi on n'a pas de confiance en lui, dit Emerson[3], mais on n'a pas de confiance en lui. »

La femme, peut-être plus que l'homme, devine instinctive-

1. Reveillé-Parise, *Hygiène de l'esprit*, édit. Baillière, p. 111.
2. Feuchtersleben, *Hygiène de l'âme*. Baillière, 1893, p. 17.
3. Emerson, *Sept Essais*, p. 103.

ment quelle est la valeur morale de l'homme qui lui parle. Elle se rend fort bien compte de l'impression qu'elle produit sur lui, elle sait les sentiments qu'elle provoque en lui, et de ces impressions vagues, mais certaines, elle se formera une opinion sur lui. Les hystériques donnent fréquemment des exemples curieux de cette sorte d'instinct. Et le médecin ignore souvent que pendant qu'il étudie la psychologie d'une malade, elle aussi scrute à sa manière son caractère, et que sa perspicacité est parfois extrême.

Il existe dans Lasègue[1] un très beau passage sur le caractère et le rôle du médecin psychothérapeute : « Au-dessus s'élève le traitement direct de l'âme, seule puissance digne de la lutte que le médecin doit soutenir. Deux mots suffisent pour en résumer les conditions et l'énergie, la foi et la volonté. Par la foi le médecin acquiert une force inébranlable. Par la volonté il devient actif et travailleur. La foi n'est qu'une force virtuelle qui passe à l'acte par le vouloir. »

« Toute la médecine est dans ces deux termes ; si bien qu'après avoir exposé les formes diverses du traitement nous voici revenus à notre point de départ, le médecin. Le médecin est donc par soi et en soi le véritable agent, Heinroth va jusqu'à dire le seul : « Car la volonté domine et gouverne par sa seule présence, et une âme saine est aussi bien capable de guérir au contact une âme pervertie qu'un esprit dépravé est susceptible d'en gâter un autre. » « Heinroth, ajoute Lasègue, semble s'être attaché à développer cette idée d'un livre fameux : commencez par bien établir la paix dans vous-même, vous pourrez ensuite la procurer aux autres (Imit. de J.-C.). »

La confiance.

L'importance de la confiance du malade en thérapeutique médicale est une notion tellement admise, qu'il est à peine besoin d'en parler.

Importante, d'une manière générale en médecine elle est

1. Lasègue, *Études médicales*. Asselin, 1884, p. 53.

indispensable pour la psychothérapie qui, suivant le Pr Brissaud[1], « exige de la part du malade une dose de confiance dont la durée fait tout le prix. Le médecin pour l'imposer, ajoute-t-il, n'a de meilleure ni d'autre ruse que son entière sincérité ». « La confiance n'est-elle pas une force réelle? Est-ce une folle entreprise que de l'employer comme une puissance effective[2]? »

Nous avons vu plus haut l'opinion du Pr Bouchard sur la nécessité de la confiance en médecine, et nous avons passé rapidement en revue les qualités que doit avoir le médecin pour la mériter. Nous nous dispenserons d'y insister à nouveau.

La confiance est naturelle ou acquise: naturelle elle est immédiate, c'est alors un sentiment difficile à analyser qui porte un individu à se fier, sans preuves absolues, à la force, à la science, à la bonté d'un autre. C'est un mouvement d'abandon d'une partie de soi-même à un autre, sous la dépendance d'une première impression. Cette impression est elle-même complexe et contient un jugement sommaire de la valeur de l'individu à qui on donne sa confiance; jugement dont les différents termes nous échappent et qui repose souvent sur une expérience antérieure, sur une analogie, une ressemblance de cet individu avec un autre que l'on connaît et que l'on estime. Cette confiance immédiate, en apparence irraisonnée, est souvent solide, durable et se justifie par la suite.

La confiance acquise est celle qui est le résultat d'une observation, d'une étude plus ou moins longue et raisonnée des qualités d'un homme, elle est susceptible de faire suite au sentiment inverse, la méfiance. Son moyen d'acquisition même est une garantie de sa durée.

Weir Mitchell[3] pense que l'homme inspire plus de confiance aux malades que la femme : « En ce cas, celui qui sait inspirer confiance, qui sait obtenir pour ses décrets l'obéissance nécessaire, obtient très souvent le succès le plus brillant et le plus facile. C'est dans ce cas que les femmes, qui à tous autres égards, sont de bons médecins, échouent, car elles

1. Brissaud, *Traité de médecine* de Brouardel et Gilbert, article *Neurasthénie*, édit. Baillière, t. X, p. 682.
2. De Feuchtersleben, *Hygiène de l'âme*, édit. Baillière, 1853, p. viii.
3. Weir Mitchell, *loc. cit.*, p. 46.

n'obtiennent pas vis-à-vis des malades de leur sexe, la soumission indispensable. »

Cette règle ne nous semble pas absolue, elle doit être vraie dans la plupart des cas en raison du caractère de la femme, de sa sensibilité plus vive, de son impressionnabilité plus grande, de sa volonté moins ferme en général et aussi en raison d'une certaine prévention qui existe vis-à-vis des femmes-médecins.

Quand il aura conquis la confiance du malade le médecin devra la conserver, et cela lui sera facile, en montrant chaque jour au malade quelle connaissance il a de sa maladie et de son caractère, et surtout en lui faisant constater avec soin chaque progrès sensible dans son amélioration.

Et puisque nous parlons de la confiance du malade en son médecin, il n'est pas hors de propos de dire un mot de la confiance du médecin en son malade. Le médecin gagnera souvent à montrer au malade qu'il a confiance en lui, c'est un moyen de donner au malade confiance en lui-même. Et puis, le malade aura souvent à cœur de justifier la confiance de son médecin en faisant plus d'efforts, en suivant davantage ses conseils. « Ayez confiance dans celui qui n'est bon qu'à demi et il le deviendra tout à fait. Supposez des aptitudes chez votre élève il les développera[1]. »

Il s'établira ainsi un courant de confiance réciproque entre le malade et le médecin, état d'esprit des plus utiles pour le but qu'ils se proposent l'un et l'autre.

L'attention.

Après avoir conquis la confiance du malade, le médecin devra obtenir de lui une autre condition capitale de succès, l'attention. Et si nous insistons sur ce point, c'est qu'obtenir une attention soutenue d'une hystérique ou d'un neurasthénique n'est pas chose facile.

L'instabilité est un caractère presque constant de la men-

1. De Feuchtersleben, *loc. cit.*, p. 35.

talité des hystériques et la plupart des neurasthéniques se plaignent de ne pouvoir, sans une grande fatigue, fixer quelques instants leur attention; c'est pour ce motif que tout travail intellectuel leur devient difficile sinon impossible.

Et cependant sans l'attention comment démontrerons-nous aux malades leurs erreurs? Comment fixerons-nous nos conseils dans leur mémoire? Comment pourrons-nous rééduquer leur volonté et leurs membres, s'ils sont paralysés ou contracturés?

Les philosophes se sont beaucoup préoccupés du phénomène de l'attention, nous donnons l'opinion de quelques-uns d'entre eux, non pour nous arrêter aux points théoriques qui les divisent, mais simplement pour indiquer comment elle peut être comprise dans le but pratique de la provoquer, de la maintenir et de l'éduquer.

« L'attention que nous donnons à un objet, dit Condillac, n'est donc de la part de l'âme que la sensation que cet objet fait sur nous; sensation qui devient en quelque manière exclusive; et cette faculté est la première que nous remarquons dans la faculté de sentir[1]. »

Laromiguière critique ainsi cette opinion: « Il m'a toujours été impossible de concevoir, non pas que la sensation précède l'attention, mais que la sensation se change en attention: non pas que dans l'âme un état actif succède à un état passif, mais qu'il y ait identité de nature entre ces deux états, en sorte que l'activité soit une transformation de la passivité[2]. »

« On peut ajouter, dit Paul Janet[3], que dans sa théorie, Condillac confond l'effet avec la cause. Une sensation très forte et très vive provoque l'attention mais ne la constitue pas. »

Pour Ribot[4] l'attention volontaire n'est qu'une imitation artificielle de l'attention spontanée, il rapproche celle-ci des réflexes et la considère comme sensitive dans son origine; sa

1. CONDILLAC, *Logique*, part. I, ch. VII; *Connaissances humaines*, sect. II, ch. I. *Sensations*, part I, ch. II (cité par Paul JANET).
2. LAROMIGUIÈRE, *Leçons de philosophie*, part. I, leç. V (cité par Paul JANET).
3. Paul JANET, *Traité élém. de philosoph.*, éd. Delagrave, p. 94.
4. RIBOT, *Les maladies de la volonté*. Paris, F. Alcan, p. 101-106.

persistance est due à des états affectifs, à des sentiments agréables ; il reconnaît également dans l'attention l'intervention d'actions d'arrêt.

Marillier[1] la considère comme « un état de conscience qui résulte de la prédominance temporaire d'une représentation sur les représentations qui coexistent avec elle à un instant donné ».

Bastian[2] reconnaît l'existence d'éléments moteurs, mais pour lui le processus de l'attention est essentiellement sensoriel.

Mosso[3] y voit deux éléments, une représentation mentale renforcée et d'autre part un arrêt des sensations externes qui pourraient modifier l'attention.

Gley[4] admet que les phénomènes essentiels de l'attention sont d'ordre représentatif.

Éléments de l'attention.— Quel que soit le mécanisme adopté, deux éléments dominent dans l'attention : 1° la prédominance d'une représentation ; 2° l'arrêt, le rejet des autres images, des autres idées. Nous réalisons déjà en partie par l'isolement ce deuxième élément en diminuant le nombre des excitants extérieurs, et cette méthode est de premier ordre comme adjuvant de l'attention.

Quant à la prédominance d'une représentation, voici comment suivant Marillier[5] elle peut se faire :

« Il semble aussi que pour qu'il y ait attention, il soit nécessaire que les représentations atteignent un certain degré d'intensité ; lorsque toutes les représentations sont très faibles, l'attention a grand'peine à s'établir et cela parce qu'une image ou une idée de faible intensité cesse très rapidement d'être consciente et ne peut par conséquent agir assez longtemps pour déterminer le groupement des images, cette subordination à un seul de tous les états de conscience qui constitue l'attention. Une seule représentation de durée très brève, mais de grande intensité, peut jouer le même rôle qu'une représentation qui persiste plus longtemps, mais qui

1. Marillier, *Revue philosophique,* 1889, t. XXVII, p. 566.
2. Bastian, *Revue philos.*, 1892, t. XXVIII, p. 384 (cité par Gley, *loc. cit.*, p. 97).
3. Mosso, *La fatigue, loc. cit.*, p. 110.
4. Gley, *Études de psychol. physiol. et pathol.* Paris, Alcan, 1903, p. 100.
5. Marillier, *loc. cit.*, p. 570.

est moins forte qu'elle ; une sensation violente, si courte soit-elle, peut temporairement faire disparaître toutes les images, toutes les idées, rejeter même à demi dans l'inconscience les autres sensations. En revanche une idée qui d'abord n'exerçait sur l'esprit qu'une action très faible, qui ne réussissait pas à dominer les images et à les unir en un seul tout, peut lentement s'emparer de toute l'intelligence, la gouverner tyranniquement. Ce qu'il faut en effet considérer, ce n'est pas, je l'ai dit plus haut, l'intensité absolue de la représentation, mais l'action qu'elle peut exercer sur les représentations qui coexistent avec elle ; cette action ne dépend pas de l'intensité seule, mais de l'intensité et de la stabilité de la représentation et en même temps de l'intensité et de la stabilité des représentations rivales. Ce qu'il importe de considérer (qu'on me permette d'emprunter cette expression à la langue des électriciens) c'est la quantité de la représentation : je veux dire le produit de son intensité par sa durée ; le résultat dernier des actions réciproques exercées les unes sur les autres par des représentations coexistantes ne dépend que de la quantité relative de ces représentations. »

Moyens de maintenir l'attention. — Le rôle du psychothérapeute consistera donc à renforcer les représentations qu'il voudra faire prédominer, et il atteindra ce but par des moyens très simples, il s'inspirera des procédés employés plus ou moins consciemment par tous ceux qui ont eu besoin de fixer l'attention, les orateurs, les professeurs, les écrivains, etc. Enfin il les renforcera par des associations qui assureront cette prédominance.

Claparède a bien montré quel parti nous pouvons tirer des associations, et il donne comme exemple, le lecteur devant un livre ennuyeux distrait de son travail par les airs d'un musicien ambulant.

« Dans l'attention volontaire, dit Claparède[1], l'association joue un rôle de premier ordre : nous voulons lutter contre la distraction et pourtant le livre à lire est assommant. A peine avons-nous parcouru deux lignes que l'esprit, reprenant sa liberté, s'en retourne aux airs du violoneux. Si nous devons

1. CLAPARÈDE, *L'association des idées*. Doin, 1903, p. 362.

absolument achever cette lecture, un seul moyen s'offre à nous : chercher à l'entourer d'associations telles que, si la page que nous lisons n'est pas suffisamment captivante pour déclencher elle-même la réaction d'attention, les idées associées puissent jouer ce rôle en excitant l'intérêt. Dans l'attention volontaire il y a transfert d'intérêt, grâce à l'association d'images intéressantes, à un excitant qui ne l'était pas. »

Le médecin associera les représentations à des émotions, à des aversions, à du plaisir, des désirs ; il maintiendra encore l'attention par sa voix, ses gestes, l'expression de sa physionomie.

Dans la conversation, l'expression du regard, les mouvements du visage et le ton de la voix sont les meilleurs moyens de maintenir l'attention, ils renforcent puissamment ce que l'on dit et suppléent à l'insuffisance du langage ; que de fois même il arrive que par un lapsus on emploie l'expression inverse de celle qu'on voulait employer sans que cela soit remarqué, c'est que souvent l'interlocuteur suit la pensée dans le regard et dans les traits plus qu'il n'écoute les termes. Que le médecin et le malade se regardent bien dans les yeux l'un de l'autre, ils percevront ainsi beaucoup de nuances qui sans cela leur échapperaient.

Le médecin n'oubliera pas surtout qu'il s'adresse à des malades, incapables d'attention soutenue et devra être convaincu qu'il aura plus à perdre qu'à gagner à vouloir trop prolonger les séances. Pour ces deux motifs il ne réclamera tout d'abord que quelques instants d'attention qu'il prolongera ensuite d'une façon méthodique suivant les effets obtenus.

D'ailleurs quelques conseils simples et brefs auxquels le malade prête une vive attention sont toujours plus efficaces qu'une longue conversation qui le fatigue.

L'attention du sujet ne doit pas seulement être provoquée en la présence du médecin, mais le malade doit s'habituer lui-même à l'attention en dehors des visites médicales. Il sera bon de lui fixer plusieurs moments de la journée pendant lesquels il devra faire des efforts d'attention, soit pour un travail manuel, soit pour un travail intellectuel ; on l'obligera, par exemple, à se répéter mentalement les termes employés par le médecin ou à mettre par écrit les raisonnements et les conseils qu'il lui a donnés dans le but de sa guérison. L'attention prendra ainsi la forme de la réflexion ou de la méditation.

L'utilité de l'écriture. — La répétition mentale et l'écriture des idées proposées par le médecin dans un but curateur, sont des moyens de première importance qui rendent permanente l'influence du médecin, nous ne saurions trop y insister. Voici comment s'exprime Bastian à propos de l'action du langage et de l'écriture sur le cours de nos idées :

« Quand nous cherchons, dit Bastian[1], à maintenir une suite d'idées malgré la tendance à glisser à d'autres objets, nous appelons à notre aide le langage. En d'autres termes, nous nous répétons à nous-mêmes quelques mots qui ont un rapport essentiel avec l'objet de nos méditations ou encore nous résumons par des mots le point où nous sommes parvenus, renforçant par ce moyen l'activité associationnelle à laquelle s'adonne notre attention (renforcement dû au mélange d'impressions auditives et kinesthésiques produites) et nous nous aidons ainsi à développer le sujet sur lequel nous avons jusque-là médité. Combien efficace est ce mode de contrôle, on peut s'en rendre compte par le surcroît de puissance que nous acquérons en ce sens, lorsque nous appelons l'écriture à notre secours, et que nous parvenons à maintenir la trame désirée de réminiscences et à la renforcer par l'addition d'impulsions visibles d'ordre visuel et kinesthésique.

« Nous savons pour la plupart avec quelle facilité nous conservons à nos pensées une certaine direction déterminée, avec quelle facilité même nous les développons, lorsque nous les confions à l'écriture : résultat surprenant, si on le compare à ce qui arrive quand nous négligeons d'invoquer cet appui étranger. »

L'écriture rend de grands services dans la rééducation, dans le développement de l'attention, nous y reviendrons plus loin en parlant de la rééducation morale.

La puissance de l'attention volontaire est considérable[2]. C'est par elle, nous l'avons vu, que nous agissons sur nos

1. BASTIAN, *Revue philos.*, 1892, t. XXVII, p. 372-373 (cité par GLEY).
2. Voir HÖFFDING (rôle de l'attention dans la formation des idées générales, son influence sur le sentiment, etc.) *Loc. cit.*, p. 219, 226, 292.

sensations en les renforçant ou en les diminuant ; elle est une condition essentielle de l'activité intellectuelle et de la mémoire.

Nous devons considérer l'attention, non seulement comme un moyen d'obtenir la guérison des manifestations hystériques et neurasthéniques, mais encore regarder son développement comme un but à atteindre et comme un criterium de guérison. En effet suivant Binet[1] : « C'est l'attention volontaire qui exprime la maîtrise de soi, la coordination de tout l'être, et qui est juste l'opposé dans le domaine intellectuel, de l'éparpillement des caprices et de l'aboulie. »

Notons que la multiplicité des caprices et l'aboulie sont l'un dans l'hystérie, l'autre dans la neurasthénie des symptômes des plus importants.

La distraction.

L'opposé de l'attention c'est la distraction, « l'inattention aux choses présentes » dit Littré. Exagérée, la distraction devient un phénomène morbide, elle peut aller jusqu'à l'impossibilité de fixer l'attention.

D'après ce que nous avons dit des éléments de l'attention, la distraction se produira par l'impossibilité de la prédominance d'une représentation et par le défaut d'arrêt, de rejet des représentations qui coexistent. Ajoutons qu'une représentation pourra être insuffisante, soit par sa durée, soit par son intensité.

Ces modalités de la distraction s'observent à l'état normal et dans la pathologie mentale. Dans certains cas les images sont trop nombreuses, se succèdent trop rapidement, « l'individu se sent débordé par le flux invincible de ses idées[2] » ; dans d'autres, il y a « une diminution progressive du pouvoir directeur et une impossibilité finale de l'effort intellectuel[3] ». Ribot fait remarquer à ce propos que souvent les paralytiques généraux passent par ces deux périodes.

Il ne faut pas confondre la distraction involontaire avec l'acte

1. Binet, *Étude expérimentale de l'intelligence*, édit. Schleischer, 1903, p. 234.
2. Ribot, *loc. cit.*, p. 98.
3. *Ibid.*, p. 99.

de détourner l'attention d'une idée, acte dont nous parlerons plus loin. Quand nous empêchons un malade de penser à une idée fausse, à une erreur par exemple à laquelle il rattache un trouble morbide et que nous lui persuadons de penser à une interprétation exacte, nous ne le traitons pas par la distraction, nous remplaçons une attention mauvaise par une attention bonne.

La distraction ou plutôt *les distractions,* prises dans le sens de plaisir, de diversion, ont été conseillées de tout temps dans les affections qui nous occupent; nous les croyons bonnes dans les cas légers, elles sont inefficaces ou nuisibles dans les cas sérieux. Beaucoup de médecins conseillent encore à notre époque d'une façon très vague, il est vrai, « les distractions »; les malades les comprennent comme ils peuvent, mal le plus souvent et n'en obtiennent pas de soulagement durable.

Feuchtersleben[1] disait: « C'est pourquoi, contre l'opinion commune, j'ai toujours regardé les distractions comme un remède fort douteux dans les maladies de l'âme et du corps. J'ai cru au contraire que le recueillement (c'est-à-dire la volonté fixée sur l'activité spontanée) est dans ce cas très salutaire. »

Et la meilleure raison pour laquelle les distractions ne sont pas bonnes dans les cas graves, c'est que les malades, les neurasthéniques surtout, sont aussi incapables de « se distraire » que de fixer leur attention; ils ne font d'ordinaire par ces prétendues distractions, qu'ajouter de nouvelles fatigues à des fatigues antérieures.

La plupart des neurasthéniques qui viennent consulter le médecin ont essayé d'eux-mêmes, ou sur le conseil d'amis ou de médecins, de se distraire, et ils s'étonnent, ils se plaignent de n'en avoir retiré aucun bénéfice. Cette constatation leur est pénible, elle leur fait conclure que leur état est plus grave qu'ils ne pensaient, et ils ont raison, car ce fait est un des symptômes de leur neurasthénie.

C'est le cas pour ces malheureux que l'on traîne du théâtre au concert ou de la montagne à la mer, de rappeler

1. De Feuchtersleben, *loc. cit.*, p. 46.

cette phrase de Sénèque[1] qu'il emprunte à Lucrèce : « Les voyages se succèdent, les spectacles remplacent les spectacles, et comme dit Lucrèce : Ainsi l'homme toujours se fuit lui-même. — Mais que sert de fuir s'il ne se quitte pas ? Il est à lui-même son éternel, son insupportable compagnon. » « *Post equitem sedet atra cura* (Horace). »

1. SÉNÈQUE. *Lettres. De la tranquillité de l'âme,* édit. Hachette, p. 246.

CHAPITRE IX

ENTRETIENS PSYCHOTHÉRAPIQUES

Premier examen médical. — Recherche de la cause des troubles morbides. — Cause organique. — Cause morale. — Période de méditation. — Cause inconsciente et cause consciente. — Arguments. — Ne jamais parler de maladie imaginaire. — Méthodes raisonnante et sentimentale de Lasègue. Sentiment et raisonnement. — Caractères : division de Tissié. — Persuasion. — Lois de l'oubli. — Exemples : un cas de gastropathie nerveuse. — Mécanisme possible des troubles. — Erreurs d'interprétation des sensations. — Rôle parfois néfaste du médecin. — Entretiens psychothérapiques. — Autre exemple. — Inspirer au malade le désir de la guérison. — Psychothérapie chez les enfants.

Premier examen médical. — Quand le malade sera installé dans son lit d'isolement, le médecin se rendra près de lui et le premier entretien sera précédé d'un examen médical complet et rapide. Cet examen aura deux résultats, le premier d'assurer le médecin qu'il ne s'est pas trompé sur le diagnostic et qu'il ne va pas entreprendre un traitement inutile ; le deuxième sera de tranquilliser le malade sur sa santé et de lui donner la certitude que le médecin connaît exactement l'état de tous ses organes.

Si dans cet examen le médecin trouve une affection organique certaine, il ne la niera pas systématiquement, surtout si le malade s'en plaint et en connaît la nature. Si cette affection est une trouvaille d'auscultation ou de palpation et ne se manifeste par aucun symptôme il se gardera, bien entendu, de la signaler. Il n'y a pas intérêt à nier une lésion organique accompagnée de symptômes, il vaut mieux renseigner le malade sur cette lésion et la ramener dans son esprit aux proportions qu'elle doit occuper.

Nous rapportons dans nos observations celle d'une malade atteinte d'une paralysie complète du bras droit, de cause hystérique ; en examinant son épaule, nous reconnaissons l'existence manifeste d'une arthrite sèche ancienne mais légère. Nous le disons franchement à la malade, lui promettant de la guérir rapidement de sa paralysie, mais nous lui faisons remarquer qu'elle conservera des craquements de l'articulation.

En quelques jours elle se servait fort bien de son bras et pouvait vaquer à ses occupations comme par le passé. Nous n'aurions rien gagné à lui affirmer que son membre était entièrement sain ; rentrée chez elle, à la moindre gêne articulaire, ou bien en s'apercevant des craquements, elle aurait été aussitôt persuadée du retour de la paralysie et aurait eu une rechute. Cette règle ne doit jamais être oubliée ; fréquemment, on le sait, une manifestation hystérique a une cause occasionnelle dans une « épine » locale ; il sera souvent prudent de renseigner la malade sur cette épine, si on ne peut la supprimer.

Pendant son premier examen, le médecin ne s'appesantira pas sur le symptôme morbide ; s'il est accompagné d'autres médecins comme c'est le cas dans l'isolement à l'hôpital, il évitera d'en parler médicalement devant la malade et ne fera allusion qu'à la facilité, à la rapidité de la guérison. Tout ce qu'il pourrait dire de plus, tous les termes médicaux qu'il emploierait ne pourraient qu'augmenter l'importance que la malade y attache et contribueraient à fixer davantage les symptômes dans son esprit.

Jamais le Pr Dejerine ne fait aucun enseignement aux élèves au lit de ses malades. « J'estime en effet, dit-il, que les leçons faites aux élèves sur une névropathe, la malade y assistant, sont d'un résultat déplorable au point de vue thérapeutique, car en agissant ainsi on l'éduque, on la cultive, inconsciemment on crée chez elle toute une série de symptômes dont elle ne soupçonnait pas l'existence, et on arrive ainsi à transformer des états pathologiques, sinon toujours légers mais en tous cas curables, en états persistants, chroniques et souvent peu accessibles à nos procédés thérapeutiques. L'histoire des hystériques et des neurasthéniques d'hôpital n'est que trop riche en faits de ce genre[1]. »

Premier entretien. — Recherche de la cause morale. — Après

1. DEJERINE, *loc. cit.*

avoir cherché la cause organique si elle existe, le médecin s'attachera à une recherche autrement délicate, celle de la cause morale qui manque rarement.

C'est pour cette enquête que la confiance de la malade est indispensable ; très souvent la cause est facile à avouer, c'est une frayeur, c'est un choc moral, un accès de colère, un chagrin, la perte d'un enfant ou d'un parent, des pertes d'argent, de mauvaises affaires ; parfois elle est d'un autre ordre, il y a à l'origine des accidents, un chagrin d'amour, une rupture, un adultère, etc... Il importe absolument que le médecin le sache, car il variera sa méthode suivant la cause, en s'adressant à elle, si elle existe encore et à ses conséquences si elle n'existe plus.

Quelque peine qu'il lui en coûte, la malade éprouvera un soulagement à dire cette cause, elle se sentira ensuite plus entièrement dans la main du médecin, elle saura qu'il la connaît complètement et sa confiance en sera augmentée.

Un premier entretien ne suffit pas toujours pour arriver à la vérité ; si la malade évite de parler de la cause réelle, et donne des détails superflus sur des faits qui n'ont pas d'intérêt, essayant de détourner les questions du médecin, il est alors inutile d'insister, c'est que la confiance n'est pas encore suffisante. La malade avant de se livrer, veut savoir davantage à qui elle a affaire et elle ne tardera pas à dire d'elle-même les jours suivants, un secret, qui d'ailleurs lui pèse.

Il ne faut pas oublier que, souvent, la cause ne précède pas immédiatement l'apparition de la manifestation morbide. Charcot a bien insisté sur ce fait qu'entre le moment où se produit un choc, un traumatisme et celui où apparaît une contracture, une paralysie, etc..., il s'écoule un certain temps qui peut être de quelques jours et qu'il appelle *période de méditation*[1]. Plusieurs fois nous avons constaté chez nos malades, l'existence de cette période de méditation, à la suite d'un choc moral.

Dans certains cas, malgré une bonne volonté évidente, la malade ne peut dire la cause de son mal, elle l'ignore.

1. Cité par GILLES DE LA TOURETTE, *Traité de l'hystérie*. Plon et Nourrit, 1895, t. III, p. 571.

Devrions-nous dans ces cas rechercher pendant l'hypnose la cause subconsciente que la malade n'a pu dire pendant la veille ? Ce procédé employé par Pierre Janet[1], est intéressant au point de vue de l'analyse psychologique ; mais nous avons dit pourquoi nous nous refusions à employer l'hypnose.

Le procédé d'ailleurs n'est pas infaillible, il est parfois impossible de distinguer l'idée fixe primaire, des idées fixes secondaires. Et puis en pratique, est-il indispensable de connaître et d'agir sur cette cause dont la malade n'a pas conscience ?

Le point capital pour nous, c'est que le sujet ne cache pas consciemment au médecin une cause à laquelle il attribue ses troubles à tort ou à raison.

Entretiens suivants. — Il sera utile non seulement de connaître cette cause consciente mais encore de savoir quelle est la série de raisonnements, de déductions que la malade a échaffaudés sur elle, quelle part, quelles conséquences elle lui reconnaît dans la genèse et dans la persistance des accidents.

Le médecin montrera beaucoup de patience et de bienveillance en écoutant complètement l'exposé de toutes ces conceptions plus ou moins bizarres, dont la puérilité est parfois telle que la malade elle-même sourit en les disant. Il retiendra les raisonnements auxquels la malade semble attacher le plus d'importance et un à un il les discutera. S'appuyant sur des faits connus du sujet, des notions du domaine commun il lui démontrera l'invraisemblance de ses opinions.

Si l'état général de la malade est resté bon, le médecin lui fera remarquer le contraste qui existe entre sa bonne mine et les troubles subjectifs exagérés dont elle se plaint. Il lui exposera que si son affection était aussi grave qu'elle le pense elle aurait déjà compromis sa santé d'une façon appréciable.

Quant aux arguments inventés par les malades ils se réduisent à un petit nombre et sont presque toujours les mêmes, souvent le médecin les étonnera en les réfutant avant qu'ils les aient formulés.

Fréquemment les sujets se doutent de la faiblesse de leurs raisonnements et se laissent convaincre facilement ; il arrive

1. P. Janet, Traitement psychologique de l'hystérie, in *Traité de thérapeutique* de Robin.

cependant qu'examinés antérieurement par des médecins avec lesquels ils ont causé, ou qu'ayant lu des livres de médecine, ils se soient fait des conceptions d'apparence scientifique. Il est toujours possible de reprendre ces opinions et de les combattre par les mêmes raisons médicales qui ont servi à les édifier. Les gens cultivés qui ont des prétentions en science médicale sont assez souvent plus ou moins rebelles aux arguments du médecin, mais il n'y a là en général pour lui qu'une question de patience.

Il est élémentaire en psychothérapie de ne pas prononcer les mots de « maladie imaginaire », les malades dont nous parlons souffrent en effet, réellement et parfois beaucoup ; ce mot si souvent répété dans les familles les désolerait s'il était encore redit par le médecin, elles se persuaderaient qu'elles ne sont pas comprises car les douleurs dont elles parlent, elles les sentent et c'est pour elles la meilleure preuve de leur existence.

Tous les malades au contraire acceptent facilement l'influence du moral sur le physique dans les maladies et sont prêts à écouter et à croire le médecin sur ce sujet.

Dans les entretiens, le médecin conservera toujours la direction de la conversation, gardant l'autorité qui lui appartient et sachant au besoin couper court à des explications inutiles, ou arrêter une discussion trop longue.

Quand le sujet sera bien persuadé de l'inanité de ses idées sur sa maladie, il faudra reprendre les accidents à leur début, montrer la véritable cause et établir la genèse exacte des troubles tels qu'ils se sont déroulés. De cette nouvelle interprétation appuyée par des exemples, des comparaisons et par l'autorité du médecin, ce dernier tirera des déductions logiques sur le mode de traitement qui convient et sur la certitude de la guérison. Il montrera qu'à une affection causée par du surmenage et des préoccupations, il faut un traitement par l'isolement et le repos ; il montrera qu'à une maladie déterminée par une cause morale, il faut un traitement moral, et la malade ne s'étonnera plus qu'on ne lui prescrive aucun médicament. Elle saisira les raisons de ses troubles nerveux, elle comprendra les moyens de guérison et deviendra elle-même l'auxiliaire du médecin dans son traitement.

Un simple entretien suffit parfois à éclairer des malades jusqu'à l'évidence, et la nature de leur mal leur apparaît avec une netteté qui les étonne. Nous pensons que bien des sujets seraient capables de réagir, de guérir par eux-mêmes, s'ils savaient la nature de leur mal, mais ils l'ignorent, ils se croient gravement atteints, et ils s'abandonnent à leur maladie comme à une fatalité : il appartient au médecin de les éclairer.

Dans ces conversations nombreuses, le médecin tiendra compte du caractère du sujet, de son degré d'instruction, il n'oubliera pas ce précepte de Pascal que nous ne craignons pas de répéter de nouveau : « L'art de persuader a un rapport nécessaire à la manière dont les hommes consentent à ce qu'on leur propose et aux conditions des choses qu'on veut faire croire. »

Lasègue[1] divise les méthodes de traitement moral en méthode raisonnante et méthode sentimentale ; nous avons admis deux éléments dans la persuasion, l'un s'adresse au sens critique, l'autre est d'ordre émotif. Le psychothérapeute fera varier ces éléments suivant le caractère des malades, les uns accepteront mieux la méthode raisonnante, les autres la méthode sentimentale, mais aucune d'elles ne doit être employée à l'exclusion de l'autre. L'ironie peut parfois rendre de grands services, mais il est imprudent de l'employer au début d'un traitement et quand on ne connaît pas complètement le caractère du malade.

Quand à l'origine des troubles morbides existe une cause affective, un chagrin d'amour, par exemple, le médecin devra éclairer la malade sur ce sentiment. Pour le combattre il y a avantage à l'analyser, à le discuter, à le comprendre clairement, bien qu'on ait prétendu que les sentiments ne se discutaient pas et un philosophe moderne peut écrire : « Une claire vision des causes du sentiment a pour effet de le clarifier et de l'épurer. L'effort pour comprendre le sentiment qui me domine peut donc faire aussi que je m'oppose à lui avec plus de liberté. Le sentiment a d'ordinaire je ne sais quoi d'indéterminé qui fait une partie de sa force et qui peut

1. LASÈGUE, *Études médicales*, 1884, t. I, p. 601. (Voir historique p. 77).

s'évanouir devant la conscience claire comme les fantômes devant la lumière du jour...

« Quand la connaissance claire peut atteindre assez de force pour faire découvrir le néant de mauvaises théories ce fait a un contre-coup sur le sentiment[1]. »

La connaissance des caractères guidera le psychothérapeute dans sa méthode. Tissié[2] les divise en :

1° Automatiques : obéissance passive, discipline aveugle, obéissent au « je veux ».

2° Sensitifs : obéissent aux sentiments.

3° Actifs : On agit sur eux seulement par contradiction en leur disant « tu ne peux pas ».

Cette division est évidemment très schématique et aucun des types ne se retrouve à l'état strictement isolé dans un caractère, mais chacun d'eux peut prédominer plus ou moins. De plus, comme le dit Feuchtersleben[3], il importe encore « de constater la corrélation de nos dispositions physiques et morales avec les différentes heures du jour ; il faut connaître celles que développent les influences du matin, du midi, du soir ».

Nous ne pouvons donner des règles fixes de persuasion pour tous les cas qui se présentent. « Les règles s'effacent, dit Lasègue[4], pour céder leur place à des conseils. Le traitement individuel devient le seul possible et alors il ne se prête à aucune théorie générale. »

De temps à autre, si le médecin est accompagné de collègues ou d'une surveillante, il s'adressera à eux en leur faisant au lit de la malade des démonstrations très simples sur la nature de l'affection, sur les processus de guérison. La malade comprendra et acceptera ces raisonnements renforcés par l'approbation des personnes auxquelles s'adresse le médecin ; ceci n'est pas de la suggestion indirecte, ceci demande un contrôle des fonctions psychiques supérieures (de O suivant Grasset) : c'est donc de la persuasion indirecte. A l'hôpital cette persuasion indirecte est une arme des plus puissantes, dont l'emploi est facilité par la présence des élèves qui suivent la visite.

1. Höffding, *loc. cit.*, p. 420.
2. Cité par Binet, *La suggestibilité*, p. 3.
3. Feuchtersleben, *Hygiène de l'âme*. Baillière, 1853, p. 137.
4. Lasègue, *loc. cit.*, t. I, p. 59.

Le médecin, d'autre part, nous l'avons dit, n'a pas besoin de convaincre la malade par l'évidence, le voudrait-il qu'il n'y arriverait souvent pas, à cause de l'absence de connaissances médicales de la part du sujet. L'évidence n'est pas nécessaire à la persuasion. La persuasion est faite d'une conviction relative et d'un élément émotif. Et il est heureusement plus facile de persuader un sujet de la nature exacte de sa maladie et de la possibilité de la guérison, que de les lui démontrer scientifiquement.

D'ailleurs la démonstration scientifique pure et simple ne répondrait au même but que si elle était accompagnée des sentiments d'espoir, de désir, etc., qui entrent dans la persuasion.

Il ne suffit pas que le malade convienne de ses erreurs en présence du médecin, il faut qu'il se rappelle les vérités qu'il vient d'accepter et que ces dernières deviennent une acquisition définitive. Les vérités établies par le médecin seront gravées dans l'esprit du malade suivant les lois admises de la mémoire : c'est-à-dire en augmentant l'attention, en donnant aux idées une force suffisante, en les répétant autant qu'il sera nécessaire, en les associant avec des sentiments, des émotions, etc., etc.

Lois de l'oubli. — La psychothérapie doit encore être poussée plus loin, il importe que le malade oublie les causes de ses troubles. L'oubli peut se faire en évitant de penser et de se répéter une idée, ou en supprimant une représentation au moyen d'une autre que l'on se sera attaché à rendre plus puissante ; ou bien encore en dissociant la représentation que l'on veut supprimer et en reconstituant les éléments ensemble de manière à construire une représentation différente de la première :

« Une représentation peut donc être supplantée soit par une représentation tout à fait étrangère, éveillée tout exprès dans d'autres régions de la conscience ($a < x$), soit par une représentation qu'elle produit elle-même ($a < b$), ou bien elle peut agir à titre d'élément secondaire dans la représentation qui l'emporte ($a + b = b_a$). Mais il y a encore une quatrième éventualité possible. La représentation peut garder son indépendance en face de celle qui y est jointe, et cependant se rattacher à elle si étroitement qu'il en résulte une représentation nouvelle que toutes deux déterminent, sans cependant s'y faire remarquer chacun séparément. Le schéma est alors celui-ci : $a+b=c$. Il y a donc ici une sorte de chimie mentale; or, dans une composition chimique, le produit a évidemment d'autres propriétés que les corps composants [1]. » Tels sont d'après Höffding les différents mécanismes de l'oubli.

Nous ne reviendrons pas sur ce que nous avons exposé de l'influence de la volonté sur l'oubli et sur la mémoire.

Exemples.

Prenons des exemples pour plus de clarté.

Nous avons vu plusieurs fois des troubles gastriques graves avoir leur origine dans une frayeur, un chagrin, une émotion violente. En analysant les symptômes dont se plaignent ces malades qui ont en général un estomac absolument sain, on remarque que la note dominante est une sensation de constriction localisée au creux épigastrique. Cette constriction les malades la définissent d'une façon expressive en disant que « les nerfs se nouent dans l'estomac », pour elles c'est l'estomac qui est malade. Cette sensation survenant avant les repas les empêche de manger, si elle survient après les repas elles en accusent la digestion.

« Quand une idée s'est trouvée associée à une sensation quelconque, dit Bernheim [2], la même sensation se reproduisant spontanément peut réveiller la même idée. » Dès lors la moindre émotion fera reparaître cette gène, qui pourra même exister d'une façon presque permanente et sans cause apparente. La crainte de la souffrance, l'appréhension des repas et des digestions réveilleront l'idée d'une maladie d'estomac, en déterminant cette sensation de légère constriction inhérente à la crainte elle-même.

Les malades attendent, craignent régulièrement la souffrance à chaque repas et elles établissent un lien entre ce poids, cette gêne, et le phénomène de la digestion, et de fait,

1. Höffding, *loc. cit.*, p. 213.
2. Bernheim, *loc. cit.*, p. 28.

ce lien existe mais c'est elles qui l'ont créé par une fausse interprétation.

Ajoutons à cela que souvent des médecins consultés admettent également une maladie de l'estomac et donnent pour la traiter des médicaments multiples. L'effet de ces médications est tout au moins de graver davantage dans le cerveau de la malade l'idée de la maladie de l'estomac, sinon de déterminer une véritable gastrite médicamenteuse.

A ces symptômes du début, douleur, constriction, anorexie, pesanteur des digestions viennent bientôt s'ajouter des éructations, des efforts voulus de vomissements. Les efforts de vomissements aboutissent à des vomissements plus faciles que la malade juge utiles pour son soulagement. De plus l'alimentation étant très peu abondante, la constipation est de règle et l'amaigrissement prend des proportions parfois inquiétantes.

On ne saurait croire, quand on ne les a pas observés, à quel état grave peuvent arriver les malades atteints de gastropathies nerveuses.

Qu'ils soient devenus gastropathes — et c'est là malheureusement le cas le plus ordinaire — par la faute de médecins imprudents ou ignorants qui les ont traités longtemps pour une maladie d'estomac avec grands renforts de lavages d'estomac, et d'analyses répétées de suc gastrique, ou bien que la maladie soit la conséquence de frayeurs, de chagrins, ou même, ce qui n'est pas rare, qu'elle ait été occasionnée par des régimes variés, employés dans le but de maigrir, les malades peuvent parvenir à un état effrayant, et leur existence même peut être compromise. Ils se torturent l'esprit à trouver les aliments les plus digestibles, ils suivent une série de régimes de plus en plus sévères, ordonnés par les médecins ou inventés par eux-mêmes, ils en arrivent à ne plus manger, et ils se cachectisent à un tel point qu'on pourrait les prendre au premier abord pour des cancéreux. L'état général devient ainsi de plus en plus mauvais et les troubles nerveux de plus en plus grands.

Causons avec une malade semblable, remontons avec elle à l'origine des troubles, insistons sur les causes morales qu'elle reconnaît elle-même. Rappelons-lui les effets connus d'une frayeur, d'une violente émotion, montrons bien cette sensation de constriction au creux de l'estomac qu'elles déterminent chez toutes les personnes. Expliquons que cette sensation en réalité ne siège pas à l'estomac, qu'elle ne correspond pas à une lésion, à une plaie de l'organe. La malade elle-même racontera volontiers quelle influence considérable ont eue toutes les causes morales sur le cours de sa « maladie d'estomac ». Elle dira que par périodes elle a pu digérer sans douleurs des aliments fort indigestes, parce qu'elle était heureuse et contente, et qu'à d'autres périodes de peines et de préoccupations, elle ne pouvait supporter les aliments les plus légers. On voit quels arguments, faciles à développer, le sujet fournit lui-même au médecin qui sait le faire parler. Peu à peu nous lui démontrerons que ses sensations, bien que réelles dans leur origine, sont mal interprétées par elle, qu'elles sont exagérées par ses craintes, par son état nerveux. Les malades ne font aucune difficulté pour reconnaître cet état nerveux, on dirait qu'elles mettent une certaine coquetterie à avouer leur nervosisme, comme si être nerveuse était pour elles synonyme d'être plus femme.

Parfois tous les arguments qu'apporte le médecin, la malade les avait déjà envisagés elle-même, et elle avait eu vaguement l'idée que « c'étaient les nerfs qui étaient malades » et non pas l'estomac. Dans ce cas les preuves fournies par un homme en qui elle a placé sa confiance, lui apportent un grand soulagement en faisant disparaître un doute pénible.

Mais il ne faut pas croire que dès qu'une gastropathe est persuadée que son estomac est sain, elle doive être considérée comme guérie. Nullement; en dehors de la présence du médecin, des doutes reviendront, qu'il faudra réfuter, chasser de nouveau les jours suivants. Son état nerveux ne peut être changé en un jour, elle aura des périodes d'abattement, de découragement, il est bon d'en être prévenu. Ce n'est que peu à peu qu'elle s'habituera à ne plus rattacher à une maladie d'estomac la sensation de constriction qu'elle éprouve, mais bien à une émotion, à une crainte, à un phénomène purement nerveux.

Il ne faudrait pas penser davantage que la malade, dès qu'elle reconnaît que sa maladie d'estomac n'existe pas, va pouvoir se remettre à l'alimentation ordinaire. On s'exposerait à bien des résistances, à des échecs même, si l'on voulait agir suivant cette déduction qui semble logique. Il est beaucoup plus sage d'exposer à la malade que bien que son estomac soit sain, il n'est plus habitué à recevoir la nourriture ordinaire en quantité suffisante, et qu'il faut lui faire subir un nouvel entraînement. Et l'on commencera par lui faire prendre deux litres de lait par jour, puis trois, puis quatre et même cinq, on diminuera ensuite la quantité de lait pour faire prendre de la viande crue, puis des pâtes, ou des purées, etc.

Nous avons cru nécessaire d'insister sur les troubles gastriques qui semblent être de nos jours une des manifestations les plus importantes du nervosisme et sur lesquels la psychothérapie nous donne de si grands moyens d'action.

Ce que nous venons de dire pour les gastropathies nerveuses qui sont si fréquentes, nous pourrions le dire de toutes les manifestations de même ordre, douleurs internes, algies abdominales, etc. Que de fois à la suite de palpitations causées par une violente émotion, les malades restent persuadés qu'ils ont une maladie de cœur et éprouvent des angoisses précordiales, des tendances à la syncope, des suffocations et des défaillances. Et si à tout cela vient à s'ajouter un traitement médical, basé sur une erreur d'auscultation ou sur l'existence d'un souffle extra-cardiaque mal interprété, la maladie de cœur est définitivement constituée dans l'esprit du sujet. Là encore, il faudra dissocier la liaison de la sensation de battement de cœur avec l'idée de maladie et l'associer à sa véritable cause.

Pour chaque trouble, le médecin s'ingéniera à trouver des explications simples et plausibles, tendant à des conclusions pratiques pour le traitement. Il dira toujours ce qu'il croit vrai ; ce sera pour lui la meilleure manière de ne pas se contredire ultérieurement ; et le procédé le plus sûr de persuader sera pour lui d'être persuadé. Il s'attachera à gagner un peu de terrain à chaque entretien, il ne quittera pas la malade sans avoir obtenu des résolutions fermes sur un effort précis à faire, une difficulté à surmonter.

NOTE. — Dans une clinique récente, notre maître le Dr P. LE NOIR range à juste titre ces gastropathes dans le groupe qu'il appelle d'une façon très expressive « les faux gastriques ». (*Arch. gén. de Méd.*, mars 1904).

Enfin le psychothérapeute doit faire naître ou entretenir le vif désir de la guérison chez les malades. Cette phrase ne sera pas comprise par ceux qui n'ont pas vécu avec les névropathes, et qui n'ont pas étudié leur caractère. Il semble en effet, au premier abord, inutile et presque ridicule de vouloir donner le désir de guérir à un malade.

Cette idée paraîtra peut-être admissible pour certains malades qui refusent de se soigner et de consulter des médecins ; mais dira-t-on, ceux qui viennent vous consulter, ceux qui vous demandent un traitement et sont décidés à le suivre, ceux qui se soignent d'une façon continue depuis des années, et ont essayé de tous les médecins et de toutes les médications, ceux-là ont bien le désir de guérir. C'est une erreur ; plusieurs de ces malades n'ont pas un réel désir de la guérison. Il est assez fréquent de voir parmi les neurasthéniques et parmi les hystériques surtout, des personnes non seulement qui ne croient pas à la possibilité de la guérison, mais encore qui ne la désirent pas. Elles se sont habituées, résignées à leurs troubles morbides, elles se sont fait, comme on l'a dit, une petite auréole de souffrir, elles se sont principalement habituées à être plaintes, soignées, dorlotées par leurs parents; tout ce cortège de la maladie qui a aussi ses douceurs leur est devenu nécessaire, elles ne prévoient pas qu'elles puissent s'en passer, elles s'effrayent presque à l'idée de reprendre la vie de tout le monde. Il y a là évidemment un trouble psychique, mais ne l'oublions pas, la neurasthénie et l'hystérie sont pour nous avant tout d'ordre psychique.

Et puis il y a celles qui ont essayé de nombreuses médications, qui ont consulté en vain de nombreux médecins et qui désabusées ne croient plus aux promesses de guérison.

Nous avons traité à la Salpêtrière quelques malades qui étaient à peu près dans les dispositions d'esprit dont nous parlons ; elles n'avaient consenti à se laisser soigner que pour faire plaisir à leur famille, bien convaincues quant à elles-mêmes que cela était inutile et qu'elles ne tarderaient pas à aller reprendre chez elles leurs habitudes de malades.

Chez de pareils sujets, il ne suffit pas de montrer la possibilité et même la certitude de la guérison, il faut la leur faire désirer d'une façon énergique. Le médecin doit leur présenter les images les plus attrayantes de cette guérison, les renforcer par les contrastes ou les images de la maladie. C'est dans cette imagerie variée et — lorsque le traitement se fait à l'hôpital — dans les exemples offerts par le retour à la santé des malades voisines, qu'il trouvera l'excitant nécessaire.

La notion du devoir, évoquée par le médecin, sera parfois un levier puissant pour déterminer la malade à vouloir guérir : devoirs envers des parents vieux et infirmes, devoirs envers ses enfants, son mari, etc., voilà autant d'arguments desquels pourra jaillir l'impulsion nécessaire à la tendance à la guérison.

Psychothérapie chez les enfants ou les adolescents. — Nous avons insisté sur la nécessité de varier les moyens psychothérapiques suivant les sujets, de les adapter aux différences des intelligences et des sensibilités. Le caractère, le développement intellectuel des enfants et de beaucoup d'adolescents, ne permettent pas toujours d'employer avec eux les mêmes procédés de persuasion qu'avec les adultes. Les raisonnements deviennent forcément pour eux plus rudimentaires, parfois même la méthode se rapproche de la suggestion, car on peut être obligé d'employer de simples affirmations, des promesses, et quelquefois des menaces. En d'autres termes la psychothérapie, ici, est assez souvent d'ordre impératif.

Quant aux sujets atteints de débilité intellectuelle ils se rapprochent des enfants au point de vue psychothérapique, et doivent être traités par les mêmes procédés.

CHAPITRE X

RÉÉDUCATION

Rééducation physique. — Difficulté de distinguer une rééducation physique et une rééducation morale. — Deux buts dans la rééducation.
Pouvoir moteur des images. — Mouvements inconscients déterminés par des phénomènes psychiques. — Classification des idées suivant leur pouvoir moteur d'après Ribot. — Opinions de Dubois, de Woodworth, de Bernheim. — Pouvoir moteur des images dans la rééducation. — L'exemple dans la rééducation. — Qualités du mouvement. — Ajustement initial et corrections postérieures. — Importance de la vue. — Durée des séances. — Fatigue. — Progrès.
Exemples de rééducation. — Séances d'immobilité dans les chorées, les tremblements. — Rééducation dans le cas de lésions organiques. — Rééducation chez les tabétiques. Utilité de l'isolement. — Exemple emprunté à Bair.
Rééducation des organes. — Rééducation de la respiration, des fonctions de l'intestin, de l'estomac. — Rappel de la sensibilité. — Opinions de Bernheim, Dejerine, Janet, Binet, sur l'anesthésie hystérique. — Méthode d'Egger.
Rééducation morale. — Opinions différentes sur l'éducation morale. — Buts de la rééducation morale. — Aboulie. — Analyse de l'aboulie. — Schéma d'un acte volontaire. — Aboulie des neurasthéniques. — Rééducation de l'attention. « Intermédiaire efficace » suivant Paulhan. — Développement de la fonction inhibitrice de la volonté. — Crises d'hystérie. — Contrôle volontaire spécifique ou général. — Contrôle volontaire pendant le sommeil. Exemples. — Opinion de Maury. Discussion. — Stigmates mentaux. — Timidité. Son traitement suivant Hartenberg. — Phobies. — Opinion de Van Eeden sur le traitement moral de la neurasthénie. — Exemples de rééducation.

La rééducation dans les maladies de nature psychique, telles que l'hystérie et la neurasthénie, fait partie du traitement psychothérapique. Cette rééducation pourra porter sur des muscles, des articulations, des organes et sur les fonctions psychiques.

Conformément au principe de la méthode que nous avons exposée, nous pratiquons cette rééducation non pas en inhibant les fonctions psychiques supérieures, comme le fait la suggestion, mais en réclamant le concours de ces fonctions dans le but de produire des « actes » et non de simples mouvements. (Voir page 173.)

Rééducation physique.

Nous étudierons d'abord la rééducation physique proprement dite. En réalité, ce terme est inexact, car cette rééducation ne peut être purement physique, puisque les actes psychiques interviennent d'une façon constante dans sa direction et que, d'autre part, le mouvement a sa répercussion sur les centres nerveux et contribue lui-même à leur propre rééducation.

Le mot de rééducation implique deux idées, ou bien qu'il y a simplement perte de l'éducation première, ou bien que l'éducation première a été viciée et qu'il est nécessaire de la recommencer.

Dans une paralysie psychique qui dure depuis plusieurs mois ou depuis quelques années, il y a perte de l'éducation première.

Dans la chorée, l'éducation première a été remplacée par des mouvements faux et inutiles.

Et très souvent la rééducation doit comprendre deux buts : 1° hâter la disparition de l'habitude mauvaise ; 2° pratiquer une nouvelle éducation. La poursuite d'ailleurs de ces deux buts se fait, en général, d'une façon simultanée.

On ne peut faire disparaître d'une façon immédiate des mouvements surajoutés involontaires, surtout s'ils sont quelque peu invétérés ; il faudra essayer de diminuer progressivement leur intensité et leur répétition. Ces mouvements sont automatiques, mais si l'automatisme augmente avec la répétition, il n'en reste pas moins soumis dans une certaine mesure au contrôle des fonctions psychiques supérieures (de O suivant la désignation de Grasset). C'est ce contrôle qu'il faudra augmenter.

Quand il s'agit de mouvements automatiques qui ont été volontaires au début, le mécanisme suivi pour les faire disparaître sera donc exactement l'inverse de celui qui a présidé à leur installation. Le mouvement d'abord volontaire est devenu par la répétition peu à peu automatique, il cessera peu à peu de l'être, en rentrant dans le domaine de la volonté et finalement ne se produira plus que volontairement.

« Les actes, dit Malebranche, produisent les habitudes, et les habitudes produisent les actes », mais il ajoute : « On peut toujours agir contre l'habitude dominante[1]. »

Les mouvements peuvent être déterminés chez le malade en agissant directement sur le membre atteint (mouvements passifs, électricité, etc.), mais ils peuvent aussi être provoqués d'une façon psychique, et nous devons nous arrêter à ce propos sur le rôle moteur des images qui est considérable dans la rééducation.

Pouvoir moteur des images. — « La représentation mentale d'un objet, dit Al. Bain[2], tend à faire renaître en nous les mouvements physiques qui ont été primitivement associés à la sensation de cet objet. Un enfant ne peut décrire une scène où il a pris part sans la mimer en quelque sorte. Un chien qui rêve remue les pattes et quelquefois aboie. »

Des expériences nombreuses et intéressantes ont été faites sur les mouvements inconscients provoqués par les représentations mentales[3]. C'est par ces mouvements que s'explique la possibilité de trouver un objet caché dans l'expérience dite de Cumberland. Ces mouvements sur lesquels, Chevreul a insisté, ont été enregistrés par notre maître M. Gley[4] dès 1884.

Les recherches sur l'écriture inconsciente déterminée par une représentation mentale puissante, prouvent également cette influence motrice des images.

Dans son dernier ouvrage, M. Gley[5] termine ainsi le chapitre qui a trait au pouvoir moteur des images : « Comme conséquence ultime on pourrait dire que, pour toute une classe d'individus surtout (les moteurs), se représenter un acte, c'est en ébaucher l'exécution. Et ainsi on trouverait une raison psychologique profonde à la vieille maxime juridique, à savoir que l'intention doit être réputée pour le fait ».

Tout état de conscience, suivant Ribot, a toujours une tendance à s'exprimer, à se traduire par un mouvement, par un

1. Cité par PAUL JANET, *loc. cit.*, p. 707.

2. BAIN, *Sens et entendement*, part II, ch. I, § 2 : Sentiments idéaux du mouvement (citation de PAUL JANET).

3. RICHET, *Société biol.*, 31 mai 1884. — DE VARIGNY, *Compt. rend. et mém. de la Société de biol.*, 7 juin 1884.

4. GLEY, *Compt. rend. et mém. de la Société de biol.*, 5 juillet 1884.

5. GLEY, *Études de psychol. physiol. et pathol.* Paris, F. Alcan, 1903, p. 230.

acte et il classe les idées en trois groupes suivant l'intensité de leur tendance à se transformer en acte :

1er groupe. — Idées qui agissent comme un réflexe, exemple : la plupart des passions.

2e groupe. — C'est l'activité raisonnable après délibération courte ou longue. « Dans ce groupe, la tendance à l'acte n'est ni instantanée, ni violente. L'état affectif concomitant est modéré. Beaucoup des actions qui forment le train ordinaire de notre vie ont été à l'origine accompagnées d'un sentiment de plaisir, de curiosité, etc. Maintenant le sentiment primitif s'est affaibli, mais le lien entre l'idée et l'acte s'est établi ; quand elle naît il suit. »

3e groupe. — Ce sont les idées abstraites dont la tendance motrice est à son minimum, et qui ont besoin d'être associées avec des sentiments pour provoquer des actions[1].

« Toute représentation mentale, dit le Pr Dubois (de Berne), est un acte commencé, elle est aussi une sensation à l'état naissant. » Et parlant des expériences de Pawlow sur l'appétit psychique, il ajoute : « Il suffit donc chez le chien d'une représentation mentale pour provoquer la sécrétion. Cette intervention de l'idée ne doit-elle pas être plus puissante encore chez l'homme, dont la vie psychique est bien autrement riche et compliquée[2] ? »

D'autre part, inversement en agissant sur les éléments moteurs qui accompagnent une image, en les empêchant de se produire, on trouble et on empêche la fixation cérébrale de l'image, suivant Féré[3], Smith[4], Breesse[5].

Woodworth[6] cite les conclusions de ce dernier auteur, « en général, en empêchant les éléments moteurs de se produire, on tend à empêcher aussi la conscience ». « L'idée du mouvement c'est déjà le mouvement qui commence », et il ajoute pour bien montrer l'influence de l'idée sur le mouvement et du mouvement sur l'idée : « En rendant l'idée plus intense, on intensifie le mouvement ; en empêchant le mouvement, il

1. RIBOT, *Les maladies de la volonté*. Paris, F. Alcan, p. 4 et 9.
2. DUBOIS, *Revue de méd.*, juillet 1900, p. 577, *loc. cit.*
3. FÉRÉ, *Sensation et mouvement*, 2e édit., p. 106, cité par WOODWORTH.
4. SMITH, *American Journal of Psychol.*, 1896, VII, 453. Cité par WOODWOORT.
5. BREESSE, *Psychol. Review. Monogr.*, Suppl., n° 11, 1899.
6. WOODWORTH, *Le Mouvement*, trad. Samfiresco. Doin, 1903, p. 282.

faut se débarrasser aussi de l'idée ; ou bien, empêchez le mouvement, et vous empêcherez l'idée ; intensifiez le mouvement, comme, par exemple, le mouvement expressif d'une émotion, et vous intensifierez l'état conscient correspondant. L'idée et son mouvement sont des parties et des parcelles du même phénomène. »

C'est de ce pouvoir des idées dont parle Bernheim quand il dit : « l'idée devient sensation », « l'idée devient mouvement », ou « l'idée neutralise un mouvement », « l'idée neutralise une sensation, etc... ou encore : « Toute cellule cérébrale actionnée par une idée, actionne les fibres nerveuses qui doivent réaliser cette idée[1] ».

L'idée devient-elle réellement mouvement, sensation?... Comment actionne-t-elle une cellule cérébrale? Bernheim parle évidemment ici un langage très schématique et ces phénomènes doivent être d'une étrange complexité, si nous en croyons ce passage de Woodworth : « L'association entre la sensation d'un mouvement comme antécédent, et l'exécution de ce mouvement comme conséquence, ne peut qu'être indirecte... »

« Avant que la sensation ou l'idée d'un mouvement ait pu naître, ce mouvement a dû déjà être obtenu par certaines stimulations autres que la sensation ou l'idée du mouvement. Ce quelque chose d'autre sert probablement d'anneau, qui unit entre eux la représentation du mouvement et le mouvement lui-même[2]. »

Et plus loin[3] :

« Nous avons vu que beaucoup d'individus sont incapables de trouver des images kinesthétiques qui précèdent immédiatement le mouvement ; nous avons trouvé des raisons physiologiques pour admettre que les mouvements des yeux et de la tête sont souvent directement provoqués par des sensations et par des idées visuelles et auditives, sans aucun intermédiaire kinesthétique, et nous avons conclu que les images kinesthétiques d'un mouvement ne peuvent pas être l'antécédent immédiat de ce mouvement. »

1. Bernheim, *Hypnotisme, Suggestion, Psychothérapie*. Doin, 1903, p. 32.
2. Woodworth, *Le Mouvement*, trad. Samfiresco. Doin, 1903, p. 290.
3. *Ibid.*, p. 311.

Pouvoir moteur des images dans la rééducation. Influence de l'exemple. — Ne nous attardons pas à cette discussion du mécanisme, contentons-nous de l'existence de l'influence motrice même indirecte des idées; c'est assez pour que nous nous servions de leur pouvoir dans la rééducation.

S'ensuit-il que, parce qu'une idée a tendance à provoquer un mouvement, elle le détermine fatalement d'une façon complète chaque fois qu'elle sera évoquée? En aucune façon; il en serait ainsi si nos mouvements étaient purement automatiques, et répondaient toujours d'une façon identique sous l'excitation d'une représentation mentale.

Cet état se trouve à peu près réalisé dans l'hypnose, où les sujets réalisent automatiquement en mouvements les représentations mentales déterminées par l'hypnotiseur. Il en est encore ainsi dans la vraie suggestion à l'état de veille qui, nous l'avons vu, agit comme dans l'hypnose, grâce à l'inhibition préalable des fonctions psychiques supérieures.

Mais chez l'individu normal qui conserve le droit de contrôle dévolu à ses fonctions psychiques supérieures, il y a possibilité d'accepter ou de refuser l'effet moteur de la représentation mentale.

Sans doute l'image, si elle est assez puissante, donnera naissance à l'ébauche (inappréciable le plus souvent) du mouvement, mais le sujet normal possède le pouvoir d'inhiber ce mouvement naissant, pouvoir que par notre définition n'a plus l'hypnotisé ou le sujet véritablement suggestionné.

De même qu'après délibération, l'individu normal peut arrêter l'effet d'une représentation mentale, de même il peut aussi après délibération l'accepter et le renforcer. Il y a là une analogie avec ce que nous avons vu pour le sentiment: si la cause du sentiment échappe à notre contrôle, ses effets naissants lui sont soumis; nous pouvons arrêter ou favoriser par des associations son développement.

Dans l'éducation comme dans la rééducation, les fonctions psychiques supérieures interviennent (parfois faiblement, parfois pour une part considérable) et l'éducation n'est pas de la suggestion.

L'exemple joue un rôle des plus importants dans la rééducation. « La vue d'un mouvement fait par l'expérimentateur donne au sujet en expérience la sensation que ce mouvement se fait chez lui bien que le membre reste immobile : et à ce moment où le mouvement est à l'état naissant, on peut constater que l'énergie dynamométrique du sujet a augmenté d'un tiers ou même de la moitié, puis si on poursuit l'expérience, on voit bientôt le sujet exécuter lui-même le mouvement qu'il voit faire[1]. »

Woodworth[2] s'exprime ainsi sur le même sujet : « L'idée du mouvement peut encore être suscitée en moi par la vue d'une autre personne faisant ce mouvement. Si cette idée me fait sentir ses effets, j'imite le même mouvement. Nous voyons là, la base instinctive de l'imitation. Dans la vie civilisée, ces mouvements imitatifs sont réprimés en grande partie ; mais pour qu'on voie ces mouvements imitatifs apparaître pleinement, on n'a besoin que de se trouver en vue de mouvements qui excitent ou absorbent son attention. La vue d'une lutte ou d'une partie de foot-ball fait naître nos mouvement imitatifs. » Et plus loin il cite les travaux de Goldscheider[3], Hansen et Lehmann[4], Curtis[5], qui ont mis en relief des mouvements semblables en les amplifiant et en les enregistrant.

L'exemple est le procédé le plus commode à employer dans la rééducation. Le médecin devra faire et refaire à plusieurs reprises le mouvement devant le malade jusqu'à ce qu'il soit compris clairement et que l'image en soit bien fixée.

Un autre moyen qui donne aussi de bons résultats consiste à saisir le membre malade et à lui faire accomplir passivement le mouvement que l'on désire faire exécuter activement. Ces mouvements passifs sont plusieurs fois répétés, avant que le malade fasse un effort pour les réaliser, il se borne avant tout à bien les regarder, à bien les saisir, et les mouvements actifs sont ensuite singulièrement plus faciles.

Qualités du mouvement. Ajustement initial et corrections postérieures. — Les modifications pathologiques des mouvements ne sont pas toutes identiques, ceux-ci peuvent être anor-

1. Féré, cité par Levillain, *Hygiène des gens nerveux*. F. Alcan, 1903, p. 47.
2. Woodworth, *loc. cit.*, p. 279-280.
3. Golscheider, *Arch. für Anat. u. Physiol.*, 1889, Sup., Bd 211.
4. Hansen et Lehmann, *Wundt's Philosoph. Studien*, 1895, XI, 471.
5. Curtis, *American Journal of Psychol.*, 1900, XI, 237.

maux par manque de force, par manque de précision, par trop ou trop peu de rapidité.

Les qualités du mouvement ont été longuement étudiées en psycho-physiologie. Si nous voulons placer rapidement l'index sur un point situé à une petite distance de nous, notre mouvement s'il est très rapide manquera de précision. Pour le rendre plus exact nous devrons le faire moins vite et nous pouvons alors lui considérer deux phases: une première phase rapide qui porte notre main dans la direction du but, c'est ce que Woodworth[1] appelle l'ajustement initial, et une deuxième phase plus lente pendant laquelle nous corrigeons ce qui était forcément inexact dans la première partie du mouvement, c'est la phase des corrections postérieures. Ainsi dans le mouvement très rapide, tout dépend de l'ajustement initial, car le temps manque pour les corrections secondaires, il sera par ce fait imprécis.

Cette règle n'est pas absolue, les mouvements rythmiques en effet demandent à être accomplis avec une assez grande rapidité pour être réguliers[2], mais ils ne nous intéressent pas ici et nous devons retenir seulement que pour obtenir des mouvements précis des malades, nous devrons les faire exécuter lentement. En effet la phase des corrections postérieures est celle qui pèche le plus chez eux.

Importance de la vue. — La vue joue un rôle capital dans ces corrections. « Lorsque les yeux sont fermés il y a qu'une légère trace de corrections postérieures. Un mouvement fait sans le secours des yeux dépend presque exclusivement de l'ajustement initial, et il est comparativement inexact. Les mouvements rapides, qui ne permettent de corrections en aucun cas, ont le même degré d'exactitude lorsque les yeux sont fermés que lorsqu'ils sont ouverts[3]. »

NOTE. — Bien des influences psychiques agissent sur nos mouvements; certaines sensations seraient dynamogéniques, d'autres seraient inhibitrices. FÉRÉ a étudié très complètement ces actions dans son livre « Sensation et Mouvement ». Il a recherché les effets moteurs des sensations musicales, des sensations de froid et de chaud, des sensations de couleurs, etc... Ces résultats dynamogéniques sont fort curieux, mais ne nous intéressent qu'indirectement pour la rééducation du mouvement. Il semble difficile à l'heure actuelle d'en tirer dans ce but une application pratique.

1. WOODWORTH, *loc. cit.*, p. 362.
2. *Ibid.*, p. 365.
3. WOODWORTH, p. 366.

De plus sous le contrôle de l'œil, le sens musculaire n'intervient pour ainsi dire pas dans la direction du mouvement. « On trouve que la main n'obéit alors qu'à l'œil, et l'on ne retrouve aucune trace de l'influence du sens musculaire. Il est hors de doute que la coordination interne du mouvement dépend encore du sens musculaire, mais l'étendue et la direction du mouvement, et particulièrement les corrections postérieures, dépendent de l'œil. »

Ceci nous explique l'importance de la vue dans le précieux procédé de rééducation des tabétiques[1]. Si l'on peut obtenir des résultats inespérés chez des ataxiques qui ont la vue intacte, il est inutile de tenter la rééducation de ceux qui ont de l'atrophie du nerf optique.

Durée des séances. Fatigue. — Les séances de rééducation physique devront être courtes, surtout au début des exercices; il faut les cesser avant le commencement de la fatigue qui survient assez rapidement quand le malade fait des efforts réels. On ne gagnerait rien à les prolonger; les mouvements sous l'influence de la fatigue deviennent en effet moins bons et cette constatation ne pourrait que décourager le malade et compromettre les résultats. On connaît depuis longtemps, *grosso modo,* les effets de la fatigue sur la précision, la rapidité, et la force des mouvements, et les psycho-physiologistes ont dans ces dernières années déterminé et enregistré de façon plus exacte son influence à ces différents points de vue[2].

Les séances, disons-nous, seront courtes, mais elles seront souvent répétées, le médecin pourra faire exécuter des exercices devant lui matin et soir, le malade recommencera seul à plusieurs reprises dans la journée les mouvements qui lui seront indiqués.

La répétition des mouvements même quand ils sont bien exécutés doit se faire un grand nombre de fois.

Dans la rééducation il importe de débuter par des mouvements très limités, très simples, très faciles et de ne passer à des actes plus complexes que quand les premiers ont été bien exécutés.

1. Frenkel, *Semaine médicale*, 1896, p. 123.
2. Voir Mosso, *La Fatigue (loc. cit.)* et Woodworth (*loc. cit.*), p. 371.

L'attention, la persévérance et la confiance de la part du malade, la patience, la fermeté, le savoir-faire de la part du médecin sont les conditions essentielles de la guérison.

Progrès. — Les progrès obtenus par la rééducation sont variables non seulement suivant les individus, suivant les troubles qu'ils présentent, mais surtout suivant leur intelligence.

Si les progrès sont lents, réguliers, leur mécanisme est inconscient, peu à peu les éléments mauvais du mouvement disparaissent; les associations des autres éléments, la coordination se font plus parfaitement, il n'y a pas là un procédé nouveau, mais un perfectionnement du procédé qui a présidé aux premiers mouvements. Si les progrès sont rapides, c'est qu'un mécanisme nouveau intervient, c'est que l'intelligence entre en jeu, ce n'est plus un perfectionnement du procédé ancien, mais c'est l'indication d'une méthode nouvelle inaugurée par l'intelligence[1].

Exemples.

Nous ne pouvons établir de règles fixes pour les différents cas dans lesquels la rééducation sera indiquée, on trouvera à plusieurs reprises dans nos observations les moyens que nous avons employés.

Si le malade a des troubles de la marche: après avoir reconnu en quoi consistent les altérations du mouvement, le médecin fera d'abord pratiquer des mouvements très simples dans la position horizontale, puis des mouvements plus compliqués. Enfin le malade s'exercera assis et en dernier lieu debout. La marche se fera d'abord avec appui et ensuite sans soutien. Les exercices d'assouplissement nous ont rendu de grands services. On les varie à l'infini de même que les mouvements de la position couchée ou assise; la malade doit se baisser et se relever au commandement, s'asseoir sur les talons, se mettre à genoux, ramasser un objet, se tenir sur un pied, etc.

1. Woodworth, *loc. cit.*, p. 323.

Les mouvements à faire exécuter par les bras et les mains ne sont pas moins nombreux dans les altérations de la motilité des membres supérieurs. Mouvements des doigts, de la main, flexion et extension de l'avant-bras, du bras et de l'épaule, tous décomposables en des éléments simples. Puis travaux plus compliqués, prendre un verre, tenir un porte-plume, écrire, dessiner, faire du crochet, des ouvrages d'aiguille, etc... les modes de rééducation ne manquent pas et le médecin en trouvera beaucoup d'autres sans grand effort d'imagination.

Séances d'immobilité. — A côté des séances de mouvement nous devons placer, dans la rééducation, les séances d'immobilité. Nombre de malades sont atteintes de chorée, de tremblement incessant ; nous les exerçons à garder l'immobilité et nous finissons par réussir dans presque tous les cas.

On place la malade horizontalement, dans la position la moins fatigante, et on lui demande de concentrer pendant quelques instants son attention sur le ou sur les membres malades et de faire tous ses efforts pour ne pas bouger pendant quelques secondes seulement. Les membres sont pendant ce temps, bien entendu, appuyés sur le plan du lit. La malade parvient toujours à diminuer au moins pendant quelques instants l'intensité des mouvements anormaux. Il importe de bien le lui faire constater, de la féliciter au besoin, et de lui montrer ainsi une preuve de l'empire qu'elle a sur ses mouvements. Quand elle est bien convaincue, la guérison n'est plus qu'une question d'un peu de temps et de patience et il suffira d'augmenter régulièrement de quelques secondes les séances d'immobilité.

Quand les mouvements anormaux auront disparu, les membres étant sur le plan du lit, on procèdera de même en les faisant soulever en l'air. La malade s'exercera plusieurs fois dans la journée à garder l'immobilité à des moments et dans des limites indiqués par le médecin.

En même temps que les séances d'immobilité, seront pratiqués des mouvements actifs, simples d'abord, plus complexes ensuite qui concourront aussi à la disparition des mouvements anormaux.

Rééducation dans les cas de lésions organiques. — Nous

avons appliqué cette méthode à un grand nombre de troubles purement fonctionnels, et dans quelques cas de troubles liés à des lésions organiques, partant de cette idée admise que les troubles dus à ces lésions sont presque toujours amplifiés, exagérés, par l'état psychique. La psychothérapie, la rééducation font disparaître certainement ce qui dépend de l'élément psychique, mais leur action se borne-t-elle à cela? Nous ne le croyons pas ; il est vraisemblable que la rééducation développe des voies nerveuses de suppléance, accroît la puissance des fibres qui subsistent ou de celles qui sont régénérées.

Nous avons un grand nombre, un luxe pourrait-on dire, de cellules et fibres nerveuses qui président à chaque mouvement. Quand survient dans les centres une lésion de peu d'étendue, un certain nombre de cellules peuvent être irrémédiablement détruites, mais celles qui sont au voisinage sont inhibées pour un temps dans leur action, soit par le choc de voisinage, soit par la congestion périphérique à la lésion, soit par d'autres causes.

De telle sorte qu'une paralysie qui n'est pas en réalité totale pourra le paraître au début, et après quelques vains efforts le malade constatant leur inutilité n'en fera peut-être plus de nouveaux. La rééducation réveillera ces cellules qui ne sont qu'inhibées, et les rendra même capables de remplacer en énergie leurs voisines détruites.

Tant qu'on n'est pas en présence d'une lésion trop étendue, tant que le malade a une intelligence intacte, et une bonne vue pour la direction de ses mouvements, il ne faut pas désespérer de la rééducation. Nous donnons plus loin dans nos observations quelques exemples de rééducation dans des affections organiques.

La rééducation des tabétiques est à l'heure actuelle bien fixée dans ses grandes lignes et dans ses détails. Les conditions de succès résident dans l'intégrité de l'intelligence et de la vue, dans l'absence d'atrophie musculaire et autant que possible dans l'absence des troubles graves de sensibilité.

Le médecin doit avant tout reconnaître le siège et l'étendue de l'incoordination, il pratique ensuite des exercices de rééducation, très simples, très limités, des différents segments des membres. Les mouvements se font successivement le malade étant couché, assis, debout et à l'occasion de la marche.

On trouvera cette méthode exposée dans les travaux de Frenkel, dans les cliniques du Pr Raymond[1] et dans les publications de ses élèves.

L'isolement, presque indispensable pour la rééducation dans les psycho-névroses, ne l'est pas lorsqu'il s'agit de lésions organiques; nous croyons cependant que dans ce cas il est un élément important de guérison, en donnant au malade une disposition d'esprit plus favorable au traitement, en le mettant plus complètement sous la direction du médecin, en l'obligeant à se consacrer attentivement à sa rééducation.

Nous pensons que les tabétiques eux-mêmes feraient des progrès plus rapides, s'ils étaient soumis à l'influence de l'isolement et de la psychothérapie, pendant la rééducation. Le Pr Raymond qui a assisté dans son service aux premières rééducations d'ataxiques qui aient été faites en France dit, en effet, que la « méthode de Frenkel est essentiellement un traitement psychique[2] ». Nous avons assez insisté sur les avantages de l'isolement dans le traitement psychique pour ne pas y revenir ici.

Exemple emprunté à Bair. — Un exemple en terminant montrera bien les différentes phases que suivent l'éducation et la rééducation en général. Cet exemple est emprunté à Bair[3] qui a expérimenté sur le muscle « retrahens aurem ».

En règle générale, on le sait, l'homme est incapable d'agir sur ce muscle. Bair est arrivé peu à peu à le faire fonctionner tout comme un muscle volontaire. Il commença par l'exciter électriquement afin de provoquer l'image du mouvement, il vit que cette image n'était pas suffisante à elle seule pour déterminer le mouvement, mais qu'elle était utile comme moyen de contrôle.

La vue de l'oreille pendant l'expérience paraît également un élément de succès. « D'abord, par un effort à remuer son

1. Raymond, *Revue internat. de thérapeut. et de pharmacol.*, 1896, nos 5, 6, 7. — Frenkel, *Semaine médicale*, 1896. — Maurice Faure et Constensoux, *Congrès de Grenoble*, août 1902.

2. Raymond, *loc. cit.*, n° 7, p. 258.

3. Bair, *Psychol. Review*. 1901, VIII, 474, cité par Woodworth.

oreille, le sujet innervait un groupe de muscles qui éveillaient des sensations dans le voisinage de l'oreille et qui sont soumis au contrôle volontaire, à savoir les muscles du sourcil.

« Quoique le muscle retrahens ne participe pas tout d'abord à cette contraction, il le fait occasionnellement plus tard et d'une façon régulière encore plus tard, et de plus en plus fortement. Lorsque le sujet remarquait qu'un effort lui réussissait, il était incité à des contractions encore plus vigoureuses du muscle retrahens.

« Cette phase du processus d'étude atteignait le point culminant dans la contraction vigoureuse du muscle retrahens, associé aux muscles du sourcil.

« La phase suivante consistait en une isolation entre le retrahens et les muscles du sourcil. On a trouvé que cet acte ne pouvait s'accomplir par un effort volontaire pour empêcher la contraction des muscles du sourcil. L'effort fait pour les relâcher, en contractant le retrahens, n'amenait qu'une très forte contraction tonique de ces muscles. La méthode qui a le mieux réussi était d'oublier les muscles du sourcil et de concentrer toute l'attention sur l'oreille. De cette façon on a obtenu un succès complet.

« Lorsque les mouvements de l'oreille se produisaient pour la première fois, ils étaient bilatéraux, et il fallait une pratique spéciale avant d'obtenir des mouvements séparés. On les a obtenus de la même façon : par la concentration de toute l'attention sur une seule oreille[1]. »

Cet exemple détaillé jette une lumière sur le mécanisme complexe de l'éducation et de la rééducation, et peut-être au fond, n'est-ce là qu'une rééducation pure, car ce muscle rudimentaire chez nous avait peut-être autrefois — il n'est pas antiscientifique de l'admettre — une action importante chez l'homme.

Rééducation des organes. — Ce que nous avons dit pour les membres, pour les muscles qui sont soumis d'une façon évidente à la volonté, nous pourrions le répéter pour plusieurs de nos organes.

Beaucoup de malades parmi les hystériques ne savent pas

1. Woodworth, *loc. cit.*, p. 329, (citation de Bair.)

respirer. On peut très bien régulariser leurs mouvements respiratoires, les ramener à la normale par des séances d'inspiration et d'expiration bien rythmées. Le Dr Natier nous a donné sur ce point plusieurs exemples très intéressants.

On pourra lire plus loin dans nos observations un exemple de guérison de paralysie hystérique des muscles de l'œil (p. 253).

Il est connu que l'on peut rééduquer son intestin, et qu'un bon moyen d'éviter la constipation consiste à se présenter à la garde-robe régulièrement chaque jour, à la même heure, que le besoin s'en fasse ou non sentir.

Nous ne comptons plus les rééducations de l'estomac que nous avons pratiquées à la Salpêtrière. Ces rééducations peuvent se faire en agissant sur la qualité, sur la quantité des aliments, sur les heures de repas, etc... Il est également possible de rééduquer parfaitement l'estomac au point de vue de sa motricité quand celle-ci est troublée sans lésions organiques. Nous avons dans cet ordre d'idée fait disparaître plusieurs fois des vomissements qui duraient depuis des mois et des années.

Nous avons en effet une action sur les vomissements : tous ceux qui en ont eu savent qu'on peut les retarder, les diminuer en luttant contre eux ; il faut rappeler et bien montrer aux malades cette influence de la volonté sur les vomissements. Sans doute, si l'habitude est invétérée, les premiers efforts ne seront pas entièrement couronnés de succès ; mais peu à peu les vomissements deviendront moins abondants, puis le malade n'aura plus qu'une sorte de rumination qu'il parviendra à surmonter. Nous donnons plus loin entre autres exemples, celui d'une malade qui vomissait régulièrement après chaque repas depuis dix ans ; en quelques jours les vomissements disparurent. La volonté, le désir de guérir développés par la psychothérapie étaient devenus si forts chez cette malade que pendant les premiers jours elle ravalait ses vomissements pour ne pas manquer à la promesse, qu'elle s'était faite à elle-même et qu'elle nous avait faite, de ne plus vomir (p. 331).

Dans de nombreux cas nous avons fait disparaître des renvois gazeux très gênants. Les malades étaient convaincues que ces renvois étaient un soulagement pour elles, et qu'ils étaient nécessaires à leur santé. Elles s'ingéniaient à les provoquer et passaient, à se tourmenter sur ce point, les heures qui suivaient les repas.

Nous leur avons expliqué que ces éructations étaient tout à fait inutiles et même nuisibles à leur digestion : le soulagement qu'elles procurent n'est qu'apparent et trompeur, et nous leur avons montré qu'elles pouvaient s'y opposer en leur rappelant que, quand elles le voulaient (par exemple en public) les éructations ne se produisaient pas. Nous les avons prévenues que pendant quelques jours elles auraient une légère pesanteur en luttant contre les renvois, mais cette pesanteur disparaîtrait rapidement et les digestions deviendraient meilleures que par le passé.

Dans tous les cas, les malades à leur grande satisfaction se sont ainsi débarrassées de cette mauvaise habitude. Nous avons fait de même disparaître les éructations de personnes nullement névropathes, mais qui étaient convaincues de cette opinion, répandue parfois par les médecins, que les renvois sont signes de bonne digestion.

Rappel de la sensibilité. — L'anesthésie des hystériques est, suivant la plupart des auteurs, d'origine purement psychique. Le Pr Bernheim a bien mis en évidence sa nature en montrant qu'elle se comportait comme l'anesthésie suggérée. « Une hystérique, dit-il, avec la plante des pieds complètement anesthésiée marchera sans regarder le sol, comme si elle le sentait, elle le sent sans savoir qu'elle le sent. La sensation est perçue; mais le cerveau la neutralise et crée ce que j'ai appelé une illusion négative[1]. » M. Dejerine fait des remarques analogues. Il fait observer que l'on ne voit jamais sur les hystériques des cicatrices de brûlures, comme on les voit dans le cas d'anesthésie par lésion médullaire. De même, dit-il, quel que soit le degré de rétrécissement du champ visuel que présentent ces malades, ils se comportent toujours comme des gens à champ visuel normal[2].

Bernheim croit que l'anesthésie des hystériques est beaucoup moins fréquente qu'on le dit, et que souvent ce sont les médecins qui la créent de toute pièce par la manière dont ils la

1. Bernheim, *Hypnotisme, Suggestion, Psychothérapie*. Doin, 1903, p. 251.
2. J. Dejerine, *Sémiologie du système nerveux*. Pathologie générale de Bouchard, t. VI, p. 983.

recherchent. C'est là une opinion qui s'applique certainement à quelques cas mais que l'on ne peut, selon nous, généraliser.

Il ajoute : « Ceci étant bien établi, que l'anesthésie hystérique sensitive ou sensorielle est une illusion de l'esprit créée par le cerveau comme beaucoup de manifestations de l'hystérie, on conçoit que c'est la psychothérapie seule qui peut la guérir. »

Janet[1] admet également l'origine psychique de l'anesthésie hystérique ; il la considère comme un « affaiblissement non de la sensation, mais de la faculté de synthétiser les sensations en perception personnelle qui amène une véritable désagrégation des phénomènes psychologiques ».

Binet[2] pense de même que l'anesthésie hystérique est une « insensibilité psychique ».

La rééducation de la sensibilité est donc bien du domaine de la psychothérapie.

De nombreux moyens, ou agents esthésiogènes, ont été employés dans ce but, tels que la faradisation[3], les métaux, etc..., tous avec succès. La suggestion simple donne également de bons résultats.

Dans les cas où nous avons été en présence d'une anesthésie, nous l'avons traitée en même temps que les autres symptômes, par l'isolement et la psychothérapie. Quand l'anesthésie est légère et ignorée de la malade, il est inutile d'y insister et de la lui faire remarquer ; en effet, conformément à l'opinion de Bernheim on risquerait ainsi de l'aggraver. Quand l'anesthésie est nette et que la malade ne s'en inquiète pas, nous l'avons vue plusieurs fois disparaître en même temps que s'amélioraient l'état mental et les troubles de la motilité s'il en existait (ce qui est fréquent). Nous avons vu ainsi des anesthésies étendues guérir en même temps que des paralysies, alors que nous ne nous étions inquiétés que de la rééducation motrice ; il semble, qu'au moins dans certains cas, l'anesthésie n'est pas la cause comme on l'a dit de la persistance des accidents, mais qu'elle leur est simplement concomitante. Néanmoins elle est

1. Janet, *L'automatisme psychologique*. Paris, F. Alcan, 1889.
2. Binet, *Les altérations de la personnalité*. Paris, F. Alcan, 1892, p. 85.
3. Leloir en 1879 avait employé ce procédé avec succès dans le service de Vulpian. Leloir : *Heureux effets de la faradisation localisée dans deux cas d'hémianesthésie hystérique, etc. Compt. rend. et mém. de la Soc. de biologie*, 1879, p. 19.

dans ces cas un indice utile, sa persistance avertit que la guérison n'est pas complète et sa disparition, si elle n'est pas la cause de la guérison, en est cependant le signe.

Quelquefois nous avons eu à traiter directement des anesthésies persistantes. Elles peuvent être très rebelles, très difficiles à faire disparaître.

On doit, dans ces cas, essayer d'abord de faire naître des doutes dans l'esprit de la malade sur l'importance de cette anesthésie, il faut lui expliquer que son insensibilité n'est que relative, puisqu'elle lui permet de tenir une aiguille, un crochet, etc., sans les regarder. Il faut ensuite lui dire que sa sensibilité peut revenir si elle le veut, pour cela on attirera fréquemment son attention sur la zone anesthésiée, on y exercera des stimulations, piqûres, etc., la malade elle-même recherchera avec soin, à plusieurs reprises dans la journée, si la sensibilité apparaît et quand elle existe déjà légèrement, si elle devient plus forte.

Il y a évidemment dans ce procédé une grande part de suggestion, parfois il nous est arrivé de procéder par suggestion pure en disant à la malade : tel jour vous sentirez jusqu'au milieu du bras, le lendemain jusqu'au coude, puis jusqu'au poignet et la sensibilité reviendra dans tout le membre. Il ne faut pas croire d'ailleurs que cette méthode réussisse toujours, et nous préférons comme résultats les cas où l'anesthésie diminue progressivement, en même temps que les autres troubles s'améliorent sous l'influence de l'isolement et de la psychothérapie.

Dans un cas d'anesthésie rebelle nous avons prié le Dr Egger d'employer son procédé de la sommation. Il s'agissait d'une malade venue dans le service du Pr Dejerine, pour des troubles hystériques très graves ; elle avait à son entrée une anesthésie totale. Très améliorée, mais incomplètement guérie, la malade voulut nous quitter malgré notre avis, elle avait encore le jour de son départ de l'hémianesthésie. Le Dr Egger, en une seule séance de sommation, vit la sensibilité revenir. — Nous n'avons pas expérimenté par nous-mêmes cette méthode, mais le Dr Egger nous a montré dans le service de notre maître des malades atteintes d'anesthésie par lésions organiques qu'il avait ainsi améliorées.

Le Dr Egger emploie son procédé avec succès dans le tabes. Voici brièvement en quoi il consiste :

« L'instrument qui nous sert à déterminer la sommation est un diapason, mis en vibration par un électro-aimant. Au bout de l'une des branches est fixée perpendiculairement à son axe une épingle. Quand le diapason vibre, la pointe de l'épingle donne environ 60 piqûres par seconde. Parmi les nombreux cas d'analgésie, il ne s'en est trouvé aucun qui n'ait fini par accuser la sensation de la douleur sous l'influence de cette sommation. Chez la plupart des malades, la sensation douloureuse devient insupportable ; chez d'autres, elle est mieux endurée, mais tous, nous le répétons, finissent par avoir la sensation de la piqûre douloureuse.

« Dans nos recherches minutieuses, nous n'avons trouvé, jusqu'à présent, aucun territoire de tégument cutané, aussi petit soit-il, qui n'ait pas répondu à l'irritant. On rencontre parfois, dans la surface d'un centimètre carré, des points peu douloureux, mais quand on y revient quelques instants après avec la pointe vibrante, la sensation douloureuse se montre bien accrue[1]. »

La sommation diminue encore chez les tabétiques le retard de la perception, elle réveille en même temps la sensibilité thermique. Les effets sont persistants après quelques séances.

Que dans l'hystérie la sommation agisse par suggestion, c'est fort possible, mais il n'est pas démontré que son action se borne là, car elle a un effet réel indépendant de la suggestion dans les troubles de la sensibilité avec lésions organiques.

Rééducation morale.

Le premier point nécessaire pour pratiquer la rééducation morale, c'est d'abord de croire à la possibilité de l'éducation morale. Cette question a été souvent en discussion parmi les philosophes. Helvétius pensait que presque toutes les différences entre les hommes proviennent de l'éducation ; pour Spinoza, Gall, plus récemment Lombroso et pour beaucoup d'autres, les différences sont héréditaires et l'éducation est à

1. Egger, L'effet de la sommation, etc. *Comptes rendus et mém. de la Société de biologie*, 1902, p. 1750.

peu près impuissante. Spencer admet seulement l'influence éducatrice à longue distance, elle ne fait sentir ses effets en modifiant le caractère de l'homme, que lorsqu'elle est prolongée pendant une série de générations. La vérité, comme cela arrive souvent, est probablement entre les extrêmes, et nous admettrons avec Queyrat et beaucoup d'auteurs modernes, que le caractère, c'est-à-dire cet ensemble qui différencie les hommes entre eux, est « une cristallisation d'habitudes autour d'un noyau central qui est le tempérament primitif[1] ».

Cette conception fait encore la part assez belle à l'éducation et, par conséquent à la rééducation, pour que nous ne négligions pas cette dernière.

L'éducation morale est presque inséparable de l'éducation physique, les fonctions psychiques et les autres fonctions se développent, en effet, ensemble (ce qui ne veut pas dire proportionnellement).

La scission entre une rééducation morale et une rééducation physique est presque impossible à faire. Si nous avons, par exemple, à traiter une paralysie fonctionnelle, nous agirons sur elle en développant la volonté du malade, et la volonté elle-même deviendra plus énergique par les exercices physiques répétés. Faisons-nous, dans ce cas, de la rééducation morale ou de la rééducation physique, il est difficile de le dire, l'union est intime, comme est intime l'union du « physique » et du « moral ».

La rééducation morale peut s'adresser à une diminution d'une fonction psychique, l'aboulie, par exemple, ou à une déviation, une habitude anormale de cette fonction.

Nous ne reviendrons pas sur les points que nous avons exposés plus haut, relatifs au caractère, à la science du médecin et à la confiance du malade. Ces conditions sont capitales, l'influence directrice du psychothérapeute étant ici de première importance.

Lorsqu'il s'agit d'une déviation, d'une habitude mentale à corriger, on met en pratique ce que nous avons dit des lois de l'oubli. Nous avons montré comment, par le raisonnement, on peut combattre une idée persistante qui cause des troubles

1. Queyrat, *Les caractères et l'éducation morale.* Paris, F. Alcan, 1901, p. 34

morbides. Il est possible de l'analyser, de la dissocier et de la faire disparaître en combinant différemment les éléments qui la composent.

Nous avons vu encore quel empire nous avions sur nos sentiments en agissant, sinon sur eux à leur naissance, du moins sur les mouvements qui les accompagnent.

Enfin, nous avons longuement parlé dans les pages précédentes du rôle des images et de leur intérêt pratique dans la rééducation.

Aboulie. — Les troubles de la volonté et principalement l'aboulie présentent un grand intérêt dans l'étude de la rééducation morale. Les philosophes modernes discutent sur les éléments de l'acte volontaire, mais ils sont d'accord pour admettre que le phénomène est complexe. Les maladies de la volonté sont en conséquence sous la dépendance des variations des éléments qui la constituent, et il est ainsi probable, a priori, qu'il en existe plusieurs formes. Vouloir, dit Ribot, « c'est choisir pour agir ». « Réduire, dit-il, comme on l'a fait quelquefois, la volonté à la simple résolution, c'est-à-dire à l'affirmation théorique qu'une chose sera faite, c'est s'en tenir à une abstraction. Le choix n'est qu'un moment dans le processus volontaire. S'il ne se traduit pas en acte, immédiatement ou en temps utile, il n'y a plus rien qui le distingue d'une opération logique de l'esprit. Il ressemble à ces lois écrites qu'on n'applique pas[1]. »

« L'aboulie pour Billod[2] est une monomanie de la peur qui déprime la volonté. »

Magnan, Legrain, Langle, voient dans l'aboulie un élément inhibitoire qui prédomine sur l'élément impulsif.

Raghi et Paulhan expliquent l'aboulie par une association par contraste : au moment de l'action surgirait automatiquement l'idée opposée à cette action[3].

Ribot voit la cause de l'aboulie dans la faiblesse des motifs d'action. Cette faiblesse existe malgré les protestations des abouliques qui se disent les plus désireux d'agir. « L'ardente envie d'agir que quelques-uns de ces malades croient éprouver

1. Ribot, *Les maladies de la volonté*. Paris, F. Alcan, p. 111 et p. 37.
2. Billod, Maladies de la volonté. *Annales médico-psychologiques*, 1847.
3. Voir Janet, article *Aboulie*, p. 12. *Diction. de physiologie* de Ch. Richet.

me paraît une simple illusion de leur conscience. L'intensité d'un désir est une chose toute relative. Dans cet état d'apathie générale, telle impulsion qui leur paraît vive est en fait au-dessous de l'intensité moyenne : d'où l'inaction. »

Et plus loin : « Au contraire, quand une excitation est très violente, brusque, inattendue, c'est-à-dire qu'elle réunit toutes les conditions d'intensité, le plus souvent elle agit. Nous avons vu plus haut un malade retrouver son énergie pour sauver une femme écrasée[1]. »

Pour Pierre Janet les actes que l'aboulique peut exécuter sont ceux qui sont *anciens, subconscients,* qu'il accomplit sans avoir conscience d'agir lui-même. Ceux qu'il ne peut pas exécuter sont *nouveaux, conscients,* ce sont ceux qui constituent une *synthèse psychologique*. L'aboulie est « un affaiblissement de l'esprit caractérisé par la diminution du pouvoir de synthèse. A propos d'une action, le sujet a dans l'esprit une foule de pensées qui surgissent par le jeu automatique des associations anciennement formées et, en particulier, des images antagonistes provoquées par le contraste ; la maladie consiste en ce qu'il ne sait plus coordonner, synthétiser tous ces éléments en un phénomène nouveau et conscient, l'acte à accomplir[2]. »

D'une façon schématique, d'après les opinions exposées plus haut, nous pouvons concevoir l'acte volontaire comme composé : 1° d'une opération intellectuelle (comparaison de motifs), aboutissant à un choix ; 2° (suivant Hack-Tuke) d'un élément émotif qui porte à agir ; 3° du mouvement ; et ce dernier suppose l'intégrité du muscle, des voies de conduction et des centres nerveux.

Si une de ces conditions fait défaut l'acte volontaire ne se produira pas. Si les deux premiers éléments sont insuffisants il y a aboulie. Il est difficile de dire que l'aboulie réside uniquement dans l'impossibilité du choix. Sans doute, si l'individu est incapable de choisir entre plusieurs motifs il n'agira pas ; mais pour qu'il puisse choisir, n'est-il pas déjà nécessaire qu'il soit capable d'attention volontaire, capable de volonté par conséquent ?

1. Ribot, *Les maladies de la volonté*. Baillière, 1883, p. 52.
2. Pierre Janet, article *Aboulie. Dictionn. de physiol.* de Richet, p. 13.

Sans doute, au moment d'agir, l'idée opposée à l'action peut surgir et tendre à arrêter cette action, mais si l'individu est doué de volonté il agira quand même ; si l'idée opposée à l'action prédomine, n'est-ce pas parce que l'aboulie existe déjà ?

Aboulie des neurasthéniques. — En pratique (du moins chez les neurasthéniques que nous avons traités), tous les éléments de l'acte volontaire se font plus ou moins anormalement, sans qu'il soit possible de dire le plus souvent quel a été le *primum movens*. Dans les formes graves, toute opération intellectuelle les fatigue, ils ne peuvent faire une lecture, suivre une conversation et par conséquent sont incapables de faire un choix pour agir, d'où leurs hésitations, leurs doutes si connus. Leurs motifs d'action sont aussi insuffisants, ces malades sont d'ordinaire plus ou moins indifférents, ne s'intéressent à rien, oublient souvent leurs parents, leurs affaires, tous leurs motifs d'agir pour ne penser qu'à leur maladie. Et si leur appareil moteur, si les centres nerveux, les voies de conduction et les muscles ne sont pas primitivement touchés, il est évident que le défaut d'action prolongé les met en état d'infériorité.

Pour la rééducation de la volonté nous devrons donc agir sur tous les éléments de l'acte volontaire.

Après avoir supprimé par l'isolement les causes extérieures de fatigue, nous obligerons d'abord le malade au repos intellectuel et physique. Nous rééduquerons ensuite progressivement son attention volontaire. Nous lui demanderons d'abord uniquement quelques instants d'attention dans la conversation. Nous augmenterons ensuite la durée des séances. Puis nous lui permettrons des lectures dont nous préciserons exactement les moments et la durée. L'entraînement se continuera par des séances d'écriture, simple copie d'abord, composition originale ensuite. Ces exercices d'attention varieront bien entendu suivant les cas, ils pourront consister en dessin, calculs, travaux d'aiguille, etc...

Nous renforcerons également les motifs d'action, nous les associerons à des sentiments puissants que nous essayerons de développer. On emploiera ce que Paulhan appelle l'intermédiaire efficace : « Souvent, dit-il, la volonté ne dispose pas de forces suffisantes. On aurait quelque désir de s'appliquer à une lecture, à un travail, et on ne peut le faire. L'impulsion effective fait défaut, les sentiments qui poussent à l'attention sont trop faibles, ou les éléments du moi sont trop peu disciplinés pour se coordonner à la moindre velléité. Alors se produisent les combinaisons que M. Ribot a signalées. Elles font profiter l'attention volontaire de la force fournie par un sentiment puissant, qui vient se combiner avec celui qui nous poussait déjà sans y réussir, à être attentifs. On peut, soit chez soi-même, soit chez d'autres, tâcher de susciter ainsi des associations utiles, de trouver l'intermédiaire efficace, qui unira le moi irrésolu ou impuissant à l'acte auquel on désire le décider[1]. » Nous ne pouvons répéter les différents points sur lesquels nous avons déjà insisté, ainsi que les données que nous avons exposées sur l'attention, les associations d'idées...

Quant à l'appareil moteur lui-même, il sera excité par des exercices et si cela était nécessaire stimulé par le massage, l'hydrothérapie, mais il est rare qu'on ait besoin de recourir à ces moyens qui doivent être considérés, dans la plupart des cas, seulement comme des adjuvants.

Action inhibitrice de la volonté. — Nous savons que la volonté doit être envisagée non seulement au point de vue de l'action, mais encore au point de vue de l'arrêt de l'action. Nous venons de parler de son développement en vue d'agir, sa puissance inhibitrice n'est pas moins utile à rééduquer.

Fréquemment, les hystériques ont perdu ce pouvoir inhibiteur et ce qui le prouve bien, ce sont leurs crises de nerfs. Nous verrons plus loin dans nos observations que les hystériques parviennent par la volonté à dominer, à empêcher leurs crises.

Beaucoup d'hystériques ont des crises à la moindre émotion, elles deviennent capables par entraînement de les supprimer complètement. On peut suivre d'ailleurs la disparition progressive des crises ; parfois, il est vrai, cette disparition est assez brusque, mais dans d'autres cas les grandes crises sont remplacées par des crises larvées caractérisées par des larmes, de la suffocation, etc..., qui disparaissent à leur tour. Finalement les

1. PAULHAN, *La Volonté*. Doin, 1903, p. 231.

émotions qui peuvent survenir ne se traduisent plus au dehors que par les signes qui les accompagnent chez les personnes normales.

Dans les séances d'immobilité que nous avons pratiquées dans les cas de chorée, de tremblement, nous avons eu pour but de développer cette action inhibitrice de la volonté. Il est facile de suivre dans nos observations, en particulier dans l'observation II, l'augmentation progressive de ce pouvoir chez une malade atteinte de crises hystériques très intenses survenant plusieurs fois par jour.

Contrôle volontaire spécifique ou général. — Il est intéressant de savoir si notre contrôle volontaire en s'exerçant pour un mouvement déterminé, s'accroît en même temps pour tous les mouvements en général, c'est-à-dire, comme l'exprime Woodworth, « si l'acquisition du contrôle volontaire est un processus général ou spécifique ». On a démontré que si une main devient plus habile pour un mouvement, par l'exercice, l'autre main qui n'a pas été exercée devient aussi plus habile pour le même mouvement. Si un bras devient plus fort par le travail, l'autre bras qui n'a pas travaillé, devient également plus fort. Mais ces expériences, suivant Woodworth, ne sont pas convaincantes et il incline à croire « que le contrôle volontaire est spécifique et doit être acquis séparément pour chaque mouvement[1] ».

Dans le domaine des fonctions psychiques, notre contrôle volontaire s'accroît de même par l'exercice pour une opération intellectuelle déterminée ; il n'est cependant pas strictement spécifique pour cette opération, mais plutôt pour le groupe dont elle fait partie. Un homme qui fera preuve de beaucoup de volonté dans une partie de ses occupations, montrera simultanément dans une autre partie de sa vie de la faiblesse, de l'indécision. Les exemples ne sont pas rares d'hommes actifs et énergiques dans leurs fonctions officielles, qui sont dépourvus de ces qualités dans leur existence privée.

Sans doute, dans l'accomplissement de ces fonctions officielles est entrée une part d'habitude, d'automatisme, il n'en est pas moins vrai que la volonté a dû s'exercer au début et

1. WOODWORTH, *Le Mouvement*. Doin, 1903, p. 324.

qu'elle s'est développée dans ce rôle, alors qu'elle est restée faible dans la vie privée.

D'autre part, il ne semble pas que la volonté en s'exerçant sur une passion et en la dominant, ait acquis du même coup le pouvoir de triompher de toutes les passions, et la plupart des moralistes pensent qu'il faut « déraciner » les vices un à un. L'entraînement à vouloir et à accomplir telle action, à surmonter telle difficulté, n'augmente-t-elle pas notre aptitude à vouloir d'une façon générale? Nous ne voulons pas être absolus sur ce point, mais il est certain que nous augmentons surtout notre aptitude à accomplir telle action, à surmonter telle difficulté et celles qui leur ressemblent, autrement dit que l'acquisition du contrôle volontaire est avant tout spécifique, sinon pour un acte isolé du moins pour un groupe d'actes ayant des caractères communs.

Nous devons en déduire que rééduquer la volonté d'un aboulique pour telle action n'est pas toujours la rééduquer d'une façon complète pour toutes les actions ; et que si l'augmentation de la volonté est surtout spécifique, c'est par des exercices multiples et variés qu'on la développera le mieux. En réalité, quand le médecin a obtenu un certain nombre d'actes répétés régulièrement sans défaillance pendant une période assez longue, ce résultat prouve que l'état général du malade est meilleur et d'ordinaire celui-ci est alors capable de parfaire lui-même sa rééducation.

C'est donc avant tout par l'exercice que nous ferons la rééducation morale comme la rééducation physique, et nous pouvons conclure avec Jussieu : « On développe une faculté en fournissant à l'individu qui en est doué de fréquentes occasions de l'exercer ; on en arrête le développement en écartant ces occasions[1] »

Contrôle volontaire pendant le sommeil. — L'action très limitée de la volonté pendant le sommeil peut cependant s'exercer et s'accroître. « Voici par exemple un homme qui s'arrache au sommeil. Où que réside la volonté, le fait certain c'est que le moteur est enchaîné et que pourtant une force se

1. Cité par QUEYRAT, *Les caractères et l'éduc. morale.* Paris, F. Alcan, 1901 p. 135.

produit ; je constate l'action de cette force et je montre qu'elle peut être accrue par l'exercice[1]. »

« Ce qu'on appelle se réveiller à volonté doit se rapporter à l'influence d'une idée d'attente, qui se produit au moment où l'on s'endort. Bien des personnes sont certaines de se réveiller le matin à une heure déterminée : il leur suffit, pour y arriver, de fixer fortement l'attention, juste au moment de s'endormir, sur l'heure qu'elles ont en vue. C'est là une preuve excellente que l'activité mentale s'exerce sans qu'il y ait conscience de la manière dont elle le fait ; et en effet, le sommeil dure encore au moment où l'idée latente se met à agir[2]. »

Nous pouvons nous réveiller à volonté en associant fortement l'idée de réveil avec des sensations déterminées, et ainsi tel bruit très léger, telle parole prononcée près de nous, nous éveillera alors qu'un bruit beaucoup plus fort ne nous dérangera pas de notre sommeil. C'est parmi de nombreux exemples, celui de la mère qui s'éveille du plus profond sommeil au moindre vagissement de son enfant, alors que tous les autres bruits la laissent calme.

Une de nos malades avait chaque soir dans les premiers moments de son sommeil des régurgitations très gênantes, nous étions parvenus par la psychothérapie et l'entraînement à faire disparaître chez elle bien des troubles, mais elle était convaincue qu'il lui était impossible d'agir sur ses régurgitations, puisqu'elles survenaient pendant le sommeil.

Nous lui avons expliqué avec des exemples à l'appui que notre volonté pouvait s'exercer même dans le sommeil, et nous l'avons engagée à empêcher les régurgitations de se produire dès qu'elle en sentirait la sensation : cet inconvénient diminua rapidement et disparut complètement en quelques jours. (Voir p. 329).

Sans doute notre contrôle volontaire est très diminué pendant le sommeil, mais il n'est pas complètement annihilé et peut s'exercer même quelque peu dans nos rêves. Et nous ne partageons pas absolument l'opinion de Maury quand il dit : «Le rêveur n'est pas plus libre que l'aliéné ou l'homme ivre. » « J'ai mes défauts et mes penchants vicieux ; à l'état de veille, je tâche de

1. Dr Feuchtersleben, *Hygiène de l'âme*. Baillière, 1853, p. 3.
2. Hack Tuke, *Le corps et l'esprit*. Baillière, 1886, p. 64.

lutter contre eux, et il m'arrive assez souvent de n'y pas succomber. Mais dans mes songes j'y succombe toujours, ou, pour mieux dire, j'agis par leur impulsion, sans crainte et sans remords. Je me laisse aller aux accès les plus violents de la colère, aux désirs les plus effrénés et quand je m'éveille, j'ai presque honte de ces crimes imaginaires[1]. »

Les associations solides et anciennes que nous avons faites pendant la veille, persistent en général dans nos rêves. Si nous avons associé d'une façon énergique l'idée de dégoût, d'horreur, à telle action, il y a peu de chances pour que nous accomplissions cette action dans nos rêves, l'idée de cet acte se présentera en effet à nous, associée avec le sentiment qui l'empêche de se produire. Et si l'acte à accomplir n'éveille pas dans le rêve le sentiment auquel nous l'associons dans la veille, c'est peut-être que cette association n'est pas aussi solide que nous le pensons, c'est peut-être l'indication que, même à l'état de veille, dans des conditions qui inhiberaient à un certain degré notre contrôle (colère, peur, etc.), cette action que nous nous croyons incapables de faire deviendrait réalisable.

La comparaison de Maury entre l'homme qui rêve et l'homme ivre nous paraît fort juste, mais est-il vrai que l'homme ivre n'ait plus aucune liberté, aucun contrôle sur ses actions? L'ivresse (comme le rêve peut-être) montre beaucoup plus souvent l'homme tel qu'il est, qu'elle ne lui crée un caractère différent du sien. Il y a des actes qu'on ne fera jamais faire, des secrets qu'on ne fera jamais dire à un homme, quel que soit le degré d'ivresse auquel il soit arrivé, ce sont des actes, ce sont des secrets qui sont associés solidement à des sentiments assez forts pour que toute tentative de dissociation échoue.

Le sommeil a ses degrés comme l'ivresse d'ailleurs, et fréquemment nous jouissons dans nos rêves d'une assez grande lucidité, d'un contrôle assez puissant, pour que nos actes imaginaires ne soient pas très différents de ceux de notre vie réelle.

Souvent aussi nous avons dans nos rêves une impression vague que nous rêvons, que ce que nous voyons n'est pas réel ;

1. MAURY, cité par GRASSET, *Hypnotisme et suggestion.* Doin, 1903, p. 418.

nous sommes alors un peu dans la situation d'un spectateur au théâtre, ou d'un lecteur devant un roman. Au plus fort de l'action sa respiration peut devenir anxieuse, son cœur s'accélérer, ses yeux se mouiller de larmes, mais au fond de lui-même, il sait que tout cela n'est pas réel. Ce qui est encore en faveur de cette idée, c'est qu'il est exceptionnel d'observer des accidents nerveux à la suite des rêves, alors que ces accidents sont fréquents dans la veille à la suite de scènes beaucoup moins terrifiantes que les rêves. Nous n'avons jamais entendu une hystérique rattacher ses troubles nerveux à un rêve, tandis que les crises, les paralysies, les contractures, etc., consécutives à des spectacles émouvants auxquels les sujets ont assisté pendant la veille ne se comptent pas.

Cette différence peut évidemment s'expliquer de bien d'autres manières, mais il n'est pas illogique d'admettre que l'impression d'irréel que nous avons parfois dans nos rêves, contribue à diminuer l'ébranlement nerveux.

Si faible que soit notre pouvoir de contrôle pendant le sommeil, il existe et est susceptible d'être développé. Nous ne disons pas que notre volonté peut agir toujours dans notre sommeil, bien loin de là, nous prétendons seulement que dans quelques cas nous pouvons associer telle sensation, tel trouble morbide, ressenti dans le sommeil avec tel acte à faire, telle position à prendre et que ce procédé a des chances de succès.

L'enfant qui urine au lit pendant le sommeil se corrige très bien de cette habitude. Quel en est le mécanisme? Il est probable qu'à la suite de réprimandes, il associe les sensations qui précèdent la miction à la crainte de punitions, de moqueries, etc., crainte qui peut avoir un effet inhibiteur sur la miction. L'explication est peut-être différente, mais le fait est réel et si pour cet acte ainsi que pour plusieurs autres, la volonté n'intervient pas de la même manière que pendant la veille, il n'en est pas moins certain que l'éducation est possible pendant le sommeil.

Cette constatation a son importance, car les malades se plaignent parfois de troubles dans le sommeil qu'il est possible de combattre ainsi.

Stigmates mentaux, timidité, phobies

C'est par le même traitement, la même rééducation morale adaptée aux circonstances et aidée du repos et de l'isolement, que nous soignons l'état mental, les stigmates mentaux des hystériques.

Leur instabilité, leur trop grande suggestibilité, leur émotivité exagérée, etc., sont traitées par le développement méthodique de l'attention volontaire, par les exercices physiques et intellectuels dont nous avons parlé, exercices qui augmentent leur volonté et leur sens critique.

Les hésitations, les doutes, les phobies, sont encore du ressort de la rééducation morale et justiciables d'un entraînement progressif par des exercices appropriés.

Hartenberg[1] dans une étude sur la timidité a indiqué les moyens de combattre ce défaut. Il montre encore comment on éduque les enfants contre l'indécision ; l'importance des mouvements du corps sur les états d'esprit est pour lui très grande. S'habituer à tenir la tête et le corps droit, avoir des gestes énergiques, la voix ferme, regarder les gens en face, pratiquer des sports comme l'escrime qui nécessite de l'exactitude, de la promptitude du mouvement, voilà autant de moyens suivant Hartenberg de combattre la timidité[2].

Nous nous sommes aidés souvent de moyens analogues : en obligeant les malades à montrer un visage souriant et non triste et anxieux, en les empêchant de parler sur un ton pleurard, etc., et nous n'avons eu qu'à nous louer de cette pratique. Nous sommes persuadés que le ton de notre voix, les traits de notre visage, l'attitude de notre corps s'ils répondent à des états d'esprit, peuvent aussi retentir sur nos phénomènes psychiques et les modifier. Toutes nos sensations, nous en avons donné de nombreux exemples, agissent plus ou moins sur notre esprit et une psychothérapie utile pourrait être basée sur une science approfondie des sensations et sur l'art de les provo-

1. Hartenberg, *Les timides et la timidité*. Paris, F. Alcan, 1901.
2. Voir à ce sujet page 150, la méthode d'Ignace de Loyola; les travaux de Richet.

quer, de les associer, en faisant varier leur qualité et leur intensité. La musique, les odeurs, le chaud ou le froid, les couleurs, les substances sapides habilement combinées et graduées, seront peut-être employées un jour scientifiquement pour produire des réactions psychiques utiles. L'influence de ces agents est incontestable sur le cerveau, mais quand leur action se prolonge l'accoutumance se fait vite, les effets psychiques diminuent, la fatigue survient; maintenir leur effet utile par des variations d'intensité, de qualité, par les associations des excitants, diminuer l'accoutumance, là est le nœud du problème, mais il n'est pas résolu. Nos moyens principaux d'agir sur l'esprit par le corps, au point de vue psychothérapique, sont ceux dont nous avons parlé.

Plusieurs de nos malades étaient atteintes de phobies, l'une d'entre elles se plaignait d'une agoraphobie des plus intenses avec troubles nerveux multiples. Nous avons commencé par la mettre au repos à l'isolement, lui exposant que ses phobies étaient sous la dépendance de son état nerveux et qu'elles disparaîtraient quand l'état général serait meilleur. Peu à peu les symptômes nerveux s'amendèrent, elle engraissa, reprit bonne mine et à ce moment nous commencâmes les exercices appropriés, d'abord dans la salle, puis dans la cour de l'hôpital. Bientôt elle put sortir au dehors, traversa d'abord une rue et fut enfin capable de se promener sans crainte sur les places publiques les plus mouvementées[1].

On peut ainsi, comme le dit Hartenberg[2], guérir la peur sans en parler.

Tous ces procédés de rééducation morale chez les neurasthéniques surtout, demandent une grande dose de patience de la part du médecin ; tout le succès dépend de sa persévérance et de la confiance du malade.

Van Eeden[3] s'exprime ainsi sur ce point: « Bernheim dit que les neurasthéniques sont les malades qui lui ont donné le moins de succès. J'ai été plus heureux que lui. J'obtins, en effet, dans le traitement suggestif de la neurasthénie des résul-

1. Voir observation, p. 337.
2. Hartenberg, *loc. cit.*, p. 248-249.
3. Van Eeden, d'Amsterdam, *Les principes de la psychothérapie. Revue de l'Hypnot.* — 1892, p. 97.

tats excellents. Ces résultats cependant, je ne les ai jamais obtenus par la suggestion autoritaire ; je les obtins grâce à une patience infinie et à une énergie constante qui ne se laissèrent pas décourager par les récidives. Il me semble quelquefois qu'on pourrait guérir tout neurasthénique, si on pouvait seulement se vouer exclusivement à lui de sorte qu'on pût le soutenir et le diriger constamment. » Ce traitement suggestif sans « suggestion autoritaire », nous aimons à le constater, se rapproche beaucoup de la persuasion et, c'est pour cela qu'il réussit là où la suggestion vraie échoue. Cette constatation de Van Eeden est donc une preuve de plus en faveur de la méthode que nous exposons.

Il est assez difficile dans un livre de rendre évidents, pour le lecteur les effets d'un traitement. Voici cependant un exemple de rééducation des membres supérieurs dont le résultat est des plus faciles à montrer.

Il s'agissait d'une institutrice atteinte d'une lésion assez légère du faisceau pyramidal et dont les symptômes attribuables à cette lésion étaient exagérés par un état accentué de nervosisme. Lorsque nous avons commencé sa rééducation (aidée de l'isolement) elle était incapable de tenir un crayon ou un porte-plume.

Les débuts de cette rééducation ont été très pénibles et par la suite plusieurs accès de découragements sont venus l'interrompre. Les effets de la psychothérapie ont cependant été heureux et le résultat inespéré. Les spécimens d'écriture que nous donnons s'échelonnent dans l'espace de quelques mois seulement [1].

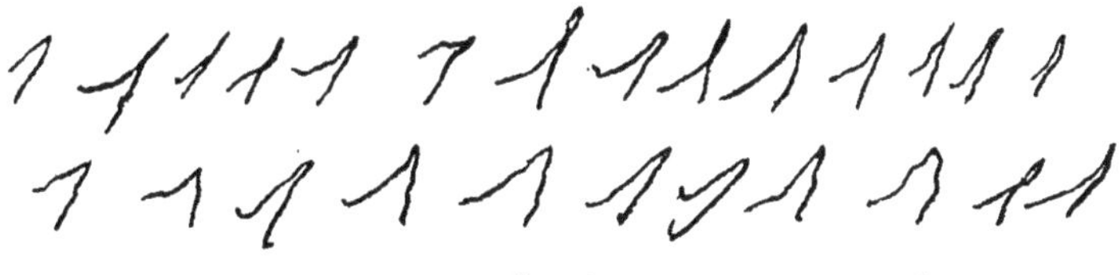

FIG. 1.

1. A l'heure actuelle cette malade présente encore quelques troubles de la marche dus à l'association morbide dont nous parlons, mais son écriture est aussi parfaite que possible. Il est facile d'en juger par la phrase n° 10 empruntée à une de ses dernières lettres.

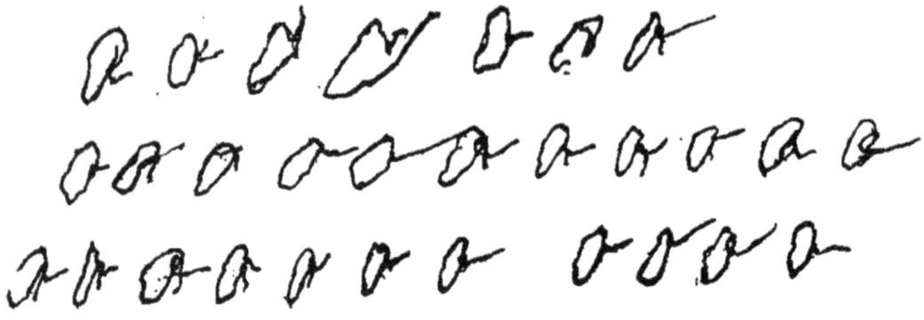

Fig. 2.

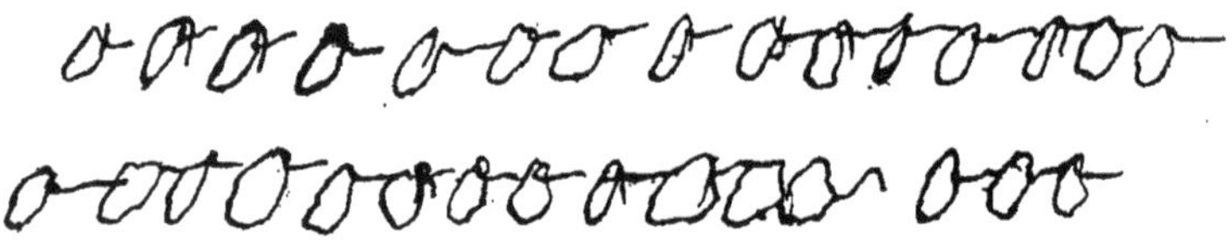

Fig. 3.

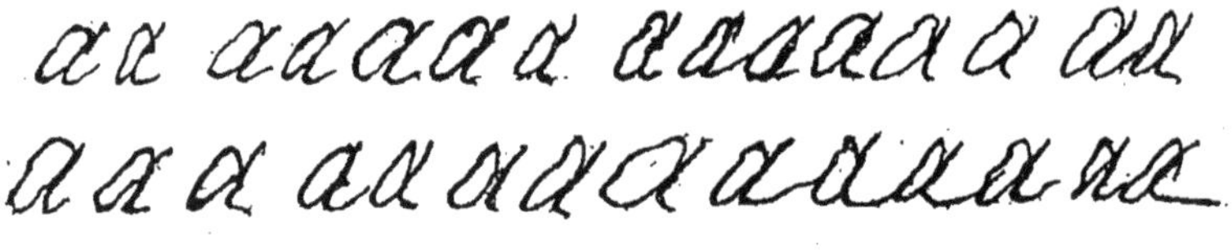

Fig. 4.

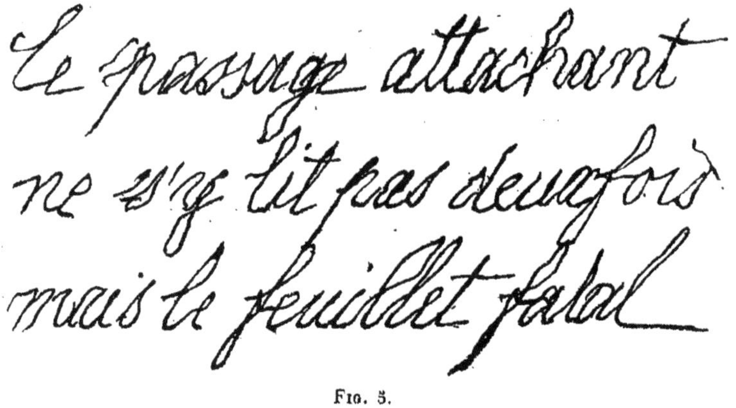

Fig. 5.

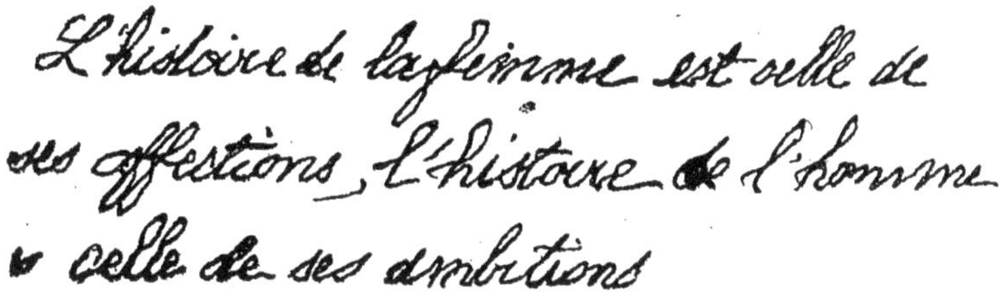

L'histoire de la femme est celle de
ses affections, l'histoire de l'homme
celle de ses ambitions

FIG. 6.

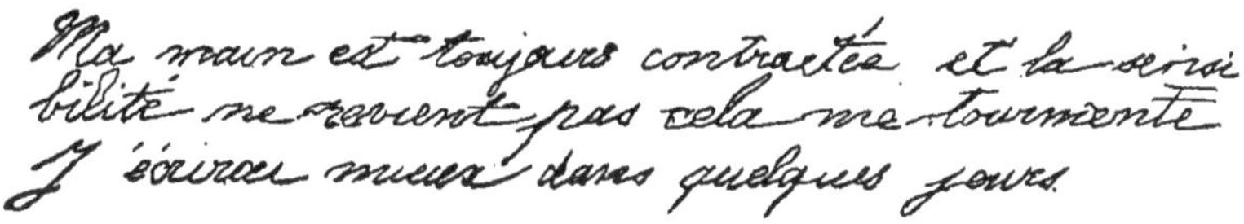

Ma main est toujours contractée et la sensi
bilité ne revient pas cela me tourmente
J'écrirai mieux dans quelques jours.

FIG. 7.

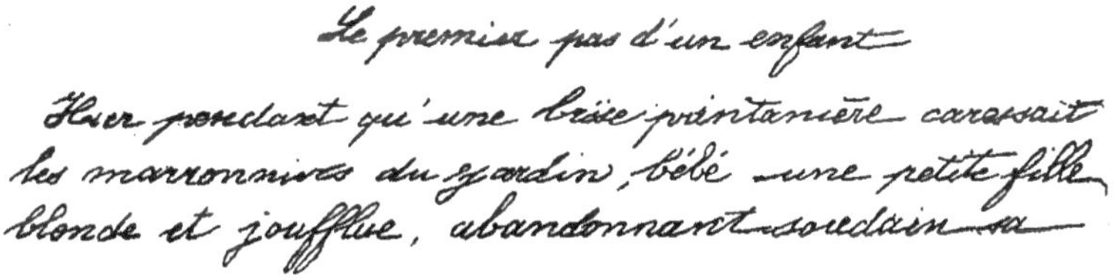

Le premier pas d'un enfant

Hier pendant qu'une brise printanière caressait
les marronniers du jardin, bébé une petite fille
blonde et joufflue, abandonnant soudain sa

FIG. 8.

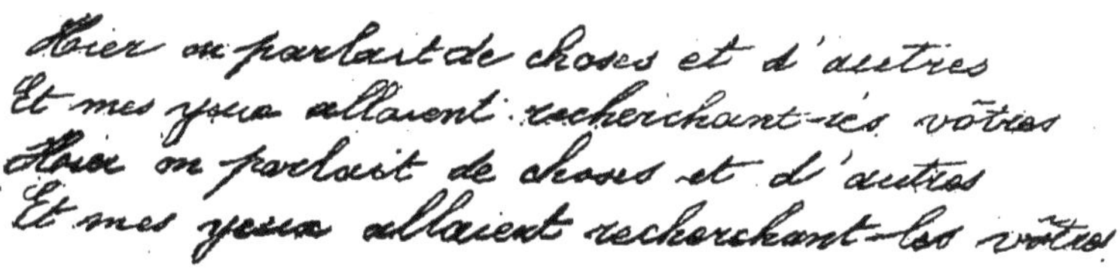

Hier on parlait de choses et d'autres
Et mes yeux allaient recherchant les vôtres
Hier on parlait de choses et d'autres
Et mes yeux allaient recherchant les vôtres

FIG. 9.

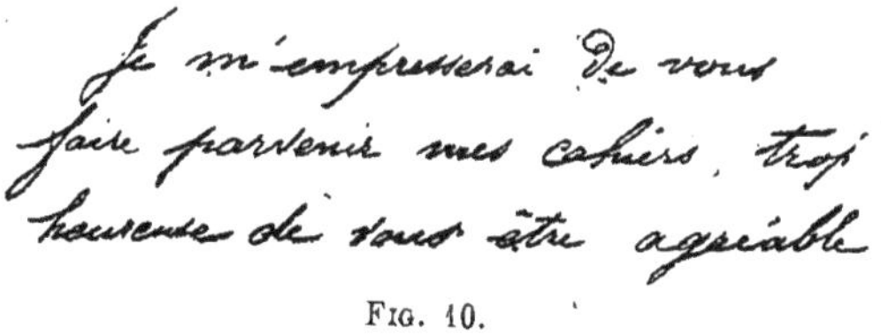

Je m'empresserai de vous
faire parvenir mes cahiers, trop
heureuse de vous être agréable

FIG. 10.

CHAPITRE XI

GUÉRISON

Constatations d'ordre physique. — Disparition du symptôme morbide. — Retour de la sensibilité. — Importance des constatations dynamométriques pour le malade et pour le médecin. — Importance du poids des malades. — Nécessité de dire toujours la vérité aux malades. — Constatations d'ordre psychique. — Attention, suggestibilité, aboulie. — Souvenir des conseils médicaux. — Rechutes. Échecs. — Précautions à prendre après la guérison. — Croyance du malade en sa guérison.

La question de savoir à quel moment le malade peut être considéré comme guéri est assez délicate.

Nous avons cependant des moyens d'en juger, et la certitude de la guérison est donnée plus par un ensemble de constatations que par un signe particulier.

Ces constatations se divisent en deux groupes: elles sont d'ordre physique et d'ordre psychique.

Constatations d'ordre physique.

Dans ce groupe nous avons en première ligne la disparition du ou des symptômes morbides pour lesquels le malade est venu consulter le médecin. C'est ainsi que nous aurons la disparition d'une contracture, d'une paralysie, d'un tremblement, d'une chorée, d'une anorexie, d'une céphalée, la disparition des stigmates physiques..., le retour de la motilité, de l'appétit, du sommeil, etc.

Charcot a insisté à plusieurs reprises sur l'importance de la disparition de l'anesthésie et sur l'utilité des constatations dynamométriques dans les paralysies hystériques.

Nous avons toujours étudié avec soin la sensibilité de nos

malades et nous ne leur avons permis de reprendre leurs occupations, qu'alors que la sensibilité était redevenue normale. Quelques-unes de nos malades cependant ont voulu nous quitter alors qu'elles conservaient une légère hypoesthésie; c'est qu'il est difficile parfois de faire comprendre aux malades l'importance d'un retour parfait de la sensibilité, une légère anesthésie ne les incommodant en aucune manière.

Nous considérons comme un très bon signe le retour lent et régulier de la sensibilité lorsque l'anesthésie n'a pas été l'objet d'un traitement suggestif particulier (Voir p. 221-222).

Dans tous les cas de paralysie des membres supérieurs nous nous sommes servis chaque jour du dynamomètre. Non seulement le médecin se rend compte avec cet instrument des progrès réalisés, mais encore il les fait constater par les malades. Ceux-ci comprennent ainsi qu'il ne s'agit pas d'un simple encouragement banal du médecin qui promet la guérison, ils la voient, ils l'enregistrent eux-mêmes et cette guérison n'est pas implantée dans leur esprit par suggestion, mais elle est acceptée par leur conscience, après contrôle.

Une autre constatation importante c'est le poids : les malades sont pesées régulièrement à jour fixe chaque semaine, et l'on peut dire que l'augmentation du poids est pour les amaigries et les gastropathes ce que le chiffre du dynamomètre est dans les paralysies. L'indication du poids est indispensable au médecin pour juger de l'état de la nutrition et de la valeur de l'alimentation. Elle a la plus heureuse influence sur l'état d'esprit de tous les malades, elle les excite à manger davantage, et elle augmente leur confiance dans le médecin et en eux-mêmes.

Si les chiffres du dynamomètre, ou ceux des poids ne suivent pas un accroissement régulier, s'il y a arrêt ou même perte, d'une constatation à une autre, nous ne sommes pas d'avis de tromper les malades sur les résultats obtenus. Cette fraude, en admettant qu'elle soit ignorée, ne servirait à rien, car il serait difficile de tromper indéfiniment le malade, il aurait des doutes et finirait par être renseigné par une indiscrétion du personnel. Dans ce cas il perdrait à juste titre confiance dans les paroles du médecin et le succès serait bien compromis. D'ailleurs ces procédés seraient tout à fait contraires au principe général de notre méthode, qui est avant tout basée sur la sincérité réciproque entre le médecin et le malade.

Il nous est arrivé plusieurs fois de constater qu'au cours du traitement une malade maigrissait un peu à un moment ; nous le lui avons toujours annoncé franchement nous-mêmes et en lui en fournissant aussitôt une explication avant qu'elle n'ait eu le temps de s'en désoler.

Les malades savent gré au médecin de sa franchise, elles perdent toute méfiance, et nous n'avons jamais eu regret d'avoir agi ainsi.

La rééducation physique ne peut être considérée comme complète que quand les mouvements réappris sont devenus des habitudes, quand une attention, un effort spécial ne sont plus nécessaires pour leur réalisation, quand ils font pour ainsi dire partie du sujet.

Constatations d'ordre psychique.

La disparition d'un symptôme morbide, nous l'avons dit et ne craignons pas de le répéter, n'est pas la guérison. Il importe avant tout de modifier l'état psychique, source des symptômes.

Le médecin n'admettra la guérison qu'après la disparition non seulement des stigmates physiques mais encore des stigmates mentaux.

Nous avons vu ce qu'est l'attention, comment il est possible de l'exciter, de la maintenir ; pour qu'il y ait guérison il faut que l'attention puisse être fixée facilement et d'une façon soutenue, et nous parlons non pas de l'attention spontanée mais de l'attention volontaire.

Les modifications du sens critique ne sont, dans les psychonévroses, le plus souvent qu'apparentes et sous la dépendance du défaut d'attention, c'est donc avant tout le pouvoir d'attention qu'il faut cultiver.

Quant à la suggestibilité qui elle aussi s'atténue au moment de la guérison, elle est également liée aux troubles précédents, on la diminue en exerçant l'attention et le sens critique. Suivant l'avis d'auteurs compétents, l'hypnotisme et la suggestion augmentent la suggestibilité ; nous avons vu que la persuasion en s'adressant aux fonctions psychiques supérieures, en développant le contrôle de l'individu, diminue au contraire la suggestibilité.

Un autre signe de guérison c'est la disparition des idées fausses auxquelles le malade relie ses troubles. Ces idées nous savons comment les combattre, mais il faut de plus les faire oublier, et en étudiant les lois de l'oubli nous avons appris à dissocier ces idées fausses, à combiner différemment leurs éléments et ainsi à les faire disparaître.

Les signes dont nous venons de parler sont plus spéciaux aux hystériques ; chez les neurasthéniques nous n'admettrons également la guérison qu'après disparition des symptômes psychiques. Chez eux aussi nous devons constater le retour de l'attention volontaire facile et soutenue ; son affaiblissement n'est au fond qu'une forme de l'aboulie.

Nous avons donné des indications pour la rééducation de la volonté par des exercices physiques et intellectuels, nous n'y reviendrons pas. Nous avons parlé aussi des doutes, des hésitations, des phobies, dont la disparition est absolument nécessaire à la guérison. L'état mental du neurasthénique doit se modifier, il doit être déshabitué de ses interrogations, de ses discussions intérieures, de ses investigations incessantes sur sa santé. Ces dernières constituent un travail cérébral qui se fait d'une façon constante le jour et pendant l'insomnie de la nuit, et d'après ce que nous savons des effets du travail cérébral prolongé, nous sommes convaincus qu'elles entretiennent la sensation de fatigue et sont défavorables à la nutrition[1].

Il est indispensable encore que les malades se rappellent les préceptes, les conseils du médecin pour y recourir en cas de besoin. Leur souvenir durable peut s'obtenir de deux manières : soit simplement par la répétition fréquente des mêmes idées avec les mêmes termes, soit par un enchaînement logique et raisonné que le malade retrouve avec un peu de réflexion ; les deux procédés d'emmagasinement se complètent d'ailleurs l'un par l'autre.

Il faut que ces conseils, ces manières de se conduire, de détourner à sa naissance tel symptôme qui tend à se pro-

1. Suivant STCHERBACK, cité plus haut, le travail cérébral gêne l'assimilation ; et suivant RIBOT, 100, 67. *Loc. cit.*

duire, reviennent à l'esprit d'une façon réflexe dans toutes les circonstances où le malade aura besoin d'en user.

Le sujet parviendra ainsi à se conduire seul et le but dominant du médecin doit être dans toute la durée du traitement de tendre à se rendre inutile.

Ajoutons encore un conseil pratique, celui d'éviter, avec grand soin, pendant la convalescence que les malades soignées dans un même hôpital, dans une même maison de santé, ne se trouvent en contact; leurs conversations ne peuvent en général que nuire à la guérison.

Rechutes, échecs.

Est-ce à dire que les rechutes, les échecs ne s'observent pas avec notre méthode ? Quel est le procédé qui pourrait avoir une telle prétention en médecine! Mais ce que nous pouvons affirmer c'est que les rechutes sont rares. Nous avons eu souvent des nouvelles de nos malades après leur sortie et dans la grande majorité des cas ces nouvelles étaient bonnes.

Les échecs existent comme dans toute méthode, ils sont exceptionnels dans les manifestations nettement hystériques ; dans bien des cas la neurasthénie est certainement plus difficile à traiter, les succès sont moins rapides, mais là encore les insuccès sont assez rares.

Les cas qui nous ont paru les plus enracinés sont ceux qui sont liés à un trouble organique, par exemple ceux des neurasthéniques âgées en particulier à l'époque de la ménopause.

Les malades atteints de débilité mentale légère donnent lieu à des échecs parce qu'ils sont peu aptes à bénéficier de la psychothérapie; améliorés on peut toujours craindre des rechutes chez eux.

On rencontre parfois des esprits, qui bien développés cependant, ne donnent pas prise à la psychothérapie. Nous avons vu quelques cas semblables, il s'agissait de malades qu'une série de malheurs avaient abattues ; trompées dans leurs affections, refusant systématiquement toute amitié, ayant perdu leur fortune, il était difficile de trouver pour elles, même des motifs de guérison. Elles ne voyaient devant elles qu'une vie pénible, de travail, de surmenage presque sans but et la guérison leur semblait indifférente. Elles avaient une tendance à la mélancolie, et nous n'avons considéré que comme passagères les améliorations obtenues chez elles.

Nous avons dû dans un cas abandonner le traitement d'une neurasthénique d'une trentaine d'années ; cette fille, prostituée depuis l'âge de dix-huit ans, avait mené une existence des plus fatigantes et des plus agitées, avait vécu à l'étranger, dans un pays troublé, au milieu de dangers fréquents, et était arrivée à un degré de neurasthénie intense avec prédominance de phobies. L'isolement et la psychothérapie (peut-être insuffisamment prolongés par la faute de la malade) n'ont donné chez elle aucun résultat.

Les recommandations du médecin doivent suivre le malade après sa guérison, elles s'étendront à son hygiène physique et morale, elles tendront à écarter de lui les différentes causes provocatrices de névroses ; ces indications ne diffèrent pas de celles que nous donnerons à la fin de ce volume en parlant des mesures prophylactiques.

Ces précautions sont nécessaires mais ne doivent pas être exagérées, nous avons été parfois étonnés d'apprendre ce qu'une malade guérie était capable, une fois rentrée dans la vie ordinaire, de supporter d'ennuis, de fatigues, d'émotions même sans avoir de rechute.

Un point capital c'est que le malade croie à sa guérison, et il l'admettra d'autant plus qu'il y aura participé, qu'il l'aura vue se faire lentement, progressivement, sous ses yeux. C'est pourquoi il est important de bien faire constater au malade ses différents progrès, le retour de sa motilité, le retour de sa force au dynamomètre, la disparition de son anesthésie, la quantité croissante des aliments qu'il peut assimiler, l'augmentation de son poids, enfin et surtout la reconstitution de son énergie morale. Ces différents points jalonnent sa guérison dans son esprit, la lui rendent palpable, la font accepter entièrement par sa conscience. Il y a là une supériorité incontestable de cette méthode sur celle qui amène la disparition de symptômes (obtenue avec ou sans hypnose), par des suggestions dont les malades n'ont pas conscience et qu'ils ne s'expliquent pas. Nous avons vu souvent nos sujets rester guéris malgré les doutes, les objections, l'incrédulité de leur entourage ; eux-mêmes avaient à cœur de démontrer, de prouver une guérison dont ils étaient convaincus.

*
* *

Dans toute la seconde partie de cet ouvrage nous avons essayé d'expliquer, d'éclairer la méthode que nous employons en nous appuyant sur des travaux récents de philosophie. Comme il arrive bien souvent, la théorie n'a été pour nous que secondaire à la pratique. Encouragés par les résultats, nous avons essayé de comprendre mieux, d'analyser davantage le mécanisme des guérisons.

Nous ne nous dissimulons nullement que plusieurs conceptions, plusieurs expériences dont nous avons parlé peuvent encore être discutées ; et comment pourrait-il en être autrement étant donnée la complexité extrême des phénomènes de psycho-physiologie? En physiologie il est bien peu d'expériences même élémentaires, bien peu de phénomènes, dont nous connaissions le mécanisme intime.

Partant de cette constatation, on comprend combien il faut être prudent dans l'explication du phénomène le plus simple, et l'on reste stupéfait devant la hardiesse de bien des théories psycho-physiologiques. Mais ces hypothèses, ces théories, si discutables qu'elles soient, ne sont-elles pas des conditions de progrès, et, si incertaine que soit leur lumière, n'est-ce pas elle qui nous permet de grouper, de comprendre au moins momentanément les faits que nous observons? « La part d'illusion nécessaire qui domine tout esprit créateur, dit Soury[1], est la condition même de son activité. »

La théorie prête toujours plus ou moins à discussion, elle est la marque personnelle, l'estampille passagère, que celui qui observe veut imprimer aux faits qu'il voit, mais si les théories sont fragiles et ne suffisent pas à étayer une méthode, les faits persistent et conservent toujours leur valeur : ce sont des faits que nous voulons maintenant exposer.

1. J. Soury. *Système nerveux central. Structure et fonctions*, t. I, Naud, 1899. Préface.

TROISIÈME PARTIE

OBSERVATIONS

Ces observations ont été recueillies à la salle Pinel, dans le service du Pr Dejerine à la Salpêtrière, en l'espace d'une année.

Plusieurs d'entre elles renfermant des détails d'ordre assez intime, nous ne nous sommes pas cru autorisés à les rendre publiques, sans avoir au préalable suffisamment masqué et modifié même les indications pouvant permettre de reconnaître la personnalité des malades.

C'est pourquoi, contrairement aux usages admis pour les ouvrages de médecine, nous n'avons mentionné ni les initiales, ni le numéro du lit, ni la profession, sauf dans les cas où ce dernier renseignement était utile et pouvait être donné sans inconvénient.

CRISES HYSTÉRIQUES

Observation I

Crises hystériques d'apparence épileptique datant de 10 ans. — Troubles gastriques datant de la même époque. — Dilatation légère d'estomac. — Guérison en un mois.

21 ans, entrée le 17 février, sortie le 21 mars.

Antécédents héréditaires et familiaux. — *Père* âgé de 45 ans, très bien portant. *Mère* âgée de 45 ans, atteinte de troubles gastriques chroniques et de neurasthénie.

La malade a perdu un frère et une sœur, morts en bas âge.

Elle a un frère de 15 ans qui a eu des convulsions pendant son jeune âge, mais qui est bien portant maintenant.

Antécédents personnels. — La malade a eu la coqueluche, la scarlatine et la diphtérie.

Elle fut réglée pour la première fois à 13 ans et l'a toujours été régulièrement depuis.

Début des accidents actuels. — Il y a 10 ans, à l'âge de 11 ans, pendant une bagarre dans la rue, la malade est bousculée par un garde à cheval, elle est très effrayée, perd connaissance et se laisse tomber sur le sol.

A dater de ce moment elle a pendant un an environ des absences qui durent quelques instants, elle regarde fixement devant elle, ne voit ni n'entend rien, puis reprend rapidement conscience sans être tombée.

A l'âge de 12 ans, à l'occasion d'une maladie de sa mère, elle a une crise plus grave avec chute sur le sol. Depuis elle a régulièrement une crise tous les deux ou trois mois.

A l'âge de 19 ans elle consulte un spécialiste des plus compétents en maladies nerveuses qui la considère probablement comme une épileptique, car il ordonne du bromure de potassium à doses assez élevées.

Bien que suivant ce traitement la malade a une crise à l'époque habituelle. Elle souffre de l'estomac et abandonne l'usage du bromure.

En décembre 1902 elle a une crise semblable aux précédentes.

En janvier 1903 elle vient à la Salpêtrière pour consulter M. Dejerine ; elle a pendant la consultation une crise présentant certains caractères de l'épilepsie et faisant songer à cette dernière affection.

Examen le 17 février 1903. — En février 1903 la malade revient à la consultation, nous l'interrogeons en détail ainsi que ses parents sur les caractères de la crise. Nous apprenons que non seulement la première crise est apparue à l'occasion d'une frayeur, mais encore que toutes les suivantes sont survenues presque toujours après une cause d'ordre émotif et que la malade n'en a jamais eu pendant la nuit. Chaque crise est annoncée, environ une heure avant son apparition, par une sensation de constriction, de douleur au creux épigastrique.

La malade ne laisse jamais échapper ses urines, elle n'écume pas, mais se mord souvent la langue et devient cyanosée. Elle se rappelle ce qui s'est passé pendant sa crise, sauf durant les premiers moments pendant lesquels elle a une absence. La fin de la crise est bruyante, la malade crie et se débat. La crise est suivie d'une céphalée intense.

Elle n'a eu depuis le début des accidents que deux crises en dehors de chez elle et l'on a pu chaque fois la conduire chez un pharmacien avant le début de la crise.

Les crises surviennent toujours à l'occasion des règles, avant, pendant ou après elles.

A l'heure actuelle, la malade n'a plus aucune des absences dont elle se plaignait à l'âge de 11 ans.

La malade nous dit aussi que la crise qu'elle a eue devant nous il y a un mois a été motivée par la frayeur que lui causait une femme agitée qui se trouvait auprès d'elle dans la salle de la consultation.

En présence de ces renseignements, malgré les caractères de la crise qui nous avait semblé épileptique, malgré les morsures de la langue et les absences qu'a présentées autrefois la malade, nous pensons qu'il s'agit de crises hystériques.

Le 17 février, époque à laquelle elle doit avoir ses règles, la malade est reçue à la salle Pinel.

Elle a un léger rétrécissement du champ visuel.

Les réflexes rotuliens sont exagérés.

Le réflexe pharyngien est aboli.

Les réflexes plantaires sont très diminués.

Elle n'a pas d'hyperesthésie ovarienne, ni sous-mammaire, ni sur le sommet de la tête, ni au niveau de la colonne vertébrale.

C'est une jeune fille intelligente, raisonnable, ayant des sentiments familiaux très développés, et de plus passablement émotive.

Nous ne notons aucun trouble de la sensibilité cutanée.

Les urines sont normales.

La malade se plaint en outre d'avoir des digestions dificiles. Depuis l'âge de 12 ans elle a eu des douleurs d'estomac. Elle a consulté plusieurs médecins et a suivi des régimes variés.

Les douleurs surviennent 2 ou 3 heures après les repas, elles durent une demi-heure ou une heure et ne sont jamais accompagnées de vomissements.

Elle a remarqué que les douleurs n'avaient aucun rapport avec le genre d'alimentation et qu'au contraire elles étaient influencées par son état d'esprit ; ainsi pendant les vacances, quand la malade voyageait ou se distrayait elle ne souffrait plus de l'estomac.

A l'examen nous trouvons l'estomac légèrement dilaté.

La malade est mise à l'isolement et au régime lacté.

Nous lui expliquons que ses crises ont été déterminées par une frayeur, qu'elles sont entretenues par les fatigues, les émotions, les préoccupations ; elles disparaîtront par le calme, l'isolement, car il n'y aura plus aucun motif pour les produire. De plus si elle ressent les symptômes qui précèdent toujours les crises, elle acquérera par nos conseils assez de force et d'empire sur elle-même pour dominer la crise.

Quant aux troubles de l'estomac, ils sont aussi de nature nerveuse, l'estomac n'est pas malade et elle même, lui disons-nous, s'en rend bien compte, puisqu'elle sait qu'elle digère parfois des aliments indigestes alors qu'il lui arrive de souffrir après un repas très léger. Elle sait enfin que les émotions ont plus d'influence sur ses douleurs que les aliments et elle comprend très bien que si son estomac était réellement malade depuis 10 ans, elle ne conserverait pas le bon état général qu'elle a toujours eu.

Ces arguments sont répétés, en les variant bien entendu, matin et soir.

Les résultats sont les suivants : une première période de règles, puis une seconde se passent sans l'apparence d'une crise de nerfs.

Les maux d'estomac diminuent et disparaissent complètement.

A partir du 1er mars, la malade est remise peu à peu à l'alimentation ordinaire qu'elle supporte parfaitement.

Le 21 mars, elle nous quitte complètement guérie et rassurée sur son état.

Poids :	20 février.	45kgr	»
	24 —	46	500
	3 mars.	47	»
	10 —	47	»
	17 —	48	»

Nous avons revu cette jeune fille en juillet, 4 mois après sa sortie de l'hôpital ; malgré des ennuis sérieux elle n'a pas eu une seule crise, ne souffre plus de l'estomac et a une santé magnifique.

Nous avons encore reçu des nouvelles favorables en janvier 1904.

Nous ne croyons pas qu'aucune méthode ait pu, contre des crises de nerfs et des troubles gastriques datant de 10 ans, donner des résultats nous ne dirons pas supérieurs, mais égaux à ceux-ci.

Observation II

Violentes crises hystériques subintrantes, se reproduisant plusieurs fois dans la journée. — Accès irrésistibles de hoquet et de chant. — Parésie des membres inférieurs. — Disparition des crises et des zones hystérogènes. — La malade revue 6 mois après sa sortie de l'hôpital n'a pas eu une seule crise.

27 ans, entrée le 16 octobre 1902, sortie le 19 novembre 1902.

Antécédents héréditaires et familiaux. — *Père* mort d'accident à 45 ans, était alcoolique. *Mère* morte à 45 ans, cause inconnue.

La malade a deux frères et deux sœurs bien portants. Elle a perdu un frère à 42 ans de tuberculose. Son mari est mort à 32 ans de paralysie générale.

Antécédents personnels. — La malade a eu ses premières règles à 14 ans, elles les a toujours eues régulièrement depuis, mais les règles ont toujours été douloureuses et obligeaient la malade à se coucher à chaque période.

Mariée à 21 ans, elle a un enfant 9 mois après, et le perd à l'âge de 15 mois de méningite tuberculeuse. A la suite de ce décès elle devient profondément triste, elle a des idées noires pendant plusieurs mois, elle pense même à se suicider, puis elle a un second bébé, ce qui la console.

Elle n'a jamais eu de crises de nerfs jusqu'à ces derniers mois.

Début des accidents actuels. — Le 1er août 1902, sans cause apparente, la malade a une première crise. Elle sent une boule remonter de son estomac à sa gorge, elle est oppressée, elle étouffe, mais elle ne s'agite pas ni ne perd complètement connaissance.

Depuis, la malade a presque chaque jour des crises, parfois jusqu'à 3 ou 4 dans la même journée, qui deviennent peu à peu plus violentes. Jamais elle ne perd complètement la conscience ni la mémoire de sa crise.

Ces crises alternaient avec des crises bizarres de chant, la malade modulant parfois pendant 5 heures sans pouvoir s'arrêter.

En septembre 1902, elle ressent de fortes douleurs dans la région des ovaires. Les crises nerveuses deviennent extrêmement intenses et fréquentes, et de plus apparaissent des troubles de la marche, de la raideur et de la faiblesse des jambes avec fatigue très rapide, ce qui empêche tout travail.

Elle est reçue d'urgence à la Salpêtrière le 16 octobre 1902.

Placée au milieu de la salle sur un brancard, la malade a aussitôt une crise ou plus exactement plusieurs crises subintrantes, avec grands mouvements classiques, mouvements rythmés du bassin, de la tête, de la mâchoire inférieure, arc de cercle décrit par le corps, etc. Elle se plaint d'une sensation de boule qui lui remonte dans la gorge. Ces crises s'arrêtent par moments après une pression énergique sur la région de l'ovaire gauche, puis reparaissent dès que cesse la compression.

La sensibilité est normale aux membres supérieurs et à la face. Elle a de l'hyperesthésie à la douleur au niveau de l'abdomen et des membres inférieurs, de l'hypoesthésie au creux épigastrique et au-dessus des seins, de l'hyperesthésie sous les seins.

Les réflexes rotuliens sont normaux. Les réflexes plantaires sont presque nuls. Il n'existe pas de réflexe pharyngien ; la cornée est insensible.

Il n'existe pas de rétrécissement du champ visuel.

La malade est isolée, nous lui recommandons d'arrêter ses crises, montrant par notre attitude et nos paroles que nous n'y attachons aucune importance et disant que tout cela cessera quand elle sera seule dans ses rideaux.

La nuit est assez calme ; le lendemain matin avant la visite elle a quatre grandes crises suivies d'un hoquet violent. Au moment de l'examen la palpation de l'abdomen détermine une nouvelle crise et l'on renonce à l'examiner complètement.

On affirme à la malade qu'elle peut dominer ses crises par la volonté ; si elle le veut elle guérira complètement, sinon elle ne pourra plus gagner sa vie, ni subvenir aux besoins de son enfant ; d'autre part, si elle a de nouvelles crises, il sera impossible de la garder à l'hôpital, car elle serait une cause de dérangement pour les autres malades. Après la conversation que nous avons avec elle, elle promet de ne plus avoir de crise.

L'après-midi est plus tranquille, elle n'a pas de crises, mais par périodes son regard se fixe dans le vide, elle est en quelque sorte en extase, et vers la fin de la soirée elle se met à chanter.

Le 18 septembre elle se sent mieux ; elle a des débuts de crises dont elle se rend maîtresse, le soir elle chante un peu, prétendant qu'elle ne peut s'en empêcher et que c'est un dérivatif à ses crises.

Les jours suivants, il n'y a que des débuts de crises que la malade domine de mieux en mieux, et quelques périodes de chant.

Le 24 octobre elle chante encore un peu ; et depuis n'a plus aucune manifestation nerveuse.

Le 2 novembre la malade est calme, on fait l'examen plus complet que son état d'excitation avait empêché de pratiquer à son entrée.

A cette date, la zone hystérogène qui avait provoqué après pression une crise lors de son entrée n'existe plus. On peut appuyer sur tous les points de son corps sans déterminer de crise. La sensation de boule hystérique a également disparu.

Des exercices de marche ont été institués contre la parésie des membres inférieurs dont se plaignait la malade, et celle-ci a complètement disparu.

Tous les organes sont normaux.

Les urines ne contiennent ni sucre ni albumine.

Dans les premiers jours de novembre elle a de véritables accès de fringale, puis quelques vomissements, ces accidents disparaissent rapidement par la psychothérapie.

La malade est très docile, très confiante, accepte facilement les arguments qu'on lui expose matin et soir dans un but psychothérapique.

Elle se plaint également de douleurs dans le bas-ventre, ou plus exactement d'une sensation de pesanteur. L'examen gynécologique montre que l'utérus est un peu augmenté de volume et en prolapsus léger. Comme les sensations de la malade correspondent à quelque chose de réel on lui dit la vérité, on lui explique que cela est peu grave, que beaucoup de femmes vivent parfaitement avec des troubles plus prononcés. Elle prend la résolution de ne plus y faire attention.

Le 19 novembre elle sort en bonne santé de l'hôpital pour aller se reposer et attendre une place à l'asile du Vésinet

Poids :	17 octobre.	57^{kgr}	»
	24 —	58	»
	29 —	58	500
	4 novembre.	60	»
	11 —	62	»
	17 —	63	»

En quittant le Vésinet la malade part pour son pays, là elle a de nouveau de la faiblesse des jambes et refuse de marcher pendant un mois. Elle nous écrit une lettre nous priant de la reprendre à la Salpêtrière, mais le lendemain du jour où elle a écrit cette lettre, elle se fâche contre le médecin qui la soigne et à la suite de cet accès de colère se met à marcher comme auparavant.

La malade est revue le 10 février 1903, elle se porte parfaitement bien et elle vient nous demander un certificat constatant que son état mental est sain, car sa famille a eu des doutes sur ce point ayant su qu'elle avait été soignée à la Salpêtrière.

Le 4 mai 1903, nous la revoyons de nouveau ; elle a eu quelques troubles de la marche qui n'ont duré cette fois que quelques heures, la malade ayant pu elle-même surmonter cette courte attaque de parésie.

Elle n'a plus eu une seule crise de nerfs depuis son séjour à la Salpêtrière, c'est-à-dire depuis plus de 6 mois.

Observation III

Hystéro-neurasthénie. — Crises de nerfs. — Vertiges. — Sensations douloureuses multiples. — Modification profonde du caractère. — Paralysie totale des muscles externes de l'œil. — Guérison.

26 ans, entrée le 20 novembre, sortie le 14 janvier.

Antécédents héréditaires. — Le *père* est bien portant. La *mère* est morte à 29 ans de suites de couches ; elle avait des crises de nerfs.

Antécédents personnels. — Dans son enfance la malade avait des malaises, des étouffements, qu'elle rapproche des troubles qu'elle présente maintenant.

Elle eut ses premières règles à 15 ans et fut réglée chaque mois depuis.

Début des accidents nerveux. — A l'âge de 20 ans, la malade a commencé à avoir des crises ; ses membres se contractaient, elle était agitée de petites secousses mais ne faisait pas de grands mouvements des membres ni du tronc.

Ces crises revenaient environ tous les 15 jours.

Au début de ses crises elle éprouvait une sensation de serrement à la gorge et il lui semblait que sa langue se rétractait au fond du pharynx.

A la même époque la malade éprouva une faiblesse et un engourdissement des jambes qui l'empêchaient de faire une course un peu prolongée. Ces derniers phénomènes ne survenaient que dans la rue.

Elle attribue tous ces troubles à des contrariétés survenues au moment de son mariage.

Elle se maria cependant dans ces conditions, et les mêmes manifestations morbides persistèrent à peu près avec la même intensité après le mariage.

Elle se plaignait encore de palpitations fréquentes.

Au moment de la première grossesse (1899) les troubles nerveux disparurent complètement et elle resta en bonne santé pendant environ un an. Puis quelques malaises reparurent et elle eut de nouveau des crises de nerfs.

Au mois de mars 1902 elle éprouva des étourdissements, des vertiges qui apparaissaient surtout au moment des repas. Il lui semblait que la chaise ou la table s'éloignaient. Ces sortes de crises revenaient à chaque repas et débutaient par la sensation d'un choc violent sur la tête.

Elle eut des accès de faim irrésistible aux moments les plus différents de la journée même après les repas.

Elle éprouvait encore la sensation de boule et souffrait de rachialgie.

Elle entre à la salle Pinel le 20 novembre 1903.

Examen le jour de l'entrée. — Hypoesthésie du côté droit.

Rétrécissement du champ visuel.

Réflexes tendineux normaux.

Réflexe cornéen normal.

Urines normales.

La malade est petite, maigre, a un aspect craintif, souffreteux, chétif. Son intelligence est moyenne. Elle a des inquiétudes multiples, des phobies de divers ordres. Elle est en particulier très frappée de son état, envisage l'avenir avec beaucoup d'inquiétude, etc.

Elle est soumise au traitement habituel, raisonnement et persuasion. Au commencement, la méthode a peu de succès, la malade ne se livre guère et n'a pas grande confiance. Peu à peu ses doutes diminuent et elle commence à croire à sa guérison.

Le 27 novembre, huit jours après son entrée, en l'examinant à la visite du matin, on constate qu'elle ne peut remuer les globes oculaires, qui jusque-là jouissaient d'une mobilité normale. Ces derniers restent fixés dans leur position ordinaire, sans déviation ni strabisme. Elle ne peut leur faire exécuter aucune espèce de mouvement dans aucun sens. Les pupilles sont de dimensions moyennes, égales, réagissant normalement à la lumière. Fond de l'œil intact. Il n'y a pas de blépharoptose, quoique cependant les globes oculaires paraissent un peu moins découverts en haut que les jours précédents. L'occlusion des yeux se fait facilement. Cet état des yeux préoccupe beaucoup la malade.

Sous l'influence du raisonnement et de mouvements oculaires commandés plusieurs fois par jour on arrive à triompher de ces accidents. On n'obtient d'abord que des mouvements très limités, puis plus étendus et au bout d'une huitaine de jours la mobilité des globes oculaires est redevenue normale.

La malade présente par moment des crises de tristesse, elle a des accès de faim excessive et des périodes d'anorexie. Ces troubles disparaissent peu à peu.

Elle est très préoccupée de sa vue et craint d'être de nouveau paralysée. Un examen pratiqué par M. Rochon-Duvigneau la rassure entièrement.

L'appétit redevient régulier, elle engraisse.

Poids :	20 novembre.	35kgr	»
	25 —	35	500
	2 décembre.	37	»
	10 —	38	»
	17 —	38	500
	23 —	38	500
	30 —	39	»
	6 janvier.	40	»
	13 —	40	»

Elle nous quitte guérie le 14 janvier.

Nous avons revu cette malade trois mois plus tard, elle a continué à se bien porter, elle a encore engraissé ; bien qu'encore émotive, sa vie est supportable. Elle déclare même qu'elle est heureuse. En janvier de cette année (1904) elle nous a écrit, nous disant qu'elle se portait très bien.

Observation IV

Hystérie. — Crises datant de quatre mois. — Hemi-hypoesthésie droite. — Rétrécissement du champ visuel. — Guérison.

29 ans, entrée le 1er avril, sortie le 21 avril.

Antécédents héréditaires et familiaux. — Le *père* est mort à 47 ans d'un cancer pulmonaire. La *mère* est âgée de 51 ans, elle est bien portante, mais très irascible.

La malade a trois frères et trois sœurs bien portants ; elle a perdu cinq frères et sœurs de maladies qu'elle est incapable de préciser.

Antécédents personnels. — Elle a été bien portante pendant sa jeunesse, elle eut ses premières règles à 15 ans et a toujours été bien réglée depuis.

Elle a à l'âge de 17 ans et demi un enfant qui meurt à 5 mois : à 22 ans, à 26 ans elle a 2 autres enfants.

Elle perd son premier mari, se remarie et a un autre enfant à 27 ans.

Début des accidents actuels. — En mars 1902, elle perd coup sur coup deux de ses enfants, elle est complètement abattue par ce double chagrin, elle pleure longtemps, puis brusquement, elle sent qu'elle ne peut plus pleurer, elle est oppressée, angoissée et garde le lit pendant deux mois.

A trois reprises elle fait un séjour dans un hôpital de province où elle est soignée par des douches.

En décembre 1902, elle a une première crise de nerfs, elle tombe à terre, se débat, a la sensation d'étouffer, elle ne perd pas complètement connaissance.

Depuis cette crise, chaque émotion en détermine une nouvelle avec sensation de boule qui remonte à la gorge.

Depuis un an environ elle ne peut plus travailler. En février, elle est en procès avec son mari qui l'a abandonnée ainsi que l'enfant qui lui reste. A la suite d'une discussion ses règles s'arrêtent et n'ont pas reparu depuis deux mois.

La malade vient à Paris pour se faire soigner, elle y arrive sans ressources et couche 4 fois à l'asile de nuit.

Le 1er avril elle vient à la consultation de la Salpêtrière où elle a deux crises de nerfs.

Elle est reçue salle Pinel.

Examen. — Hypoesthésie légère du côté droit.

Rétrécissement du champ visuel.

Hyperesthésie de la région sous-mammaire gauche et de la zone de l'ovaire gauche.

Pas de clou hystérique.

Les réflexes rotuliens sont forts, surtout du côté gauche.

Les réflexes plantaires sont à peu près normaux, celui du côté gauche est légèrement exagéré.

Il existe une hyperesthésie légère de la région dorsale.

Urines normales.

La malade est soumise à l'isolement, au régime lacté, et matin et soir nous avons avec elle des conversations psychothérapiques (suivant la méthode que nous avons indiquée dans la partie théorique de ce livre et sur laquelle nous ne pouvons revenir à chaque observation).

Elle n'a pas de crise pendant les 10 jours qui suivent son admission.

Le 10 avril à la suite d'efforts répétés pour aller à la selle, la malade se préoccupe, s'énerve à la pensée de prendre un lavement qu'elle redoute beaucoup et a une crise de nerfs.

Ces explications sont celles qu'elle nous donne, peut-être que l'appréhension du départ de l'hôpital dont on vient de lui parler, et des difficultés qui l'attendent, entre-t-elle pour une part dans la genèse de cette crise.

En tous les cas c'est la seule qu'elle présente pendant son séjour à la salle Pinel.

Nous avons avec elle plusieurs entretiens prolongés, à la suite de cette crise, et nous la persuadons que ses crises sont entièrement soumises à sa volonté et qu'il lui est possible de les arrêter dès le début ; elle nous promet de ne plus en avoir désormais.

Le 21 avril elle est examinée de nouveau.

Le champ visuel paraît à peu près normal.

La sensibilité est redevenue normale sur presque toute la surface cutanée.

Le réflexe pharyngien est normal.

Elle mange bien, dort bien, elle est calme et paraît avoir beaucoup d'empire sur elle-même. Malgré les préoccupations qui l'attendent, elle est résolue à travailler pour élever son enfant et est convaincue qu'elle évitera ses crises si elle le veut.

Elle part en convalescence au Vésinet le 21 avril en bon état de santé.

Poids : 2 avril. . . . 52 kilogrammes.
7 — . . . . 52 —
14 — . . . . 54 —
21 — . . . . 54 —

Observation V

Crises de suffocation d'origine hystérique. — Douleurs dans la fosse iliaque droite. — Disparition des crises. — Considérations à propos des douleurs de la fosse iliaque.

30 ans, entrée le 14 février, sortie le 4 mars.

Antécédents héréditaires et familiaux. — *Père* 69 ans, tuberculeux. *Mère* morte à 64 ans de maladie de cœur et de tuberculose pulmonaire.

La malade a perdu un frère de 19 ans de tuberculose et une sœur à l'âge de 13 ans de la même maladie.

Antécédents personnels. — Elle a eu dans son enfance la variole et la rougeole.

Elle a été réglée à l'âge de 9 ans. Pendant les premiers mois, les règles furent très abondantes et la malade eut en même temps des épistaxis. Vers ce moment on remarqua que la malade était hémophile; elle eut toujours un certain degré d'anémie depuis son enfance jusqu'à l'âge de 20 ans.

Elle s'est mariée à l'âge de 20 ans et fut atteinte ainsi que son mari de fièvre typhoïde le lendemain de son mariage. Cette maladie fut très grave pour elle, et son mari en mourut.

Elle se remaria à l'âge de 23 ans, fut très malheureuse en ménage et se sépara de son mari.

A l'âge de 24 ans elle eut un enfant qui est bien portant.

A 25 ans elle fut atteinte de bronchite accompagnée d'hémoptysies légères.

La malade a un passé assez chargé au point de vue du système nerveux. Elle a eu des crises de nerfs depuis l'âge de 17 ans jusqu'à 20 ans. Ces crises consistaient en sensations d'étouffement, suffocations, puis elle perdait connaissance sans se débattre. Elle avait des crises semblables tous les deux ou trois mois.

Depuis son second mariage, elle eut de nouveau des crises nerveuses.

A l'âge de 26 ans elle a été très ébranlée par une violente frayeur, elle a eu des hallucinations et a fait une tentative de suicide.

Le 31 décembre 1902, elle est opérée pour des accidents d'appendicite (l'appendice fut enlevé, il était, lui a-t-on dit, peu malade).

Le lendemain de l'opération, elle eut une métrorrhagie abondante qui dura 3 jours.

Le 21 janvier, elle quitte, par un coup de tête et avant d'être guérie, l'hôpital où elle avait été opérée. Elle se présente à la Salpêtrière, se plaignant de la fosse iliaque droite et ne pouvant marcher qu'en souffrant et se tenant courbée.

La malade est reçue en chirurgie dans le service de M. Segond. Elle y est traitée par le repos, la diète et des applications de glace sur l'abdomen. A aucun moment depuis son entrée elle n'a présenté de fièvre.

Bientôt apparaissent des crises d'étouffement assez bizarres et assez inquiétantes; chaque crise dure quelques heures et la malade en a jusqu'à 3 par jour. En même temps elle s'énerve beaucoup et s'agite dans son lit.

Le 13 février, nous examinons la malade dans le service de chirurgie, et pensant après examen que sa dyspnée est purement nerveuse nous la recevons salle Pinel le 14 février.

A l'examen nous constatons de l'hémi-hypoesthésie droite, elle n'a pas de rétrécissement du champ visuel, ni d'hyperesthésie du cuir chevelu, ni de la colonne vertébrale, ni des régions ovariennes. Les réflexes plantaires manquent, de même que le réflexe pharyngien. Les réflexes rotuliens sont normaux. — Les urines sont normales.

La malade est soumise au traitement habituel de l'isolement.

Dans un examen chirurgical qu'elle a subi antérieurement, elle a entendu dire qu'elle avait un rein mobile et elle est persuadée que ce rein en remontant lui occasionne ces crises de suffocation ; il est facile de la convaincre de cette erreur.

Les crises d'étouffement persistent pendant quelques jours, puis peu à peu diminuent de nombre et d'intensité. La malade conserve un peu d'agitation la nuit et reste émotive.

Elle quitte la salle Pinel le 14 mars complètement débarrassée de ses crises de suffocation, mais conservant un peu de nervosisme.

Poids :			
	15 février.	60kgr	»
	17 —	61	500
	24 —	62	500
	3 mars.	63	500

Nous aurions désiré garder cette malade plus longtemps pour traiter plus complètement son état général et affermir sa guérison, mais il lui fut impossible de prolonger davantage son séjour. Elle fut entièrement guérie de ses suffocations, et même les douleurs dont elle se plaignait dans la fosse iliaque disparurent. Nous ne pouvons, bien entendu, rien affirmer sur la nature de ces douleurs, mais il est possible qu'elles aient été de même nature que les accidents dyspnéiques. Nous avons observé un cas de pseudo-appendicite qui nous a donné à réfléchir sur ce point. Il a trait à une malade amenée d'urgence à l'hôpital Tenon, alors que l'un de nous y était interne. Cette malade racontait qu'elle avait été prise récemment d'une violente douleur dans la fosse iliaque droite, son pouls était très rapide, sa respiration dyspnéique, son facies angoissé, et elle avait des vomissements. La partie droite de l'abdomen était particulièrement douloureuse et la malade empêchait qu'on y portât la main. En l'examinant, l'allure générale de cette malade nous fit penser à la possibilité d'accidents nerveux, et, en quelques minutes, en procédant par suggestion, nous vîmes la dyspnée disparaître, la figure changer, et il nous fut possible de palper l'abdomen en tout sens sans réveiller aucune douleur. Cette malade n'était pas dans notre service, et nous n'avons pas conservé présents à la mémoire tous les détails de son examen, nous avons appris cependant que les jours suivants elle n'avait plus eu aucune manifestation péritonéale.

Nous avons vu, pendant notre séjour à la Salpêtrière, plusieurs femmes nerveuses présentant des cicatrices de l'opération de l'appendicite, et en réfléchissant au cas dont nous venons de parler, nous nous sommes demandé si l'erreur que nous n'avions évité qu'à grand'peine n'était pas quelquefois commise.

Observation VI

Crises hystériques. — Agoraphobie, céphalée, palpitations, suffocation. — Guérison.

24 ans, entrée le 5 novembre 1902, sortie le 3 décembre.

Antécédents héréditaires. — Son *père* âgé de 53 ans est bien portant. Sa *mère* a 52 ans, elle est bien portante.

La malade a une sœur plus jeune qui récemment est devenue nerveuse, impressionnable, irritable, depuis qu'elle a vu les crises de sa sœur aînée.

Antécédents personnels. — Elle a toujours été assez bien portante, elle a été réglée à 13 ans et toujours régulièrement depuis.

Souvent la malade a eu de petites syncopes passagères à la suite de causes minimes.

Début des accidents actuels. — Il y a un an, à l'occasion d'une émotion légère provoquée par ses compagnes d'atelier, la malade a eu une forte crise de nerfs avec grande agitation suivie de pleurs.

Depuis cette époque, elle a eu environ une crise par mois. Son caractère s'est également modifié, elle manque de confiance en elle. Elle a des malaises dans la rue, de la crainte de tomber, une sensation de dérobement des jambes.

Examen. — La sensibilité est normale au contact et à la douleur sur toute la surface du corps.

Il existe seulement de l'hyperesthésie du cuir chevelu.

Les réflexes plantaires n'existent pas.

Le réflexe pharyngien fait défaut.

La cornée a sa sensibilité normale.

Il n'y a pas de rétrécissement du champ visuel.

On ne trouve nulle part de zone hystérogène.

Les organes sont normaux.

Les urines ne contiennent ni sucre ni albumine.

La malade se plaint surtout de palpitations, de suffocations et de céphalée.

Le lendemain de son entrée, la malade a une crise provoquée par l'agitation d'une voisine atteinte de troubles mentaux.

On institue le traitement isolement, régime lacté, psychothérapie (dont nous jugeons inutile de répéter encore les détails).

La malade entrée le 5 novembre, reste au lait (4 litres par jour) jusqu'au 22 novembre.

Le 23 novembre, elle est mise à l'alimentation ordinaire.

Le 30 novembre, tous les troubles dont se plaignait la malade ont disparu ; elle n'a pas eu de crise depuis le lendemain de son entrée. Elle a repris confiance en elle.

Il subsiste seulement un peu d'hyperesthésie du cuir chevelu.

Poids :	5 novembre.	57 kgr	»
	18 —	59	»
	25 —	60	»
	2 décembre.	60	500.

Elle sort guérie le 3 décembre.

Observation VII

Crises hystériques fréquentes. — Fausse angine de poitrine. — Sensations pénibles multiples. — Légère amélioration après un isolement incomplet. — Guérison par un deuxième isolement.

25 ans, entrée le 19 août, sortie le 10 janvier.

Antécédents héréditaires. — Le *père* est mort subitement à 50 ans. La *mère* semble névropathe d'après les dires de sa fille.

Antécédents personnels. — Elle a eu la scarlatine à 11 ans. Elle fut bien portante jusqu'à l'âge de 17 ans, puis elle eut des bronchites fréquentes, des rhumes chaque hiver... Ces accidents pulmonaires étaient probablement de nature tuberculeuse à en juger par l'auscultation actuelle (signes d'induration ancienne, avec cicatrisation probable).

Début des troubles nerveux.— En juillet 1901 après avoir été souffrante pendant quelques jours, la malade fut prise d'une grande faiblesse, elle eut subitement une tendance à la syncope avec sensation d'étouffement, mais elle ne perdit cependant pas connaissance.

Cette crise larvée fut suivie de crises semblables, apparaissant irrégulièrement à des intervalles de 2, 3, 4 et 6 jours.

La sensation de faiblesse resta permanente.

Au milieu de juillet elle entra à la maison Dubois et fut soignée par des douches écossaises. Elle y resta 15 jours et n'eut pas de crises pendant son séjour, elle partit ensuite à la campagne où elle eut quelques crises dyspnéiques qui, dit-elle, étaient précédées d'une sensation douloureuse dans le bras gauche.

En novembre 1901 elle rentre à Paris, se porte relativement bien pendant quelques jours, puis les troubles reparaissent.

En janvier 1902 elle peut reprendre ses occupations, et elle travaille avec grand'peine jusqu'en avril.

Le 5 avril elle a une grippe qui dure 8 jours, elle essaye vainement de travailler ensuite pendant deux jours.

Le 14 avril elle a une nouvelle crise d'étouffement avec tendance à la syncope suivie de plusieurs autres les jours suivants; elle en avait parfois deux dans la même journée et restait par contre à d'autres périodes quelques jours sans en avoir.

En mai elle a des hémoptysies et des sensations thoraciques douloureuses; elle est soignée à l'Hôtel-Dieu, puis elle va au Vésinet. Elle fut considérée à l'Hôtel-Dieu comme atteinte de fausse angine de poitrine.

Le 18 août 1902, elle a une crise beaucoup plus forte et plus longue, elle en a même plusieurs à la suite, entre 10 heures du matin et 6 heures du soir.

La malade entra le 19 août à la salle Pinel.

Femme très nerveuse et très déprimée. Sommeil mauvais, troublé par des cauchemars. Amaigrissement.

On constate des signes d'induration du sommet du poumon gauche.

Les troubles de dyspnée et de suffocation dont elle se plaint à son entrée dans le service ressemblent assez bien à de la fausse angine de poitrine par leur caractère angoissant.

Les renseignements qui précèdent ont été pris à l'arrivée de la malade à l'hôpital.

Entrée pendant la période des vacances, pendant l'absence du Pr Dejerine, la malade ne fut pas soumise à un isolement sévère. Elle continua à séjourner dans le service sans être guérie.

En novembre elle n'avait plus de crises, mais son état était loin d'être satisfaisant. Elle conservait un état de nervosisme accentué, elle se plaignait de palpitations, de suffocations, d'angoisse, elle avait des cauchemars fréquents. Elle était toujours triste. Elle passait son temps à réfléchir à sa maladie, ou bien elle lisait des romans et copiait des romances larmoyantes. On essaya sans grand résultat de l'isoler plus sévèrement dans le même lit.

Le 21 novembre, on la changea de lit et elle fut placée à l'extrémité de la salle opposée à celle qu'elle occupait, afin de faire un changement plus complet.

Un isolement sévère, sans livres, sans lettres, sans visites, fut institué ainsi que le traitement psychothérapique qui n'avait pu être fait jusque-là régulièrement par suite d'une légère désorganisation de ce service survenue pendant les vacances. En quelques jours les symptômes pénibles dont elle se plaignait continuellement s'amendèrent.

Au bout d'un mois de traitement elle pouvait être considérée comme guérie.

Le 4 janvier elle eut, à la suite d'une émotion, quelques moments de suffocation qui ne durèrent pas, et cette sensation ne se reproduisit plus.

Poids :	20 août. . . .	52 kgr	»
	27 — . .	53	»
	7 septembre. .	52	»
	14 — . .	52	»
	22 — . .	54	»
	29 — . .	54	»
	7 octobre. . .	55	»
	18 novembre. .	56	500
	25 — . .	56	500
	2 décembre. .	55	500
	10 — . .	56	500
	17 — . .	56	500
	23 — .	56	500
	30 — . .	57	500
	6 janvier. . .	58	»

Elle nous quitta en bon état de santé le 10 janvier, elle était plus gaie et ne se plaignait d'aucun trouble. Elle fut obligée de partir brusquement appelée par sa mère malade. Nous craignions que cet incident imprévu n'agît sur elle défavorablement. Elle n'eut tout au moins aucun trouble immédiat, car elle écrivit le lendemain une lettre de remerciments, dans laquelle elle se considérait comme guérie et transformée.

Observation VIII

Crises hystériques très fréquentes, occasionnées par un chagrin d'amour. — Disparition des crises.

Entrée 16 juillet, sortie 7 août.

Antécédents héréditaires. — Son *père* mort à 43 ans, avait été interné à l'asile de Villejuif. *Mère* bien portante.

La malade a perdu un frère d'un mal de Pott à 32 ans ; elle a une sœur de 22 ans bien portante.

Antécédents personnels. — Elle a été réglée à 13 ans. A 13 ans et demi elle a la fièvre typhoïde.

Début des accidents actuels. — Pendant la convalescence de sa fièvre typhoïde elle fut envoyée en province chez des cousins. Elle y resta plusieurs mois et pendant son séjour s'amouracha vivement d'un jeune homme.

Elle le quitta avec le plus grand chagrin, et en arrivant en gare de Paris, elle eut une violente crise de nerfs.

Quinze jours plus tard, sans cause appréciable, elle a une deuxième crise de nerfs, suivie de délire, d'agitation extrême, si bien qu'on la conduit à Sainte-Anne et de là à l'asile de Villejuif. Elle resta trois semaines dans cet asile.

A sa sortie, ses crises sont plus fréquentes; elle en a au minimum une par jour et jusqu'à 4 et 5 dans la même journée.

Elle suit alors un traitement régulier trois fois par semaine chez un médecin spécialiste en hypnotisme.

Elle n'a pas de crise pendant toute la période où elle est hypnotisée. Mais dès que cessent les séances d'hypnotisme elle a de nouveau des crises.

Elle entre le 16 juillet à la salle Pinel, elle est soumise à l'isolement, au régime lacté, à la psychothérapie. On lui affirme que ses crises sont dues à un manque de volonté, d'empire sur elle-même, on l'éduque à les dominer.

Elle a une crise le jour de son entrée à l'hôpital et depuis n'en a pas eu une seule.

Elle sort de l'hôpital le 7 août conservant une légère diminution de la sensibilité à droite.

Observation IX

Violentes crises d'hystérie, au nombre de quatre ou cinq par jour, consécutives à des chagrins et datant de plusieurs semaines. — Pas de stigmates. — Pendant son séjour la malade n'a qu'une crise (le jour de son entrée). — Guérison.

20 ans, entrée le 24 décembre, sortie le 14 janvier.

Antécédents héréditaires et familiaux. — *Père* 62 ans bien portant. *Mère* morte de tuberculose.

La malade a deux frères aînés qui sont bien portants.

Elle a perdu une sœur de tuberculose.

Antécédents personnels. — Elle a toujours été bien portante pendant son enfance.

Elle fut réglée à 14 ans et eut toujours ses règles normalement depuis.

A 18 ans elle eut de la bronchite et de la congestion pulmonaire.

Début des accidents actuels. — Il y a trois mois, la malade perd, en l'espace de quelques jours, son fiancé et sa sœur.

Quinze jours plus tard elle commence à avoir des nausées, et des régurgitations aqueuses.

Elle éprouve des sensations d'étouffement puis apparaissent des crises avec la sensation de boule qui remonte du creux épigastrique à la gorge.

Les crises sont très fréquentes, la malade en a 3, 4 et même 5 par jour.

Elles durent de 20 minutes à 45 minutes.

Pendant les crises la malade est très agitée, elle s'arrache les cheveux, se tire les oreilles (elle fut obligée d'enlever complètement ses boucles d'oreilles), elle mord les objets qu'elle rencontre pendant sa crise.

Les crises sont suivies de forts maux de tête qui prédominent dans la région temporale.

Elle vient à la consultation de la Salpêtrière, et a une crise à cette occasion.

La malade est reçue à la salle Pinel, le 24 décembre 1902.

Examen. — Elle souffre de douleurs au niveau des omoplates.

La sensibilité cutanée est à peu près normale.

On ne trouve pas de zones d'hyperesthésie.

Les réflexes tendineux sont légèrement exagérés.

Le réflexe pharyngien est absent.

Le réflexe cornéen est normal.

Le champ visuel ne paraît pas rétréci.

Les urines sont normales.

La malade est soumise à l'isolement, au régime lacté, au traitement psychothérapique.

Elle a une seule crise dans la salle Pinel le soir qui suivit son entrée. Depuis elle n'a pas eu une seule crise.

Poids :	24 décembre. . . .	45kgr	»
	30 —	46	»
	6 janvier.	47	»
	13 —	48	500

Elle nous quitte le 14 janvier complètement transformée, elle est calme, en possession d'elle-même. Sa douleur morale elle-même paraît presque disparue.

CHORÉES. — TREMBLEMENTS.

Observation X

Chorée hystérique généralisée et extrêmement intense. — Hemianesthésie droite totale. — Crises répétées plusieurs fois par jour. — Impossibilité de parler et de s'alimenter. — Amaigrissement considérable. — Guérison complète.

18 ans, entrée le 3 décembre, sortie le 2 janvier.

Antécédents héréditaires et familiaux. — *Père* mort à 46 ans des suites d'une laryngite chronique. *Mère* âgée de 46 ans, atteinte d'une affection cardiaque avec œdème fréquent.

La malade a 3 sœurs et un frère bien portants, elle a perdu 2 sœurs en bas âge.

Antécédents personnels. — Elle a eu la rougeole à 3 ans et une angine diphtérique à 10 ans. Elle eut ses premières règles à 12 ans et fut toujours mal réglée. A l'âge de 15 ans elle a eu des hémoptysies légères qui se sont répétées pendant deux mois. Elle toussait beaucoup à ce moment et elle a toujours toussé depuis jusqu'en septembre 1902, époque à laquelle la toux a complètement disparu.

Début des accidents actuels. — En mai 1902, la malade reçoit une giffle dans le cours d'une discussion violente. Elle se met à pleurer, puis perd à demi connaissance, et tombe par terre en se débattant. Cette crise dure environ trois quarts d'heure. La nuit suivante, le sommeil est troublé par des cauchemars. Le lendemain la malade se sent brisée de fatigue et ne peut travailler à son atelier.

Elle devient très émotive, pleure facilement, cependant son état général reste bon.

En août, la malade ressent des douleurs dans la cheville droite sans gonflement, ni fièvre, en même temps des mouvements désordonnés apparaissent dans la jambe droite, puis ces mouvements choréiques se propagent successivement au bras droit, à la face, à la langue et au cou.

En septembre, la malade a de nouveau des douleurs (toujours sans gonflement, ni fièvre) dans le pied droit, puis des mouvements choréiques dans la jambe gauche et dans le bras gauche. De telle sorte que vers le 15 septembre tout le corps est agité de mouvements choréiques.

En octobre, la malade se plaint de fortes douleurs d'estomac dès qu'elle a mangé. Ces douleurs provoquent des crises de nerfs, la malade a une sensation de serrement au creux épigastrique, elle s'allonge, crie et se débat. Elle a eu pendant certaines périodes, des crises toutes les deux heures. Jamais elle n'a perdu complètement connaissance ; elle a eu des crises pendant la nuit, mais jamais pendant le sommeil.

Cet état dure depuis octobre jusqu'à décembre 1902. La malade est obligée de garder le lit, ne peut s'alimenter, ni parler, elle arrive à un degré de maigreur inquiétant.

Elle est envoyée à la Salpêtrière par notre collègue et ami Roussy, qui a été appelé à l'examiner à la fin de novembre.

Elle entre salle Pinel, le 3 décembre 1902.

Examen: La malade a une agitation choréique extrême, des membres, du cou, de la face, de la langue ; elle ne peut pas articuler les mots et est complètement incompréhensible ; il lui est impossible de marcher. Elle se plaint par gestes, de sensations fréquentes, de constriction au creux épigastrique. Amaigrissement, teinte pâle des téguments.

Elle a de l'hémianesthésie droite totale au contact, à la chaleur et à la douleur. Ovarialgie gauche.

Elle est soumise à l'isolement, au régime lacté et à la psychothérapie. Nous lui apprenons surtout à faire plusieurs fois dans la journée l'essai de rester immobile pendant quelques secondes. Peu à peu elle réussit à dominer ses mouvements et devient plus calme. Elle n'a pendant son séjour salle Pinel, aucune de ces crises qu'elle avait si souvent chez elle.

Après quelque temps nous lui faisons faire des exercices de prononciation, des mouvements réguliers des mains et des bras et des exercices de marche.

Le 19 janvier elle est relativement calme et nous pratiquons un nouvel examen. Tous les modes de la sensibilité qui étaient abolis du côté droit sont reparus ; de ce côté il n'existe plus qu'un peu d'hypoesthésie.

La région de l'ovaire gauche est toujours douloureuse.

Une simple pression ou attouchement de l'abdomen provoque une série de mouvements spasmodiques des muscles abdominaux.

Il n'y a pas de zone d'hyperesthésie dans les régions sous-mammaires, ni sur le cuir chevelu, ni sur le trajet de la colonne vertébrale.

Les réflexes rotuliens et plantaires sont normaux. Le réflexe pharyngien est très atténué.

L'auscultation permet d'entendre un léger souffle systolique extracardiaque.

Le sommet du poumon droit donne à l'auscultation un murmure vésiculaire diminué.

La constriction épigastrique a complètement disparu.

Le 25 décembre, la malade qui prenait 5 litres de lait par jour jusque-là est mise à l'alimentation ordinaire ; elle reçoit le même jour une visite de sa mère.

Le 8 janvier, quelques mouvements choréiques reviennent dans les doigts et disparaissent après une courte période d'isolement complet.

Nous continuons la rééducation de la marche, de la parole et des mouvements des membres supérieurs, par des séances faites matin et soir, et par des travaux divers auxquels se livre la malade. En même temps nous pratiquons la psychothérapie comme nous l'avons indiqué.

Le 21 janvier, la malade est complètement guérie, elle est transformée et fait l'étonnement des médecins qui assistaient à la consultation du Pr Dejerine le jour où elle a été reçue dans le service.

Poids :			
3 décembre. . .	43kgr	»
10 — . . .	44	»
17 — . . .	44	»
23 — . . .	44	500
30 — . . .	45	»
6 janvier. . . .	46	500
13 —	46	500
20 —	47	»

Le traitement a eu rapidement raison de cette chorée intense, de cette hémianesthésie totale, et de ces crises si nombreuses qui avaient conduit la malade à un état de cachexie alarmant.

Observation XI

Chorée hystérique datant de 7 mois, développée à la suite d'une frayeur, et traitée sans succès par l'hypnotisme avant l'entrée de la malade à la Salpêtrière.— Guérison en 15 jours par la persuasion et l'isolement.

18 ans, entrée le 6 juillet, sortie le 7 août.

Antécédents héréditaires et familiaux. — *Père* 53 ans, bien portant. *Mère* 49 ans, a fréquemment des palpitations, des crises de suffocation, est très émotive, a des tendances à la lipothymie aux moindres émotions.

La malade a deux sœurs de 25 et 20 ans très bien portantes l'une et l'autre, n'ayant jamais eu de crises nerveuses.

Antécédents personnels. — La malade a eu la rougeole à 3 ans, la scarlatine à 10 ans et une fièvre typhoïde légère à 15 ans. — Elle eut ses premières règles à 14 ans et a toujours été bien réglée depuis.

Début des accidents actuels. — Un soir de décembre 1901 elle est accostée en rentrant chez elle par un voyou qui essaye avec violence de relever ses jupes. Elle éprouve une forte émotion et à la suite de cet incident elle a du tremblement et de l'insomnie pendant toute la nuit.

Pendant les 8 jours qui suivent cet incident, son caractère est changé, elle se sent mal à l'aise et peu à peu apparaissent des mouvements choréique, bientôt généralisés à tout le corps. En même temps elle a plusieurs fois par jour (jusqu'à 8 fois) des crises nerveuses avec sensation de boule; elle ne perd pas complètement connaissance pendant ces crises.

Cet état dure six semaines; au bout de ce temps sa famille fait venir un médecin qui l'endort par pression sur les globes oculaires; elle subit plusieurs séances d'hypnotisme sans modification des crises ni des mouvements choréiques.

Examen le 6 juillet, jour de l'entrée. — La malade a des mouvements choréiques très marqués et généralisés à tout le corps. Elle a une zone d'hyperesthésie très prononcée dans la région de l'ovaire gauche. Nulle part ailleurs on ne constate de troubles sensitifs ni de stigmates hystériques.

Les urines sont normales.

La malade est mise à l'isolement et au régime lacté. On lui explique, ce qu'elle comprend facilement, que ses mouvements déréglés et ses crises sont la conséquence de la peur violente qu'elle a éprouvée; chez ses parents, lui disons-nous, elle n'avait pas le calme nécessaire à sa guérison et tout au contraire lui rappelait sa frayeur; elle guérira très rapidement si elle veut avoir confiance en nous. Ces arguments associés aux images de guérison évoquées sont acceptés facilement par cette malade docile et confiante. Le jour de son entrée elle a encore une crise nerveuse mais c'est la dernière, aucune ne reparaît par la suite.

La malade promet que ses mouvements choréiques disparaîtront dans quatre jours, et en effet ils disparaissent le jour convenu, mais ils reviennent très légers trois jours après pour ne plus reparaître.

La douleur ovarienne est plus tenace, elle va cependant en s'atténuant et n'existe plus 15 jours après l'entrée de la malade à la Salpêtrière. La malade est conservée encore 15 jours salle Pinel, pour éviter toute rechute, et elle sort complètement guérie le 7 août.

Il s'agit ici d'une chorée hystérique très nette, développée à la suite d'une frayeur, chez une jeune fille héréditairement prédisposée. Il est à remarquer que chez elle la guérison fut obtenue rapidement par la persuasion et l'isolement, malgré l'ancienneté des accidents et alors que l'hypnotisme n'avait donné aucun résultat.

Observation XII

Chorée hystérique. — Crises nerveuses. — Hyperesthésie gauche. — Rétrécissement du champ visuel. — Guérison.

18 ans, entrée le 24 février, sortie le 20 avril.

Antécédents héréditaires. — Le *père* a 47 ans, est bien portant. La *mère* 39 ans, est obèse, albuminurique et diabétique; de plus elle est très nerveuse, elle a des crises de nerfs une fois par mois en moyenne.

Antécédents personnels. — La malade a eu la rougeole dans son enfance. Elle fut réglée à 11 ans, elle était à cet âge grande et forte. A l'âge de 16 ans, à la suite d'un accès de colère à l'époque de ses règles, celles-ci sont, dit-elle, supprimées brusquement et ne reparaissent plus pendant dix mois. Elle devient anémique et garde le lit à l'hôpital pendant deux mois.

Début des accidents actuels. — A l'âge de 17 ans, après une violente discussion, une de ses amies tire sur elle trois coups de révolver. Quelques jours après cette scène elle a des crises de nerfs et présente de la chorée des bras, de la face et des membres inférieurs. Elle est soignée dans un hôpital pour ces manifestations nerveuses, les crises diminuent et disparaissent, ainsi que les mouvements choréiques, par les douches.

Mais pendant sa convalescence au début de février, ayant appris la mort de sa grand'mère, elle a de nouveau une crise de nerfs et la chorée reparaît. Elle entre à la salle Pinel le 24 février.

Examen le jour de l'entrée. — La malade présente des mouvements choréiques désordonnés et fréquents du bras gauche. Il existe des mouvements semblables mais moins nombreux dans le membre inférieur du même côté.

Nous trouvons en outre de l'hyperesthésie à la douleur dans tout le côté gauche, sauf à la face; le cuir chevelu présente de l'hyperesthésie qui rend le passage du peigne douloureux.

Le réflexe plantaire est normal à droite, il est aboli du côté gauche. Le champ visuel est très rétréci. Le réflexe pharyngien est conservé. Les réflexes rotuliens sont très diminués.

Il y a un peu d'hyperesthésie à la pression sur le trajet de la colonne vertébrale.

Elle a en outre les mains et les pieds cyanosés et légèrement œdématiés.

Les urines sont normales.

La malade est isolée, soumise au régime lacté et, matin et soir dans des conversations psychothérapiques, nous lui expliquons la genèse de ses accidents, nous lui montrons comment guérira la chorée, et plusieurs fois par jour elle s'exerce soit seule, soit devant nous à garder l'immobilité absolue. Au bout de quatre jours, les mouvements choréiques sont disparus. Quelques jours plus tard nous voyons reparaître de légères secousses du bras gauche, qui ne persistent pas au delà de 24 heures.

Le 6 avril, la malade n'ayant eu aucune manifestation nerveuse depuis déjà quelques semaines, est autorisée à sortir avec une dame de ses amies.

Le 7 avril, elle a une crise de nerfs et deux autres crises dans la matinée du 8 avril.

Nous causons longuement avec elle et nous apprenons que les crises ont pour cause une forte contrariété survenue à l'occasion de sa sortie. Elle aimait un jeune homme, elle n'a pu savoir ce qu'il était devenu, mais on lui a affirmé qu'il ne pensait plus à elle ; c'est ce chagrin qui a été la cause de ses crises. A la fin de notre conversation avec elle, après avoir écouté les raisons que nous lui donnons, elle prend la résolution d'oublier ce chagrin et de maîtriser ses crises si elle en sent venir de nouvelles. Cependant, pendant deux jours, trompant la surveillance, elle ne prend aucune alimentation. Nous avons de nouveaux entretiens psychothérapiques avec elle et depuis elle a mangé régulièrement, sa gaîté est revenue rapidement. Elle n'a plus de crises et paraît guérie.

Elle nous quitte en très bon état de santé dans la 3e semaine d'avril.

Poids :	25 février. . . .	63 kgr	»
	3 mars.	64	»
	10 —	66	»
	17 —	66	500
	24 —	67	500
	31 —	67	500
	7 avril.	67	500
	14 —	67	500

Chez cette malade les mouvements choréiques ont cédé rapidement à la cure par l'isolement et la psychothérapie. Nous avons quelques doutes sur la persistance de la guérison, à cause des conditions de vie de cette malade. Sa mère, étant très nerveuse, a fréquemment des crises et ne peut s'entendre ni avec son mari ni avec notre malade. Le séjour à la maison maternelle se passe en une série de disputes, et d'autre part la malade ne peut par elle-même assurer son existence au dehors.

Nous avons appris cependant indirectement que la guérison se maintenait encore plusieurs semaines après la sortie de l'hôpital.

Observation XIII

Chorée hystérique généralisée. — Anesthésie presque totale. — Nombreux accès choréiques antérieurs ayant duré chacun plusieurs mois. — Guérison du dernier accès en quelques jours.

24 ans, entrée le 29 novembre, sortie le 21 décembre.

Antécédents héréditaires et familiaux. — *Père* bien portant. *Mère* bien portante.

Elle a 4 frères et une sœur tous en bonne santé.

Antécédents personnels et début des accidents nerveux. — La malade a eu la rougeole à 3 ans. A l'âge de 9 ans, elle est soignée pendant 3 mois à l'hôpital Trousseau pour de la chorée. Au dire de la malade, cette chorée aurait été unilatérale, mais les renseignements qu'elle donne sur ce point sont peu certains.

A partir de l'âge de 10 ans elle est traitée pendant 28 mois à l'hôpital Saint-Louis pour la teigne.

A 12 ans et demi elle a une nouvelle crise de chorée, pour laquelle elle est soignée à l'hôpital Lariboisière pendant six semaines.

De retour dans sa famille, elle a trois accès de chorée, pour laquelle elle est envoyée à la Salpêtrière. Elle y est traitée dans le service de Charcot par de l'antipyrine et des douches.

Après 4 mois de séjour à la Salpêtrière, elle est prise de paralysie de la langue.

Cette paralysie ou plutôt ce mutisme dura trois mois. Quand il fut guéri apparut une paralysie des quatre membres avec impossibilité de se tenir debout : il lui était également impossible de manger seule. Ces accidents disparurent au bout de trois mois, mais la chorée persistait après la guérison de la paralysie des membres.

Elle fut réglée à 15 ans pour la première fois et l'a toujours été depuis normalement chaque mois.

Elle eut à 15 ou 16 ans un autre accès de chorée limité cette fois au côté droit et fut soignée pendant très longtemps à la Salpêtrière.

A l'âge de 19 ans, elle fut opérée à l'hôpital Beaujon d'une hernie étranglée.

A l'âge de 20 ans elle fut opérée d'un kyste de l'ovaire à l'hôpital Tenon.

Il y a trois semaines elle est reprise de chorée ; nous ne trouvons pas la cause de ce nouvel accès. Elle entre le 29 novembre à la salle Pinel.

Examen à l'entrée. — La malade présente des mouvements choréiques généralisés à tous les membres et à la tête. Ces mouvements sont très accusés.

Elle a souvent des maux de tête qui prédominent dans la région temporale.

Elle a de l'anesthésie au contact et à la piqûre, sur toute la surface du corps, sauf à la face dorsale de la main droite.

Les sensations thermiques sont conservées, mais retardées. Il existe de l'hyperesthésie à la pression dans la région de l'ovaire droit.

Le réflexe pharyngien fait défaut.

Le réflexe cornéen est diminué.

Les réflexes rotuliens sont à peu près normaux.

Les réflexes plantaires manquent.

Les urines sont normales.

La malade est mise à l'isolement et au régime lacté. Nous lui faisons matin et soir des séances de psychothérapie et de rééducation. Nous l'obligeons à conserver l'immobilité, d'abord pendant quelques secondes, puis pendant un temps plus long. Elle se livre elle-même plusieurs fois par jour à ces exercices ; puis nous l'habituons à faire des travaux d'aiguille, etc.

Poids :	29 novembre. . . .	55 kilogrammes.
	10 décembre. . . .	54 —
	17 —	56 —

Elle nous quitte le 21 décembre complètement guérie.

Nous ferons remarquer que les premiers accidents choréiques dataient de l'âge de 9 ans, et que l'accès que nous avons traité était le cinquième ou le sixième.

Nous espérons que la malade n'en présentera pas d'autres. En tous les cas, les accès antérieurs traités dans des services spéciaux, avaient duré plusieurs mois. Le dernier n'a duré que quelques jours après le début du traitement.

Observation XIV

Chorée très intense des membres, du tronc, de la face et de la langue. — Hoquet, aboiement. — Anesthésie complète. — Rétrécissement du champ visuel. — Accidents datant de 10 ans. — Insuccès de l'hypnotisme. — Amélioration, puis récidive moins sérieuse.

35 ans, entrée le 10 novembre, sortie le 31 décembre.

Antécédents héréditaires et familiaux. — *Père* mort d'un cancer. *Mère* a 77 ans, elle est bien portante.

La malade a une sœur de 48 ans bien portante, elle a perdu une autre sœur de tuberculose pulmonaire.

Elle a deux frères, l'un a 46 ans et est bien portant, l'autre, 40 ans et est relativement en bonne santé.

Antécédents personnels. — La malade fut bien portante pendant son enfance et son adolescence, elle fut réglée à 18 ans et l'a toujours été irrégulièrement depuis. Elle a toujours eu des pertes blanches. Vers 33 ans ses règles ont disparu complètement pendant 14 mois.

Début des accidents actuels. — A l'âge de 24 ans, c'est-à-dire il y a 11 ans (en 1891), la malade raconte qu'elle a eu une frayeur très violente.

Elle travaillait, dit-elle, dans le voisinage de sa maison quand elle entendit une détonation effroyable, c'était sa maison qui venait de sauter par une explosion de dynamite. Elle était persuadée que sa mère était sous les décombres et bien qu'elle vît au bout de quelques instants sa mère saine et sauve, elle fut cependant fortement ébranlée par cette émotion. Elle y rattache les troubles dont elle a été atteinte.

Depuis cette époque elle devint nerveuse, eut des accès de colère et de pleurs, son caractère changea mais elle n'eut pas de crise d'hystérie. Elle ne pouvait penser ni raconter la catastrophe sans être très émotionnée et sans pleurer, c'est seulement depuis qu'elle a été hypnotisée, dit-elle, qu'elle peut la raconter.

Elle est bientôt incapable de travailler d'une façon continue, elle devient paresseuse et grossière ; elle a des idées noires, elle refuse de manger par périodes.

Environ un an après le début des accidents, elle est atteinte d'une chorée très intense, elle ne pouvait ni marcher, ni manger, ni parler.

Depuis elle a toujours eu de la chorée à un degré plus ou moins marqué.

A l'âge de 27 ans, les troubles étant toujours les mêmes, elle est reçue à l'hôpital Saint-Antoine, là elle est traitée par des douches, des bains et de l'antipyrine. Elle reste 3 mois en traitement et se trouvant un peu améliorée elle retourne dans sa famille où elle a une rechute.

Au bout d'un an elle revient suivre le même traitement au même hôpital pendant 5 mois.

De nouveau elle est améliorée, retourne dans sa famille, puis elle est atteinte d'un hoquet très fort et persistant; le médecin de la famille essaya à plusieurs reprises de l'endormir sans pouvoir y parvenir.

De plus apparait une sorte d'aboiement qui se produit jour et nuit.

En 1897 et 1898, la malade est reçue dans le service de clinique de la Salpêtrière. Après plusieurs tentatives infructueuses la malade est endormie. A la suite des séances d'hypnotisme, les aboiements et la chorée s'arrêtent pendant quelque temps puis reparaissent.

La malade fut endormie pendant une période de trois jours consécutifs, à la suite de ce sommeil prolongé, dit-elle, elle eut d'abord de petites crises nerveuses, puis des crises très fortes.

Malgré le traitement et malgré des périodes d'amélioration, la chorée et les aboiements continuèrent et cela dura pendant 5 ans.

La malade devint insupportable, n'avait plus aucun respect pour son médecin, l'injuriait et avoue même qu'elle lui a craché à la figure.

Elle eut des périodes de contracture, des périodes de délire, on lui mit à plusieurs reprises la camisole de force.

En août 1902 la malade eut une période d'accalmie, elle reçut alors la suggestion d'être calme et tranquille pendant 5 jours, puis elle fut conduite au train et partit pour son pays.

Le voyage se passa convenablement.

Le médecin de la famille avait été prévenu que la malade était devenue très hypnotisable et que lui-même pourrait réussir à l'endormir s'il le croyait nécessaire.

Le médecin l'endormit donc tous les 2 ou 3 jours mais la chorée et les aboiements ne s'améliorant pas, il renvoya la malade au service de clinique de la Salpêtrière.

Elle y resta d'abord pendant 15 jours relativement tranquille, espérant retourner bientôt chez sa mère, mais celle-ci lui ayant écrit pour lui donner l'ordre de rester plusieurs mois à la Salpêtrière, elle eut de nouveau des accès d'aboiement et de la chorée à tel point que personne ne réussissait à la dominer.

Il importe d'ajouter que pendant son séjour dans sa famille la malade avait entendu parler du traitement pratiqué dans le service de M. Dejerine et des succès qu'on y obtenait.

Au commencement de novembre 1902, M. Sicard, chef de clinique du Pr Raymond, nous demanda d'essayer sur cette malade la méthode de l'isolement et de la psychothérapie.

Le 9 novembre 1902, nous vîmes pour la première fois la malade : au milieu d'un très grand désordre de mouvements des membres, de la face et de la langue elle nous manifesta le désir d'entrer à la salle Pinel.

Nous hésitions à la recevoir et elle ne fut acceptée qu'après avoir promis formellement que personne n'aurait à se plaindre d'elle pendant son séjour dans le service.

Le 10 novembre, la malade entre salle Pinel et est aussitôt mise à l'isolement. Il est impossible de l'examiner complètement à ce moment, à cause de sa grande agitation. Sa chorée est excessive, c'est une gesticulation incessante des bras, des jambes, du tronc, des muscles de la face, de la langue. Etat mental de débile, rire et pleurs faciles.

La psychothérapie chez elle consiste à lui rappeler sa promesse d'être sage, à lui affirmer qu'elle guérira si elle fait des efforts pour dominer ses mouvements, et aussi à la menacer de la renvoyer à la première infraction au silence.

On lui commanda de s'exercer sous nos yeux, puis seule, à rester quelques secondes, puis quelques minutes immobile.

Depuis son entrée elle n'a ni aboiements ni hoquet ; elle se montre docile et fait des efforts réels pour dominer les mouvements déréglés de son corps.

L'isolement n'est complet que pendant 10 jours ; les 20, 21 et 22 novembre, les rideaux de la malade sont ouverts pendant une heure, ce qui lui donne un très grand encouragement.

Le 21 novembre, la malade commence à faire du crochet, travail auquel elle n'avait pu se livrer depuis de longs mois.

Le 23 novembre, elle est assez calme pour qu'on puisse l'examiner. La chorée disparait presque quand la malade est bien étendue dans son lit.

Examen. — Il existe une perte complète de toute sensibilité, au contact, à la douleur, à la chaleur.

La malade accuse seulement de la douleur par la pression au creux épigastrique, sur le sommet de la tête, sous le sein gauche et à la nuque.

Il n'existe pas de réflexes plantaires ni pharyngien ; les réflexes rotuliens sont faibles.

Le sens stéréognostique est très troublé, cependant après beaucoup d'insistance la malade arrive à reconnaître certains objets, les yeux étant fermés.

Le champ visuel est rétréci.

La force musculaire paraît intacte.

Les urines sont normales.

Les exercices de marche sont commencés le 23 novembre ; ils ont été précédés par des mouvements des membres inférieurs, commandés dans la position horizontale.

Le 27 novembre, la malade a un accès de tristesse, presque de désespoir. A l'occasion d'un cauchemar survenu la nuit précédente, elle s'est rappelée qu'on l'avait menacée jadis de la mettre dans un service d'aliénés et s'effraye à cette idée. M. Dejerine lui montre que ses craintes n'ont aucun fondement et le mieux continue.

A la date du 30 novembre, chaque jour et plusieurs fois par jour depuis une semaine, la malade a fait des exercices de marche et maintenant elle marche à peu près d'une façon normale. Elle peut faire du crochet et lire, et elle est décidée à rentrer dans sa famille avant un mois.

Son état mental très altéré à son entrée n'est pas encore normal, elle rit aux éclats avec une grande facilité, et conserve de la chorée de la langue.

Le 21 décembre, l'état général est excellent, la malade a fait un nouveau progrès, elle écrit à peu près convenablement.

Elle ne présente plus que quelques rares mouvements brusques des membres et de la langue qu'elle domine assez facilement.

Il existe encore de l'anesthésie.

Le 27 décembre, la sensibilité revient du côté droit du corps, mais la malade présente toujours une hémianesthésie gauche totale. Son maintien, sa physionomie, sa conversation ont subi une transformation surprenante.

Le 30 décembre, la malade qui a consenti à rester à la Salpêtrière pendant la fête de Noël, veut absolument passer les fêtes du nouvel an dans sa famille. Nous avons déjà à deux reprises reculé son départ et il nous semble difficile de le reculer davantage. L'hémianesthésie gauche persistant encore, M. Egger fait avec le diapason une séance de rappel de la sensibilité. La sensibilité revient et nous laissons partir la malade qui semble guérie, sans nous faire toutefois beaucoup d'illusions sur la durée de cette guérison, mais il nous est impossible de garder davantage cette malade car elle veut à tout prix quitter la Salpêtrière et revoir sa mère.

Poids :	12 novembre. . . .	44kgr	»
	18 — . . .	45	»
	25 — . . .	45	»
	2 décembre. . . .	45	»
	10 — . . .	46	500
	17 — . . .	48	»
	23 — . . .	48	»
	31 — . . .	49	»

Trois semaines après son départ, la malade nous écrit une lettre très raisonnable où elle nous remercie de sa guérison ; elle émet cependant quelques craintes au sujet d'une rechute.

Depuis, la malade a eu une rechute, elle est revenue dans le service 6 mois après son départ ayant encore de la chorée, cependant dans un état beaucoup moins grave qu'à son premier séjour.

Il est évident que la malade nous avait quittés trop tôt ; il eut fallu aussi pouvoir la suivre ensuite régulièrement et lui continuer la psychothérapie et l'appui moral. Malgré tout, les résultats chez elle ont été des plus remarquables, surtout si l'on pense que la malade avait déjà été traitée (en particulier par la suggestion hypnotique) pendant de nombreuses années.

A l'heure actuelle, la guérison est très avancée, chose importante, la mentalité est toute autre que lors de son premier séjour ; la malade est calme, elle se sert très bien de ses mains pour plusieurs travaux et elle est heureuse à l'idée de pouvoir bientôt exercer une profession lui permettant de gagner sa vie.

Observation XV

Chorée et tremblement consécutifs à une tentative de viol et datant de 4 ans. — Hémi-hyperesthésie. — Nombreuses zones d'hyperesthésie du côté opposé. — Rétrécissement du champ visuel. — Guérison.

17 ans, entrée le 16 avril, sortie à la fin de mai.

Antécédents héréditaires et familiaux. — *Père* bien portant. *Mère* en bonne santé, mais a toujours été très nerveuse et a présenté quelques accidents hystériques.

Deux frères bien portants et trois sœurs très nerveuses.

Début des accidents actuels. — A l'âge de 13 ans, la malade a éprouvé une frayeur violente, un vaurien ayant tenté de la violer dans le bois de Vincennes. A la suite de cette peur, elle a eu du tremblement et de la chorée.

Elle fut traitée sans succès par des douches, des bains, etc.

Elle n'a jamais eu de crises de nerfs, mais a éprouvé fréquemment la sensation de boule suivie de celle de suffocation, d'étouffement.

La malade fut réglée à l'âge de 13 ans, un mois après l'incident du bois de Vincennes.

Elle n'a jamais pu depuis cette époque entreprendre un travail régulier, à cause du tremblement et des mouvements choréiques.

Il y a 4 mois, elle fut traitée dans un service de maladies nerveuses sans amélioration notable.

Le 16 avril 1903, elle vient à la consultation de la Salpêtrière, non pas pour elle mais pour accompagner sa mère, dont l'observation est relatée (page 374).

Nous sommes frappé de sa chorée qui est très marquée, nous lui offrons de la traiter, et elle est reçue à la salle Pinel.

Examen. — Le tremblement est très marqué au membre supérieur droit, il est exagéré considérablement par l'émotion.

Les mouvements choréiques sont également plus prononcés du côté droit.

Nous notons encore :

De l'hyperesthésie de tout le côté droit ;

De l'hyperesthésie des régions ovariennes, très accusée du côté gauche. La pression dans cette zone provoque la sensation de la boule qui remonte et une rétraction vive de la paroi abdominale.

Il existe encore de l'hyperesthésie au creux épigastrique, aux régions sous-mammaires, à la région dorsale et sous-scapulaire.

Le cuir chevelu est hyperesthésié et le passage du peigne est douloureux.

Le réflexe pharyngien est absent.

Les réflexes rotuliens et plantaires sont normaux.

Le champ visuel est rétréci surtout à droite.

Le côté droit de la langue perçoit aussi moins bien les sensations gustatives.

Les urines sont normales.

La malade est soumise à l'isolement et au régime lacté.

Matin et soir nous faisons des séances de psychothérapie et de rééducation.

Nous l'habituons à garder l'immobilité complète pendant quelques secondes, puis pendant quelques minutes ; elle s'y exerce elle-même à plusieurs reprises dans la journée.

Nous avons remarqué, ayant eu l'attention attirée de ce côté par le Dr Natier, que sa respiration se faisait d'une façon irrégulière ; nous l'habituons également à faire de meilleurs mouvements respiratoires.

Les travaux de crochet, d'aiguille de la malade sont surveillés, et nous nous servons de ces occupations pour régler les mouvements de ses mains.

Dynamomètre :	18 avril. . . .	Main gauche = 7
		Main droite = 15
—	19 — . . .	Main gauche = 12
—	23 — . . .	Main gauche = 13
		Main droite = 22
—	24 — . . .	Main gauche = 15
		Main droite = 28
—	25 — . . .	Main gauche = 21
—	26 — . . .	Main gauche = 25

A notre départ de la Salpêtrière le 1er mai, c'est-à-dire en 15 jours, les mouvements choréiques et le tremblement étaient presque complètement disparus, elle avait engraissé de 1[kgr],500. Trois semaines après la malade quittait la salle Pinel complètement guérie.

Observation XVI

Mouvements choréiques et tremblement unilatéraux, consécutifs à une frayeur. — Disparition en 4 jours. — Une première attaque de chorée avait duré 2 mois.

20 ans, entrée le 5 novembre, sortie le 19 décembre.

Antécédents héréditaires et familiaux. — *Père* bien portant. *Mère* très nerveuse.

La malade a un frère et une sœur bien portants.

Elle a une cousine qui a eu de la chorée et de la paralysie passagère.

Antécédents personnels.— La malade a eu la rougeole à l'âge de 3 ans.

Sa santé a été bonne pendant son enfance.

Début des accidents actuels. — A l'âge de 14 ans, la malade a eu une période de chorée qui dura deux mois. Cette chorée était unilatérale, siégeait au membre inférieur et au membre supérieur droits et du même côté de la face.

Cette crise avait débuté quelque temps après la chorée de sa cousine qu'elle voyait journellement.

Les mouvements choréiques cessèrent sous l'influence de douches et de la liqueur de Fowler.

Elle eut ses premières règles à l'âge de 15 ans et fut réglée depuis normalement.

Le 2 septembre 1902 elle est reprise de chorée à la suite d'une peur, ayant vu écraser un homme dans la rue.

Les mouvements choréiques siègent, comme à la première crise du côté droit, en même temps qu'eux apparaît du tremblement.

La malade entre le 5 novembre 1902 à la salle Pinel.

Examen. — Elle présente des mouvements choréiques de tout le côté droit.

Tremblement du même côté.

Sensibilité cutanée à peu près normale.

Réflexes tendineux normaux.

Le réflexe pharyngien fait défaut.

Il n'existe pas de zones hystérogènes.

Les urines sont normales.

La malade est soumise à l'isolement, au régime lacté, au traitement psychothérapique, à des séances d'immobilité (très courtes d'abord, puis prolongées) et de rééducation des mouvements.

En 4 jours les mouvements choréiques et le tremblement ont presque complètement disparu. La guérison s'achève les jours suivants.

Poids :	5 novembre. . . .	47 kilogrammes.
	13 —	48 —
	18 —	50 —

Elle nous quitte le 19 novembre entièrement guérie.

Observation XVII

Tremblement de la main droite datant de l'enfance; exagéré depuis trois mois et empêchant la malade de travailler. — Aucun stigmate. — Guérison.

20 ans, entrée le 10 juillet, sortie le 7 août.

Antécédents héréditaires et familiaux. — *Père* bien portant. *Mère* a des accès de tristesse sans motif.

La malade a une sœur bien portante, elle a perdu une autre sœur de méningite tuberculeuse.

Antécédents personnels et début des accidents actuels. — A l'âge de 7 ans, la malade aurait eu une méningite ou tout au moins des accidents méningés, depuis, dit-elle, elle a toujours tremblé de la main droite.

La malade a été réglée à 13 ans, depuis elle a été irrégulièrement réglée mais elle n'a pas eu depuis l'âge de 7 ans de phénomènes morbides sérieux.

Il y a 3 mois, sans que l'on puisse en retrouver la raison, le tremblement ancien s'est accentué dans de très fortes proportions, il est devenu surtout marqué après le déjeuner.

Un médecin consulté à ce moment ordonna du bromure sans aucun résultat.

La malade a également été consulter dans un hôpital où il lui fut ordonné avec du bromure, des douches et de l'électricité. Elle n'a suivi ce traitement que peu de temps et en avait obtenu cependant une légère amélioration.

Le 10 juillet 1902, la malade vient consulter à la Salpêtrière. Le tremblement de la main droite est très intense, la malade en est très affectée, car elle ne peut plus découper avec sûreté le cuir et l'étoffe, dont elle se sert dans sa profession. Elle se préoccupe beaucoup de son état et son caractère est devenu triste.

Examen. — En dehors de ce tremblement on ne trouve nulle part de troubles de la sensibilité, ni anesthésie, ni hyperesthésie; le poumon, le cœur, les reins, etc., sont normaux. La malade reçue salle Pinel est isolée; le premier jour d'isolement lui est très pénible, elle a une crise de larmes et le tremblement s'exagère, elle veut absolument quitter l'hôpital et réclame la visite de sa mère.

On ne peut la maintenir qu'à force de raisonnement, en lui promettant la guérison et la visite de sa mère dans quatre jours, si le tremblement a diminué.

On cherche à lui prouver que ce tremblement peut guérir par sa volonté, on l'éduque à faire des efforts à plusieurs reprises dans la journée pour ne pas bouger. Les jours suivants on l'oblige à faire des travaux de crochet ou d'aiguille.

Quatre jours après son entrée, le tremblement a sensiblement diminué et on lui permet de voir sa mère quelques instants car cette visite lui a été promise.

Les jours suivants elle s'améliore de plus en plus, elle ne craint plus de ne pouvoir gagner sa vie, son caractère redevient gai.

Le 20 juillet le tremblement n'existe plus pendant la journée; il reparaît léger le matin sous l'influence de l'émotion de la visite.

Le 3 août le tremblement n'existe plus qu'au moment d'une émotion et seulement léger.

Le 7 août sortie de l'hôpital complètement guérie.

La guérison a été ici rapidement obtenue et complète, malgré l'ancienneté des troubles qui remontaient à l'enfance ; cette observation ainsi que plusieurs autres démontre que la méthode employée n'est pas seulement susceptible d'application aux phénomènes hystériques d'apparence épisodique.

Observation XVIII

Tremblement de la jambe et du bras gauche datant de plusieurs mois. — Hyperesthésie. Guérison.

37 ans, entrée le 13 novembre, sortie le 17 décembre.

Antécédents héréditaires et familiaux. — *Père* est mort à 64 ans de maladie infectieuse. *Mère* est atteinte de bronchite chronique.

La malade a perdu deux frères en bas âge.

Elle a encore deux frères et une sœur bien portants.

Antécédents personnels. — La malade a toujours eu une santé relativement bonne. Elle a eu à l'âge de 24 ans une fille, qui est maintenant âgée de 13 ans; cette enfant est très bien portante, elle n'a jamais eu d'accidents nerveux.

Début des troubles actuels. — Au début de l'année 1902 la malade s'aperçut d'une faiblesse progressive de la jambe gauche et du bras du même côté. Elle exerçait un métier très pénible dans une raffinerie. Elle continua cependant à travailler, mais bientôt apparut du tremblement dans la jambe et dans le bras. Ce tremblement augmenta peu à peu, et devint si intense que la malade fut obligée de se reposer cinq semaines pendant l'été.

A la suite de ce repos, le tremblement s'améliora légèrement, mais ne tarda pas à reprendre la même intensité.

En même temps la malade se plaignait de céphalée siégeant au sommet de la tête.

Elle accusait également fréquemment des pertes de mémoire, gênantes dans son métier et dans son ménage.

Elle éprouvait sous l'influence d'émotions minimes des étouffements, des sensations d'angoisse qui persistaient fort longtemps.

Elle entre à la salle Pinel le 13 novembre 1902.

Examen. — La malade se plaint des troubles que nous venons d'énumérer.

Tremblement à petites oscillations rapides de la main et du membre supérieur gauche.

Parésie accentuée de ce membre.

Hypoesthésie de l'avant-bras et de la jambe gauches.

Réflexes tendineux exagérés mais égaux des deux côtés.

Le réflexe pharyngien fait défaut.

Le réflexe cornéen est normal.

Il n'existe pas de zone d'hyperesthésie.

Il n'existe ni albumine ni sucre dans l'urine.

La malade est soumise à l'isolement, au régime lacté. Matin et soir nous faisons des séances de psychothérapie, des essais de garder l'immobilité (plusieurs fois répétés dans la journée). Des travaux d'aiguille, de crochet sont ordonnés.

Le tremblement disparait en une quinzaine de jours ; la malade est guérie ; à sa sortie le 17 décembre, elle ne conserve qu'une très légère parésie.

Poids :	13 novembre . . .	54 kgr	»
	20 — . . .	56	»
	2 décembre . . .	56	»
	10 — . . .	57	»
	17 — . . .	58	500

Nous revoyons la malade trois semaines plus tard. Elle vient se faire soigner pour une angine, le tremblement n'a pas reparu.

En mars 1903 la malade revient nous voir, nous demandant à entrer à l'hôpital, elle a à ce moment un léger tremblement. Nous avons des doutes sur la nature de ce tremblement, qui d'ailleurs est peu marqué ; nous nous demandons, d'après ses caractères, si ce tremblement n'est pas voulu par la malade dans le but de rentrer à la salle Pinel, où elle se trouvait très bien. Ce qui nous confirme dans cette idée, c'est que nous avons revu la malade un mois plus tard, qu'elle se portait parfaitement bien, et n'avait aucun tremblement.

CONTRACTURES — COXALGIES — MONOPLÉGIE PARAPLÉGIES — HÉMIPLÉGIES

Observation XIX

Contracture fonctionnelle existant depuis 5 mois chez une fillette de 14 ans et simulant une contracture d'origine pottique. — Disparition de la contracture en 48 heures. — Guérison[1].

Entrée le 3 décembre, sortie le 15 décembre.

Antécédents héréditaires et familiaux.— Père et *mère* bien portants. Une sœur aînée âgée de 17 ans, bien portante.

Antécédents personnels. — Née à terme, après grossesse normale et accouchement normal. Nourrie au sein, par une nourrice mercenaire à la campagne.

1re dent à 9 mois, a marché à 12 mois et parlé à 18 mois.

L'enfant n'a présenté aucune maladie importante pendant la 1re et la 2e enfance.

Il y a quatre ans, elle aurait eu pendant une période de huit mois, et sans aucun autre motif qu'une indigestion, de l'anorexie mentale absolue ; elle ne pouvait prendre aucun aliment solide et buvait seulement un peu de bière ou de lait en très faible quantité ; elle avait été ainsi réduite à un état squelettique, lorsqu'elle se remit brusquement à manger.

Depuis, elle s'est comportée normalement, mais au mois de mars dernier, elle a de nouveau perdu l'appétit, en même temps qu'elle se plaignait de vives douleurs dans le dos ; un médecin consulté diagnostiqua un mal de Pott. Sur son conseil, on conduisit l'enfant pour consulter, à l'hôpital Tenon, où il fut décidé de lui appliquer un corset plâtré.

La veille du jour où le corset devait être exécuté, c'est-à-dire le 15 juillet, l'enfant, quelques instants après son réveil, et alors qu'elle était encore au lit, accusa brusquement des fourmillements très douloureux dans les membres, en même temps qu'elle se débattait, marquant une

1. L'un de nous, en collaboration avec notre collègue et ami Armand Delille, a présenté cette jeune malade, après sa guérison, à la Société de Pédiatrie en janvier 1903 et cette observation a été publiée dans les bulletins de la Société.

vive anxiété et une vive souffrance, et poussant des cris intenses. Ces phénomènes, que ses parents ont appelés une crise de nerfs, se répétèrent à plusieurs reprises dans la même journée; à leur suite apparut la contracture des deux membres supérieurs et de la main droite, de telle sorte qu'on crut à une compression de la moelle épinière survenue brusquement.

L'application du corset fut cependant exécutée le 16 juillet, et à la suite de cette opération, la contracture du membre inférieur gauche disparut.

Pendant le mois suivant, l'enfant fut gardée à la maison par ses parents, puis fut envoyée à l'hôpital maritime de Berck.

Le lendemain de son arrivée, le chirurgien de l'hôpital fit défaire le plâtre et constata qu'il n'y avait pas de mal de Pott; néanmoins, il garda l'enfant pendant trois mois, sans cependant qu'aucune modification se fît dans la contracture.

A la fin de novembre, l'enfant fut renvoyée à ses parents qui, sur le conseil d'un médecin, l'amenèrent à la consultation du Pr Dejerine, à la Salpêtrière.

Après des formalités administratives qui durèrent huit jours, à cause de son âge, l'enfant put être reçue dans le service, salle Pinel, lit n° 3.

A son entrée, le 3 décembre, l'attitude vicieuse et les troubles fonctionnels sont absolument les mêmes que ceux qui ont été observés à la consultation.

Il existe une contracture très intense de la main droite, le pouce est en adduction et extension, les 4 derniers doigts sont fléchis dans la paume, avec extension de la 3e phalange sur la 2e; la main est en extension sur l'avant-bras, ce dernier est immobilisé en demi-flexion sur le bras ; il y a impossibilité absolue de faire étendre les doigts à l'enfant, elle ne se sert que de la main gauche pour les différents usages de la vie journalière.

Il existe également une contracture marquée du membre inférieur droit, et légère du membre inférieur gauche, la cuisse est un peu fléchie sur le bassin, la jambe légèrement fléchie sur la cuisse, le pied en extension ; la démarche est claudicante et quelque peu sautillante, rappelant un peu la démarche spasmodique.

Pas d'exagération des réflexes, pas de signe de Babinski, sensibilité cutanée normale.

L'enfant, dès son entrée, à 10 heures du matin, est mise à l'isolement, les rideaux fermés, avec la nourriture ordinaire.

Le soir, à la contre-visite, nous examinons l'enfant, et après lui avoir annoncé qu'elle n'a pas de paralysie et sera très vite guérie, nous arrivons, en procédant avec douceur, mais cependant avec une certaine force, à faire étendre les doigts de la main droite contracturée, Nous montrons alors à l'enfant, en imprimant aux doigts des mouvements passifs de flexion et d'extension, qu'elle peut les mouvoir, et nous lui faisons saisir divers objets, puis nous lui recommandons d'exercer sa main le soir même et le lendemain dès le réveil.

Le lendemain matin, 4 décembre, à la visite, on constate que la contracture de la main a *complètement* disparu : l'enfant s'en sert facilement pour tous les mouvements. On la fait alors marcher, et on constate que la claudication existe encore. M. Dejerine dit à l'enfant qu'il est content d'elle, mais qu'il faut que sa jambe soit guérie pour le lendemain.

Le soir même, nous faisons marcher l'enfant et nous constatons que la claudication n'est plus que très légère.

Le lendemain 5 décembre, à la visite, la claudication a complètement disparu, les mouvements du membre inférieur droit se font parfaitement.

L'enfant est gardée encore huit jours dans le service, puis rendue à sa famille ; depuis la guérison s'est complètement maintenue, et il n'existe plus aucune contracture.

Nous devons ajouter qu'à aucun moment l'examen n'a montré de stigmates d'hystérie : ni anesthésie cutanée, ni insensibilité cornéenne, ni abolition du réflexe pharyngé, ni rétrécissement du champ visuel, ni zone hystérogène.

Nous avons pensé qu'il était intéressant, à propos de ce cas, de montrer quel parti on pouvait tirer de cette méthode en médecine infantile ; principalement pour les affections fonctionnelles qui sont si fréquentes pendant la grande enfance.

Chez l'enfant, cependant, la méthode ne doit pas être appliquée tout à fait de la même façon que chez l'adulte.

Tandis que chez ce dernier, c'est la psychothérapie qui fait le fond du traitement du malade, isolé des siens et maintenu à une discipline rigoureuse mais bienveillante, chez l'enfant, peu accessible au raisonnement, la psychothérapie donne en général peu de résultats ; il est préférable d'employer les affirmations impératives faites avec autorité en même temps qu'avec douceur, et au besoin la menace d'une augmentation de sévérité dans l'isolement, menaces qu'il n'est d'ailleurs que très rarement nécessaire de mettre à exécution [1].

Observation XX

Coxalgie hystérique avec contracture intense. — Quelques troubles sensitifs. — Peu de stigmates. — Guérison.

13 ans, entrée le 7 février, sortie le 26 février.

Antécédents héréditaires et familiaux. — *Père* est bien portant. *Mère* est bien portante, mais très nerveuse.

1. Nous avons revu cette petite malade plusieurs fois depuis sa sortie de l'hôpital et tout récemment encore (décembre 1903) ; sa santé est excellente.

La malade a une sœur qui est en bonne santé.

Antécédents personnels. — Elle a toujours été bien portante. Elle fut réglée il y a six mois, à l'âge de 12 ans et demi.

Elle était forte, bien développée pour son âge.

Début des accidents actuels. — En juin 1902, c'est-à-dire il y a 8 mois, elle a été renversée par un cycliste, elle fut très effrayée et en se relevant souffrait du genou gauche. Rentrée chez elle, la douleur augmenta progressivement et était devenue très forte au bout de 3 jours, le genou était légèrement tuméfié.

Un premier médecin fit faire une application de teinture d'iode qui n'amena pas d'amélioration. Un deuxième médecin prescrivit successivement du massage, de la teinture d'iode, puis des pointes de feu, finalement il mit le membre malade dans une gouttière de plâtre. Cette gouttière était étendue du milieu de la cuisse jusqu'à la cheville.

L'enfant fut envoyée à la campagne avec cette gouttière; elle marchait avec des béquilles et souffrait encore du genou. Un troisième médecin, consulté à la campagne, ôta l'appareil plâtré, qu'elle avait gardé un mois et demi, et fit une application de pointes de feu.

Revenue à Paris, la petite malade ne marchait pas mieux, le genou était encore enflé et les douleurs persistaient.

Elle fut conduite à l'hôpital Saint-Joseph, où un chirurgien fit le diagnostic d'hydarthrose ; il existait du choc rotulien. Des bains sulfureux, du massage furent ordonnés.

En novembre, le genou était guéri, elle pouvait le plier et marcher également bien des deux jambes. Elle retourna à l'école, elle se portait très bien et était très espiègle. Un jour la maîtresse, pour la punir d'une faute contre la discipline, l'obligea à rester debout pendant une heure et demie dans un coin. Elle éprouva de cette pénitence une grande fatigue physique. La punition avait eu lieu le matin, elle refusa d'aller à l'école pendant l'après-midi, se plaignant de son genou.

Des séances de massage furent pratiquées pendant deux ou trois jours et la douleur du genou alla en diminuant. Par contre apparut une douleur au niveau de la hanche. Un chirurgien fut consulté, il fit le diagnostic de déviation du bassin et proposa de faire une radiographie. La radiographie ne fut pas faite et la malade garda le repos.

Le 7 février, elle fut amenée à la Salpêtrière dans le service de M. Segond. L'examen fut pratiqué sous le chloroforme et l'articulation de la hanche fut reconnue saine.

M. Segond envoya à M. Dejerine la petite malade, avec le résultat de son examen et elle fut reçue salle Pinel.

Examen. — La malade boite fortement pendant la marche. Le membre inférieur gauche paraît raccourci. Elle ne peut fléchir la cuisse.

Debout, elle prend une position hanchée.

Couchée, il est impossible de mobiliser l'articulation coxo-fémorale ; les mouvements d'adduction de la cuisse sont impossibles ; quand on essaye de les provoquer, le bassin accompagne la cuisse, fait bloc avec elle.

La malade est grande et forte pour son âge. Elle a bon appétit, dort assez bien, quoiqu'elle rêve tout haut et ait des cauchemars. Elle est un peu constipée, souffre assez souvent de céphalée.

Elle n'a jamais eu de crises de nerfs ni de sensation de boule.

Elle est émotive et se met facilement en colère. Elle n'a pas de palpitations.

Elle présente de l'hyperesthésie nette à la piqûre de tout le côté gauche.

On note de l'hyperesthésie du cuir chevelu au niveau de la protubérance occipitale externe.

Les ovaires sont très sensibles à la pression.

Le réflexe pharyngien fait défaut.

Le réflexe visuel n'est pas rétréci.

Le traitement habituel est institué.

Le soir de l'entrée de la malade, nous mobilisons l'articulation, en cherchant à persuader à l'enfant que les mouvements sont possibles et nous l'obligeons à faire elle-même plusieurs mouvements.

Puis matin et soir, nous lui ordonnons de se lever et nous lui montrons à faire des exercices de marche et d'assouplissement, fléchir, s'asseoir sur les talons, se mettre à genoux, se relever au commandement, etc.

Cette enfant est très docile, très intelligente et se montre confiante. Nous obtenons d'elle ce que nous voulons en faisant appel à son amour-propre.

Au bout de 24 heures l'amélioration est déjà considérable ; la claudication est très diminuée, les mouvements de l'articulation coxo-fémorale deviennent possibles ; en quelques jours elle est complètement guérie. Nous la gardons cependant jusqu'au 26 février pour affermir sa guérison.

Nous avons revu cette jeune malade le 27 mars, elle a continué à marcher très bien. Elle venait à ce moment pour des troubles d'un autre ordre, elle était atteinte d'albuminurie orthostatique. Nous l'avons revue également plusieurs fois dans le courant de l'été, et sa guérison ne s'est pas démentie.

Observation XXI

Coxalgie déterminée par une frayeur précédée d'une période de préoccupations multiples. Quelques troubles sensitifs. — Guérison rapide.

29 ans, entrée le 27 avril, sortie à la fin de mai.

Antécédents héréditaires et familiaux. — *Père* mort à 50 ans de maladie de cœur. *Mère* bien portante.

La malade a cinq frères bien portants ; elle a une sœur atteinte d'hémiplégie consécutive à des convulsions, survenues à l'âge de 5 ou 6 ans.

Antécédents personnels. — Elle eut ses premières règles à 13 ans et n'a jamais été bien réglée depuis.

Elle se maria à 18 ans ; elle eut un premier enfant à 19 ans et demi, qui se porte bien.

Elle eut un deuxième garçon à 22 ans, également bien portant.

A 26 ans, après une grossesse difficile, elle eut un enfant qui mourut d'accidents méningés à l'âge de 7 mois.

A 29 ans, elle perdit son mari, ce dernier était alcoolique et mourut probablement au cours de convulsions absinthiques.

Elle n'eut jamais de crises de nerfs, ni de sensations d'étouffement ; elle a été incommodée seulement par quelques palpitations.

Venue à Paris pour entreprendre un commerce, elle fit de mauvaises affaires et commença il y a quelques mois à devenir nerveuse.

Début des accidents actuels. — Le 6 avril 1903, étant montée sur une chaise pour atteindre des caisses situées sur un meuble élevé, elle s'aperçoit en les tirant que ces caisses, qu'elle croyait vides, sont pleines ; elle a peur d'être écrasée sous leur poids et dans l'effort qu'elle fait pour les maintenir, elle sent une douleur dans l'aine.

A la suite, elle traîne un peu la jambe pendant la fin de la journée et souffre dans l'aine pendant la nuit.

Le 7 avril, elle a une perte de connaissance et il lui a été impossible depuis de se servir de sa jambe.

Le 13 avril elle entre à l'hôpital Broussais, elle y reste 10 jours sans être améliorée et elle est envoyée à la Salpêtrière.

Elle est reçue à la salle Pinel le 27 avril.

Examen. — Femme d'apparence assez robuste, intelligente, éveillée, ne présentant rien de particulier comme état mental si ce n'est un degré assez marqué d'émotivité. La malade est incapable de se tenir debout ; quand elle est couchée elle ne peut allonger complètement le membre inférieur droit.

Ce membre paraît raccourci, les mouvements de rotation de la cuisse en dedans sont possibles ainsi que les mouvements d'adduction, mais les mouvements d'abduction et de rotation en dehors sont très douloureux et limités ; dans ces mouvements le bassin et le membre inférieur se suivent comme un seul bloc.

Nous constatons encore une légère hypoesthésie des membres du côté gauche et une légère hypoesthésie de la moitié droite de la face.

Il existe une légère plaque d'hyperesthésie sous le sein gauche.

Le réflexe rotulien est fort à gauche.

Le réflexe rotulien est faible à droite.

Les réflexes plantaires sont très faibles.

Il n'y a pas de clou hystérique, pas d'hyperesthésie dorsale.

Le réflexe pharyngien est normal.

Les urines ne contiennent ni sucre, ni albumine.

La malade est soumise au traitement habituel.

Nous lui affirmons, après examen attentif, que son articulation de la hanche est saine, que la contracture et son impotence sont la conséquence de sa frayeur et de ses préoccupations antérieures. Si elle veut nous croire et exécuter les exercices que nous prescrirons, elle marchera seule dans 4 jours.

Elle est incrédule, n'ayant obtenu aucune amélioration pendant son séjour à l'hôpital Broussais, mais elle est intelligente et paraît assez confiante.

Nous pratiquons aussitôt des mouvements du membre impotent dans la position horizontale, en accompagnant ces exercices de paroles persuasives.

Le soir de son entrée, nous faisons exécuter de nouveaux mouvements du membre et nous obligeons la malade à faire quelques pas autour de son lit, en prenant un point d'appui sur les objets environnants.

Le 28 avril, nous continuons les exercices et la psychothérapie.

Le 29 avril au soir, la malade peut marcher seule et sans appui, mais en boitant.

Le 30 avril, nous lui faisons faire des exercices d'assouplissement, elle marche beaucoup mieux.

Les exercices ont été continués par notre collègue Chiray et la malade est sortie en mai complètement guérie.

A sa sortie de l'hôpital, elle eut une courte période d'énervement occasionné par la préoccupation d'un procès. Elle a supporté ces ennuis sans rechute et a continué à marcher très bien.

Nous avons reçu de bonnes nouvelles d'elle, un mois et demi après son départ de l'hôpital.

Observation XXII

Monoplégie brachiale survenue à la suite d'un accès de colère. — Arthrite sèche légère de l'épaule. — Hémi-hypoesthésie sensitivo-sensorielle. — Guérison en 15 jours.

42 ans. Entrée le 15 avril, sortie le 30 avril.

Antécédents héréditaires et familiaux. — *Mère* est morte à 59 ans d'hémorragie cérébrale qui aurait été déterminée par une émotion. *Père* a 73 ans, de bonne santé, mais atteint de cataracte double.

La malade a perdu un frère de 26 ans, de tuberculose pulmonaire.

Antécédents personnels. — Elle fut bien portante jusqu'à 11 ans.

A 11 ans et demi, ayant ses règles, elle reçoit un seau d'eau froide sur le dos, les règles s'arrêtent brusquement et ont toujours été irrégulières depuis cette époque. Une de ses petites amies, qui avait en même temps qu'elle subi la même plaisanterie, meurt 3 mois plus tard, ce qui impressionne fortement la malade.

Elle se maria à 18 ans et eut une petite fille 2 ans après, qui mourut de méningite.

Elle a à 22 ans une autre fille âgée de 20 ans maintenant et qui a toujours été très nerveuse.

Début des accidents nerveux. — A l'âge de 19 ans, la malade a eu une première crise de nerfs suivie de plusieurs autres. Ces crises survenaient à la suite d'émotions ; elle avait une sensation de vapeur à la face, de constriction à la gorge ou dans la région du cœur, parfois une sensation de boule, puis elle tombait et restait étendue, conservant une demi-conscience.

Elle eut des crises semblables tous les 3 ou 4 mois pendant 2 ans, puis les crises disparurent et se montrèrent de nouveau à 30 ans, à la suite d'une perte d'argent.

Les accès revenaient chaque mois, la malade suffoquait, tombait à terre sans perdre complètement connaissance, elle n'urinait pas, ne se mordait pas la langue et restait étendue 3 ou 4 heures.

Jusqu'à ces derniers temps, son caractère était très irascible, son appétit irrégulier, il lui arrivait de rester quelques jours sans s'alimenter, elle avait parfois au contraire une faim dévorante et mangeait sans pouvoir se rassasier. Elle se plaignait de digestions difficiles et de palpitations.

Elle fit abus du café, dont elle prenait jusqu'à deux litres par jour, elle abusa également d'éther et d'eau de mélisse pendant plusieurs années.

Elle a, à son entrée à l'hôpital, quelques signes d'intoxication éthylique, des crampes, des cauchemars, du pyrosis, des pituites.

Depuis 3 ans elle a remarqué qu'elle avait des craquements et des douleurs vagues dans l'épaule droite. Il y a 5 mois, les douleurs augmentèrent ; elle éprouva une certaine pesanteur dans le bras et un peu d'impotence.

Un médecin lui conseilla du massage, mais elle prétend que le massage exagéra ses douleurs.

En mars 1903, à la suite d'une discussion et d'une violente colère, elle s'aperçoit que son bras droit a perdu toute sensibilité et qu'il lui est impossible de le soulever.

Elle est reçue le 15 avril 1902 à la salle Pinel.

Examen. — Le bras droit pend inerte le long du corps, la malade ne peut plus s'en servir depuis 28 jours.

Il existe de l'anesthésie presque totale du poignet et de la main et de l'anesthésie de l'épaule jusqu'à la partie moyenne du bras. Dans la région du coude, la sensibilité est mieux conservée, mais cependant est très altérée.

Tout le côté droit du corps présente de l'hypoesthésie.

Les réflexes plantaires et rotuliens sont normaux.

La malade présente de l'hyperesthésie du cuir chevelu.

De l'hyperesthésie très marquée des régions sous-mammaires.

De la douleur à la pression au creux épigastrique.

La vue est, dit-elle, moins bonne de l'œil droit.

Elle a du rétrécissement du champ visuel, surtout à droite.

On constate de l'hémi-anesthésie droite de la langue.

Les urines sont normales.

La malade est soumise à l'isolement et au régime lacté.

Nous lui expliquons ce que nous considérons comme la vérité : elle a de l'arthrite sèche de l'épaule depuis plusieurs années, mais cette arthrite est légère et ne l'empêche pas de se servir de son bras. Sa paralysie n'est pas due à cette arthrite, mais consécutive à son accès de colère et entretenue par la conviction qu'elle a de l'impotence de son bras. Si elle veut faire des efforts de volonté et exécuter les exercices que nous lui conseillerons, elle guérira de sa paralysie et conservera cependant sa légère arthrite.

Matin et soir nous varions ces données et nous lui faisons exercer son bras.

Dynamomètre :	15 avril.	Main droite = 12
		Main gauche = 40
	16 —	Main droite = 20
	17 —	Main — = 22
	18 —	Main — = 28
	19 —	Main — = 31
	22 —	Main — = 41
		Main gauche = 45
	27 —	Main droite = 46
	30 —	Main droite = 50

Après deux jours de traitement, presque tous les mouvements du bras étaient possibles.

Le 26 avril, tous les mouvements sont possibles, la sensibilité cutanée est intacte, sauf à l'extrémité du pouce, de l'index et du médius droit où il existe encore de l'hypoesthésie qui, d'ailleurs, disparaît les jours suivants.

La malade guérie de sa paralysie et de son anesthésie, conserve naturellement quelques craquements et douleurs vagues de l'épaule dus à son arthrite ancienne, mais elle se sert parfaitement de son membre.

Poids :	16 avril. . . .	52 kilogrammes.
	21 —	52 —
	28 —	54 —

Cette observation est intéressante, non seulement par la guérison rapide et complète de la monoplégie, mais aussi par la genèse des troubles, il est évident que la localisation de la paralysie (déterminée par la colère) avait sa raison dans l'arthrite légère qui existait depuis plusieurs années.

Observation XXIII

Contracture excessive de la main et de l'avant-bras à la suite d'une émotion. — Pas de stigmates, pas de troubles de la sensibilité. — Débilité mentale. — Disparition de la contracture.

36 ans, entrée le 24 décembre, sortie le 21 janvier.

Cette malade, débile au point de vue mental et très peu cultivée, ne donne sur ses antécédents héréditaires et personnels que des renseignements peu précis et sans aucun intérêt.

Elle dit seulement qu'elle a eu, il y a quelques années, une contracture de la main en flexion et que cette contracture a duré 16 mois.

Il y a plusieurs semaines (?) à la suite d'une violente discussion avec une de ses parentes sa main gauche s'est contracturée. Depuis elle n'a pu ouvrir la main. Cette malade a en outre mauvais caractère et sa famille ne pouvant rien obtenir d'elle l'amène à la Salpêtrière.

Examen. — Les doigts de la main gauche sont en flexion très prononcée, le pouce est dans la paume de la main sous les autres doigts ; l'avant-bras est également contracturé en extension.

On ne trouve à l'examen ni stigmates, ni troubles de la sensibilité.

Les urines sont normales.

La malade est maussade, méfiante, très peu intelligente, les différents procédés psychothérapiques ne paraissent pas avoir d'influence sur elle.

Elle est isolée, mise au régime lacté, et on lui promet la guérison de sa main si elle veut être obéissante et confiante. Elle ne paraît pas même avoir le désir de guérir.

Le soir du jour de son entrée nous lui écartons à grand'peine les doigts et nous parvenons à glisser entre eux un peu de ouate. Le lendemain 25 décembre, nous pouvons introduire une planchette garnie de ouate dans l'intérieur de la main.

Les jours suivants le bras, l'avant-bras et la main sont mobilisés matin et soir ; puis après de longues séances pendant lesquelles la malade montre peu de bonne volonté, elle parvient à remuer elle-même son bras et sa main.

Huit jours après son entrée à l'hôpital, la malade ouvre et ferme la main au commandement ; puis bientôt elle peut faire du tricot convenablement.

Le 5 janvier, à la suite d'une scène de colère que fait une voisine indisciplinée, la malade referme brusquement sa main qui redevient aussi contracturée qu'à son entrée à l'hôpital.

Au bout de trois jours, les mouvements reviennent complètement grâce à la même méthode.

Le 19 janvier, nouvelle récidive de la contracture au moment où la malade apprend qu'elle devra quitter la salle Pinel dans deux jours. Cette nouvelle contracture est probablement déterminée par l'émotion que la malade éprouve à l'idée de rentrer dans sa famille.

Le 20 janvier, comprenant que les procédés habituels de psychothérapie sont illusoires chez cette femme d'un esprit débile et d'une nature méfiante, nous employons la menace. La main étant en contracture extrême nous lui annonçons que, si dans un quart d'heure sa main gauche n'exécute pas tous les mouvements possibles, nous allons la faire conduire et enfermer dans un cabinet noir.

Un quart d'heure après les doigts, le poignet, l'avant-bras fonctionnent d'une façon parfaite.

Le 21 janvier nous rendons la malade à sa famille.

Poids :	24 décembre. . .	57kgr	»
	30 — . . .	58	500
	6 janvier. . . .	60	»
	13 —	60	»
	20 —	60	»

Il est certain que dans le cas particulier, les procédés habituels de psychothérapie ne nous ont été d'aucun secours, étant donnés la débilité mentale et le caractère de la malade.

Si nous publions cette observation, c'est uniquement pour montrer l'action de l'isolement. Cette malade avait eu antérieurement une contracture semblable qui avait duré 16 mois et lors de la dernière contracture, on n'avait obtenu aucun résultat, tant que la malade était restée dans sa famille.

L'isolement, la rééducation, et aussi la menace (procédé rudimentaire de psychothérapie) ont eu raison très rapidement de la contracture. Nous n'avons pas revu la malade, mais nous faisons des réserves sur la durée de la guérison, précisément à cause de son état mental et de l'insuffisance de la psychothérapie qui en est la conséquence.

Observation XXIV

Paraplégie hystérique datant de trois ans, ayant nécessité le séjour au lit presque continuel pendant cette période. — Guérison en trois semaines.

30 ans, entrée le 16 juillet 1902, sortie en octobre 1902.

Antécédents héréditaires et familiaux.— Père 76 ans, bien portant. *Mère* 74 ans, bien portante.

La malade a eu 10 frères et sœurs, elle a perdu seulement une sœur à l'âge de 6 mois.

Antécédents personnels. — Bien portante pendant son enfance, réglée à 15 ans.

A 24 ans elle a une fluxion de poitrine.

A 27 ans une bronchite qui paraît avoir été assez sérieuse.

Début des accidents actuels. — A la suite de sa bronchite, c'est-à-dire à 27 ans, au moment de la convalescence la malade éprouve de l'impossibilité de marcher, elle ne peut faire quelques pas qu'avec une grande difficulté. Les membres inférieurs n'étaient pas douloureux, il n'existait que de l'impotence.

Elle est restée dans cet état pendant un an, habitant alors chez ses parents. Puis elle passa deux années entières chez sa sœur, étant presque continuellement couchée. Son état général s'est maintenu bon pendant toute cette période, elle a même engraissé dans de fortes proportions. Cependant elle a eu pendant quelque temps des vomissements fréquents, et à la suite de ces vomissements elle s'est plainte de l'utérus prétendant qu'elle avait une chute de cet organe, elle accusait également de la douleur en urinant et de la constipation.

En juin 1902, elle subit un examen au spéculum, elle a un évanouissement pendant cette exploration, et depuis a refusé d'essayer de mettre le pied par terre. (Le médecin a constaté un kyste du vagin.)

Elle aurait eu antérieurement des évanouissements semblables, avec sensation de boule remontant de l'estomac à la gorge.

Elle entre à la Salpêtrière le 16 juillet 1902, amenée sur un brancard.

Examen le 19 juillet. — La malade est dans l'impossibilité non seulement de marcher mais encore de se tenir debout sans un appui solide.

Quand elle est couchée, on constate une diminution considérable des forces aux membres supérieurs et aux membres inférieurs. Elle résiste cependant d'une façon assez énergique aux mouvements que l'on veut imprimer malgré elle à ses membres.

La sensibilité au contact est conservée sur toute la surface du corps.

La sensibilité à la douleur est diminuée au niveau du membre inférieur gauche, surtout dans la région de la cuisse.

Il existe de l'hyperesthésie dans les deux régions ovariennes, au creux épigastrique, sous les seins surtout à gauche.

Les réflexes rotuliens sont exagérés, les réflexes plantaires manquent des deux côtés.

Les pupilles réagissent normalement à la lumière.

Il existe du rétrécissement très net du champ visuel.

La malade se plaint de perte d'appétit, de nausées, de douleurs d'estomac et de constipation.

L'examen des organes, foie, rate, reins, cœur, poumons ne révèle rien d'anormal.

La malade est soumise à l'isolement et au régime lacté.

Son intelligence est peu développée, elle a un caractère d'enfant, rit et boude sans motif sérieux, répond par monosyllables, est très émotive.

On lui affirme qu'elle ne marche pas parce qu'elle en a perdu peu à peu l'habitude à la suite de sa bronchite, mais que ses jambes ne sont pas malades. Si elle veut faire des efforts elle reprendra rapidement l'usage de ses jambes, et avant huit jours elle se tiendra seule debout sans aucun secours.

On lui montre la guérison toute prochaine, bientôt elle retournera guérie chez ses vieux parents qu'elle aidera au lieu d'être à leur charge comme par le passé. Elle s'abandonne avec confiance, mais ne peut croire que le 26 juillet elle se tiendra seule debout.

Le 20 juillet, la malade a ses règles, on la laisse complètement au lit.

Les 21, 22 et 23 juillet, elle se lève chaque jour et fait quelques pas avec l'appui d'un bras.

Le 24 juillet, elle fait le tour de la salle, tenue seulement par la main.

Le 25 juillet, elle fait deux fois le tour de la salle, dans les mêmes conditions.

Le 26 juillet, elle se tient debout sans appui.

Depuis elle fait chaque jour seule une ou plusieurs promenades dans la salle.

Le 6 août, la malade est conduite à la consultation externe où elle est montrée guérie aux médecins qui l'ont vu il y a trois semaines, amenée sur un brancard. Elle peut retourner seule à la salle Pinel, c'est-à-dire traverser la Salpêtrière dans toute son étendue.

La malade est gardée à la Salpêtrière pendant la période des vacances, on l'oblige à faire des travaux d'aiguille, à faire manœuvrer ses mains, car elle a perdu l'habitude de tout travail pendant sa maladie.

En septembre, elle se plaint de gêne dans le vagin pendant la marche, elle est examinée et l'on reconnaît l'existence d'un kyste du vagin de la grosseur d'une mandarine.

Cette tumeur, constatée déjà par un médecin, est certainement l'origine d'une gêne dans la marche, la malade y pense beaucoup, et considérant qu'il y aurait là une cause matérielle de rechute on décide d'en faire pratiquer l'ablation.

Le 19 septembre, la malade passe dans le service de chirurgie, où l'opération réussit parfaitement.

Le 8 octobre, elle revient débarrassée de son kyste à la salle Pinel. Mais l'opération l'ayant obligée à rester complètement au lit, elle pense de nouveau qu'elle ne peut plus marcher.

Nous lui faisons faire aussitôt des exercices de marche et trois jours après elle peut marcher dans la cour pendant une heure et demie.

Elle sort quelques jours après, complètement guérie de sa paraplégie.

Nous revoyons la malade le 26 novembre 1902, puis le 18 janvier 1903, elle a continué à marcher parfaitement bien ; mais elle reste au point de vue intellectuel ce qu'elle a toujours été suivant ses parents, c'est-à-dire débile; elle a souvent mauvais caractère, elle refuse de travailler et ses parents, qui sont âgés et auxquels elle n'est d'aucun secours, la placent dans une maison tenue par des religieuses, où elle sera surveillée et obligée de travailler régulièrement.

Voilà un cas de guérison complète d'une paraplégie datant de trois ans, et ayant nécessité pendant cette durée un séjour presque continuel au lit avec incapacité de travailler. La cause occasionnelle de cette paraplégie fut la bronchite qui l'a précédée, elle put s'installer grâce à l'état hystérique, manifeste d'après les stigmates, et elle a été entretenue vraisemblablement par l'existence d'un kyste du vagin apportant une gêne à la marche.

Ces troubles ont disparu par l'isolement, par la psychothérapie et l'exercice.

Observation XXV

Paraplégie fonctionnelle. — Contracture des membres inférieurs en extension. — Douleurs paroxystiques. — Peu de stigmates. — Guérison.

15 ans et demi, entrée le 3 décembre, sortie le 17 décembre.

Antécédents héréditaires et familiaux. — Son *père* est mort d'une maladie de cœur. Sa *mère* a eu il y a 3 mois une sorte d'ictus, elle n'a pas eu à la suite de paralysie vraie, mais elle a souvent des accès de parésie du bras et de la jambe gauche.

Antécédents personnels. — A l'âge de 13 ans, la malade a eu trois érysipèles de la face. Elle a eu des angines, des accidents infectieux, mais pas de troubles nerveux dans son enfance.

Début des accidents actuels. — Depuis deux mois la malade éprouve des sensations de picotements, de fourmillements dans les deux membres inférieurs, surtout au niveau des genoux et des cuisses. La marche est encore possible mais elle se fatigue très vite.

Huit jours avant de venir à la consultation de la Salpêtrière, apparait une raideur des deux jambes avec des douleurs paroxystiques.

Elle entre à la salle Pinel le 3 décembre.

Examen. — Les mouvements des genoux sont complètement impossibles, les mouvements des articulations tibio-tarsiennes restent libres. Ceux des hanches sont limités.

La malade est tout à fait incapable de marcher.

Quand on la fait asseoir les jambes restent droites, les talons ne touchant pas le sol.

Ces phénomènes prédominent surtout du côté gauche.

Il existe en outre de l'hyperesthésie généralisée.

On ne trouve pas de zones hystérogènes.

Les réflexes tendineux sont normaux.

Les réflexes plantaires se font en flexion.

Le réflexe cornéen et le réflexe pharyngien sont normaux.

Les urines sont normales.

La malade est soumise au traitement habituel : isolement, psychothérapie, régime lacté, séances d'exercice de rééducation. Elle est complètement guérie en quelques jours.

Poids : 3 décembre. . .	55 kilogrammes.	
10 — . . .	56	—
17 — . . .	57	—

Elle quitte l'hôpital, guérie, le 17 décembre.

Observation XXVI

Hémiplégie gauche avec hémianesthésie fonctionnelle datant de 4 mois. — Céphalée intense et migraine datant de 2 ans. — Guérison en moins d'un mois par la persuasion et la rééducation.

25 ans, entrée le 6 mars, sortie le 1er avril.

Antécédents héréditaires et familiaux. — *Père* 62 ans, est bien portant. *Mère* 52 ans, atteinte d'une maladie de cœur.

La malade a perdu deux frères en bas âge et un autre à l'âge de 17 ans qui succomba en quelques heures à une cause inconnue. Elle a encore 4 frères et 3 sœurs vivants, tous bien portants n'ayant jamais eu d'accidents nerveux.

Antécédents personnels. — Elle a toujours été bien portante, quoique très émotive.

Elle est religieuse depuis 5 ans et s'est toujours bien portée depuis qu'elle vit dans sa communauté à Tours.

Début des accidents actuels. — En février 1901, elle est très attristée du départ subit de sa supérieure qu'elle aimait beaucoup, elle pleure continuellement et commence à souffrir de la tête.

De février 1901 à septembre 1902 elle continue son travail, mais elle a de fréquentes céphalées, elle mange peu, est très fatiguée chaque soir et elle souffre des jambes. Elle a souvent des insomnies et des cauchemars quand elle dort.

En septembre 1902, elle part à la campagne pour soigner une malade, elle est prise d'un violent torticolis, très douloureux et qui lui maintient la tête inclinée pendant 15 jours, elle souffre en même temps de douleurs généralisées à tous les membres sans cependant aucune modification apparente. Elle prétend avoir eu de la fièvre à cette époque, mais la température ne fut jamais prise.

Le torticolis guérit lentement. Il est suivi de crises de vomissements très acides qui apparaissent d'abord à 2 heures du matin et sont accompagnés de fortes douleurs d'estomac.

Ces crises prennent un caractère assez net de migraines, elles s'annoncent par de la céphalée suivie de vomissements, au nombre de 8 ou 10 par jour.

Elle a assez régulièrement deux crises semblables par semaine.

De septembre à décembre 1902 les règles disparaissent, puis reviennent ensuite irrégulièrement.

Les accès de migraine ont duré de septembre 1902 à mars 1903, la céphalée qui les accompagnait siégeait presque toujours du côté droit, aucune médication ne parvint à enrayer les crises. Chaque accès durait 24 heures.

Rentrée en septembre 1902 à sa communauté, la malade laissa plusieurs fois échapper des cris pendant ces douleurs; suivant elle, du moins, il ne s'agissait que de plaintes arrachées par la céphalée, mais les sœurs de la communauté les ont interprétés comme crises de nerfs.

A la fin d'octobre 1902, pendant un accès de migraine, la malade laisse échapper sa cuiller qu'elle tenait de la main gauche et remarque que son bras se paralyse et en se levant que sa jambe gauche est lourde et ne lui permet plus de marcher que très difficilement.

Elle ne sent plus le contact des objets qu'elle touche de la main gauche, elle ne sent plus les marches d'un escalier avec le pied gauche et elle tombe plusieurs fois.

Les médecins consultés font le diagnostic d'hémiplégie fonctionnelle.

L'hémiplégie n'a pas fait disparaître les migraines, et la malade est obligée de cesser tout travail, elle garde le lit complètement deux ou trois jours par semaine.

Du 24 février au 6 mars 1903 elle est envoyée à la communauté de Paris pour y être soignée, mais son état n'est aucunement amélioré.

Le 6 mars 1903 elle est admise à la salle Pinel.

Examen. — La malade se plaint d'une céphalée violente; elle a de l'hémianesthésie presque complète du côté gauche; le côté gauche est atteint de paralysie sinon totale du moins très accentuée avec prédominance de la paralysie dans les muscles fléchisseurs; la pression au niveau de l'occiput révèle l'existence d'une plaque d'hyperesthésie.

Elle a en outre une sensation de brouillard devant les yeux.

Les urines sont normales.

Le dynamomètre marque pour la main gauche = 5.

— — droite = 30.

La marche est difficile, la jambe gauche traîne sur le sol.

Le traitement habituel est institué isolement, régime lacté, persuasion. Nous démontrons à la malade que ses maux de tête, son hémiplégie sont la conséquence de son chagrin, que son état général est resté très bon, qu'elle guérira par nos conseils, par sa volonté Nous lui expliquons que peu à peu, nous lui montrerons à se servir de son bras, de sa jambe, etc., et matin et soir nous lui faisons faire des exercices.

7 mars. — Elle a de la céphalée droite très intense avec nausées.

Dynamomètre :		Main gauche = 10
8 mars. .	—	= 16
9 mars. .	—	= 22
11 mars. .	—	= 36
—		Main droite = 45

La sensibilité revient progressivement.

Le 11 mars, on commence des exercices de marche et d'assouplissement des membres inférieurs.

La marche se perfectionne rapidement, la jambe gauche traîne moins et devient plus forte.

Dynamomètre : 22 mars. . Main gauche = 40
— — droite = 45

La céphalée a persisté légère pendant quelque temps, puis a disparu.

La sensibilité est à peu près normale.

La malade est restée à l'isolement absolu pendant 10 jours, puis on a ouvert les rideaux un peu chaque jour.

Elle a été au régime lacté absolu pendant 15 jours.

Examen. — 29 mars. — Pas de rétrécissement du champ visuel.

Sensibilité à peu près intacte sur toute la surface du corps.

Disparition de l'hyperesthésie occipitale et de la céphalée.

Réflexes rotuliens très diminués.

Sensibilité plantaire conservée.

Le gros orteil ne réagit ni en flexion ni en extension.

Pas de douleur sur le trajet de la colonne vertébrale.

Réflexe pharyngien très diminué.

La malade dort bien, mange bien et doit être considérée comme complètement guérie.

Poids : 7 mars. . .	56kgr 500
10 — . . .	57 »
17 — . . .	58 »
24 — . . .	59 »
31 — . . .	59 »

Cette malade d'une nature très droite, très bonne et confiante a subi rapidement l'influence de la persuasion. Elle était convaincue de la réalité de sa paralysie, de l'impossibilité de la vaincre et même était résignée à cette impotence. Elle fut très étonnée de nos affirmations, elle comprit cependant nos arguments et les accepta, et sa guérison fut très rapide.

Observation XXVII

Hémiplégie hystérique. — Hémi-hypoesthésie. — Guérison presque complète en quinze jours.

28 ans, entrée le 19 novembre, sortie le 3 décembre.

Antécédents héréditaires et familiaux. — *Père* bien portant. *Mère* bien portante.

1 frère et 3 sœurs tous bien portants.

Antécédents personnels. — La malade a eu une bonne santé pendant sa jeunesse : elle a eu ses premières règles à 17 ans et depuis a toujours été bien réglée.

Début des accidents actuels — Il y a trois semaines, la malade éprouve le matin au réveil des vertiges et des étourdissements. Elle ressent de la faiblesse et des fourmillements dans les membres du côté gauche. Elle se lève cependant et essaye de travailler comme d'habitude, mais les troubles augmentent de plus en plus, et dans la soirée elle ne peut plus se tenir debout, sa jambe gauche est incapable de la porter et son bras gauche est complètement paralysé.

Elle entre à l'hôpital Tenon, où elle est traitée par l'aimant et par des pilules de bleu de méthylène.

Au bout de 9 jours, il lui est possible de marcher et elle quitte l'hôpital,

Elle n'est cependant pas guérie, elle reste chez elle pendant 15 jours, pouvant à peine se servir de son bras et trainant la jambe.

Voyant que son état ne s'améliore pas elle vient consulter à la Salpêtrière.

Elle est reçue à la salle Pinel, le 19 décembre.

Examen. — La malade présente une parésie manifeste de la main gauche.

Elle traine la jambe gauche en marchant.

Elle a de l'hypoesthésie de tout le côté gauche, mais plus accentuée au niveau des extrémités.

Le réflexe rotulien gauche est un peu plus fort que le droit.

Le réflexe plantaire fait défaut du côté gauche. Il se fait en flexion du côté droit.

Le réflexe pharyngien est absent.

Les urines sont normales.

La malade présente en outre une légère dépression osseuse de la région temporale gauche. Elle a reçu il y a deux mois un traumatisme violent dans cette région.

Elle est soumise à l'isolement, au traitement psychothérapique et à des exercices de rééducation. — On la fait marcher en surveillant et rectifiant avec soin les mouvements du membre malade.

Les progrès du membre supérieur sont enregistrés au dynamomètre.

Dynamomètre :	20 novembre.	Main droite = 37
		Main gauche = 25
	28 —	Main droite = 50
		Main gauche = 35
	1er décembre.	Main droite = 50
		Main gauche = 40
	3 —	Main droite = 50
		Main gauche = 40
Poids :	14 novembre.	82 kilogrammes.
	25 —	82 —
	2 décembre.	82 —

Cette malade étant obèse, nous ne l'avons pas suralimentée. Les progrès de son bras furent sensibles comme on le voit par les chiffres du dynamomètre, ceux des membres inférieurs furent peut-être plus nets encore.

Elle voulut nous quitter trop tôt à notre avis, le 3 décembre, elle était capable de reprendre convenablement ses occupations, mais conservait encore un peu d'hypoesthésie à la main et au pied.

GASTROPATHIES — VOMISSEMENTS

Observation XXVIII

Gastropathie nerveuse grave datant de huit ans, traitée d'une façon continuelle pendant cette période. — Hystéro-neurasthénie. — Rétrécissement du champ visuel. — Hémi-hyperesthésie gauche. — Guérison.

31 ans, entrée le 18 février 1903, sortie en mai.

Antécédents héréditaires et familiaux. — *Père* mort subitement à 65 ans. *Mère* morte de congestion cérébrale à 60 ans.

Elle a deux sœurs et un frère bien portants.

Antécédents personnels. — La malade a eu dans son enfance la rougeole et une fluxion de poitrine.

Elle fut réglée à 11 ans et a toujours été bien réglée depuis.

Elle se maria à 19 ans, eut l'année suivante un enfant qui mourut à 3 ans de gastro-entérite.

A 22 ans et demi elle eut un deuxième enfant, né après 7 mois de grossesse et qui mourut au bout de 8 jours.

A 27 ans elle eut un autre garçon, ses couches furent très difficiles, elle perdit une grande quantité de sang et resta longtemps affaiblie. L'enfant a quatre ans maintenant et se porte bien.

Début des accidents actuels. — A l'âge de 23 ans, à la suite de la mort de son premier enfant, la malade profondément triste perdit l'appétit et commença à souffrir de l'estomac.

Pendant un séjour à la campagne les douleurs s'accentuent et durent régulièrement deux et trois heures après chaque repas. Elle avait en outre de l'insomnie, mais elle ne présenta à aucun moment des crises de nerfs.

Revenue chez elle en août 1895, les douleurs ne diminuèrent pas et la malade commença à suivre une série de traitements. Elle était obèse avant le début de la maladie et elle devint peu à peu très maigre.

Un premier médecin consulté lui ordonna du valérianate d'ammoniaque et des cachets digestifs.

Un deuxième médecin ordonna du bromure et des potions calmantes.

En 1898, avant sa troisième grossesse, son état s'améliora quelque peu, puis s'aggrava au début de cette grossesse. Elle eut alors des vomissements très acides renfermant parfois du sang, elle souffrait au niveau du creux épigastrique et dans le dos, et le médecin qui l'examina à ce moment pensa qu'elle avait un ulcère d'estomac.

Après l'accouchement en février 1899, les douleurs augmentèrent encore et elle fut atteinte en même temps de fièvre puerpérale pendant un mois.

En 1900, malgré un grand nombre de potions apéritives, la malade refuse toute alimentation.

Elle a des étouffements, des palpitations, des tendances à la syncope. Les vomissements acides reparaissent, ils ne contiennent pas de sang. Un médecin pratique des piqûres de cocaïne deux fois par jour et des injections de sérum tous les 2 jours.

Un volumineux abcès qui demande 2 ou 3 mois pour guérir apparaît à la fesse.

Néanmoins les douleurs ne disparaissent pas et elle vomit 5 ou 6 fois par jour.

En janvier 1901, elle éprouve une certaine amélioration pendant six semaines par des injections de cacodylate de soude, puis bientôt les douleurs d'estomac, les étouffements reparaissent. A cette époque elle ne vomit plus.

La malade continua à souffrir pendant 2 ou 3 heures après les repas, elle était toujours triste, se plaignait de céphalée continuelle, de douleurs de rein et d'insomnie. L'urine examinée contenait à ce moment de l'albumine. Elle fut traitée par des lavements de chloral et des lavements nutritifs, on lui ordonna également de la digitale et de la digitaline contre ses palpitations.

Pendant les huit années que durèrent ces troubles, la malade absorba une quantité considérable de médicaments et fut soignée par plusieurs médecins. Elle estime qu'elle dépensa environ 1 500 francs par an en frais de médecin et de pharmacien ; toutes les économies du ménage furent dépensées.

Depuis ces trois dernières années elle est incapable d'accomplir aucun travail.

Elle est reçue à la salle Pinel le 18 février.

Examen. — Elle se plaint de fortes douleurs d'estomac, ne peut s'alimenter et est amaigrie. Elle a des céphalées fréquentes, des renvois acides, de l'insomnie.

Nous constatons en outre :

De l'hémi-hypoesthésie gauche.

Du rétrécissement du champ visuel.

De la douleur à la pression dans les régions temporales.

De l'hyperesthésie du creux épigastrique.

Les réflexes rotuliens sont normaux.

Les réflexes plantaires sont faibles.

Le réflexe pharyngien fait défaut.

Les urines sont normales.

Le moral de cette malade est très mauvais. Elle a une dépression neurasthénique voisine de la mélancolie. Elle est persuadée qu'elle est incurable, que sa santé est perdue. Depuis des années elle ne pense qu'à une chose : à ses troubles digestifs. Le matin au réveil elle se demande si elle pourra s'alimenter, le soir en se couchant elle se demande ce que demain elle ressentira du côté de son estomac.

Elle est soumise à l'isolement et au régime lacté.

Par la psychothérapie nous voyons les douleurs d'estomac diminuer, les éructations acides disparaître. Le traitement fut interrompu quelque temps par une maladie grave de son petit garçon.

A plusieurs reprises pendant la durée du traitement la malade eut des crises de découragement, de la céphalée et des douleurs d'estomac. Nous en eûmes toujours raison par la psychothérapie.

Elle resta pendant 3 semaines au régime lacté absolu et prit 5 litres de lait par jour.

Elle fut alimentée ensuite avec du lait et 100 grammes, puis 200 grammes de viande crue. Peu à peu elle reprit à peu près l'alimentation ordinaire.

Quand nous avons quitté la Salpêtrière, le 1er mai, elle était très améliorée, mais pas encore complètement débarrassée de tous ses troubles. On peut juger de son état par les poids.

Poids :			
	20 février. . .	63 kgr	»
	24 — . . .	62	»
	3 mars. . . .	63	500
	10 —	65	»
	17 —	65	»
	24 —	65	500
	31 —	65	500
	7 avril. . . .	65	500
	14 —	66	»
	21 —	67	»
	28 —	67	»

Cette malade a été revue six mois après sa sortie de l'hôpital. La guérison se maintient, bien qu'elle ait eu à supporter de grosses préoccupations causées entre autres par une pneumonie dont fut atteint son mari. Elle ne pense plus à son estomac. Elle revient en janvier 1904 pour le tænia. Sa santé morale et physique est superbe. Elle a continué à engraisser depuis sa sortie de l'hôpital et pèse 78 kgr,500.

Observation XXIX

Gastropathie nerveuse survenue à la suite de surmenage (gastropathie nerveuse antérieure, occasionnée par un chagrin). — Céphalée. — Fatigue générale. — Douleurs dorsales et lombaires. — Incapacité de fixer l'attention. — Guérison.

37 ans, entrée 4 octobre, sortie 10 décembre.

Antécédents héréditaires. — *Père* mort d'une hernie à 60 ans. *Mère* souffre de l'estomac depuis une dizaine d'années.

La malade a des frères qui sont bien portants.

Antécédents personnels. — Elle eut ses premières règles à 14 ans, et fut depuis bien réglée ; mais chaque période menstruelle était accompagnée de douleurs assez vives.

Dans son enfance elle était sujette à contracter des bronchites.

A l'âge de 16 ans, ses règles furent suspendues pendant 4 mois. Quand elles revinrent, la malade remarqua que pendant ses règles, qui duraient 6 jours, elle avait une zone d'anesthésie occupant la cuisse droite depuis le genou jusqu'à la hanche. L'anesthésie était complète dans cette région, il était possible d'y enfoncer une aiguille sans provoquer aucune sensation.

Cette anesthésie survenait après les repas, elle durait un quart d'heure environ et se terminait par une sensation douloureuse de brûlure et de fourmillement. Ce phénomène a duré pendant 19 ans et n'a disparu que depuis 2 ans. Il a été remplacé depuis cette époque, et toujours au moment des règles par des élancements et même des douleurs aiguës dans tout le membre inférieur droit. Ces douleurs durent quelques heures, puis apparaît sur la face externe ou sur la face postérieure de la cuisse une série de petites vésicules, que l'on a pu observer pendant l'isolement, et qui ont été reconnues être de l'herpès.

La malade a toujours été très nerveuse, se mettant en colère ou s'attendrissant avec une extrême facilité, jamais cependant elle n'a éprouvé de crises de nerfs.

Un médecin consulté ordonna du bromure de potassium et la malade dit que ce médicament lui a procuré une amélioration passagère.

Début des accidents actuels. — A l'âge de 32 ans la malade a perdu son père. Cette mort l'a beaucoup affectée ; peu de temps après elle fut prise d'accès de tristesse, elle fuyait la société, employait tous les moyens pour être seule et pour pleurer à son aise.

Bientôt apparurent des troubles gastriques consistant en du ballonnement du ventre et une douleur très vive à l'épigastre.

Cette douleur était si forte que la malade se courbait en deux et ne pouvait marcher.

La palpation de la région était très douloureuse.

Cette douleur ne coïncidait pas avec les repas, mais était continuelle.

Elle n'eut ni vomissements, ni hématémèses, mais elle perdit complètement l'appétit et ne se nourrissait que d'une très petite quantité de lait.

Elle souffrait encore de douleur occipitale et de rachialgie.

Un médecin consulté débarrassa la malade de ses crises gastriques par un traitement qui dura un mois.

Pendant près de 5 ans, à la suite de ce traitement, la malade souffrit beaucoup moins, elle ne ressentait que quelques crampes d'estomac qu'elle attribuait à l'irrégularité de ses repas, irrégularité nécessitée par son travail.

Il y a deux mois et demi environ, à la suite de surmenage, les digestions commencent à devenir difficiles, les douleurs d'estomac reparaissent, mais ne sont plus semblables, dit la malade, à celles qu'elle ressentait autrefois. Ce sont des douleurs aiguës, comparables à des coliques, elles surviennent aussitôt après les repas et siègent au creux épigastrique. La malade n'éprouve pas de sensation de brûlures, elle n'a pas d'hématémèses, ni vomissements.

Elle est habituellement constipée.

En même temps qu'apparaissent les douleurs d'estomac l'état nerveux s'accentue. La malade se met en colère pour des motifs insignifiants, elle est très irritable, très émotive, elle reste parfois toute une journée à pleurer.

Elle a des palpitations, elle maigrit.

Elle vient consulter une première fois à la Salpêtrière en l'absence du Pr Dejerine. Elle essaye d'un traitement basé sur l'emploi du sulfate de soude, du valérianate d'ammoniaque avec régime lacté.

Elle n'obtient pas d'amélioration par ce traitement et elle est reçue à la salle Pinel le 4 octobre.

Pour des motifs dépendant du service, elle ne peut être isolée de suite et elle est mise simplement au repos au lit et au régime lacté.

Examen. — Après huit jours de ce traitement elle n'a plus de crises de douleurs, mais elle éprouve une sensation de constriction au creux épigastrique. Elle est plus fatiguée qu'au moment de son entrée à l'hôpital.

Elle éprouve de la céphalée occipitale, des douleurs dans la région dorsale et dans la région lombaire.

La fatigue atteint son maximum le matin au réveil.

Elle ne peut fixer son attention, elle est incapable de suivre une conversation ou de faire une lecture avec fruit. Elle n'a en conséquence aucune mémoire des choses récentes.

Elle éprouve des palpitations fréquentes, a des envies fréquentes d'uriner et urine abondamment le jour et la nuit.

Elle se plaint de douleurs dans les membres et dans l'abdomen.

Elle n'a ni anesthésie, ni hyperestésie cutanée.

Le réflexe pharyngien manque.

Les réflexes rotuliens sont normaux.

Les régions ovariennes sont un peu douloureuses à la pression, surtout du côté droit.

Les urines sont normales.

Elle est soumise à l'isolement et au traitement psychothérapique et au régime lacté, tel qu'il est pratiqué d'ordinaire à la salle Pinel, à partir du 22 octobre.

Le 10 novembre elle est remise progressivement à la nourriture ordinaire et digère très bien.

On lui permet ensuite d'ouvrir ses rideaux et de recevoir des visites.

Le 12 novembre, elle continue à s'alimenter convenablement et à bien digérer, elle ne se plaint plus de son estomac.

Elle souffre un peu des globes oculaires, ses yeux sont examinés par M. Rochon-Duvignéau qui les trouve normaux, elle est dès lors rassurée sur ce point. Elle conserve un peu de nervosisme, des névralgies légères dans la nuque.

Le 23 novembre, elle a continué à s'améliorer de jour en jour, elle ne se plaint plus de ses yeux.

Le 10 décembre, elle nous quitte partant se reposer au Vésinet. Son état général est très bon, elle mange très bien et ne souffre plus de l'estomac.

Poids :	4 octobre.	49kgr 500
	6 novembre.	50 »
	13 —	51 »
	18 —	51 500
	25 —	51 500
	2 décembre.	51 500
	10 —	53 »

Nous avons revu la malade deux mois après sa sortie, elle reste émotive, elle rit et pleure facilement, mais son état général est excellent, elle ne se plaint plus de l'estomac. Elle a repris son travail dans son ancien atelier de couture où elle se surmène de nouveau.

En mars nous la revoyons de nouveau, elle se porte bien, elle continue à travailler beaucoup, elle a de la volonté, de l'empire sur elle-même, et malgré un tempérament émotif, elle se domine assez pour avoir une vie normale.

Observation XXX

Gastropathie nerveuse grave datant de 2 ans, consécutive à du surmenage et à un chagrin. — Traitée antérieurement sans succès. — Guérison.

36 ans, entrée 27 mai 1902, sortie 9 juillet.

L'observation de cette malade nous a été fournie par elle-même après sa guérison. Elle a envoyé la lettre qui suit au Pr Dejerine.

Nous pensons inutile de changer quoi que ce soit à cette auto-observation écrite par une femme intelligente et cultivée, pensant qu'elle sera plus instructive publiée sous cette forme.

« Tours, le 4 décembre 1902.

« Monsieur le Professeur,

« Je vous transmets l'histoire de ma maladie. Elle est, je crois, assez brève.

« Mon père est mort, il y a vingt-six ans, à l'âge de 65 ans, probablement d'une fluxion de poitrine. Ma mère est morte, il y a six ans, à l'âge de 67 ans, après une très longue maladie qui aurait été, d'après les médecins, la suite d'une pneumonie. L'un et l'autre furent toujours d'une santé très robuste.

« Moi-même j'ai actuellement 36 ans. Je suis la 6e enfant d'une famille de 8, dont l'aîné est mort à 17 ans accidentellement. Tous les autres sont vivants et bien portants. Je n'avais jamais fait de maladies sérieuses, et il est même à remarquer que j'avais une santé très florissante. Mon travail à la maison consistait à vaquer à tous les soins du ménage qui étaient assez nombreux et assez pénibles.

« La longue maladie de ma mère qui dura 4 années avant d'aboutir à la mort, et qui exigea des soins continus, et différentes contrariétés de famille ont peut-être été des causes adjuvantes ou occasionnelles de ma maladies. Jusqu'au milieu de l'année 1900, je ne ressentis que des malaises vagues, une certaine lassitude, sans troubles graves, lorsque le 1er juin 1900 je tombai inanimée dans la rue en rentrant chez moi; j'eus en outre deux syncopes ce jour-là. La veille et l'avant-veille je m'étais surmenée à de gros travaux de ménage, ce qui fut peut-être la cause de ce brusque début. Depuis lors je puis dire que j'ai traîné une vie misérable, incapable presque de tout travail.

« Je vis plusieurs médecins, mais ne retirai des médicaments guère de profit. Au début j'eus quelques insomnies, du moins j'arrivais à m'endormir très tard vers le milieu de la nuit, même vers 4 heures du matin, mais ceci dura peu et bientôt tout mon mal sembla se fixer sur les fonctions de la digestion.

« La douleur la plus violente siégeait au niveau de l'estomac; je ressentais également très souvent une douleur en plaques brûlantes au niveau des reins, dans le dos.

« Je n'ai jamais eu de maux de tête ou de douleurs aux tempes; dès que j'essayais de manger les douleurs étaient intolérables, accompagnées de baîllements, émissions de gaz, ballonnements, points, sans pouvoir me coucher du côté droit ou du côté gauche; alternatives de constipation et de diarrhée. Les médicaments n'y faisaient guère; toutefois, je dois dire que je n'en ai point abusé. J'ai pris pendant toute la durée de ma maladie environ 3 ou 4 flacons de chloridia à raison d'une cuillerée à café dans un peu d'eau avant le repas. Ajoutez à cela quelques cachets de pepsine et autres médicaments digestifs.

« Lasse à la fin de cet état, je suis partie pour Paris et suis entrée d'abord à l'hôpital Saint-Antoine, dans le service du Dr X...., le 2 mai 1902. Je n'y suis restée que 19 jours, où je fus soignée par de grands lavages de l'intestin, un à deux par jour, et le massage de l'abdomen. A la suite d'un léger accès de fièvre dû, je crois, à l'ingestion de viande, je partis de l'hôpital de mon plein gré, et malgré la défense formelle du médecin, persuadée que par ce traitement je n'obtiendrais jamais ma guérison. J'étais entrée à Saint-Antoine avec un poids de 56 kilogrammes, je n'en avais plus alors que 47.

« Aussi voulais-je retourner aussitôt au pays. Ce ne fut pas sans difficulté qu'après être restée 5 jours à l'hôtel, je me décidai à aller à la consultation de la Salpêtrière, où j'entrai le 27 mai 1902 dans un état d'affaiblissement considérable. Je fus mise aussitôt à l'isolement et au lait (successivement 2, 3, 3 1/2, 4, 4 1/2 et 5 litres par jour). Je me suis demandée alors sérieusement (et je l'ai demandé d'ailleurs à M. Egger) si on me traitait comme folle ou si par hasard je l'étais devenue. Néanmoins je ne fus pas peu effrayée lorsqu'on voulut me faire manger des côtelettes de mouton. Il y avait deux ans que je n'en mangeais pas, pas plus que du pain.

« Après des difficultés et des velléités de quitter l'hôpital, je ne fus pas peu étonnée le soir en me retrouvant encore en vie après un tel excès. Malgré les grandes chaleurs, au bout de 15 jours, mon poids avait augmenté de 1 kilogramme.

« Vous aviez exigé à mon entrée un séjour de 2 mois à l'hôpital. Le 9 juillet, c'est-à-dire 18 jours avant l'époque fixée, j'en sortais avec un poids de 50 kilogrammes.

« Depuis lors mon état ne s'est pas aggravé, puisque mon poids actuel est de 60 kilogrammes. Toutefois je ne considère pas ma guérison comme complète et définitive, il me reste encore une certaine faiblesse de l'échine qui ne me permet pas de faire un travail continu. Cependant j'ai la grande consolation d'avoir vu depuis ma sortie de l'hôpital mon poids augmenter encore, j'ai pu depuis ce moment manger comme tout le monde, moi qui ne pouvais me nourrir que par expédient.

« Telle est, Monsieur le Professeur, mon histoire.

« Je ne puis que joindre, en terminant, l'expression de la profonde gratitude de votre toujours reconnaissante. »

La malade fut soignée par le traitement employé à la salle Pinel, isolement, lait et psychothérapie. D'une nature confiante et droite, la psychothérapie paraissait devoir agir rapidement chez elle; elle rencontra cependant plusieurs difficultés par suite de l'échec des traitements antérieurs et aussi par ce fait que la malade vit avec un frère médecin, et était imbue d'idées médicales qu'elle avait assimilées à sa manière. Au début de l'alimentation ordinaire, terrifiée à l'idée d'être obligée de manger un bifteck, chose qu'elle n'avait faite depuis deux ans, elle faillit quitter brusquement l'hôpital et il fallut toute l'autorité et tous les raisonnements du Pr Dejerine pour l'obliger à rester et à se soumettre à l'alimentation ordonnée.

Six semaines après la lettre que nous publions, le Pr Dejerine recevait une lettre du frère de la malade, docteur en médecine, « confirmant la parfaite guérison de sa sœur ». En mai 1903, nouvelle lettre indiquant un parfait état de santé. Enfin au 1er janvier 1904 la malade dit que sa santé est excellente.

Observation XXXI

Gastropathie chez une neurasthénique (Le mari souffrait de l'estomac depuis plusieurs années; neurasthénie conjugale probable). — Guérison.

26 ans, entrée 17 novembre, sortie 3 décembre.

Antécédents héréditaires et familiaux. — *Père* mort à 32 ans, des suites d'une fluxion de poitrine. *Mère* morte de rupture d'un anévrysme.

Elle a eu une sœur morte à 9 ans.

Antécédents personnels. — La malade a eu la fièvre typhoïde à 3 ans et demi, cette fièvre et les accidents consécutifs auraient duré 6 mois.

Elle eut ses premières règles à 11 ans, et elle a toujours été bien réglée depuis.

Elle se maria à 17 ans et elle eut une fille à 21 ans.

Début des accidents nerveux. — A l'âge de 23 ans la malade eut une fausse couche après 3 mois de grossesse, à la suite d'une frayeur.

Après cette fausse couche elle eut une crise de neurasthénie qui dure pendant 18 mois.

A 25 ans, la malade commença à souffrir de l'estomac. Il est important de dire que son mari souffre de l'estomac depuis environ 6 ans.

Les premiers troubles qu'elle éprouva consistèrent en des sensations de pesanteur, qu'elle comparait à la sensation d'une pierre qui aurait été placée dans son estomac.

En même temps elle devint nerveuse, impressionnable, facilement irritable.

Les émotions avaient une influence considérable sur ces sensations gastriques.

La moindre émotion survenant au moment d'un repas, occasionnait de vives douleurs et empêchait la malade de manger.

Depuis 5 mois elle ne prend plus d'aliments solides, elle s'est d'abord nourrie uniquement de bouillon, à l'heure actuelle elle ne prend que du lait.

Elle est reçue à la salle Pinel le 17 novembre.

Examen. — En dehors des troubles gastriques que nous venons de signaler, la malade se plaint de faiblesse générale.

Elle n'a jamais souffert beaucoup de la tête ; mais elle a des étourdissements.

Elle se plaint encore de douleurs de jambes, et de douleurs de dos.

Les urines sont normales.

Son moral est assez touché, elle est inquiète de son état et se préoccupe surtout de sa maladie d'estomac qu'elle croit grave.

Elle est soumise à l'isolement, au régime lacté, au traitement psychothérapique. On lui explique qu'elle n'a pas de maladie d'estomac réelle, et elle convient elle-même de l'influence nocive exercée sur son imagination par les soins constants donnés à la maladie de son mari.

Après une dizaine de jours de régime lacté absolu, elle est mise très rapidement à l'alimentation ordinaire qu'elle supporte sans douleurs d'estomac.

Les autres troubles ont disparu facilement.

Elle nous quitte complètement guérie.

Poids :	17 novembre. . .	66 kgr 500
	25 — . . .	67 »
	2 décembre . . .	67 500

Il s'agit dans ce cas d'une gastropathie (suggérée presque certainement par la maladie d'estomac du mari) chez une femme ayant déjà présenté de la neurasthénie. — Quant aux accidents neurasthéniques actuels ils étaient relativement peu importants.

Observation XXXII

Gastropathie neurasthénique survenue dans la période de la ménopause. — Accidents hystériques anciens. — Peu de stigmates actuels. — Intoxication ethylique par vins médicamenteux surajoutée à la gastropathie. — Guérison.

45 ans, entrée 22 janvier, sortie 25 février.

Antécédents héréditaires et familiaux. — Son *père* a toujours été nerveux et impressionnable. Sa *mère* est également très nerveuse.

La malade a des frères et des sœurs ; un frère est neurasthénique, une sœur a des crises de nerfs.

Sa mère, dit-elle, a eu une frayeur quand elle était enceinte, quelque temps avant la naissance de la malade.

Antécédents personnels. — Pendant sa jeunesse sa santé fut bonne. A l'âge de 18 ans elle eut des crises de nerfs, environ une fois par mois jusqu'à 25 ans. Elle écumait, dit-elle, mais ne se mordait pas la langue, ne perdait pas ses urines pendant la crise.

Mariée une première fois, elle fut très malheureuse en ménage. Elle avait des accès de désespoir, elle désirait mourir mais ne voulait pas se suicider, dans ce but elle allait se promener pieds nus dans la neige afin de contracter une fluxion de poitrine.

A l'âge de 37 ans ses chagrins de ménage étant devenus intolérables, elle résolut de se suicider et elle absorba une forte dose de laudanum.

Elle fut gravement malade, se rétablit cependant, et à la suite de cette tentative elle se sépara de son mari.

Quatre ans plus tard à l'âge de 41 ans, quelqu'un en qui elle avait placé sa confiance acheva de la ruiner et de nouveau dans une crise de désespoir elle attenta à sa vie en se tirant un coup de révolver.

A l'âge de 43 ans elle se remaria, son second mari est bon pour elle et elle est heureuse en ménage.

Début des troubles actuels. — Il y a un an la malade, qui déjà antérieurement avait éprouvé quelques sensations de pesanteur après le repas, commença à souffrir plus sérieusement de l'estomac. Les digestions devinrent très pénibles, elle eut des bouffées de chaleur, des malaises, elle perdit l'appétit et ressentit des crampes d'estomac.

Elle maigrit rapidement et elle estime qu'elle a perdu 10 kilogrammes de son poids dans l'espace d'un an.

Elle entre le 23 janvier 1903 dans le service du Pr Dejerine.

Examen. — La malade se montre très émotive, elle pleure très facilement, son facies est toujours anxieux, sa parole est brève, rapide.

Elle se plaint des troubles d'estomac que nous avons déjà mentionnés : difficulté de digestion, douleurs, crampes, perte d'appétit, etc.

Elle a de plus des maux de tête prédominant au niveau du front.

Elle a des palpitations fréquentes, de l'insomnie.

Nous constatons :

Une légère hypoesthésie du côté droit.

Le champ visuel n'est pas rétréci.

Les réflexes tendineux sont normaux.

Les réflexes pharyngien et cornéen sont un peu faibles.

Les urines sont normales.

Elle accuse encore des phénomènes d'un autre ordre :

Des crampes dans les mollets,

Des tremblements des mains,

Des pituites matutinales,

Des cauchemars spéciaux (bêtes, chutes dans des précipices).

Dans le but de se soigner, la malade a pris la série connue des vins dits fortifiants, et c'est probablement à l'abus de ces vins, que sont attribuables ces derniers accidents de nature manifestement éthylique.

Elle est soumise au traitement habituel, isolement, repos, régime lacté, psychothérapie.

Anxieuse, très émotive à son arrivée, elle se calme peu à peu et s'alimente de mieux en mieux.

Le 17 février, la malade est changée de lit pour les besoins du service, elle se persuade que c'est une punition, se forge des idées fausses et va moins bien pendant 2 jours, puis tout rentre dans l'ordre.

Le 22 février, elle est transformée, ne se plaint plus que de quelques légers malaises.

Le 25 février, elle nous quitte guérie, sa figure est devenue calme et souriante; elle est remplie de bonnes résolutions et se sent plus forte. Elle s'alimente bien, les digestions ne sont plus pénibles, elle a engraissé.

Poids :			
23 janvier. . .	42 kgr	»
27 —	43	500
3 février. . .	44	500
10 — . . .	45	»
17 — . . .	45	500
24 — . . .	46	»

L'état de cette malade était complexe, les antécédents nerveux abondent dans sa famille, elle a eu nettement des crises d'hystérie. La maladie pour laquelle nous l'avons soignée doit être considérée plutôt comme une gastropathie neurasthénique survenue dans la période de la ménopause avec accidents éthyliques surajoutés.

Observation XXXIII

Gastropathie nerveuse datant de 13 ans. — Éructations. — Asthénie intense. — Douleurs de la région lombaire et des jambes. — Guérison.

34 ans, entrée le 30 janvier, sortie le 29 avril.

Henriette L... née à Toulouse, le 20 janvier 1869.

Antécédents héréditaires. — Le *père* est relativement bien portant, a fréquemment des bronchites. La *mère* a souffert de l'estomac pendant 15 ans.

Antécédents personnels. — La malade a eu la coqueluche, la rougeole et la variole.

A l'âge de 7 ans elle a été atteinte d'eczéma.

A 11 ans elle a eu un ictère déterminé par une frayeur.

Elle fut réglée à 12 ans et demi.

Elle a eu la fièvre typhoïde à 15 ans, suivie d'une légère diminution de la mémoire.

Début des accidents actuels. — (Nous passons rapidement sur les antécédents de cette malade, car nous donnons plus loin son auto-observation). A 21 ans, en 1889, la malade déjà surmenée et très préoccupée, éprouve une grande frayeur en chemin de fer. Elle avait ses règles à ce moment, elles s'arrêtèrent brusquement et la malade éprouva des étouffements, des suffocations, des palpitations.

Elle eut bientôt des malaises après les repas, de la constriction à la gorge. Elle perdit l'appétit, souffrit de l'estomac, et eut des crises de larmes. Son caractère devint profondément triste, elle se découragea et ne pouvait travailler que très difficilement.

Elle étudia des livres de médecine, et se crut atteinte de plusieurs maladies. Elle recourait souvent à l'éther et à l'eau de fleurs d'oranger.

De 1889 à 1891 sa santé eut des périodes d'amélioration et d'aggravation. Son état subit une aggravation du fait d'une maladie grave de sa mère.

Elle eut des phobies fréquentes.

En 1893 elle eut de l'anesthésie généralisée.

En 1898 au contraire elle eut de l'hyperesthésie assez marquée.

Elle fut traitée par plusieurs médecins pour de la dyspepsie nerveuse, de la neurasthénie, de la dilatation d'estomac, aucun traitement ne lui apporta un soulagement durable.

En 1899 son état est plus grave, elle est très abattue, sans force, souffre des jambes et des reins, et est très amaigrie.

Jamais à aucun moment la malade n'a présenté de véritables crises de nerfs, mais souvent elle a eu des accès de larmes et une sensation de constriction à la gorge.

De mai à novembre 1902, elle vit à la campagne, elle s'améliore quelque peu, mais en rentrant à Toulouse elle se sent de nouveau reprise de ses troubles.

Elle se décide à venir à Paris pour consulter à la Salpêtrière.

Le 30 janvier 1903 elle est reçue à la salle Pinel.

Examen. — Elle se plaint surtout de ne pouvoir s'alimenter, elle ne peut supporter, dit-elle, que le lait et les œufs.

Chaque ingestion de liquide est suivie d'éructations nombreuses.

Elle souffre des reins et des jambes, il lui est impossible de faire aucun effort physique ou intellectuel un peu prolongé. A midi elle se sent épuisée et ne peut plus se livrer à aucune occupation pendant le reste de la journée.

Elle a de l'hyperesthésie très marquée des régions dorsale et lombaire.

Les urines sont normales.

Elle est soumise à l'isolement, au régime lacté.

Elle est intelligente et confiante, et très accessible à la psychothérapie.

Nous lui expliquons d'abord que les éructations qui suivent une ingestion même très minime de lait ne sont ni justifiées, ni utiles; ces éructations ne la soulagent qu'en apparence, pendant un instant seulement, et elle peut les faire disparaître par la volonté. Au bout de 8 jours ces éructations qui dataient de plusieurs années avaient définitivement disparu, et la malade dit dans l'observation qu'elle nous a écrite elle-même : « Les renvois fréquents qui se produisaient principalement après l'absorption de quelques gouttes de liquide disparurent au bout de 5 à 6 jours; bien persuadée cette fois qu'ils ne devaient pas exister, je fis de violents efforts de volonté pour les combattre et les faire cesser définitivement; aujourd'hui je n'y pense plus du tout. »

Les autres troubles disparurent également peu à peu.

La malade resta un mois à l'isolement complet, 15 jours au régime lacté absolu et prit jusqu'à 5 litres de lait par jour. Elle fut ensuite alimentée avec du lait, des œufs, de la viande crue, de la purée de pomme de terre et reprit facilement l'alimentation ordinaire.

Elle quitte la salle Pinel le 29 avril en très bon état de santé.

Poids :			
31	janvier. . .	53 kgr	»
3	février . . .	53	500
10	— . . .	54	500
17	— . . .	54	500
24	— . . .	54	500
3	mars . . .	55	
10	— . . .	55	500
17	— . . .	56	»
24	— . . .	57	»
31	— . . .	57	500
7	avril. . . .	58	»
14	— . . .	59	»
21	— . . .	59	500
28	— . . .	59	500

Nous avons revu cette malade à différentes reprises depuis qu'elle a quitté l'hôpital. Tout récemment encore en décembre 1903, soit 8 mois après son départ, nous avons eu des nouvelles de sa santé qui reste bonne.

L'histoire de cette malade intelligente et instruite racontée par elle-même, nous semble intéressante à publier, elle est celle de nombreuses institutrices, de bien des neurasthéniques et la genèse des troubles nerveux y est particulièment bien exposée.

Cette auto-observation pourra paraître bien longue ; nous avons tenu à la laisser entière, parce qu'elle donne une idée juste de l'état lamentable, dans lequel se traînent pendant des années de malheureux gastropathes, dont les récits sont plus *vécus* que toute observation schématique. Ces longueurs, ce luxe de détails sont, on le sait, très caractéristiques de l'état mental des neurasthéniques.

Causes. — « Les causes de ma maladie sont fort anciennes, et pour les rechercher, il me faut remonter à mon début dans l'enseignement en 1888.

« J'ai été nommée à La ... au mois d'octobre de cette année, après avoir passé en bonne santé les trois années d'études à l'École normale de Toulouse. J'en sortais robuste, animée du désir de bien réussir, avec le zèle, l'ardeur et le feu sacré des vingt ans.

« Il aurait fallu à mon caractère impressionnable, susceptible et soumis, une direction ferme et douce comme celle que je quittais, afin de pouvoir mettre à profit sans tourments et sans fatigues les conseils nécessaires à mon inexpérience. Mais, pour mon malheur, j'ai rencontré une femme à l'esprit injuste et mesquin, qui avait pour les élèves de l'École normale une aversion inexplicable, et leur manifestait de toutes façons ses sentiments hostiles.

« Cette antipathie sans raison était pour moi le sujet de préoccupations constantes, et, auprès de cette personne, n'ayant pas d'empire sur elle-même pour savoir donner ses ordres et faire ses critiques avec tact, mon existence fut tourmentée comme elle ne l'avait jamais été.

« Le travail quotidien était pénible, les préparations de leçons et la correction des cahiers m'obligeaient souvent à veiller jusqu'à minuit ou une heure. En plus des services fréquents de surveillance (nous n'étions que trois), il existait des services supplémentaires pour les exercices religieux, les offices le dimanche, et en semaine le catéchisme à l'heure du déjeuner; il fallait, ces jours-là, prendre son repas à la hâte sans avoir eu le temps de le préparer convenablement. Je ne m'en inquiétais pas trop, je n'avais jamais connu les maux d'estomac.

« Le surmenage physique et intellectuel, les préoccupations morales, la perte de l'appétit, ont eu raison de mes forces, et à la fin de l'année scolaire, j'étais déjà bien affaiblie : la moindre émotion m'ébranlait fortement ; aussi ai-je vivement ressenti le contre-coup d'une peur en chemin de fer, un soir de juillet, à mon retour de La... ; c'était pendant la mauvaise période du mois ; le lendemain, les fonctions étaient arrêtées et je ressentis aussitôt des malaises nerveux auxquels je ne prêtais pas attention ; des étouffements, des suffocations, des palpitations m'obligeaient souvent à sortir de ma classe pour prendre l'air.

« Je comptais sur les vacances pour me remettre : mais deux mois n'étaient pas suffisants, et la malchance me poursuivant, je tombai malade d'une angine à la fin de septembre, et je n'étais pas rétablie pour la rentrée, mais de peur de contrarier ma directrice, je suis revenue quand même à mon poste.

« Notre médecin, un vieux docteur qui m'avait soignée de la fièvre typhoïde quelques années auparavant, me trouva simplement de l'anémie et m'ordonna un vin soi-disant fortifiant, le résultat fut désastreux, et, durant tout le mois d'octobre, les malaises nerveux s'accentuèrent de plus en plus ; je ne travaillais plus que par excitation ; je ne mangeais plus et je m'affaiblissais chaque jour. J'avais fréquemment recours à l'éther ou à l'eau de fleurs d'oranger pour me calmer un peu ; mais l'apaisement était de courte durée.

Ces malaises survenaient principalement pendant ou après les repas et se terminaient toujours par une crise de larmes ; parfois, je n'osais plus me mettre à table, une forte contraction de la gorge m'empêchait d'avaler, et toujours une même obsession me poursuivait : la peur de la mort.

Le mal s'aggravant, cette frayeur ne me quittait plus ; je n'ai cependant jamais perdu connaissance. Une simple allusion à des pensées tristes, la vue d'une personne malade ou blessée, le bruit, le mouvement, jusqu'au passage d'un corbillard près de moi, suffisaient à provoquer ces troubles dont je parlais précédemment. Il n'était pas possible de me laisser seule un moment, tant mes angoisses étaient vives, et c'était toujours en courant que ma pauvre mère s'absentait. Je ne supportais la présence d'aucune autre personne, parente ou amie, tant il me fallait faire d'efforts considérables pour réfléchir et entretenir une conversation.

« La lecture m'était insupportable. Je ne recherchais plus que les livres de médecine ou les dictionnaires dans lesquels je m'attachais surtout à découvrir les caractères de différentes maladies que je craignais ; la maladie de cœur était ma principale préoccupation. Les terreurs du jour étaient plus vives encore dans les longues nuits d'insomnie où je croyais toujours mourir subitement.

« Dans cet état, je ne pouvais plus rien faire.

Traitement. — « Je demandai alors un congé et le médecin, appelé immédiatement, me déclara atteinte de dyspepsie nerveuse et m'ordonna des cachets digestifs renfermant de la pepsine, puis des douches et des frictions sur les jambes seulement. Il prit la chose le plus plaisamment du monde disant — je répète son expression — que pour me guérir il suffisait de me « flanquer à l'eau », qu'il me fallait surtout réagir et faire preuve de plus de volonté.

« Cette façon ironique de me traiter ne me donnait guère de courage ; j'avais déjà déployé tant d'énergie pour me maintenir jusque-là que je n'en avais plus du tout et que tout effort de volonté m'était devenu impossible à ce moment, tant je me sentais malade.

« Le repos et les bons soins dont j'étais entourée m'améliorèrent un peu ; mais la volonté ne revenait guère. Il fallait m'obliger à sortir, et quoique accompagnée partout, j'avais toujours peur dans la rue, et quand j'avais dans l'esprit de ne pas pouvoir aller plus loin, je n'avançais plus. La même peur me poursuivait continuellement : me trouver mal et mourir. Enfin, au bout de trois ou quatre mois, j'arrivais à sortir seule, mais tout près de la maison. Je faisais de grands efforts pour chasser mes obsessions, et, malgré tout, je n'étais rassurée dans mes promenades que si je me dirigeais du côté de la pharmacie, avec cette intention d'y entrer si je me trouvais mal. Jamais aucune indisposition n'est venue justifier ces craintes, et elles s'apaisèrent peu à peu.

« Je sortais fréquemment, et assez loin pour m'affermir dans cette pensée que j'en étais capable, et peu à peu la volonté revint ; mais il me restait toujours une grande difficulté au travail intellectuel, à tous les travaux assidus. Un séjour à la campagne m'aurait fait grand bien ; mais ma mère, souffrante depuis longtemps, devint plus malade ; à la souffrance morale causée par son état vinrent s'ajouter les fatigues physiques que m'occasionnaient les soins de ma malade et ceux du ménage ; me guérir dans ces conditions était impossible.

Première rechute 1891. *Causes.* — « Je repris cependant mon service à Pâques de l'année 91. J'ai passé l'été à grand'peine pour retomber de nouveau l'hiver, toujours avec les mêmes symptômes : violentes palpitations, perte de l'appétit, renvois fréquents au moment des repas et même à jeun ; dilatation d'estomac, constipation. Je prenais très peu d'aliments, encore moins de boisson, tant la sensation d'étouffement, de dilatation m'était pénible. Obligée de me reposer de nouveau, je passai encore l'année dans des inquiétudes continuelles, causées par la santé de ma mère toujours très chancelante. Un moment, le médecin qui la soignait l'avait abandonnée et condamnée ; mais je l'ai ignoré pendant longtemps parce qu'il avait conseillé à mon père de m'éloigner, disant que ce coup me serait fatal et qu'au lieu d'une il en perdrait deux. Désespéré, mon père obtint une consultation du Dr Potain, et, suivant les prescriptions de ce grand maître, un autre médecin entreprit de la soigner et de la guérir.

Traitement. — « Ce jeune docteur m'examina en même temps et me prescrivit des cachets pour la digestion, cachets renfermant de la pepsine, du quinquina et de la rhubarbe, puis il m'ordonna des douches aussi chaudes que possible pour abattre complètement le système nerveux, et recommanda de baisser graduellement la température pour en arriver à la douche froide. Je cessai bientôt les cachets auxquels j'attribuais certains malaises que je ressentais, je continuai seulement l'hydrothérapie et j'obtins un peu de soulagement.

« Cependant, l'estomac ne fonctionnait pas encore normalement, et tout en choisissant mes aliments, je ne pouvais pas manger en quantité suffisante ; la plupart du temps je me réveillais au milieu de la nuit avec une angoisse indéfinissable et mon éternelle obsession : la peur de la mort ; après de nombreux renvois qui me comprimaient le cœur, j'étais soulagée et je me rendormais ; mais au réveil je n'étais pas reposée.

« Le médecin de ma mère lui ayant recommandé une saison à Salins, nous partions aux vacances de 91 dans le Jura où un mois de séjour nous fit à tous trois le plus grand bien.

« En avril 92, je fus nommée à Ba... C'était une laïcisation, et quoiqu'ayant peu d'élèves, il fallut beaucoup travailler, faire du nouveau, et, en pareil cas, se montrer supérieure auprès de l'Administration.

« La belle saison d'été, la situation du pays en pleine campagne, et le bonheur d'avoir une directrice juste, douce et affectueuse contribuaient à me maintenir dans mes nouvelles fonctions encore pénibles ; là, je fus malade d'une pharyngite qui ne m'empêcha pas de continuer mon service, mon médecin m'envoya dans une clinique pour m'y faire soigner ; malgré cela, je passai quand même avec courage la période d'avril à octobre. J'aurais peut-être pu tenir ainsi quelque temps ; mais, à la rentrée, je fus nommée, par avancement à Tarbes. Là, de nouvelles fatigues m'attendaient ; je me rendais chaque jour à mon école avec une heure et demie de voyage, et j'avais une classe de 70 élèves.

« Je prenais très souvent une douche froide bien cinglée ; j'éprouvais aussitôt une sensation de bien-être qui semblait m'enlever instantanément toute fatigue et toute surexcitation ; le lendemain, c'était encore la même chose.

Deuxième rechute 1893. *Causes.* — « Je me suis maintenue tant bien que mal jusqu'en novembre 93 ; j'étais rentrée au mois d'octobre déjà fort excitée par un séjour d'un mois à la mer, sur la plage de Royan ; ensuite le surmenage et l'alimentation toujours insuffisante ne tardèrent pas à ramener la faiblesse et l'agitation.

« Les malaises dont j'ai déjà parlé devenaient de plus en plus fréquents et me mettaient dans l'impossibilité absolue de réfléchir et de parler dans ma classe. Une violente émotion dans un mauvais moment m'amena encore d'autres troubles auxquels j'attribuais l'aggravation de mon état; les fonctions périodiques ayant cessé brusquement, il se forma quelques jours après, une glande assez volumineuse dans l'aine, du côté droit; j'étais gênée dans la marche et je souffrais de douleurs et d'engourdissements dans la jambe droite ; j'attribuais ces symptômes à l'existence de la glande : tous les matins je me demandais si je pourrais entreprendre mon voyage, tant je craignais de mourir pendant le trajet.

Symptômes. — « Au mois de novembre de l'année 93, je fus obligée de prendre un nouveau congé. Un soir, je souffris de douleurs très violentes dans le ventre ; mes parents s'ingénièrent à me donner mille soins sans parvenir à me soulager ; on dut courir au plus près chercher un médecin qui se disait spécialiste pour les maladies nerveuses. Il me fit poser sur le ventre un vésicatoire que j'ai gardé 13 heures et me fit prendre une potion renfermant de l'analgésine.

« De même que je cherchais dans toutes sortes de livres les caractères de différentes maladies, je voulais connaître aussi les propriétés de tous les médicaments qu'on me prescrivait, et je n'étais guère rassurée quand il me fallait absorber quelque chose de nouveau; j'étais toujours sûre d'avoir quelques moments d'indisposition, même quand le médicament n'aurait pas eu sur l'organisme plus d'action qu'un verre d'eau : cette crainte, je l'ai toujours conservée.

« Je prenais aussi deux fois par jour une cuillerée de bromure dans du lait.

« La peau était insensible sur toute la surface du corps ; je sentais à peine les piqûres d'épingles, et les dures frictions au gant de crin ; ce phénomène ne dura pas longtemps. Au bout de quelques jours, il me survint une série d'abcès gros et petits, en un bien mauvais endroit ; je me trouvais obligée de m'asseoir entre deux pliants et j'éprouvais beaucoup de difficulté à me coucher. Le médecin ordonna des bains de siège tous les matins ; il se forma ainsi trois séries d'abcès qui, une fois percés, me soulagèrent. Le teint jaune, terreux, s'éclaircit ; les accidents au cœur qui survenaient surtout le matin et après le déjeuner, furent moins fréquents.

Traitement. — « Le médecin me mit alors au régime sec : un œuf à la coque chaque matin en buvant un peu de thé léger et faire griller le pain ; aux repas de midi, beaucoup de purées, et comme boisson un peu de vin blanc coupé d'eau de Vichy. J'ai continué ce régime pendant plusieurs années, parce qu'il paraissait me réussir ; la nourriture moins liquide semblait m'alléger l'estomac ; la sensation de dilatation était si gênante et si pénible que je faisais souvent un repas tout entier sans avoir pris une goutte de liquide.

« Je pris une série de bains de tilleul et, comme j'allais mieux, je recommençai les douches, tièdes d'abord, froides ensuite ; comme reconstituant, je prenais avant les repas une cuillerée de kola granulée que j'ai bien vite laissée comme les autres médicaments.

« J'étais un peu améliorée ; dans l'été de l'année 1894, je partis à la campagne où deux mois de séjour me firent renaître à la vie ; mais la préoccupation de mes digestions m'absorbait toujours ; je ne mangeais guère, je buvais encore moins, et j'avais toujours beaucoup de palpitations après les repas, le contact des vêtements à l'estomac m'était parfois insupportable : je faisais une promenade très lente après le repas, car depuis les débuts de la maladie jusqu'à ce jour, il ne m'a jamais été possible de marcher d'un pas alerte ; quand je me risquais à précipiter mes mouvements, j'avais des palpitations suivies de malaises et je ralentissais aussitôt ; je craignais tant une maladie de cœur. A ce moment, j'étais en bonne voie et le moral était bien meilleur, grâce à l'isolement, à la solitude que je trouvais dans notre petite campagne ; le jour où il fallait faire une visite et causer, j'allais plus mal et le sommeil s'en ressentait ; d'ailleurs, toute fatigue, principalement celle de la parolé, semblait me dilater l'estomac.

« Dans ces conditions, il m'aurait fallu un long repos que je n'ai pas osé prolonger dans la crainte de déplaire à l'Administration et à mon père qui avait peur de contrarier mes supérieurs et de me voir remplacer définitivement à mon poste.

« Je repris donc mon service à Ta... en octobre 1894, avec toutes mes appréhensions et mes fatigues, je ne me sentais jamais reposée, et je commençai dès lors à souffrir de maux de reins. J'avais malgré tout la satisfaction d'avoir une classe agréable et surtout une grande tranquillité d'esprit dans mon service. Mais je ne reprenais jamais le dessus, loin de pouvoir augmenter la nourriture pour me rendre des forces, j'étais obligée de la diminuer tant les digestions m'étaient pénibles.

« Cependant, les médecins m'avaient tant représentée auprès de mes parents comme une nature sans volonté, qu'il fallait obliger à réagir, que je me plaignais le moins souvent possible, de peur de m'attirer des reproches et de laisser prendre pour de la paresse mon désir de me reposer.

« D'un naturel très gai, je ne laissais rien paraître et, selon l'avis du médecin, je prenais part aux distractions quand l'occasion s'en présentait ; je n'en retirais qu'une vive surexcitation suivie d'une grande lassitude.

« En novembre 1896, je fus nommée à De,.. ; le trajet de mon domicile à mon école était très dur pendant la mauvaise saison d'hiver. Au jour de l'an, je restai huit jours à la maison avec un abcès dans l'oreille et une extinction de voix complète.

« A Pâques, je changeai pour revenir à Pe... avec une dernière classe de 80 élèves.

Troisième rechute 1899. *Causes remontant à l'année* 1896. — Là, je me sentis rapidement décliner ; cette tension continuelle de la volonté qu'il faut déployer pour en imposer à un jeune auditoire et le discipliner, cette énergie constante dont il faut faire preuve pour maintenir son autorité, la fatigue physique, et de plus des préoccupations morales, des chagrins que je n'avais pas l'espoir de voir se dissiper, tout cela fut pour moi une nouvelle cause de dépression profonde. Je sentais mes forces s'en aller graduellement pour faire place à une grande excitation; avec un quart d'heure de chemin à faire seulement, j'étais souvent obligée de prendre le tramway tant j'avais mal dans les reins et dans les jambes.

« Je me croyais atteinte d'une maladie incurable, et je n'espérais un peu de soulagement qu'avec le repos prolongé ; mais ce repos, je n'osais pas le prendre, n'étant pas comprise dans mon entourage, où l'on espérait qu'une réaction se ferait un jour ou l'autre sans m'obliger à laisser mes occupations, je ne comptai plus sur des jours meilleurs et je perdis tout espoir dans l'avenir.

« De plus, à l'âge où une jeune fille songe à s'établir, j'avais encore le souci perpétuel de ne pas pouvoir donner libre cours à mes pensées, à mes aspirations, et de chasser de mon cœur des sentiments bien légitimes qui pouvaient s'en emparer; dans cet état de santé, je n'étais pas plus capable de me marier que d'exercer ma profession, et pourtant j'avais au fond le secret espoir de me remettre en l'abandonnant; celui que j'avais rencontré n'était pas assez désintéressé pour m'accepter ainsi, et moi, je considérais comme un devoir de ne pas tromper un homme qui m'aurait épousée dans l'espoir de me voir garder une situation que j'aurais été obligée de quitter ; c'était alors la destruction d'un bonheur rêvé par un mari préoccupé surtout de « la lutte pour la vie » si difficile de nos jours. Il m'en coûtait beaucoup de voir se briser une affection que je n'avais pu combattre; mais, affectant d'avoir toujours été indifférente, j'ai paru mépriser l'homme et ses théories, tout en admettant dans une certaine mesure ces considérations matérielles.

« Après tant de souffrances et de déceptions, un immense découragement s'empara de moi; mais loin de négliger ma tâche, je m'y donnai au contraire avec plus d'acharnement; je trouvais dans l'accomplissement exagéré de mon devoir une certaine satisfaction qui m'enlevait un peu la préoccupation de moi-même, et je travaillais avec cette idée de mourir à la peine, telle qu'un soldat sur le champ de bataille.

« Je ne prenais plus aucun soin; j'avais alors une deuxième classe d'une trentaine d'élèves seulement ; mais je tenais à y préparer des certificats d'études et pour cela je gardais les élèves après les heures de classe ; de retour à la maison, je donnais une leçon particulière et je veillais ensuite pour les corrections et les préparations de leçons. Après le repas du soir, j'avais fréquemment des douleurs aiguës qui commençaient dans le dos, à la région de l'estomac, et s'étendaient ensuite dans l'estomac et le ventre ; je me couchais un instant et les douleurs s'apaisaient immédiatement, après quoi je reprenais mon travail.

Symptômes. 1er traitement. — J'ai marché de la sorte jusqu'en 1899 ; deux deuils successifs à la fin de l'année 1898, puis une angine hâtèrent ma dernière rechute. Je ne mangeais plus; je m'affaiblissais de plus en plus, et, tout en faisant des efforts prodigieux pour me maintenir, je sentais dans chacun d'eux une cause de dépérissement et d'excitation. Je souffrais de douleurs qui devenaient très violentes parfois. La maladie me paraissait désormais bien enracinée ; enfin, après une quinzaine de jours pendant lesquels la fièvre ne me quittait plus, je dus cesser mon travail pour demander un nouveau congé. On fit venir le médecin qui me trouva toujours de la neurasthénie, très prononcée, accompagnée cette fois d'hyperesthésie, phénomène contraire à celui qui s'était produit en 1893 ; il me trouva encore gravement atteinte et recommanda surtout le séjour à la campagne, puis des cachets de glycérophosphate de chaux; je les ai laissés au bout de quelques jours, comme j'avais fait des autres médicaments, et je ne conservais plus d'espoir que dans le repos à la campagne. Malheureusement, ma mère seule aurait pu me soigner et elle ne pouvait s'absenter. Les personnes ignorantes de la maladie, surtout celles de la campagne, prenaient pour de la force cette activité fiévreuse que je montrais et ne me ménageaient pas les fatigues ; je ne pouvais pas guérir. De retour à T... pour l'hiver, l'énervement me reprit de plus belle dans notre vie mouvementée qui me pesait tant.

« Je me trouvais cependant plus tranquille ; j'avais obtenu un congé illimité et je pouvais me reposer sans souci. Je ne pensais plus alors à faire le sacrifice de ma vie et je songeai aux moyens peut-être possibles encore de recouvrer la santé pour me conserver à ma famille et m'assurer mon avenir.

2e *Traitement*. — « C'est alors, au commencement de l'année 1900, qu'une amie trop crédule me conseilla d'aller consulter M. le Dr X... ; je n'avais jamais entendu parler de lui comme d'une célébrité ; mais rien que son titre m'inspirait quelque confiance et j'eus le malheur de persévérer pendant trois mois dans le traitement ridicule qu'il m'imposa.

« Le voici :

« Chaque matin, il fallait se purger au séné et à l'aloès, puis prendre un bain sulfureux suivi d'une douche ; à midi et le soir, une cuillerée d'un mélange renfermant une forte dose de bromure, et dans la journée il fallait boire de la tisane d'orties blanches.

« Le lait, les œufs, la viande, le beurre, l'huile devaient être exclus de l'alimentation ; elle devait surtout se composer de salade, de féculents de toutes sortes assaisonnés au sel et au vinaigre ; comme boisson de l'eau. Il me fit poser un vésicatoire à la pointe du cœur pour les douleurs et les palpitations dont je souffrais. Après un tel régime, j'avais une grande inflammation d'intestins qu'il était impossible de combattre et je maigrissais à vue d'œil. En trois mois, j'avais perdu seize livres. De 62 kilogrammes, que je pesais il y a treize ans, j'étais à 55 il y a quatre ans et à 47 kilogrammes après ce régime. La dilatation de l'estomac était de plus en plus pénible ; le ventre semblait tantôt distendu, tantôt comprimé ; à partir de ce moment, je remarquai un phénomène qui m'inquiéta tout d'abord et a persisté jusqu'à ce jour ; les urines moussaient et déposaient. Je demandai à ce sujet des explications à trois médecins ; l'un me donna pour cause mon état de surexcitation nerveuse, l'autre, les mauvaises digestions, enfin un troisième pensa que c'était une trop grande déperdition de phosphates.

« Je m'affectais encore de tout ce que je découvrais de nouveau en moi. Jamais je ne m'étais trouvée dans un tel état de dépérissement ; j'avais le visage recouvert de taches, de plaques d'un jaune foncé, surtout au front et autour des yeux; j'inspirais la pitié à tout le monde; dans mon entourage on m'avait même condamnée et mes parents ne dissimulaient pas leur inquiétude.

« La surexcitation seule me maintenait debout et jamais je ne pouvais goûter le calme, ni le bien-être d'un repos salutaire; au lit, j'étais plus mal encore; je souffrais dans le dos et les reins et n'étais bien dans aucune position.

« Après quelques violents malaises au cœur pendant lesquels je croyais mourir, je pris la ferme résolution de ne plus retourner voir le Dr X... qui ne trouvait rien autre chose à me prescrire et me répondait chaque fois : « continuez ».

3e *Traitement.* — « Découragée, désespérée, doutant de tout, n'ayant plus confiance en qui que ce soit, je résolus de partir à la campagne et de ne plus rien faire; cependant, dans un dernier et faible espoir de m'améliorer, j'allai consulter le Dr Y... Il m'ordonna alors des injections hypodermiques de 3 à 4 centimètres cubes environ d'un sérum composé principalement de phosphates et de chlorure de sodium; je devais me faire moi-même ces injections au ventre, tous les matins. Cette opération m'énervait à un tel point qu'au bout de quatre à cinq jours je la cessai et je ne fis plus rien.

« Les intestins étaient toujours bien malades; je m'efforçais quand même de manger, avec des alternatives de constipation et de diarrhée. Au commencement de juillet 1900, je fus prise d'une dysenterie qui dura huit jours consécutifs et me mit dans un état de faiblesse profonde. Je passais mes jours allongée sur le gazon; dix minutes de marche à peine étaient déjà trop; je n'avais plus la force de réagir.

« Je suivis alors le régime exclusif du lait (bouillies à la farine, à la revalescière, tapioca, crèmes); malgré cela, j'avais toute l'après-midi des renvois brûlants. J'ai vécu de la sorte jusqu'en décembre où je commençai à manger deux ou trois bouchées de viande blanche à midi, beaucoup de laitage encore et pas de pain.

« Je rentrai à T... trop faible pour pouvoir continuer à m'améliorer: mais je ne suivis plus aucun traitement; seul un pharmacien me fit essayer un extrait de kola coca, glycérophosphate à prendre aux repas. Trois ou quatre jours après, des palpitations violentes accompagnées de malaises me reprirent; effrayée à l'idée d'une maladie de cœur, je cessai.

« Je passai de nouveau l'été de 1901 à la campagne; j'étais un peu mieux, mais pas assez forte pour m'occuper seule de moi. Je me fatiguai encore trop, et revenue à T... pour l'hiver, l'agitation, les douleurs reparurent avec l'amaigrissement; je ne me nourrissais guère, et depuis le traitement du Dr X... j'avais une constipation des plus opiniâtres; je prenais surtout du lait et des œufs, mais peu ou pas de viande; et constamment des palpitations.

4e *Traitement.* — « Au mois de mars 1902, une amie, ayant entendu parler d'un pharmacien de Z... qui soignait d'après les analyses d'urines et avait, paraît-il, obtenu déjà de belles cures, m'engagea à aller le consulter. Il me trouva atteinte d'anémie nerveuse, disant que la neurasthénie était plutôt la maladie de ceux dont les facultés intellectuelles sont un peu affaiblies. Je lui fis part de ma frayeur d'absorber des médicaments ; mais, après m'avoir persuadée que ce qu'ilm'ordonnerait « serait supporté par un enfant de six mois » je me décidai à suivre son traitement ; mais il ne fournissait pas d'ordonnances et se refusait à donner la composition de ses médicaments : c'étaient des cachets à prendre avant le repas et une cuillerée d'un mélange après.

« Je suivis ce traitement pendant deux mois ; j'avais alors un peu plus d'appétit ; je prenais un peu plus de nourriture, mais la sensation de pesanteur et les battements de cœur, atténués aussitôt le repas par l'absorption du mélange, reparaissaient plus tard, et la digestion s'achevait péniblement avec des renvois acides et brûlants qui remontaient jusqu'à la gorge ; la bouche même me brûlait et j'avais souvent soif. Le soir, même après un léger repas, je souffrais plus encore, surtout si je me couchais trop tôt.

« Pendant tout le temps de la digestion, je ne pouvais marcher, tant la respiration était pénible, et tant je souffrais dans le dos et les reins.

« C'est dans cet état que le pharmacien en question me déclara guérie et capable de reprendre mon service.

« Je ne serais pas allée loin si je l'avais écouté ; je conservais d'ailleurs cette inaptitude au travail intellectuel qui me rendait si pénible tout effort de la pensée, et me mettait dans l'incapacité de faire une classe. Je me demandais souvent s'il fallait me condamner à passer constamment mon existence sans penser, comme l'animal ; la mort aurait été préférable, et j'étais de nouveau bien découragée.

« Après ce dernier traitement, je passai encore quatre mois à la campagne : de retour à T... en novembre dernier, je me crus un peu plus forte, mais je ne vivais encore que de lait et d'œufs principalement, et pas de pain.

« Toutes mes douleurs ne m'avaient pas quittée ; je ne pouvais me coucher sur le côté droit, tant les muscles étaient douloureux ; sur le côté gauche, j'avais des cauchemars. J'avais des bourdonnements d'oreilles ; je les ai encore. Je ne pouvais marcher loin, tant j'avais les jambes faibles ; à midi, j'étais assez fatiguée pour ne plus pouvoir rien faire ; aussi le reste de la journée était-il pour moi un surmenage ; je voulais faire un peu de gymnastique au Sandow pour me fortifier ; je ne le pouvais plus, tant les douleurs étaient aiguës. Malgré tout, dans l'espoir de me réhabituer un peu à mes fonctions, je priai l'Administration de me confier un de ses services d'études surveillées, où j'étais occupée deux heures chaque soir, à partir de quatre heures, c'était peu, mais encore beaucoup trop pour moi, et je voulais par n'importe quel moyen chercher à me soigner pour tâcher de me maintenir.

« Je retournai donc voir notre médecin. Il me proposa d'essayer des injections hypodermiques de cacodylate de soude, par série de dix ; il me fit espérer, sans être toutefois très affirmatif, qu'après la cinquième injection je retrouverais mon appétit et mes forces.

« Mais j'étais devenue trop sceptique, et avant de servir encore de sujet d'expériences, je voulais me renseigner auprès d'un docteur célèbre. L'idée me vint d'aller à la Salpêtrière consulter M. le Pr Dejerine dont j'avais déjà entendu parler; à ce moment, je lus dans le Bulletin municipal qu'il traitait plus particulièrement les affections du système nerveux. Je vis là enfin ma dernière planche de salut.

« M. le Pr Dejerine me dissuada d'entreprendre le traitement dont j'ai parlé tout à l'heure, et m'assura qu'il pouvait me guérir, si je consentais à entrer à l'hôpital. Devant une telle affirmation, donnée par un homme de qui, pour la première fois, je n'eus pas l'idée de douter comme de tous les autres, je me fis violence pour prendre une résolution qui me coûta énormément et me fit endurer pendant huit jours toutes les tortures morales.

L'idée surtout de ne pas prendre de médicaments me convenait, et, de plus, je comptais sur l'efficacité d'un traitement que j'avais déjà tant recherché à la campagne pour me soulager; cet isolement si salutaire aux tempéraments surmenés, et le régime du lait qui m'avait toujours si bien réussi.

« J'entrai donc le 30 janvier. L'amélioration fut lente au début; je passais par des alternatives d'espoir et de découragement.

« Les renvois fréquents qui se produisaient principalement après l'absorption de quelques gouttes de liquide disparurent au bout de cinq à six jours; bien persuadée cette fois qu'ils ne devaient pas exister, je fis de violents efforts de volonté pour les combattre et les faire cesser définitivement; aujourd'hui, je n'y pense plus du tout. La constipation opiniâtre dont je souffrais depuis quatre ans était ma principale préoccupation, et j'appréhendais le moment où il me faudrait prendre autre chose que du lait; aussi, dès que je commençai à prendre de la viande crue, mon état resta-t-il stationnaire pendant trois semaines, et mes craintes ne m'abandonnaient pas définitivement.

« Enfin, tous les principaux malaises, douleurs de dos, de reins, palpitations, s'atténuèrent; l'augmentation régulière du poids me rendit courage et je constatais alors un mieux sensible. L'espoir de pouvoir supporter une quantité suffisante me revint. Depuis les premiers jours d'avril, je me suis remise à manger du pain au repas de midi, quand, au mois de décembre dernier, je n'en prenais pas encore une bouchée; mais, jusqu'ici, j'éprouve après ce repas le besoin de sommeiller un peu; mais il est certain que cette lourdeur, cette nonchalance disparaîtront quand le beau temps permettra d'aller faire la digestion au dehors et non au lit.

« Aujourd'hui, la transformation de mon état de santé est telle que je crois avoir fait un retour en arrière, au temps où je ne songeais pas à mon estomac; les quelques rares douleurs de reins qui se font encore sentir de temps à autre ne m'inquiètent plus. Je suis dès lors convaincue de la bonne conformation des organes digestifs que je croyais malades pour toujours et ce sera sans hésitation que je me remettrai à manger comme autrefois.

« Quelques mois de repos au bon air de la campagne sont maintenant nécessaires pour m'affermir et me rendre capable de quelque effort, car, actuellement, un peu de faiblesse, jointe à la peur de voir revenir toutes mes anciennes douleurs, me rend encore pénible tout travail assidu, et tout effort de la pensée; mais je ne doute pas de voir revenir peu à peu cette aptitude au travail, perdue depuis si longtemps.

« J'ai certainement beaucoup souffert parce que je me suis trop étudiée ; mais je trouverai une large compensation dans le bonheur d'avoir reconquis la santé, bonheur vers lequel je m'achemine chaque jour.

« Aussi garderai-je une reconnaissance éternelle envers les bons et savants docteurs qui, par leurs soins intelligents, leur dévouement, leur patience à toute épreuve m'ont tirée de ce mauvais pas, et m'ont rendu, avec la santé, le bonheur de vivre et la confiance dans l'avenir. »

Nous avons revu plusieurs fois cette malade depuis sa sortie de la Salpêtrière ; son état est encore maintenant très bon.

Observation XXXIV

Vomissements, céphalée, consécutifs à un chagrin. — Hypoesthésie droite. — Hyperesthésie du cuir chevelu. — Disparition de la céphalée et des vomissements.

19 ans, entrée 14 janvier, sortie 25 février.

Antécédents héréditaires et familiaux. — *Père* 55 ans, asthmatique. *Mère* 45 ans, tempérament nerveux.

La malade a six sœurs, toutes sont très nerveuses, mais jamais elles n'ont eu de crises de nerfs.

Antécédents personnels. — Elle a été réglée à 13 ans et depuis a toujours eu ses règles normalement chaque mois.

Début des accidents actuels. — En janvier 1902, à la suite d'une violente discussion et d'un chagrin d'amour, elle a une première crise de nerfs. Cette crise est suivie d'un état méningitique grave, la malade est restée trois mois au lit et elle fut traitée par des applications de glace sur la tête. Pendant cette période, elle avait une crise nerveuse en moyenne tous les 15 jours. Elle avait presque d'une façon constante la sensation de boule.

Elle ne pouvait manger, elle vomissait tous les aliments, y compris le lait.

Cet état dure 3 mois, puis la malade s'améliore, elle reprend peu à peu la vie ordinaire en conservant cependant de la céphalée.

En novembre 1902, à la suite d'une nouvelle contrariété, les vomissements reparaissent après chaque repas. Ces vomissements n'ont aucun rapport avec l'alimentation; elle conserve parfois des aliments indigestes alors qu'elle vomit des aliments très digestibles.

Elle maigrit beaucoup, son caractère change, elle devient très irritable.

Elle entre à la salle Pinel le 14 janvier. Hypoesthésie doite très nette.

La malade est mise à l'isolement et au régime lacté et traitée par la psychothérapie.

Elle prend d'abord 2 litres de lait le premier jour, puis 4 litres de lait au bout de 8 jours.

Le quinzième jour du traitement, elle est mise à l'alimentation ordinaire.

Pendant les 5 ou 6 premiers jours, la malade avoue qu'elle a vomi en allant aux cabinets, elle affirme qu'elle n'a pas vomi depuis. Elle ne paraît pas franche, elle nous a fait souvent des mensonges et nous nous défions de ses affirmations.

A la fin de janvier, alors qu'on avait commencé à ouvrir ses rideaux, elle se plaint de forts maux de tête, elle est remise à l'isolement complet pendant 8 jours et la céphalée disparaît en partie.

8 février. — La malade se plaint de palpitations, de céphalée le matin au réveil.

Elle avait à son entrée à l'hôpital de l'hyperesthésie du cuir chevelu qui a maintenant disparu.

Elle a encore de l'hypoesthésie du côté droit ; la pression de l'ovaire gauche révèle une vive douleur.

Les réflexes rotuliens sont exagérés. Le réflexe pharyngien, le réflexe plantaire sont conservés.

Le 15 février, nous apprenons que, au commencement du mois, la malade a encore vomi quelquefois en cachette. Elle prétend qu'elle ne vomit plus depuis plusieurs jours.

Elle nous trompe encore une fois en faisant parvenir une lettre à ses parents, qu'elle supplie de venir la chercher. Ceux-ci décident de la laisser encore quelque temps.

Elle est soumise à une surveillance de tous les instants et on ne la laisse plus se lever, même pour aller aux cabinets.

Pendant 10 jours, nous sommes matériellement sûrs qu'elle n'a pas vomi, bien qu'elle soit au régime alimentaire ordinaire.

Le 25 février. — Les parents de la malade veulent l'emmener à la campagne, malgré notre désir d'affermir davantage sa guérison. Elle nous quitte en très bon état de santé.

Poids :			
	15 janvier. . . .	43^{kgr}	»
	20 —	44	»
	27 —	45	»
	3 février. . . .	45	500
	10 —	46	500
	17 —	46	500
	24 —	47	500

Chez cette malade la psychothérapie fut particulièrement difficile à employer et les résultats peu importants. Elle fit plusieurs tentatives pour nous tromper, et nous l'avons surprise plusieurs fois en flagrant délit de mensonge.

En tout cas il est un fait incontestable, c'est que malgré

les éléments d'insuccès, nous sommes parvenus à faire disparaître ses vomissements, à l'alimenter et à l'engraisser de 4kgr,500 en l'espace de six semaines. Nous aurions voulu garder cette malade encore quelques semaines, pour affermir sa guérison, mais cela nous a été impossible à cause de la faiblesse de ses parents.

Observation XXXV

Morphinomanie. Sténose du pylore avec apparence de tumeur, dilatation considérable de l'estomac, crises d'hyperchlorhydrie. — Amaigrissement énorme, perte de la moitié du poids du corps. — Absence de stigmates et d'antécédents hystériques. — Guérison complète de la morphinomanie, des troubles gastriques et de l'état mental.

35 ans, entrée salle Pinel, nº 3, 12 novembre 1902, sortie 8 mars 1903.

Antécédents héréditaires. — *Père* bien portant. *Mère* morte à 34 ans (cause inconnue).

Antécédents personnels. — La malade s'est bien portée pendant son enfance. Elle a été réglée à 15 ans.

Elle a eu deux enfants peu de temps après son mariage; ils sont morts tous deux vers l'âge de 2 mois.

Début des accidents actuels. — Cette femme avait toujours joui d'une superbe santé. Grande, obèse, elle pesait 110 kilogrammes. Sa santé commença à s'altérer il y a environ 18 mois et cela à la suite de préoccupations morales. Elle tenait avec son mari un petit commerce, les affaires, qui d'abord avaient assez bien marché, vinrent à péricliter. Elle s'en affecta beaucoup, commença à perdre l'appétit, à avoir des digestions difficiles, de la pesanteur au creux épigastrique, de l'insomnie. Puis apparurent des renvois acides, survenant assez régulièrement environ 5 heures après les repas, soit vers 5 heures de l'après-midi et 2 heures du matin. Elle semble avoir eu nettement à ce moment des crises d'hyperchlorhydrie, peut-être liées à un ulcère de l'estomac? Elle remarqua à plusieurs reprises du sang dans ses selles, mais ce sang était rouge et provenait vraisemblablement d'hémorroïdes.

La malade ayant consulté un médecin pour ses douleurs d'estomac, il lui ordonna des injections de morphine.

Le médecin venait d'abord les faire régulièrement, puis la malade se procura une seringue et de la morphine et était arrivée avant son entrée à l'hôpital, à se faire quotidiennement jusqu'à 30 centigrammes de chlorhydrate de morphine en injections sous-cutanées.

Elle continua à souffrir toujours de l'estomac et elle a en outre un besoin impérieux de morphine ; elle a dépensé depuis 18 mois des sommes considérables, pour sa situation, en frais de traitement.

La malade se présente à la Salpêtrière, demandant qu'on la débarrasse de sa morphinomanie et c'est dans ce but qu'elle est reçue salle Pinel le 12 novembre 1902.

Examen. — La peau de la région abdominale est flasque et relâchée. La malade se plaint d'une violente douleur au creux épigastrique. L'estomac est extrêmement dilaté, descend à 6 centimètres au-dessous de l'ombilic et sa sonorité remonte très haut vers l'aisselle.

Elle a des éructations acides fréquentes ayant leur maximum à 5 heures du soir et à 2 heures du matin.

L'ingestion des aliments ne détermine aucune douleur.

Le cœur et les poumons sont normaux.

Le foie est petit, la rate n'est pas appréciable.

Le réflexe pharyngien est exagéré et les réflexes rotuliens sont également exagérés.

La sensibilité est normale sur toute la surface du corps, il n'existe pas de zones hystérogènes. Les urines sont normales.

État mental. — Le moral est très déprimé. La malade est fort sceptique sur la possibilité de sa guérison. Elle entrevoit l'avenir sous des couleurs très sombres. Cependant il n'y a pas eu chez elle d'état mental neurasthénique appréciable avant l'apparition de son affection actuelle. C'était une femme courageuse et énergique ; mais actuellement elle est très frappée de son état et surtout de son amaigrissement. Elle a en effet perdu 55 kilogrammes en 18 mois.

Le jour de son entrée, la malade est isolée et mise au régime lacté, on lui affirme qu'il est facile de se débarrasser de la morphinomanie, on lui cite de nombreux exemples de guérison ; elle montre assez de confiance dans nos paroles et promet de s'efforcer de ne plus penser à sa passion.

Nous faisons l'ouverture et le drainage d'un très volumineux abcès de la fesse déterminé par une récente injection de morphine.

Dès le jour de l'entrée, la morphine est supprimée radicalement et remplacée pour la première nuit par une potion contenant 7 centigrammes d'extrait thébaïque et 4 grammes d'hydrate de chloral.

La malade ne peut dormir de la nuit.

Le lendemain matin, 13 novembre, elle a des vomissements bilieux.

Le 14 novembre, elle se plaint de souffrir violemment de l'estomac et elle vomit. Dans la soirée, on lui administre un lavement de chloral et de bromure qui lui procure un bon sommeil pendant toute la nuit.

Le 15 novembre, la malade se sent un peu mieux.

Le 16 novembre, on découvre un nouvel abcès de la fesse, qui depuis plusieurs jours entretient une température de 38°,5. Cet abcès est ouvert.

Les 17, 18, 19 novembre, la malade a des vomissements fréquents, des douleurs vives d'estomac, de l'insomnie, de l'agitation.

Le matin et le soir, on pratique la psychothérapie, nous encourageons la malade à la patience et elle espère un prochain soulagement.

Le 21 novembre, l'état général est déjà légèrement meilleur, les douleurs sont moins vives; elle absorbe 3 litres de lait sans vomir.

Le 22 novembre, elle prend 4 litres de lait, ne vomit pas et souffre moins.

Le 23 novembre, la malade prétend sentir depuis quelques jours du côté droit de l'ombilic une petite tumeur sur laquelle elle attire l'attention. Il existe en effet une tumeur dans la région du pylore, très nette et du volume d'une mandarine.

Un instant nous sommes troublés par cette constatation, nous nous demandons s'il n'existe pas un obstacle réel dans la région du pylore et s'il n'y aurait pas lieu d'intervenir chirurgicalement, avant d'attendre que la malade ne se cachectise. M. Dejerine pense qu'il s'agit simplement de spasme du pylore et est d'avis de continuer le traitement.

Le 24 novembre, la tumeur pylorique existe encore, mais est moins douloureuse à la pression.

Le 25 novembre, la contracture du pylore a disparu complètement.

Le sommeil est devenu bon, mais nous avions cru utile pour atténuer les effets de la suppression de la morphine de donner chaque soir un lavement de chloral et de bromure et un peu de sulfonal.

Afin de nous rendre compte du mode d'action du lavement, nous le remplaçons pendant quelques soirs par un lavement d'eau tiède et la malade continue à dormir parfaitement. Un soir nous le supprimons et la malade ne dort plus.

Il est évident que le lavement agissait, au moins en grande partie, par suggestion, aussi peu à peu nous arrivons à le supprimer, ainsi que le sulfonal, en expliquant à la malade qu'il lui est possible de s'en passer.

L'amélioration continue et, dans les premiers jours de décembre, on commence à remplacer le lait par des aliments solides.

En janvier, la malade paraît aller tout à fait bien, elle ne se plaint plus de son estomac, mange de bon appétit, mais elle engraisse peu.

Au début de février, elle attire l'attention sur un trouble dont elle n'avait jamais parlé ; chaque soir, pendant les premiers moments de son sommeil, elle a des régurgitations aqueuses qui l'incommodent.

Nous lui disons que, même pendant le sommeil, elle peut avoir de l'action sur ces troubles par la volonté et les faire disparaître.

Elle est un peu surprise de cette affirmation, nous lui prouvons que pendant notre sommeil nous sommes capables d'actes volontaires, de nous réveiller à heure fixe, de changer de position quand nous sommes mal à notre aise, etc.

Elle se rend à nos raisons et prend la résolution de lutter en s'endormant contre ses régurgitations et de ravaler au besoin le liquide jusqu'à ce qu'elle se soit débarrassée de cet ennui. Au bout de 3 jours, elle n'a plus de régurgitations.

En février, la malade se porte très bien, mange beaucoup et engraisse.

On lui donne la permission de faire quelques sorties pour essayer ses forces, elle arrive à faire six kilomètres sans fatigue.

Elle quitte l'hôpital le 8 mars, complètement guérie de sa morphinomanie et de ses accidents gastriques.

Poids :			
13 novembre	. . . .	55kgr	»
18 —	. . . .	56	500
25 —	. . . .	55	»
2 décembre	. . . .	54	»
10 —	. . . .	55	»
17 —	. . . .	55	»
23 —	. . . .	54	»
30 —	. . . .	55	500
6 janvier	. . . .	55	500
13 —	. . . .	55	500
20 —	. . . .	56	500
27 —	. . . .	57	500
3 février	. . . .	58	500
11 —	. . . .	59	500
17 —	. . . .	60	»
24 —	. . . .	61	»
3 mars	. . . .	61	»

La malade revient nous voir le 19 mars, elle est toujours en excellente santé et doit prochainement reprendre une occupation.

Elle a augmenté de plus de 12 livres depuis le commencement du traitement.

Cette observation est à retenir à plusieurs points de vue, d'abord par la guérison de la morphinomanie, mais surtout par la guérison des troubles gastriques. Ces troubles réalisaient le tableau classique de la sténose du pylore avec tumeur (tellement apparente que la malade la délimitait avec la main), avec dilatation énorme de l'estomac et crises d'hyperchlorhydrie. Étant donnés l'amaigrissement énorme et rapide de la malade, l'absence d'antécédents et de stigmates d'hystérie, une opération chirurgicale paraissait une indication formelle et nous-mêmes nous sommes arrêtés quelque temps à cette idée.

L'isolement et la psychothérapie ont eu raison de ces troubles et cette observation doit donner à réfléchir sur l'opportunité de beaucoup d'interventions chirurgicales, car rarement on rencontre en clinique une indication aussi précise d'opérer.

Remarquons également à la fin de l'observation, l'intervention de la psychothérapie pour mettre en jeu l'action de la volonté pendant le sommeil naturel.

OBSERVATION XXXVI

Vomissements consécutifs à chaque repas, datant de dix ans. — Pas ou peu de stigmates. — Ictère émotif. — Disparition complète des vomissements.

24 ans, entrée le 6 novembre 1902, sortie le 24 décembre.

Antécédents héréditaires et familiaux. — *Père* âgé de 63 ans, très bien portant. *Mère* morte à 49 ans de tuberculose pulmonaire, avait eu des vomissements fréquents pendant deux ans.

La malade a perdu une sœur de tuberculose pulmonaire. Elle a une autre sœur qui est chlorotique et deux frères qui sont bien portants.

Antécédents personnels. — La malade raconte que pendant deux ans, à partir de l'âge de 6 mois, elle aurait été complètement aveugle, puis sa vue serait revenue brusquement.

Jusqu'à 14 ans sa santé s'est maintenue bonne.

A l'âge de 14 ans, elle eut ses premières règles pendant deux périodes, puis elles furent totalement supprimées jusqu'à l'âge de 18 ans. Depuis l'âge de 18 ans les règles sont revenues mais très irrégulières, apparaissant tous les 15 jours ou tous les 2 mois. Elle a eu en outre des pertes blanches fréquentes.

Début des accidents actuels. — A l'âge de 13 ans, la malade perd sa mère qu'elle avait vue en proie à des vomissements fréquents pendant environ 2 ans. Elle éprouve un très violent chagrin, devient nerveuse, irritable, perd l'appétit et commence à vomir après chaque repas. Elle vomit ainsi 2 ou 3 fois par jour, un quart d'heure à 20 minutes après avoir mangé.

L'anorexie n'a cependant duré que quelques mois; vers 14 ans et demi la malade mangeait de bon appétit mais vomissait toujours.

Depuis l'âge de 14 ans jusqu'à maintenant, — c'est-à-dire depuis 10 ans, puisqu'elle a maintenant 24 ans — la malade a vomi au moins une partie de chaque repas. L'ingestion non seulement des aliments solides, mais encore des liquides et en particulier du lait était suivie de vomissements.

Malgré ces vomissements la malade conservait sans doute une certaine partie de ses repas, car, bien qu'étant un peu délicate et remplissant péniblement le métier facile de femme de chambre, elle ne fut jamais obligée de s'aliter.

Cependant entre 18 et 19 ans elle semble avoir eu de la chlorose et a dû garder le lit pendant un mois.

Depuis un an la malade remplit les fonctions d'infirmière.

Le 22 octobre 1902, une malade lui fait peur en courant après elle à la nuit tombante et le lendemain matin elle entre à l'infirmerie avec un ictère très prononcé.

La malade ne parle à personne de ses vomissements, considérant que ces accidents qui duraient depuis 10 ans étaient incurables. C'est seulement quand elle est installée dans le service que l'on s'en aperçoit. La nature nerveuse de ces vomissements durant depuis 10 ans, sans lésion d'estomac et avec un état général relativement bon ne fait aucun doute et la malade est transférée à la salle Pinel. Elle commence par refuser de se laisser traiter, disant que ses vomissements ne l'empêchent pas de vivre et de travailler et que l'on ne peut arriver à aucun résultat à ce sujet, elle demande à être seulement débarrassée de son ictère.

Examen. — La sensibilité est intacte sur toute la surface du corps, au contact, à la douleur, à la chaleur.

Il n'existe aucune zone d'hypoesthésie ni au niveau des ovaires, ni sous les seins, ni sur la tête, ni sur la colonne vertébrale.

Les réflexes plantaires sont faibles.

Les réflexes rotuliens sont très faibles, presque abolis.

Le réflexe pharyngien est aboli.

Il existe du strabisme de l'œil gauche, les pupilles réagissent bien à la lumière.

L'estomac paraît normal.

Le foie est un peu diminué de volume.

Le sommet du poumon droit a une respiration un peu faible.

Les urines sont normales.

L'état mental ne présente rien de bien particulier, un peu d'émotivité. Pas de stigmates d'hystérie.

On affirme à la malade que ses vomissements disparaîtront si elle le veut, on lui dit que son estomac est absolument sain, car s'il en était autrement elle n'aurait pas survécu depuis 10 ans à une affection grave de l'estomac, etc., etc. La cause initiale de ces vomissements est une cause morale, c'est le chagrin de la mort de la mère et peut-être l'idée d'avoir la même maladie, les mêmes vomissements que la défunte.

La malade est mise au régime lacté, on commence par deux litres de lait par jour.

Elle prend la résolution formelle de ne plus vomir, elle tient sa promesse, cependant elle a souvent des régurgitations, cependant elle se domine assez pour ravaler son lait.

Le 19 novembre, elle prend 4 litres de lait sans vomir depuis quelques jours.

Le 20 novembre, elle prend 2 litres de lait, 100 grammes de viande crue, un peu de poisson, du potage et de la purée de pomme de terre.

Le 22 novembre, elle prend en plus 2 œufs.

Le 30 novembre, la malade arrive à manger un bifteck (ce qu'elle redoutait beaucoup), 200 grammes de purée de pommes de terre, 100 grammes de viande crue et 2 litres de lait.

Les digestions sont assez pénibles, elle a une sensation de pesanteur qui dure plusieurs heures après le repas de midi et elle rumine de temps en temps.

On lui explique que cette rumination est une mauvaise habitude qu'il ne faut pas prendre, elle s'en déshabituera comme des vomissements par l'exercice et par la volonté. Elle ne souffre après ses repas que précisément parce qu'elle laisse prendre une mauvaise voie aux aliments, etc. (arguments amplifiés, variés et répétés 2 fois par jour).

Le 21 décembre la malade est guérie, elle conserve seulement un peu de lourdeur d'estomac après les repas.

Poids :	7 novembre.	44kgr	»
	13 —	45	»
	18 —	47	500
	25 —	46	500
	2 décembre.	47	500
	10 —	48	500
	17 —	49	»

La malade sort le 24 décembre pour aller au Vésinet.

Nous l'avons revue plusieurs fois depuis son retour de convalescence. Elle ne vomit plus mais conserve une certaine crainte des aliments, elle évite les ragoûts, les sauces, etc., se nourrit surtout de lait, d'œufs et de viande crue. Elle ne peut arriver à croire qu'elle peut manger de tout.

Cette observation de vomissements quotidiens datant de 10 ans est un bel exemple de ce qu'on peut obtenir par l'isolement et la psychothérapie. La malade en avait pris son parti et vivait tant bien que mal, ne supposant même pas qu'elle pût être améliorée. L'origine en avait été le chagrin causé par la mort de sa mère et probablement l'impression causée par l'intolérance gastrique qui avait occasionné la mort de cette dernière. Quant à l'ictère, il était évidemment d'ordre émotif.

Nous avons souvent revu cette malade depuis sa sortie de la salle Pinel, elle exerce toujours sa profession d'infirmière. Sa santé est restée excellente.

Observation XXXVII

Chlorose. — Vomissements survenant après chaque repas. — Céphalée. — Grande émotivité et grande irritabilité. — Guérison.

18 ans, entrée le 29 octobre, sortie le 10 décembre.

Antécédents héréditaires et familiaux. — *Père* 48 ans, souffre de crises d'asthme depuis 20 ans. *Mère* bien portante.

La malade a eu 6 frères et sœurs, 3 sont morts en bas âge. Une sœur est morte de tuberculose à 11 ans. Restent un frère âgé de 24 ans qui est souvent malade et un autre de 14 ans qui est bien portant.

Antécédents personnels. — La malade a eu la rougeole à l'âge de 2 ou 3 ans. Elle a eu la varicelle à 11 ans.

Elle fut réglée à 11 ans et demi et sa santé fut bonne jusqu'à 14 ans.

Début des accidents actuels. — A l'âge de 14 ans, la malade devient chlorotique, ses règles n'apparaissent plus que très faiblement, tous les 2 ou 3 mois, depuis ce moment elle a des pertes blanches.

En même temps que la chlorose sont apparus des vomissements survenant par périodes. La malade avait 5 ou 6 de ces périodes par an et chacune durait un mois, pendant ce temps elle vomissait aussitôt après chaque repas.

Son caractère s'est profondément modifié, elle est devenue irritable, émotive, pleure ou se met en colère pour le motif le plus futile.

La chlorose s'aggrava en mars 1902, la malade devint très pâle, les lèvres étaient complètement incolores, la peau prit une teinte verdâtre.

En juin 1902, à la suite d'un traitement elle s'améliora et ses couleurs revinrent momentanément.

En septembre 1902, la chlorose de nouveau s'accentua, la malade se plaignit de palpitations, elle avait des vomissements à chaque repas, elle maigrit de 16 livres en l'espace d'un mois et se décida à entrer à la Salpêtrière.

Elle fut reçue le 29 octobre à la salle Pinel.

Examen. — État chlorotique très accentué.

Bruit de rouet dans les jugulaires.

Souffle extra-cardiaque.

La malade se plaint de céphalées fréquentes.

Elle ne tousse jamais, cependant à l'auscultation on trouve que le murmure vésiculaire est diminué au sommet du poumon gauche.

Il existe de l'hypoesthésie dans tout le côté gauche du corps.

On trouve de l'hyperesthésie dans la région de l'ovaire gauche et sous le sein gauche.

Le réflexe pharyngien manque, le champ visuel est rétréci.

Les réflexes plantaires sont exagérés, les réflexes rotuliens sont normaux.

La sensibilité de la cornée est normale.

Le réflexe à la lumière est normal.

Les urines sont normales.

La malade est soumise à l'isolement, au régime lacté et à la psychothérapie pour ses vomissements et ses troubles nerveux.

Le 12 novembre, la malade n'a pas vomi depuis son entrée, elle prend aujourd'hui 4 litres de lait. On lui donne en outre 10 centigrammes de protoxolate de fer.

A partir du 15 novembre on lui donne 20 centigrammes de protoxolate de fer.

Le 30 novembre, la malade va très bien, la peau et les muqueuses se recolorent, elle ne vomit jamais et ses troubles nerveux se sont dissipés.

Elle quitte l'hôpital le 10 décembre en très bonne santé, ayant la peau et les muqueuses très bien colorées ; elle semble guérie de la chlorose, de ses vomissements et de ses troubles nerveux.

Poids :	30 octobre.	50kgr,500
	6 novembre.	51 »
	13 —	53 500
	18 —	54 500
	25 —	55 500
	2 décembre.	59 500
	10 —	59 500

Dans cette observation nous avons guéri la chlorose par les moyens habituels, repos, lait et fer, mais les vomissements et l'état nerveux ont été guéris par l'isolement et la psychothérapie. Indépendants de la chlorose, ou provoqués par elle, ils ont disparu bien avant que celle-ci ne fût améliorée.

PHOBIES — CÉPHALÉES — NEURASTHÉNIES

Observation XXXVIII

Phobies de la station debout et de la marche. — Rétrécissement du champ visuel, perte des réflexes pharyngien, cornéen, plantaires. — Guérison.

52 ans, entrée le 17 décembre, sortie le 14 janvier.

Antécédents personnels, — La malade a été bien portante dans son enfance.

Elle eut ses premières règles à 14 ans et fut bien réglée depuis.

Début des troubles nerveux. — Vers l'âge de 25 ans, la malade a eu des hallucinations, elle entendait des voix, elle était persuadée qu'un sorcier cherchait à lui nuire.

Elle avait des phobies, craignait d'être empoisonnée, ne pouvait dormir sans lumière, elle avait parfois de petites crises nerveuses caractérisées par des grincements de dents.

A 30 ans, puis à 33 ans elle eut des attaques de rhumatisme articulaire.

A 40 ans elle fit une chute sur le verglas, elle put cependant rentrer seule chez elle ; elle alla ensuite pendant quelques jours à l'hôpital, mais elle n'y fut pas gardée.

Depuis cette époque, c'est-à-dire depuis 12 ans, elle boite toujours de la jambe gauche et se fatigue beaucoup à la suite d'une marche un peu prolongée.

Quelque temps avant son entrée à la Salpêtrière, les phobies ont augmenté d'une façon très importante, la malade est incapable de marcher seule, elle arrive avec peine à se tenir debout sans appui.

Elle est amenée à la consultation dans une petite voiture et elle entre à la salle Pinel le 17 décembre.

Examen. — En outre des phobies de la station debout et de la marche, elle présente :

Du rétrécissement du champ visuel.

La perte du réflexe cornéen.

La perte des réflexes plantaires.

La perte du réflexe pharyngien.

De l'hypoesthésie cutanée.

Les réflexes rotuliens sont normaux.

Elle dit avoir de temps à autre des hallucinations auditives.

Il n'existe rien d'anormal dans les articulations des membres inférieurs.

Les urines sont normales.

La malade est mise à l'isolement, au régime lacté ; on lui fait chaque jour des séances de psychothérapie et de rééducation des mouvements des jambes. On l'oblige ensuite à marcher, d'abord en s'appuyant, puis seule. Au début, les mouvements sont difficiles, les membres inférieurs sont raides. Nous lui faisons faire des exercices d'assouplissement : se mettre à genoux, s'asseoir sur les talons, se baisser, se relever au commandement, etc.

Peu à peu les troubles de la marche s'atténuent, les mouvements qui étaient d'abord presque impossible deviennent plus souples, plus étendus et la malade commence à marcher seule. Les progrès sont dès lors rapides et elle nous quitte le 14 janvier, guérie de ses phobies et marchant très bien.

Observation XXXIX

Vertiges. — Agoraphobie. — Céphalée. — Perte d'appétit. — Insomnie. — Hypoesthésie droite. — Accidents causés en grande partie par le surmenage. — Guérison.

30 ans, entrée le 9 janvier, sortie le 25 février.

Antécédents héréditaires et familiaux. — *Mère* morte d'un cancer du sein, à l'âge de 49 ans. *Père* mort à 72 ans de maladie de cœur.

La malade a une sœur bien portante.

Antécédents personnels. — Elle a eu une bronchite à l'âge de 6 ans et depuis elle a presque toujours toussé chaque hiver jusqu'il y a un an.

Elle aurait eu des convulsions à l'âge de 6 ans (une dizaine en l'espace de 2 mois).

Elle eut ses premières règles à l'âge de 12 ans et a toujours été bien réglée.

A l'âge de 24 ans, elle eut des ganglions dans l'aisselle qui ont suppuré pendant six mois.

Début des troubles nerveux. — Il y a deux ans, la malade commença à avoir de la céphalée survenant aussitôt après les repas. Elle éprouvait des bouffées de chaleur, sa face devenait rouge, elle souffrait de l'estomac et redoutait, dit-elle, d'avoir des crises de nerfs.

En août 1902, elle éprouva des vertiges, des sensations de secousse dans la tête. Ces vertiges se répétèrent assez fréquemment. Elle en eut un jour dans la rue de très violents et fut obligée d'entrer dans une pharmacie, présentant en même temps un tremblement intense, claquant même des dents. Elle fut reconduite chez elle, où elle continua à ressentir une douleur dans la nuque avec sensation d'attraction en arrière et crainte de tomber à la renverse. Elle éprouva à la suite la sensation de boule, elle perdit connaissance une fois, pendant 10 minutes, en suffoquant et en agitant les bras et les jambes.

Elle fit un séjour d'un mois à la campagne, puis de 15 jours au bord de la mer et revint améliorée.

A son retour à Paris, elle se plaignait de douleurs sous le sein gauche et craignait d'avoir une maladie de cœur et d'en mourir.

Les vertiges continuèrent, elle avait la phobie de sortir dans la rue ; en même temps apparaissaient des douleurs de reins.

Parfois elle était agitée de petites crises de tremblement généralisé, sans perte de connaissance et sans chute sur le sol.

Elle suivit plusieurs traitements sans aucun résultat, elle était toujours surexcitée et craintive, elle souffrait de la tête et travaillait avec beaucoup de peine. Son travail en outre la surmenait et la tenait occupée de 6 heures du matin à 11 heures du soir, elle prenait ses repas très irrégulièrement à 1 heure, à 2 heures et 3 heures de l'après-midi, irrégularité nécessitée par les livraisons qu'elle devait faire en ville.

Elle perdit l'appétit, était obligée de prendre de l'opium pour dormir et avait des cauchemars.

Elle entre, le 9 janvier 1903, à la salle Pinel pour tous les troubles que nous venons d'énumérer.

Examen. — Il existe une zone d'hyperesthésie sur le cuir chevelu au sommet de la tête et une autre à la nuque.

Elle a de l'hypoesthésie du côté droit.

De l'hyperesthésie sous le sein gauche et sur le trajet de la colonne vertébrale.

Le réflexe pharyngien fait défaut.

Les réflexes plantaires sont presque nuls.

Les urines sont normales.

Elle est soumise à l'isolement, au régime lacté, au traitement psychothérapique. On lui démontre par le raisonnement d'abord, par de courts exercices de marche (étant accompagnée) ensuite, que les vertiges sont purement imaginaires. Ces séances de marche ont lieu d'abord dans la salle, puis dans la cour. Les progrès s'accentuant et la disparition des vertiges semblant définitive, la malade s'habitue à la fin du traitement à traverser des places publiques en dehors de l'hôpital.

A la sortie le 25 février, la céphalée a disparu, l'hyperesthésie du cuir chevelu également, la sensibilité cutanée, le champ visuel sont normaux.

Il subsiste un peu d'hyperesthésie sous le sein gauche, mais la malade n'y porte plus son attention.

Elle peut traverser des places publiques sans frayeur et sans vertige.

Elle a bon appétit, est devenue gaie et affirme qu'elle n'a jamais été aussi bien depuis 4 à 5 ans.

Poids :	9 janvier. . .	51 kgr	»
	13 — . . .	51	»
	20 — . . .	51	»

Poids : 27 janvier. . .	51	»
3 février . . .	52	500
10 — . . .	53	»
17 — . . .	53	500
24 — . . .	55	»

Observation XL

Angoisse. — Sensations d'étouffement. — Phobies. — Sensations pénibles multiples. — Troubles sensitifs. — Guérison.

33 ans, entrée le 24 novembre, sortie le 14 décembre.

Antécédents héréditaires. — *Père* bien portant. *Mère* bien portante.

Antécédents personnels. — Elle eut une bonne santé pendant son enfance.

Elle fut réglée à 13 ans.

Elle se maria à 19 ans et eut, à l'âge de 20 ans, un fils âgé maintenant de 13 ans, qui d'après les renseignements qu'elle donne semble être atteint de chorée.

Début des troubles nerveux. — Depuis l'âge de 29 ans la malade a remarqué que son caractère se modifiait, qu'elle était plus nerveuse, plus impressionnable.

A 31 ans elle eut des chagrins de famille, des pertes d'argent et pendant une période de 3 mois eut chaque jour, 2, 3 et même 4 crises de nerfs. Chaque crise se terminait par des larmes.

Elle fit deux séjours de deux mois à la campagne, son état s'améliora, mais elle resta cependant très émotive, souffrant d'angoisses à la moindre contrariété, à la moindre difficulté.

Les sentiments affectifs disparurent pour sa famille et ses amis et ne persistèrent que pour son mari et pour son fils.

Depuis le mois de juillet, c'est-à-dire il y a 3 mois, son état s'aggrava de nouveau, sans qu'elle puisse en préciser exactement la cause.

Chaque jour, vers trois heures de l'après-midi, apparaissait une sensation de gène à la gorge, en même temps qu'un sentiment d'angoisse qui se développait jusqu'à la tombée de la nuit et atteignait son maximum au moment où la malade se couchait. Au début de son sommeil elle avait plusieurs réveils brusques avec sensation de chute.

La gêne qu'elle éprouvait à la gorge lui donnait l'illusion d'une boule qui remontait et ne pouvait sortir et l'étouffait.

Elle ressentait également des douleurs à la nuque et dans les épaules. Elle souffrait de sensation de froid, de fourmillements, d'engourdissement dans la main et dans le pied gauche. Des palpitations violentes lui firent croire qu'elle était atteinte de maladie de cœur.

Toutes ces sensations s'accompagnèrent bientôt de phobies. Vers 3 heures de l'après-midi, elle était prise d'angoisse, ne pouvait rester chez elle et obligeait son mari à sortir avec elle, tant pour avoir plus d'air que pour fuir sa maison.

Elle vint à la consultation de la Salpêtrière le 24 novembre et fut reçue à la salle Pinel.

Examen. — Elle se plaint de tous les troubles que nous venons de mentionner. Sensations d'étouffement, angoisses, palpitations, phobies, etc.

On constate une légère hyperesthésie du côté gauche.

Un peu d'hypoesthésie dans le membre inférieur droit.

De l'hyperesthésie du cuir chevelu.

Le réflexe rotulien gauche est un peu exagéré. Le réflexe rotulien droit est plutôt affaibli.

Les réflexes achilléens sont normaux.

Les urines sont normales.

La malade est soumise à l'isolement, au régime lacté, au traitement psychothérapique.

Elle prend jusqu'à 5 litres de lait par jour.

Les douleurs constrictives de la gorge disparaissent en 3 jours.

Les autres sensations pénibles, les phobies disparaissent peu à peu, ses sentiments affectifs reviennent pour sa famille ; le sommeil redevient régulier.

Avant son entrée, la malade pleurait avec facilité pour des motifs très futiles, alors qu'elle restait indifférente à des événements qui auraient dû l'affecter. Sa sensiblerie maladive disparait, sa sensibilité morale redevient normale.

Son caractère est plus gai.

Au début de décembre elle se déclare débarrassée de tous ses troubles, et peut être considérée comme guérie.

Poids :	24 novembre. . . .	45 kilogrammes.
	2 décembre	46 —
	10 —	47 —
	14 —	48 —

Elle nous quitte le 14 décembre. Elle a écrit depuis son départ pour donner de très bonnes nouvelles de sa santé et pour prier le Pr Dejerine de recevoir dans son service deux de ses amies atteints de la même maladie qu'elle.

Observation XLI

Céphalée datant de 4 mois consécutive à une grande frayeur. — Insomnie. — Perte d'appétit. — Tristesse. — Découragement. — Guérison.

31 ans, entrée le 7 janvier, sortie le 9 février.

Antécédents héréditaires et familiaux. — Son *père*, âgé de 63 ans, est bien portant, il a eu l'an dernier une paralysie d'un bras. *Mère* âgée de 54 ans, bien portante.

La malade a un frère bien portant, et une sœur bien portante, mais impressionnable et émotive.

Antécédents personnels. — La malade a eu une bonne santé pendant sa jeunesse. Elle a été réglée à 17 ans et depuis cette époque l'a été régulièrement toutes les trois semaines.

Elle a eu plusieurs crises de nerfs entre l'âge de 12 ans et l'âge de 15 ans. A 18 ans elle a eu une gastralgie qui a duré 3 à 4 mois.

Début des accidents actuels. — En septembre 1902, cette jeune femme était dans le train de Paris à Bruxelles en compagnie de son mari et de ses deux enfants.

L'aîné de ses enfants, âgé de 5 ans, essayait de regarder par la portière et se suspendait en glissant ses doigts dans la coulisse de la vitre, tout à coup, le train allant à une grande vitesse, la portière s'ouvre grande et l'enfant reste suspendu au-dessus de la voie ferrée. Son père a le temps de le saisir sans qu'il ait aucun mal. La mère a éprouvé une frayeur violente et, arrivée à Bruxelles, rien ne peut la distraire; au bout de quelques jours elle commence à souffrir de la tête, surtout au sommet du crâne où la pression devient douloureuse.

Depuis ce moment la malade continue à souffrir de la tête, elle est toujours triste, ne s'intéresse plus à rien, elle perd la mémoire, dit-elle, et n'a plus d'appétit.

Elle va passer un mois à la campagne sans obtenir aucune amélioration.

Elle suit un traitement, prend des douches sans aucun résultat.

Elle perd complètement le sommeil et passe ses nuits à se promener dans son appartement.

Elle entre salle Pinel le 7 janvier.

Examen. — La malade est extrêmement triste et découragée, elle souffre beaucoup de la tête, elle n'a pas dormi depuis plusieurs nuits et de plus elle est persuadée qu'elle ne guérira jamais.

Il existe de l'hyperesthésie marquée du cuir chevelu au sommet de la tête.

Le champ visuel est rétréci. Le réflexe pharyngien est diminué. Nous trouvons encore une zone d'hyperesthésie au creux épigastrique.

Les réflexes rotuliens et plantaires sont normaux.

Les urines sont normales.

La malade est mise à l'isolement et au régime lacté.

Elle est intelligente et docile, mais au début du traitement manque de confiance. Après quelques conversations, l'espérance et la confiance reviennent peu à peu. Nous lui démontrons que tous les troubles dont elle se plaint sont la conséquence de sa frayeur, tous les médicaments en pareil cas sont inutiles, mais un grand calme, un grand repos sont nécessaires, et elle ne peut les trouver chez elle, occupée qu'elle est de tous les soins du ménage.

Nous parlons ensuite de l'accident de son enfant, nous l'habituons à y penser sans émotion, etc...

Le 10 janvier, la malade prend 4 litres de lait, elle éprouve de la répugnance à le prendre et nous lui donnons de la viande crue en diminuant le lait.

Le 11 janvier, elle souffre moins de la tête et peut dormir.

Le 13 janvier, la céphalée a disparu.

Le 25 janvier, il n'existe plus qu'un peu d'hyperesthésie du cuir chevelu, réveillée seulement par la pression, ainsi qu'un peu d'hyperesthésie du creux épigastrique.

La malade est redevenue gaie et dort bien.

Le 9 février elle quitte la salle Pinel complètement rétablie, et ne souffrant plus de la tête.

Poids :	9 janvier. . . .	46kgr	»
	13 — . . .	48	»
	20 — . . .	49	»
	27 — . . .	50	500
	3 février. . . .	51	500
	9 — . . .	52	

Cette observation est encore un bel exemple de troubles graves provoqués par une émotion morale. La malade était une prédisposée, elle avait eu des crises nerveuses dans sa jeunesse et des troubles gastriques très vraisemblablement de même nature. L'isolement et la psychothérapie l'ont guérie rapidement et complètement.

Observation XLII

Céphalée datant de 16 mois, consécutive à du surmenage dans des conditions anti-hygiéniques. — Douleurs dans les globes oculaires. — Pas de stigmates. — Guérison en quinze jours.

21 ans, entrée le 24 octobre 1902, sortie le 20 novembre.

Antécédents héréditaires et familiaux. — *Père* mort d'affection pulmonaire après avoir toussé pendant 2 ans ; tuberculose probable. *Mère* bien portante, mais très nerveuse.

La malade a deux sœurs de 34 et 28 ans, bien portantes mais ayant également un tempérament très nerveux.

Antécédents personnels. — Jusqu'à l'âge de 14 ans elle était souvent souffrante, se plaignait souvent de l'estomac.

Elle fut réglée à 13 ans et demi et depuis elle a eu ses règles normalement chaque mois.

Depuis l'âge de 14 ans jusqu'à 18 ans, elle vécut à la campagne et sa santé fut très bonne.

Début des accidents actuels. — A l'âge de 19 ans et demi elle entre comme dactylographe dans un magasin. Elle fut obligée de travailler depuis 8 heures et demie du matin jusqu'à 7 heures du soir dans une pièce sans fenêtre, éclairée toute la journée par le gaz.

Après 8 mois de cette vie pénible et anti-hygiénique (en octobre 1901), la malade commença à souffrir de la tête; la céphalée était générale mais avait son maximum au niveau de la nuque. Néanmoins elle continue à travailler dans les mêmes conditions jusqu'en mars 1902. A cette époque la céphalée est devenue très intense, la malade ne peut plus continuer son travail, elle va à la campagne où elle reste jusqu'au 5 octobre 1902. Elle prend des douches, quelques médicaments et peu à peu les maux de tête deviennent moins violents.

En juin, à la suite d'une discussion un peu vive, elle a une crise de nerfs avec suffocation, cris inarticulés et crise de larmes.

En août et en septembre, elle a de nouveau deux crises de nerfs.

Pendant ces crises la malade ne perd pas complètement connaissance, cependant la dernière est plus violente que les autres et l'on est obligé de la coucher.

Elle revient à Paris en octobre 1902, les maux de tête, malgré ce long séjour à la campagne, existent toujours et la malade s'en préoccupe beaucoup, craignant de ne plus pouvoir travailler.

Très inquiète sur son état elle vient consulter à la Salpêtrière et elle est reçue salle Pinel.

Examen. — La malade se plaint de maux de tête qui depuis environ 2 mois, reviennent tous les jours à heure fixe, à onze heures du matin et durent de 3 à 5 heures.

Il existe sur le sommet de la tête une zone d'hyperesthésie qui rend douloureux le passage du peigne.

La malade souffre également des globes oculaires. Ces douleurs existent depuis plusieurs années et se sont exagérées par période, rendant le travail et l'attention très pénible.

La sensibilité est normale sur toute la surface du corps : il n'existe pas de zone d'hyperesthésie ni dans la région des ovaires, ni sous les seins, ni au niveau du rachis.

Les réflexes rotuliens sont exagérés ainsi que le réflexe pharyngien. Les réflexes plantaires sont très vifs surtout du côté gauche.

Au cœur l'auscultation dénote un léger souffle extra-cardiaque.

L'examen des poumons montre que le sommet du poumon droit est nettement induré, mais à l'heure actuelle la malade ne tousse, ni ne crache : les signes d'induration doivent se rapporter à des lésions pulmonaires (maintenant probablement cicatrisées) survenues il y a deux ans et n'ayant donné lieu à des symptômes que pendant deux mois.

La malade a bon appétit, elle digère bien, son état général est bon ; il n'y a pas d'albumine dans l'urine.

Elle est traitée dès son entrée par l'isolement, la psychothérapie, le régime lacté.

Pendant les premiers jours qui suivent son entrée, la céphalée augmente et elle a de l'insomnie, ce qui rend la psychothérapie un peu difficile. Mais peu à peu la malade est convaincue de la nature purement nerveuse de sa céphalée, elle a confiance et reprend courage.

Vers le 5e jour la céphalée commence à diminuer et le sommeil revient.

La malade reste à l'isolement et ne prend que du lait (4 litres) pendant 12 jours.

Le 13e jour nous lui permettons une visite de sa mère ; on lui ouvre ses rideaux pendant une heure et elle est remise peu à peu à l'alimentation ordinaire.

Il lui reste une préoccupation au sujet de ses yeux ; nous prions M. Rochon-Duvigneau de bien vouloir les examiner ; à l'occasion de cet examen elle a une émotion et une légère crise de larmes, mais M. Rochon-Duvigneau lui ayant affirmé que ses yeux étaient sains, elle est complètement rassurée.

Bientôt elle est capable de faire des travaux fins d'aiguille sans aucune fatigue des yeux et sans céphalée. Cette dernière a disparu complètement 15 jours après l'entrée de la malade.

La zone d'hyperesthésie du cuir chevelu disparaît à peu près en même temps.

La malade sort guérie le 20 novembre.

Poids ; 27 octobre. . . .	48kgr	»
6 novembre. . .	49	500
13 — . .	50	»
18 — . .	51	»

Nous avons reçu deux mois plus tard une lettre de la malade. Dans cette lettre où elle nous exprime à nouveau sa reconnaissance, elle dit qu'elle est restée guérie et qu'elle remplit les fonctions de téléphoniste à la ville de Paris.

Observation XLIII

Asthénie excessive, consécutive à de la grippe et à du rhumatisme. — Hémi-hypoesthésie gauche. — Hyperesthésie du cuir chevelu et de la région sous-mammaire gauche.

47 ans, entrée le 27 décembre, sortie le 14 février.

Antécédents héréditaires et familiaux. — *Père* mort à 50 ans de congestion cérébrale. *Mère* morte à 63 ans, a eu des manifestations rhumatismales.

La malade a perdu un frère de tuberculose pulmonaire à l'âge de 21 ans. Elle a 4 sœurs, l'une est très nerveuse, les trois autres sont bien portantes.

Antécédents personnels. — A l'âge de 9 ans, elle a eu pendant 6 mois des accès de fièvre intermittente.

Elle eut ses premières règles à 13 ans et a toujours été bien réglée depuis.

Entre 15 et 16 ans, elle a été atteinte de chlorose.

A l'âge de 16 ans, la malade a une première crise de nerfs.

A l'âge de 27 ans, elle a une fièvre typhoïde qui dure deux mois.

A 28 ans, la malade a de nouveau des crises de nerfs à la suite de chagrins.

A l'âge de 30 ans, elle perd son frère : la douleur de sa mort et les fatigues occasionnées par les soins qu'elle a donnés à son frère semblent avoir été la cause de douleurs d'estomac dont elle se plaint à cette époque.

A 35 ans, elle a une violente insolation, elle reste sans connaissance pendant quelques heures et, à la suite de cet accident, elle souffre jour et nuit de céphalée pendant 18 mois.

Les maux d'estomac qui duraient depuis 5 ans disparaissent, dit-elle, complètement après l'insolation.

A l'âge de 38 ans, alors que la céphalée vient de cesser, la malade ressent une douleur sous le sein gauche dans la région apéxienne. Cette douleur qui consiste surtout en une sensation agaçante, énervante, est exagérée, dit-elle, par toute fatigue, et disparaît par le repos des vacances.

Depuis l'année 1889 la malade a de la bronchite chaque année. Elle continue à souffrir de la région sous-mammaire gauche.

En février 1902, elle a une bronchite aiguë très sérieuse.

En août 1902, elle a des douleurs rhumatismales (sans fièvre) dans le genou gauche et dans l'épaule gauche.

La malade s'alite et ne se relève plus jusqu'à son entrée à la Salpêtrière.

Le genou reste gonflé et douloureux pendant deux mois, et cette manifestation articulaire s'accompagne d'une phlébite de la cuisse.

Le 1er septembre, le médecin constate une double congestion pulmonaire.

En octobre, elle est assez gravement malade à la suite d'une intoxication par la belladone absorbée par erreur.

Depuis le mois d'août la malade a une asthénie profonde, ne peut ni lire ni écrire, ne peut appliquer son attention à aucun travail.

En novembre, son état s'aggrave, elle a des palpitations et des alternatives d'énervement et d'abattement profond.

En décembre, à la suite d'une discussion fatigante, elle ressent une douleur, qui persiste depuis, sur le sommet de la tête.

Elle entre à la salle Pinel le 27 décembre.

Examen. — La malade a une asthénie des plus prononcées, il lui est impossible d'écrire ou de lire, elle ne peut parler ni entendre parler sans fatigue.

Elle a sur le sommet de la tête une plaque d'hyperesthésie très vive et une autre semblable dans la région sous-mammaire gauche.

Il existe une légère hypoesthésie de tout le côté gauche.

Cet examen est fait très rapidement, la malade s'y prêtant avec beaucoup de peine.

Les urines sont normales.

La malade est soumise aussitôt à l'isolement, au régime lacté et à la psychothérapie.

Son attention est difficile à provoquer, les conversations doivent avec elle être très courtes, car elle ressent rapidement, dit-elle, une forte douleur dans le côté dès qu'on l'oblige à maintenir son attention.

Pendant les jours qui suivent son entrée elle a des crises de dépression, et manque absolument de confiance dans le traitement ; elle dort mal, se désespère, veut aller dans une maison de santé, elle souffre beaucoup de l'idée d'être à l'hôpital.

Le 13 janvier, une malade délirante ayant fait du bruit dans la salle, elle est prise de craintes et veut rentrer chez elle ; nous ne la faisons consentir à rester qu'à grand'peine.

Le 15 janvier, une amie qu'elle a pu faire prévenir en cachette vient pour l'emmener et c'est encore avec difficulté que M. Dejerine lui persuade de continuer le traitement.

Le 17 janvier, il existe une amélioration notable, l'hyperesthésie du cuir chevelu a complètement disparu et la plaque d'hyperesthésie sous-mammaire a diminué d'intensité.

Le 20 janvier, la malade lit 5 minutes.

Le 21 janvier, la malade lit 10 minutes, puis peu à peu nous la faisons écrire, d'abord en copiant, puis spontanément.

Elle tient à ce que chaque jour nous lui traçions sa tâche, n'ayant pas encore la volonté de se guider elle-même.

Le 30 janvier, elle est arrivée presque sans fatigue à lire le matin une heure et demie, le soir une heure et demie, et à écrire spontanément une demi-heure matin et soir.

Le 31 janvier, la malade commence à se lever, nous lui faisons faire chaque jour des exercices de marche.

Le 2 février, la sensibilité est normale sur toute la surface du corps.

Les réflexes rotuliens et plantaires sont diminués, les pupilles réagissent normalement.

Elle n'a plus que quelques sensations désagréables sous le sein gauche et quelques palpitations.

Pendant les jours qui précèdent son départ, l'idée d'être livrée à elle-même lui donne un peu d'insomnie et d'énervement.

Elle nous quitte le 14 février en excellent état de santé.

Poids :	2 janvier. . .	90	kilogrammes
	6 — . . .	91	—
	27 — . . .	93	—
	4 février . . .	92	—

Nous avons employé chez cette malade nos procédés psychothérapiques habituels : raisonnement sur la genèse des accidents ; rééducation lente et progressive de la volonté, exercices de lecture, d'écriture, de marche. Nous avons aussi fait prendre à la malade le soir en s'endormant et le matin au réveil, des résolutions pour la journée du lendemain, suivant le vieux procédé d'éducation employé dans la plupart des familles. Elle nous a affirmé que plusieurs fois ce procédé lui a réussi.

Nous avons eu depuis son départ des nouvelles de cette malade, la guérison s'est maintenue[1].

Observation XLIV

Neurasthénie datant de trois ans, consécutive à des chagrins multiples, à des difficultés conjugales et à du surmenage.

43 ans, entrée le 29 octobre, sortie le 25 novembre.

Antécédents héréditaires. — *Père* mort à 61 ans d'apoplexie, était alcoolique. *Mère* morte à 60 ans d'une maladie de cœur (ancienne rhumatisante).

La malade a un frère rhumatisant.

Antécédents personnels. — Elle a eu la rougeole à l'âge de deux ans, la fièvre typhoïde à l'âge de 12 ans.

Elle fut réglée à 14 ans, mais pendant ces premières règles elle eut une peur violente qui les fit cesser et elle affirme qu'elle ne les a pas eues depuis, jusqu'à l'âge de 26 ans. Elle eut à la suite de cette frayeur une perte de connaissance et de l'ictère. Elle a été sujette depuis à des épistaxis probablement supplémentaires de ses règles.

La malade s'est mariée vers l'âge de 26 ans, ses règles ont été régulières depuis son mariage.

Elle a eu 7 enfants, 4 sont morts de rougeole et de broncho-pneumonie, les 3 autres sont bien portants.

Début des accidents actuels. — Il y a trois ans, elle perdit une petite fille. Elle s'était beaucoup surmenée pendant la maladie de cette enfant et elle eut un grand chagrin de sa mort. Elle avait à la même époque des difficultés avec son mari qui voulait divorcer. Enfin elle fit une perte d'argent importante. Cette série de malheurs l'accablèrent, elle perdit l'appétit, eut des maux de tête fréquents, et des troubles de la vue.

Elle avait des douleurs dans la région sous-mammaire gauche; et éprouvait la sensation d'une boule qui remontait à la gorge et l'étouffait.

Elle fut soignée dans un hôpital pendant 4 semaines, et put reprendre son travail pendant trois mois. Puis elle fut soignée sans être améliorée dans un autre hôpital.

1. Tout récemment cependant (un an après sa sortie de la Salpêtrière) nous apprenons indirectement que cette malade garde le lit et qu'elle aurait, nous dit-on, des troubles semblables à ceux qu'elle a déjà présentés. Nous ne savons s'il s'agit d'une rechute ou de troubles d'un autre ordre.

Elle entre le 29 octobre à la salle Pinel.

Examen. — La malade se plaint de perte d'appétit, de céphalée tenace, de troubles de la vue consistant en points noirs apparaissant devant les yeux.

Elle a encore de l'insomnie.

Elle a de la courbature générale.

Elle éprouve des sensations d'étouffement.

La sensibilité cutanée parait normale.

La palpation de l'abdomen est douloureuse.

Les régions sous-mammaires présentent un peu d'hyperesthésie.

Les réflexes tendineux sont normaux.

Le réflexe cornéen est normal.

Les urines sont normales.

La malade est soumise au traitement habituel.

Elle est peu intelligente, entètée, et peu confiante, la psychothérapie est difficile à pratiquer avec elle.

Elle nous quitte, non guérie mais améliorée le 26 novembre pour aller au Vésinet.

Poids :	29 octobre	41 kgr 500
	6 novembre	42 »
	13 —	43 »
	18 —	43 500
	25 —	44 »

Les raisons qui ont empêché de compléter la guérison de cette malade sont celles que nous venons de dire, mais aussi ses craintes de rentrer au domicile conjugal où elle est battue et très malheureuse. Ces craintes et ces conditions d'existence qu'aucun argument ne pouvait malheureusement supprimer étaient un gros élément d'insuccès et donnent des doutes sur la durée de l'amélioration que nous avons obtenue.

Observation XLV

Neurasthénie datant de cinq ans. — Céphalée, lassitude générale, douleurs de jambes. — Accidents hystériques anciens. — Guérison.

23 ans, entrée le 27 novembre, sortie le 24 décembre.

Antécédents héréditaires et familiaux. — *Père* bien portant. *Mère* bien portante. Trois frères en bonne santé.

Antécédents personnels. — Elle eut une bonne santé pendant sa jeunesse.

Elle fut réglée pour la première fois à l'âge de 15 ans et l'a toujours été irrégulièrement depuis.

Dans ces dernières années, elle a eu plusieurs fois des crises de nerfs, elle a éprouvé la sensation de boule et elle est sujette à des palpitations.

Début des accidents actuels. — Il y a 5 ans, la malade devint anémique.

Elle éprouva à cette époque, c'est-à-dire vers 18 ans, des maux de tête, de la fatigue générale, de la faiblesse des jambes.

Ces troubles s'accentuaient par périodes et étaient parfois assez forts pour obliger la malade à garder le lit pendant quelques jours et même parfois une semaine.

Elle est reçue à la salle Pinel le 27 novembre.

Examen. — La malade est incapable d'exercer ses fonctions de femme de chambre, elle se plaint de forts maux de tête, de lassitude générale, de douleurs de jambes, de malaises. Elle a perdu l'appétit.

La sensibilité cutanée est à peu près intacte sur toute la surface du corps.

Nous notons cependant une hyperesthésie assez accentuée du cuir chevelu.

Il existe encore de l'hyperesthésie au-dessous du sein gauche et dans les régions ovariennes.

Les urines sont normales.

La malade est soumise à l'isolement, au régime lacté, au traitement psychothérapique.

Elle prend rapidement 4 litres de lait par jour, et atteint 5 litres de lait.

Nous lui donnons de la viande crue dès le début du traitement.

La malade est confiante, accessible au raisonnement et facile à persuader.

Les malaises, la sensation de fatigue disparaissent assez rapidement par le traitement.

Les maux de tête sont un peu plus tenaces, mais finissent cependant par disparaître.

Vers le 20 décembre, la malade peut être considérée comme guérie. Elle nous quitte le 24 décembre pour aller en convalescence à la maison du Vésinet.

Poids :				
	27	novembre. . .	52 kgr	»
	2	décembre. . .	52	500
	10	— . . .	54	500
	17	— . . .	54	500
	23	— . . .	54	500

Observation XLVI

Accès de neurasthénie à la suite de chagrins et de préoccupations. — Guérison en un mois.

26 ans, entrée 1er février, sortie 2 mars.

Antécédents héréditaires. — Rien de particulier à noter.

Antécédents personnels. — Cette jeune fille a toujours été en bonne santé.

Elle a eu seulement une crise légère d'appendicite qui n'a pas nécessité d'intervention chirurgicale.

Pendant 7 ans, elle a rempli les fonctions d'infirmière dans la salle d'incurables d'un hôpital. Elle a fait preuve près de ces malades d'un grand dévoûment et d'une grande bonté, et après 7 ans, on lui donna en récompense le grade de première fille. Cette nomination fut pour elle une cause de malheurs; elle fut envoyée à son grand regret dans un autre service où elle eût de la peine à s'habituer et déplut, dit-elle, rapidement à sa nouvelle surveillante. Très timide, très émotive, elle fut l'objet de reprimandes sévères, de menaces, de paroles désobligeantes devant les malades.

Ajoutons que depuis deux ans elle est orpheline et doit s'occuper de ses frères et sœurs dont elle est l'aînée.

La vie ne lui sembla plus possible, elle demanda au directeur de l'hôpital de reprendre ses fonctions de simple infirmière dans son ancien service, mais cela lui fut refusé. Elle écrivit alors à l'administration centrale, demandant à être envoyée dans un hôpital de maladies contagieuses.

Son caractère changea complètement, elle devint profondément triste et refusa de manger.

Dans la crainte d'une tentative de suicide, le directeur réclama son admission à la salle Pinel.

Elle y fut reçue au début de février.

Examen. — La malade est amaigrie, triste, le visage préoccupé, elle est timide, craintive et parle à peine.

Elle n'a jamais eu de crises, jamais d'accidents nerveux.

Depuis ses ennuis elle a des cauchemars, des sensations d'étouffement, de la courbature générale et elle a perdu l'appétit.

Elle n'a pas de troubles de la sensibilité cutanée.

La sensibilité de la cornée est normale.

Elle n'a pas de rétrécissement du champ visuel.

Les réflexes rotuliens sont un peu forts.

Les réflexes plantaires et pharyngien font défaut.

Les urines sont normales.

Elle est soumise au traitement habituel.

Peu à peu nous gagnons la confiance de cette malade et elle nous raconte ses ennuis.

Elle ne désire qu'une chose, c'est de reprendre son ancien grade et de retourner soigner les incurables.

Le directeur promet d'accorder à notre malade ce qu'elle demande, quand elle sera guérie.

Elle reprend confiance, elle s'alimente mieux, le sommeil redevient meilleur, la courbature disparaît après quelques jours.

Au bout d'un mois de traitement, elle peut être considérée comme guérie.

Poids : 5 février. . .	47 kgr 500	
10 — . . .	48	»
17 — . . .	49	500
24 — . . .	51	»

A sa guérison une déception l'attendait, le directeur affirma qu'il lui était impossible de la remettre dans son ancien poste et elle fut envoyée dans un autre hôpital. Elle supporta ce contre-temps beaucoup mieux que nous n'aurions cru, et partit avec de bonnes résolutions pour son nouveau service.

Elle nous a envoyé depuis de ses nouvelles : sa santé, son état moral restaient bons.

Observation XLVII

Neurasthénie datant de huit ans, consécutive à une maladie et à des chagrins d'intérieur. — Gastropathie datant de cinq ans. — Asthénie extrême. — Troubles neurasthéniques multiples. — Guérison.

31 ans, entrée le 4 février, sortie le 19 mars.

Antécédents héréditaires. — *Père* est bien portant. *Mère* est atteinte de neurasthénie.

Antécédents personnels. — Elle a eu la fièvre scarlatine à 11 ans.

Elle eut ses premières règles à 14 ans et a toujours été bien réglée depuis.

Elle s'est mariée à 17 ans.

Elle a eu à 22 ans un garçon qui est mort à l'âge de 6 mois d'accidents méningés.

A 23 ans, lle a fait une fausse couche suivie de péritonite.

Elle fut malheureuse en ménage et toujours préoccupée, son mari étant épileptique.

Début des accidents actuels. — A l'âge de 23 ans, à la suite de la fausse couche et des accidents péritonéaux, la malade commença à éprouver des symptômes de neurasthénie.

Elle eut de la céphalée en casque, des douleurs de reins, de la faiblesse des jambes.

A 26 ans, elle ressentit des douleurs d'estomac, elle éprouva de la pesanteur pendant les digestions et elle eut des renvois acides deux ou trois heures après les repas. Elle suivit une série de régimes spéciaux et pendant longtemps ne s'alimenta qu'avec du lait.

A 29 ans, elle eut en outre de la métrite et de la salpingite et fut mise à un traitement contre ces nouveaux phénomènes.

Dans les premiers jours de janvier 1903, la faiblesse de la malade augmenta dans de grandes proportions, elle devint à peine capable de faire quelques pas dans sa chambre en s'appuyant péniblement aux meubles. Les maux de tète existaient d'une façon continue.

Elle avait des palpitations, des douleurs sous le sein gauche, de l'insomnie.

Cet état ne fit que s'aggraver pendant le mois de janvier, et le 4 février la malade fut amenée à la consultation de la Salpètrière.

Elle est reçue à la salle Pinel.

Examen. —La malade se présente à nous dans un état d'asthénie intense, il lui est impossible de marcher ; elle prétend pouvoir à peine se tenir debout.

Elle a des maux de tète qui ont persisté depuis le début de la maladie.

Elle souffre beaucoup de son estomac et ne peut se nourrir que de lait.

Elle a de l'insomnie, des palpitations et une zone d'hyperesthésie assez accentuée sous le sein gauche.

Elle accuse des douleurs de reins.

Les urines sont normales.

Son caractère est très impressionnable, elle est craintive, hésitante et très émotive.

Elle fut immédiatement soumise au régime lacté, à l'isolement et à la psychothérapie.

Elle se montre confiante, accepte facilement les arguments que nous lui faisons valoir et les affirmations qu'on lui donne.

Elle fut nourrie d'abord uniquement au lait, puis au lait et à la viande crue.

Au moment de son départ, elle était à peu près à l'alimentation ordinaire et digérait parfaitement.

Après un repos complet nous avons commencé des exercices progressifs d'assouplissement des membres inférieurs, puis de marche, qui, pénibles au début, devinrent peu à peu plus faciles. La rééducation fit des progrès rapides et 10 jours avant son départ, la malade, qui à son entrée ne pouvait marcher, put descendre régulièrement au jardin.

La céphalée disparut et quand elle quitta la Salpètrière elle ne se plaignait que d'un peu de faiblesse des jambes.

La malade nous a quitté le 19 mars complètement guérie.

Poids :	5 février. . .	46kgr	»
	10 — . . .	45	500
	17 — . . .	48	500
	24 — . . .	50	»
	3 mars. . . .	50	500
	10 —	51	500
	17 —	52	500

Observation XLVIII

Neurasthénie consécutive à la grippe et au surmenage. — Céphalée, anorexie. — Douleurs d'estomac et de reins, insomnie, fatigue générale.

25 ans, entrée le 12 février, sortie le 25 mars.

Antécédens héréditaires et familiaux. — *Père* bien portant. *Mère* morte à la suite de couches.

La malade a un frère bien portant.

Antécédents personnels. — Elle a eu des convulsions dans son enfance, des maux de tète fréquents pendant son adolescence.

Elle eut ses premières règles à 16 ans et a toujours été bien réglée depuis cette époque.

Début des accidents actuels. — En décembre 1902, la malade a la grippe.

Le 31 décembre, elle ressent une violente douleur vers la partie moyenne du sternum. Cette douleur a duré, dit-elle, environ 3 ou 4 minutes et a été précédé d'une sorte d'éblouissement, de sensations visuelles assez difficile à définir.

Elle eut le même jour un point de côté siégeant à la partie gauche de la poitrine et une douleur derrière l'épaule gauche. — Il est difficile de savoir si ces symptômes étaient d'origine nerveuse, ou si l'on doit les attribuer à des lésions, pulmonaires ou pleurales, consécutives à la grippe.

Quelques jours plus tard, apparurent des maux de tête très tenaces et à prédominance frontale. En même temps la malade souffrait de l'insomnie.

Elle perdit l'appétit, éprouva une lassitude générale, de la faiblesse dans les jambes, de la fatigue très marquée le matin, au moment du lever.

Malgré ces symptômes elle essayait de continuer son métier pénible. Elle travaille dix heures par jour dans une raffinerie, où elle est parfois obligée de prolonger son travail pendant la nuit.

Depuis le mois de décembre elle ne se nourrit que de lait et souffre cependant de l'estomac. Elle a souvent des sueurs nocturnes. Elle s'est habituée depuis deux mois à prendre de l'éther dans le but de soulager ses douleurs d'estomac.

Elle est admise le 12 février 1903.

Examen. — Elle se plaint de douleurs d'estomac, de céphalée, de fatigue générale, de douleurs de reins, d'insomnie.

Les réflexes tendineux sont exagérés.

La sensibilité cutanée est à peu près normale.

Il existe un peu de tremblement des mains.

De l'hyperesthésie de la région sous-mammaire gauche.

Les réflexes plantaires sont abolis.

Le champ visuel n'est pas rétréci.

Le réflexe pharyngien est normal.

Les urines sont normales.

Elle a l'habitude de prendre chaque soir des médicaments pour provoquer le sommeil.

Elle est soumise au traitement habituel.

La psychothérapie a consisté surtout en affirmation de guérison, et évocation d'images attrayantes de guérison ; la malade est peu intelligente, assez craintive et renfermée en elle-même, et la psychothérapie fut forcément par cela même rudimentaire.

Elle fut laissée 3 semaines au régime lacté.

Le 24 mars, la malade, très triste à son entrée, est devenue plus gaie, elle est à l'alimentation ordinaire et digère bien, l'appétit est revenu, le sommeil est régulier. Elle conserve seulement un peu de douleur à la pression dans la région sous-mammaire gauche.

Elle nous quitte en bon état de santé.

Poids :	12 février. . .	50kgr	»
	17 — . . .	50	500
	24 — . . .	51	500
	3 mars. . . .	52	»
	10	53	»
	17 —	53	»
	24 —	54	»

Observation XLIX

Neurasthénie occasionnée par du surmenage consécutif à une grossesse. — Céphalée, asthénie, rachialgie, fatigue des jambes, anorexie. — Accidents hystériques surajoutés. — Guérison.

29 ans, entrée le 25 février, sortie le 31 mars.

Antécédents héréditaires et familiaux. — *Père* et *mère* bien portants.

La malade a des frères et des sœurs qui sont en bonne santé.

Antécédents personnels. — Elle n'eut aucune maladie pendant son enfance.

Réglée à 14 ans, elle s'est mariée à 23 ans, et a eu 3 enfants qui ont vécu tous les trois et sont bien portants.

Début des accidents actuels. — La maladie actuelle a commencé il y a un an, en février 1902, la malade était à ce moment enceinte depuis 3 ou 4 mois. Elle eut des sensations de fatigue, de faiblesse, puis d'énervement. Des maux de tête en casque apparurent et durèrent 2 ou 3 mois.

La grossesse se termina sans autre incident et l'accouchement eut lieu normalement.

Elle nourrit elle-même son enfant pendant un mois, puis elle reprit son métier pénible de femme de ménage, travaillant de 6 heures du matin à 4 heures du soir. Elle était obligée de se lever le matin à 5 heures et de se coucher à 10 ou 11 heures du soir. Son sommeil était dérangé par le retour de son mari, qui exerce la profession de garçon de café et ne rentre qu'à 2 heures du matin.

Un mois plus tard, la malade a une crise pendant son travail. Elle éprouve une douleur dans la région du cœur et tombe à terre sans toutefois perdre connaissance. Elle a la sensation d'étouffer et réclame de l'air; elle n'a de mouvements convulsifs ni du tronc ni des membres.

Elle eut deux autres crises semblables, le soir du même jour en se couchant.

Elle garda le lit pendant quelques jours, puis reprit son travail.

Depuis ce moment une douleur assez vive a persisté dans la région sous-mammaire gauche.

La céphalée reparut plus forte, siégeant surtout sur le sommet de la tête. Le passage du peigne devint très douloureux, à tel point que la malade restait plusieurs jours sans oser se peigner.

Quinze jours plus tard, elle eut pour la première fois la sensation d'une boule située au creux de l'estomac, remontant à la gorge, l'étouffant et l'empêchant de manger.

Elle continue cependant à faire ses ménages, cirant les parquets, travaillant beaucoup.

Au début de novembre 1902, elle eut 2 ou 3 crises semblables aux précédentes, mais moins fortes.

Les crises ne se sont pas reproduites depuis, mais elle a éprouvé très souvent des faiblesses subites, des demi-syncopes.

Depuis 3 mois elle a perdu l'appétit, elle ne se nourrit que de lait. Elle a de l'insomnie, de la faiblesse des jambes, des douleurs sur le trajet de la colonne vertébrale, en particulier au niveau des reins.

Tous ces phénomènes s'exagèrent au moment des règles.

La malade est admise le 25 février 1903.

Examen. — Elle se plaint de céphalée, et des troubles que nous venons d'énumérer. Elle est triste, asthénique, préoccupée.

Les réflexes rotuliens sont un peu exagérés.

Les réflexes plantaires sont faibles.

La sensibilité plantaire est très diminuée.

Il n'y a pas de rétrécissement du champ visuel.

Le réflexe pharyngien est conservé.

La sensibilité cutanée est à peu près normale.

Les urines sont normales.

La malade est soumise au traitement habituel.

Le 20 mars, les maux de tête ont presque complètement disparu, les digestions sont bonnes, l'appétit revient, la malade se nourrit de lait, de pain, de viande crue et de purées. Les forces reviennent, l'état de dépression si marqué à l'entrée, n'existe plus.

A la fin de mars, la guérison est complète, la malade est gaie, son visage a perdu son aspect jaunâtre, il est coloré, les traits ne sont plus tirés. La céphalée, l'hyperesthésie du cuir chevelu, les douleurs de reins sont guéries; l'appétit est bon, la malade prend l'alimentation ordinaire.

Elle part très heureuse pour faire un séjour à la campagne.

Poids :	26 février. . .	43kgr	»
	3 mars. . . .	43	»
	10 —	45	500
	17 —	46	»
	24 —	47	500

Il faut distinguer dans les troubles présentés par cette malade deux éléments. Des troubles neurasthéniques occasionnés par le surmenage consécutif à une grossesse et caractérisés par la céphalée, la fatigue des jambes, les douleurs de reins, l'insomnie, l'asthénie. L'autre élément caractérisé par la sensation de boule, les sensations soudaines de faiblesse appartient à l'hystérie. Les deux éléments ont disparu par l'isolement et la psychothérapie.

Observation L

Neurasthénie très grave datant de dix ans. — Gastropathie datant de la même époque. — Grande amélioration.

31 ans, entrée le 1er décembre 1902, sortie en juin 1903.

Antécédents héréditaires. — *Père* 68 ans, est bien portant. *Mère* est morte à 65 ans d'inanition, vraisemblablement d'un cancer de l'estomac.

La malade a une sœur âgée de 44 ans qui a été atteinte de neurasthénie grave pendant 9 ans.

Antécédents personnels. — La malade a eu des convulsions à l'âge de 6 mois, puis a été atteinte de coqueluche et de rougeole.

Elle fut réglée à 12 ans. Elle a été anémique pendant son adolescence et aurait eu une diarrhée persistante à 16 ans.

Début des accidents actuels. — A l'âge de 19 ans, elle soigne pendant plusieurs mois sa mère gravement malade, elle souffre moralement beaucoup, craignant de la perdre et se surmène physiquement.

Elle commence à cette époque à avoir des digestions pénibles et à vomir, elle a des régurgitations acides et son sommeil est troublé par des cauchemars.

Le médecin lui ordonne des vins médicamentaux et des pilules de fer.

A 21 ans, elle se marie, pendant la première année qui suit son mariage elle souffre seulement à de rares périodes de l'estomac, elle ne vomit plus mais elle a parfois des accès de tristesse sans cause.

A 22 ans, en mars 1894, les digestions deviennent plus pénibles; elle se sent très fatiguée, souffre dans les reins, dans les bras, dans les jambes et se plaint parfois de céphalée. Depuis cette époque elle a toujours eu des palpitations.

De nombreux médicaments lui sont ordonnés contre ces troubles.

En mai 1894, elle fait un séjour à la campagne sans être améliorée, elle pense toujours à sa maladie d'estomac, ne prend que du lait et reste continuellement triste.

Une bronchite grippale très sérieuse l'oblige à garder le lit pendant deux mois.

A la suite de cette grippe, elle a une asthénie extrême, traitée sans succès par la Kola, les vins fortifiants, les glycéro-phosphates, etc. Les digestions sont de plus en plus pénibles et la malade ne peut prendre qu'un litre de lait par jour. Elle éprouve une douleur transfixiante allant du creux épigastrique à la région dorsale, elle a eu des renvois acides, des matières fécales noires, mais jamais de vomissements sanglants.

En 1895, elle souffre un peu moins mais ne peut dépasser un litre de lait comme alimentation.

Elle a des signes de métrite et subit un curetage.

Elle suit sans résultat le régime Kneipp pendant 3 mois.

Un médecin consulté à Paris fait le diagnostic de gastropathie nerveuse, mais la malade est incrédule et n'éprouve aucune amélioration du traitement qu'il ordonne.

En août 1895 elle devient enceinte; le nervosisme s'accentue pendant le début de sa grossesse, elle ne vomit pas mais elle a du ptyalisme.

Pendant le dernier mois de sa grossesse sa santé devient meilleure. Elle accouche normalement le 1er mai 1896 d'une fille qui a toujours été bien portante. Elle est trop maigre et trop faible pour pouvoir allaiter elle-même son enfant.

Pendant les jours qui suivent l'accouchement elle peut supporter l'alimentation carnée, mais est bientôt obligée de se remettre au régime lacté.

Elle a deux hémorragies importantes dans les semaines qui suivent son accouchement, puis une congestion pulmonaire.

Elle est incommodée ensuite par des sueurs abondantes qui sont arrêtées par l'atropine.

Ce n'est que trois mois après l'accouchement que la malade peut se lever pour la première fois.

En août 1896, elle vient consulter à la Salpêtrière, refuse de rester dans cet hôpital et continue à mener chez elle une existence misérable, elle garde le lit et ne peut passer que deux heures par jour sur une chaise longue.

En juillet 1897, elle entre à la Salpêtrière et y fait un séjour de six mois. Elle pesait à son arrivée 35 kilogrammes, on l'oblige à s'alimenter et elle pesait à sa sortie 48 kilogrammes. Elle reste cependant très asthénique, se lève peu, est toujours triste et quitte l'hôpital convaincue que malgré une amélioration passagère elle a une affection incurable de l'estomac.

De retour chez elle, l'amélioration se maintient pendant deux mois, elle s'alimente un peu, mais l'asthénie et les douleurs d'estomac reparaissent très marquées, elle maigrit et ne prend plus de nourriture solide. Son état est aussi grave qu'avant son entrée à la Salpêtrière, elle éprouve des étouffements, une sensation de constriction à la gorge, elle a de petits évanouissements, son poids n'est plus que de 35 kilogrammes, elle est tourmentée d'idées de suicide.

En août 1899, elle revient dans le service de la clinique de la Salpêtrière, elle y reste 5 semaines, ne s'alimente pas et vomit quand on veut la forcer à s'alimenter.

Elle passe dans le service du Pr Dejerine où elle est isolée, son état est alarmant, elle est dans un état de cachexie prononcée. Peu à peu elle parvient à prendre 3 litres et demi de lait par jour, elle reste 8 mois en traitement : à son départ elle pèse 53 kilogrammes et peut marcher une demi-heure par jour, mais elle ne s'alimente qu'avec du lait.

En mai 1900, après un séjour à la campagne elle atteint le poids de 55kgr,500.

En octobre 1900, nouvelle rechute, augmentation des douleurs et des palpitations.

Elle fait deux autres séjours à la Salpêtrière 1901 et 1902, mais à ces époques M. Dejerine est absent, le service d'isolement est un peu désorganisé et la malade rentre chez elle sans avoir éprouvé d'amélioration sensible.

Elle est très démoralisée, pleure chaque jour et a des crises de désespoir, bien qu'elle s'alimente un peu mieux qu'autrefois, son asthénie a fait des progrès, elle ne peut s'asseoir dans son lit.

Elle revient dans cet état le 1er décembre 1902 à la salle Pinel.

Examen. — Nous ne trouvons pas de stigmates d'hystérie. La malade est une neurasthénique, elle souffre beaucoup de l'estomac même en ne s'alimentant qu'avec du lait, elle est très asthénique, elle a des douleurs de reins, de la lassitude générale, elle est découragée et pense continuellement à sa maladie.

Les urines sont normales.

Elle est soumise au traitement habituel.

Le 25 décembre, la malade a fait peu de progrès, elle prend 3 litres de lait par jour et un ou deux œufs, mais elle souffre toujours et reste convaincue qu'elle a une affection incurable de l'estomac.

Nous la changeons de lit et faisons un isolement très sévère avec séances de psychothérapie matin et soir.

La longue durée de la maladie, les insuccès de nombreuses thérapeutiques antérieures rendent la psychothérapie particulièrement difficile. Nous arrivons cependant après bien des entretiens à persuader à la malade que son estomac est absolument sain.

Nous augmentons régulièrement la quantité de nourriture ; nous obligeons la malade malgré bien des résistances à travailler chaque jour dans son lit, en variant et prolongeant peu à peu ses travaux.

Le 15 janvier, elle arrive à prendre d'une façon continue 4 litres et demi de lait par jour ; puis à la fin du mois 3 litres et demi de lait, 200 grammes de viande crue et deux œufs chaque jour.

A la fin de février, elle prend 3 litres de lait, un bifteck, 200 grammes de viande crue et un œuf. Elle lit et écrit matin et soir et fait du crochet dans son lit, nous surveillons ces travaux et lui traçons sa tâche chaque soir pour le lendemain.

En mars, elle ajoute à son régime de la purée de pomme de terre.

Au commencement de mars, nous l'obligeons à se lever et à faire chaque jour des exercices de marche.

En avril, on pratique des séances de massage des membres et de l'abdomen, la malade s'en montre assez satisfaite.

Nous quittons la Salpêtrière le 1er mai, la malade est encore asthénique, nous ne pouvons la considérer comme entièrement guérie, mais nous avons fait un grand pas : elle est convaincue que son estomac n'est pas malade. Jamais depuis 9 ans elle ne s'est aussi bien alimentée, jamais elle n'a été capable de faire autant d'exercices, en effet elle se lève 1 h. 45 dans la matinée et 3 h. 30 dans l'après-midi. Sur ce temps elle en passe un tiers environ à marcher.

Son poids dépasse également très notablement ce qu'il a jamais atteint pendant la durée de sa maladie.

Poids :		
2 décembre	50kgr,	500
9 —	51	500
17 —	52	»
23 —	51	500
30 —	52	»
6 janvier	53	»
13 —	53	»
20 —	53	500
27 —	54	»
3 février	54	»
10 —	54	500
24 —	55	»
3 mars	55	»
10 —	55	500
17 —	55	500
24 —	56	»
31 —	56	500
7 avril	56	500
14 —	56	500
21 —	57	»
28 —	57	500

Elle quitte la Salpêtrière en juin ; son état de santé est relativement très bon. Nous avons reçu à plusieurs reprises de ses nouvelles ; l'amélioration s'est maintenue, mais sans progrès sensibles.

En décembre 1903 elle eut une légère rechute et garda le lit pendant quelques jours ; grâce aux conseils et à la direction intelligente de son mari, grâce à son énergie personnelle elle surmonta ses troubles.

En février 1904, nous apprenons qu'elle reste levée 3 heures le matin et 4 heures pendant l'après-midi. L'alimentation n'est pas encore complètement normale mais elle est plus que suffisante car la malade pèse maintenant 61^{kgr},500.

Observation LI

Neurasthénie grave. — Céphalée en casque. — Douleurs de reins, asthénie générale, aboulie. — Pas de stigmates. — Amélioration.

46 ans, entrée le 23 mars, sortie fin mai.

Antécédents héréditaires et familiaux. — *Père* mort à 54 ans de péritonite. *Mère* morte à 78 ans.

La malade a perdu une sœur de grippe infectieuse à l'âge de 42 ans, elle a un frère de 58 ans atteint de bronchite chronique.

Antécédents personnels. — Elle a eu la rougeole dans son enfance.

A été réglée à 12 ans et toujours régulièrement, mais depuis l'âge de 15 ans elle a souffert de migraines à l'époque de ses règles.

Elle fut atteinte de variole à 20 ans.

Depuis l'âge de 20 ans la malade a souffert de douleurs d'estomac, cependant jamais elle n'a eu de vomissements, jamais elle n'a perdu l'appétit.

Elle s'est mariée à 24 ans, elle a eu un fils bien portant et une fille qui fut atteinte de crises de nerfs pendant 10 ans et que nous avons soignée et guérie à la Salpêtrière.

En 1893, lors de la première crise de la fille, les douleurs d'estomac de la mère ont augmenté et se sont toujours montrées plus intenses depuis à chaque crise nouvelle.

A la même époque apparurent des maux de tête.

En décembre 1900, les maux d'estomac s'aggravèrent à la suite d'une grippe. La malade ne vomissait pas mais elle avait des nausées fréquentes, elle avait continuellement des éructations, elle prit en dégoût toute alimentation et pendant un mois on fut obligé de l'alimenter avec des lavements nutritifs.

En mai 1901, l'alimentation par l'estomac redevient possible mais elle ne pouvait supporter que des aliments très légers et mangeait sans appétit. Elle s'affecte de son état, est abattue, souffre d'une lassitude générale dans les membres, se plaint de douleurs de reins et de maux de tête.

En juillet 1902, un séjour de deux mois au bord de la mer l'améliora, dit-elle, d'une façon notable, mais à son retour à Paris de nouvelles crises de sa fille déterminèrent une rechute.

Des traitements variés, douches, massage, injections de sérum n'amenèrent aucune amélioration.

Elle est reçue à la salle Pinel le 23 mars 1903.

Examen. — Céphalée en casque très caractéristique.

Douleurs de reins.

Lassitude générale, douleurs des bras et des jambes.
Perte d'appétit.
Elle est très abattue, très préoccupée de son état.
Les urines sont normales.
Il n'y a pas de troubles de la sensibilité.
Pas de rétrécissement du champ visuel.
Les réflexes rotuliens sont normaux.
Les réflexes plantaires sont faibles.
Le réflexe pharyngien fait défaut.
Les réflexes pupillaires sont normaux.

La malade fut soumise à l'isolement, elle resta au régime lacté absolu jusqu'à la dose de 5 litres par jour pendant 10 jours. Elle fut alimentée ensuite avec un régime composé de lait, viande crue, œufs, fruits cuits.

Sous l'influence de ce traitement et de la psychothérapie, elle s'améliora lentement, elle eut plusieurs périodes de découragement, de l'insomnie, des phobies de ne pas guérir.

Nous croyons que chez elle l'âge et l'approche de la ménopause ont été des circonstances entravantes pour la guérison.

Quand nous avons quitté la Salpêtrière le 1er mai, bien que ne pouvant être considérée comme guérie, elle était cependant très améliorée. La céphalée en casque n'était plus permanente et ne revenait que par moments quand la malade se préoccupait.

Elle avait plus de confiance, moins d'asthénie. Son amélioration physique était encore plus considérable que son amélioration morale, sa figure qui à son entrée était jaune et parcheminée était devenue pleine et rose, mais elle ne pouvait être considérée comme complètement guérie. Enfin elle a engraissé d'une façon très appréciable.

Poids :	23 mars.	43 kilogrammes.
	31 —	45 —
	7 avril.	46 —
	14 —	47 —
	21 —	48 —
	28 —	49 —

Observation LII

Neurasthénie, surmenage chez une prédisposée héréditaire ayant eu jadis des accidents nerveux. — Guérison.

33 ans, entrée le 4 mars, sortie le 26 mars.

Antécédents héréditaires et familiaux. — *Père* mort de tuberculose à 35 ans. *Mère* 60 ans, relativement bien portante ; cependant elle est nerveuse et souffre de l'estomac.

La malade a deux frères bien portants et une sœur très nerveuse qui a des crises de nerfs.

Antécédents personnels. — Elle a été réglée à 15 ans. Elle s'est mariée à 21 ans et elle a eu une fausse couche de 6 mois après 5 ans de mariage.

Elle a toujours été émotive ; parfois elle a éprouvé de la gène pendant la digestion, il lui arrivait alors d'avoir une sensation d'étouffement, elle perdait connaissance et ces troubles disparaissaient quand elle avait vomi.

Début des accidents actuels. — Il y a trois ans, la malade a éprouvé des sensations de fourmillement dans les membres, ces sensations duraient quelques secondes et disparaissaient facilement à la suite de frictions. Elle a eu depuis à plusieurs reprises de ces fourmillements, parfois tous les jours ou tous les deux jours. Elle a eu également depuis cette époque des migraines fréquentes, environ deux ou trois fois par semaine, accompagnées de nausées. Elle a eu des vertiges, des mouches volantes devant les yeux, des bourdonnements d'oreille, des sensations de froid et de doigt mort. Elle se relevait la nuit pour uriner.

Quelque temps avant son entrée à l'hôpital, la malade s'est surmenée, elle se présente à la Salpêtrière courbaturée, abattue, souffrant des jambes et n'ayant pas dormi depuis 8 jours. Son caractère s'est altéré, elle est triste et préoccupée.

Elle entre à la salle Pinel le 4 mars 1903.

Examen. — Nous ne trouvons aucun trouble de la sensibilité cutanée, sauf une légère hyperesthésie sur le trajet de la colonne vertébrale.

Il n'existe pas de rétrécissement du champ visuel.

Le réflexe pharyngien est aboli.

Les réflexes plantaires sont conservés.

Les réflexes rotuliens sont exagérés.

Il n'y a pas d'ovaralgie ni de clou hystérique.

Les urines ne contiennent pas d'albumine.

Malgré les signes d'insuffisance rénale que semble présenter la malade et qui sont tous subjectifs, elle est avant tout une neurasthénique, vraisemblablement par surmenage.

Elle est soumise à l'isolement, au régime lacté, puis alimentée avec de la viande crue ; elle a réclamé avec insistance son admission, elle se montre docile et confiante et l'amélioration est rapide.

Elle nous quitte complètement rétablie et heureuse le 26 mars 1903.

Poids :	5 mars. . . .	50kgr	»
	10 —	51	»
	17 —	52	»
	24 —	52	500

DIVERS

DOULEURS UTÉRINES — ANESTHÉSIE EN MANCHETTES HOQUET — HABITUDES DE MASTURBATION — MÉLANCOLIE HÉMIPLÉGIE ORGANIQUE — ATHÉTOSE

Observation LIII

Douleurs utérines ; idée d'une affection de l'utérus, entretenue par des traitements multiples depuis l'âge de 19 ans jusqu'à 24 ans. — Guérison complète.

24 ans, entrée salle Pinel le 27 juin 1903, sortie fin juillet.

Antécédents héréditaires et familiaux. — *Père* 62 ans, bien portant. *Mère* 49 ans bien portante. Une sœur en bonne santé. Une autre sœur morte en bas âge. Un frère bien portant.

Antécédents personnels. — La malade est la dernière enfant de la famille.

Dans sa jeunesse, elle était fréquemment souffrante. Elle a eu plusieurs petits abcès aux seins et des chapelets de ganglions dans les aines. Depuis l'âge de 11 ans, elle fut entourée par ses parents de soins exagérés et forcée par eux de prendre une quantité considérable de médicaments.

Elle affirme ne jamais avoir eu de crises nerveuses.

Elle fut réglée à 13 ans ; ses règles furent toujours irrégulières jusqu'à l'époque de son mariage et fréquemment elle prenait des médicaments pour rétablir leur cours régulier.

Début des accidents actuels. — Mariée à 18 ans, elle a commencé à souffrir du bas-ventre dès les premiers mois de son mariage. Un médecin diagnostique un prolapsus utérin.

A 19 ans elle a un enfant ; l'accouchement se fait normalement, mais elle ne peut nourrir son enfant par manque de lait et elle en est vivement contrariée.

A la suite de cette couche, les douleurs du bas-ventre reparaissent plus intenses. Un médecin consulté ordonne du bromure et des pommades sans aucun résultat.

Bientôt la malade ne pense plus qu'à son utérus, elle souffre dans le bas-ventre, dans le fondement, son caractère change, elle devient irritable et sent ses forces s'en aller. Malgré ces douleurs constantes, les règles étaient à peu près normales.

Elle consulta alors un grand nombre de médecins qui prescrivirent la thérapeutique la plus variée : injections au lysol, au permanganate, ovules à la glycérine, pansements divers, mouches sur le ventre, cautérisations à la teinture d'iode, dilatation utérine, électricité locale pendant 10 mois.

Pendant toute une année, elle vint de deux à quatre fois par semaine se faire traiter dans une clinique.

A une autre période, c'était un spécialiste qui venait lui-même la panser chez elle.

La malade estime que pendant les deux dernières années elle a subi deux ou trois cents séances de spéculum. Elle y employa toutes ses économies, fut obligée même de demander de l'argent à ses parents en se privant de tout pour arriver à payer les frais de ces traitements.

Elle entre le 27 juin à la salle Pinel.

Examen. — Ce qui domine, ce sont les douleurs utérines. On note quelques zones d'hyperesthésie au niveau des ovaires et dans la région sous-mammaire gauche, il n'existe pas d'autre trouble de la sensibilité, pas de rétrécissement du champ visuel.

La malade se plaint en outre de quelques troubles neurasthéniques, insomnie fréquente, fatigue du matin, digestions pénibles.

L'état mental est bon, elle est intelligente et d'un caractère docile.

L'examen des organes, cœur, poumons, reins. etc., ne révèle rien d'anormal.

L'utérus paraît absolument normal et l'on assure à la malade qu'il n'existe de ce côté rien qui puisse donner lieu à des douleurs.

Les urines sont normales.

Elle est soumise à l'isolement, au traitement psychothérapique et au régime lacté.

Le traitement consiste à démontrer à la malade que son utérus est sain et à faire disparaître les images de maladie profondement fixées dans son esprit par toute la thérapeutique antérieure.

A la fin de la première semaine, l'idée de l'affection utérine est déjà fortement ébranlée ; au bout de quinze jours les douleurs ont complètement disparu et la croyance en la guérison est très ferme. Il n'existe plus que quelques palpitations et un certain degré d'émotivité.

Le 15 juillet, la malade se considère, et à juste titre, comme complètement guérie.

Poids : 26 juin.	63kgr,500	
7 juillet.	64	500
14 —	65	»
22. —	66	500

Cette malade est entrée dans le service du Pr Dejerine après notre départ de la Salpêtrière et nous devons son observation à l'obligeance de notre collègue et ami Chiray.

Nous l'avons vue nous-mêmes à une époque où elle était gaie et heureuse et se déclarait guérie. Cette observation est des plus instructives, elle montre que ce que nous avons observé bien des fois pour l'estomac se produit aussi pour l'utérus : c'est-à-dire une affection n'existant que dans l'esprit de la malade et entretenue pendant des années, le plus consciencieusement du monde du reste, par une série de médecins et par des traitements variés. En y réfléchissant même, on est en droit de supposer que ces cas doivent être très fréquents. Il existe en effet bien peu de femmes qui n'aient quelques troubles de la menstruation, quelques pertes blanches, quelque déviation utérine, un peu d'hyperesthésie ovarienne : un médecin qui méconnaît l'état nerveux d'une femme traite ces troubles légers qu'il constate, sans réfléchir qu'il fixe pour de nombreuses années dans l'esprit de cette femme l'idée de la maladie. Après ce premier médecin, améliorée ou non, elle ira fatalement un peu plus tard en consulter d'autres, elle y dépensera ses ressources, son caractère s'altérera, elle gâchera les meilleures années de sa vie, comme cette jeune femme dont nous venons de rapporter l'observation et qui de 19 à 24 ans traîna cette existence lamentable.

Observation LIV

Anesthésie en manchette. — Parésie des membres. — Zones d'hyperesthésie. — Guérison.

48 ans, entrée le 3 décembre, sortie le 5 janvier.

Antécédents héréditaires. — *Père* mort d'une maladie de cœur à 32 ans. *Mère* morte à 48 ans, d'une tumeur abdominale.

La malade a trois frères et sœurs qui sont bien portants.

Antécédents personnels. — Elle a été bien portante pendant toute sa jeunesse.

Elle s'est mariée vers 20 ans et elle a eu 14 enfants. Ces grossesses se sont succédées très rapidement et la malade n'a pas eu ses règles une seule fois depuis son mariage jusqu'à son dernier accouchement.

Sept de ses enfants sont morts de diarrhée infantile entre 7 et 10 mois.

Les sept autres sont encore vivants et bien portants.

Jamais elle ne fut malade, elle était seulement très émotive, impressionnable et avait assez souvent des accès de colère.

A l'âge de 42 ans elle subit un curetage.

Vers l'âge de 45 ans ses manifestations nerveuses s'accentuèrent et elle commença à avoir la sensation de boule, puis apparut une plaque d'hyperesthésie avec sensation de crampe, d'agacement sous le sein gauche, une autre plaque d'hyperesthésie apparut également sur le sommet de la tête. Cette dernière était la cause de douleurs quand la malade se peignait.

Il y a 18 mois, la malade éprouva les sensations prémonitoires de la ménopause, bouffées de chaleur, vapeurs, transpirations, et en même temps les symptômes nerveux s'accentuèrent.

Depuis un an, en janvier 1901, les règles se sont arrêtées et la malade a éprouvé des douleurs et de la pesanteur dans les membres. Elle éprouve de la difficulté à marcher et à se servir de ses mains, le début des mouvements est surtout très pénible.

Son état général cependant reste bon, elle a de l'appétit, mais les digestions sont quelque peu pénibles.

Elle entre le 3 décembre 1902 salle Pinel.

Examen. — La malade se présente avec de la parésie des quatre membres; l'impotence n'est pas absolue, c'est plutôt une difficulté à se mettre en mouvement avec sensation de grande pesanteur.

Elle a de plus une anesthésie en manchette complète, elle s'est même brûlée, dit-elle, sans s'en apercevoir. (Il n'existe pas de symptômes de syringomyélie).

Il existe de l'hyperesthésie plantaire, de l'hyperesthésie du sommet de la tête, des régions sous-mammaires surtout du côté gauche; l'ovaire gauche est douloureux à la pression.

Les réflexes rotuliens et plantaires sont exagérés.

Le réflexe pharyngien est aboli.

Il existe aux membres inférieurs des zones d'anesthésie au contact.

On ne trouve pas de rétrécissement du champ visuel.

Les urines sont normales.

La malade est soumise au traitement habituel.

Le 6e jour après le début du traitement, les douleurs dont se plaignait la malade sont très diminuées.

Le 13e jour, tous les troubles nerveux sont à peu près guéris, l'anesthésie n'existe plus.

Le 5 janvier 1903, la malade ayant été plusieurs fois surprise causant avec des malades isolées est renvoyée, ne conservant qu'un peu d'hyperesthésie dans la région sous-mammaire gauche.

Poids :				
	4 décembre	. . . .	56kgr	»
	10 —	. . . .	56	»
	17 —	. . . .	59	»
	23 —	. . . .	59	500
	30 —	. . . .	59	500

Observation LV

Hoquet hystérique datant de 20 ans. — Nombreux stigmates. — Débilité mentale. — Impossibilité de pratiquer la psychothérapie. — Disparition presque complète du hoquet par l'isolement.

41 ans, entrée le 22 avril, sortie en juillet.

Antécédents héréditaires et familiaux. — *Père* a eu trois ictus apoplectiques, est mort à 41 ans. *Mère* a eu du rhumatisme, suivi d'endocardite, est morte de maladie de cœur à 50 ans.

La malade a 2 frères et une sœur bien portants.

Elle a une deuxième sœur qui est nerveuse et se plaint de douleurs d'estomac.

Antécédents héréditaires. — La malade a eu dans son enfance la coqueluche, la rougeole et un ictère sur la nature duquel elle ne peut nous renseigner.

Elle a eu ses premières règles à 13 ans et les a toujours eu régulièrement depuis.

A l'âge de 18 ans, elle a été atteinte d'anémie, et sa vue, dit-elle, a commencé à baisser.

Elle a eu à cette époque plusieurs crises de nerfs.

La malade, très débile au point de vue intellectuel, nous donne des renseignements très vagues sur ses antécédents; elle prétend qu'elle a perdu la mémoire.

Son hoquet aurait débuté sans cause à l'âge de 20 ans; il est devenu rapidement très intense, au point d'empêcher la malade de parler pendant plusieurs jours.

Bien des procédés ont été employés depuis 20 ans pour la guérir, jusqu'à des frayeurs provoquées volontairement par des personnes de son entourage.

De nombreux médecins, tant à la Salpêtrière qu'ailleurs, s'en sont occupés; le hoquet, très curieux d'ailleurs, a été étudié, enregistré, etc.

Par période ce hoquet a disparu pour revenir à la suite d'émotions et de chagrins.

Il existe d'une façon continue depuis décembre 1902, époque de la mort de la mère de la malade.

Elle vient à la consultation le 22 avril et est admise.

Examen. — La malade fait entendre un roucoulement presque continu, très fort et d'un ensemble plutôt harmonieux. Au premier abord on a peine à croire qu'il s'agisse d'un hoquet; c'est seulement quand le bruit s'arrête ou débute qu'on reconnaît les secousses spasmodiques, caractéristiques du hoquet. Ces secousses se fusionnent plus ou moins, la malade les module avec sa bouche et l'on ne peut mieux comparer le bruit produit qu'à un fort roucoulement de tourterelle.

Nous constatons encore de l'hémi-hypoesthésie droite.

Du rétrécissement du champ visuel très accentué.

De l'hyperesthésie plantaire.

De l'hyperesthésie de la paroi abdominale; un attouchement de cette région fait immédiatement recommencer le hoquet, s'il est arrêté à ce moment.

Les réflexes rotuliens et pharyngiens sont normaux.

Les urines sont normales.

La malade est soumise à l'isolement, le hoquet diminue quelque peu; mais elle est fort peu intelligente, la psychothérapie ne peut être employée, car elle est incapable de suivre le raisonnement le plus simple et de comprendre un argument.

Elle n'est accessible qu'au ton de la colère et aux menaces; la surveillante parvient à faire disparaître son hoquet en se fâchant, en lui jetant de l'eau à la face...

En mai, le hoquet avait complètement disparu, mais à ce moment la malade eut 4 crises de nerfs.

Nous avons voulu nous renseigner sur la stabilité de cette guérison et nous avons interrogé avec soin la malade en juillet, époque à laquelle elle ne présentait plus de hoquet depuis longtemps.

Elle nous a avoué, en nous demandant de ne pas le dire, qu'elle avait encore du hoquet quelquefois la nuit, mais en s'enfonçant la tête sous ses couvertures, personne ne s'apercevait de rien. D'autre part elle est persuadée que si elle n'a pas de hoquet elle doit avoir des crises; c'est pour cela qu'en mai elle a eu 4 crises, alors que le hoquet avait cessé.

Dans ce cas l'isolement, la crainte ont fait disparaître presque complètement un hoquet contre lequel bien des moyens avaient été employés sans succès. Mais nous ne voulons pas dans un cas semblable parler de guérison, car le symptôme seul est amélioré, l'état mental n'est pas modifié, la persuasion, élément capital de succès, n'a pas été obtenue.

Observation LVI

Accidents hystériques anciens. — Habitude d'éthylisme. — Accès de rire. — Débilité mentale. — Amélioration.

Entrée le 31 décembre, sortie le 4 mars.

Cette malade, âgée d'une trentaine d'années, a eu à l'âge de 17 ans des crises d'hystérie.

Elle est employée dans une maison de commerce et elle prétend que sa patronne lui faisait boire, ainsi qu'à ses compagnes, du rhum le matin et du kirsch le soir.

Elle a contracté ainsi des habitudes d'éthylisme et cette intoxication, surajoutée à son état nerveux antérieur, l'a rendue incapable d'accomplir aucun travail.

Elle se présente à nous avec le visage hébété, riant à chaque instant presque sans cause, indifférente à sa situation, atteinte d'une débilité mentale manifeste à la première conversation.

Cette malade fut reçue par pitié à la salle Pinel, et nous avons voulu nous rendre compte de ce que pourrait faire chez elle notre traitement.

Grâce à l'isolement, grâce au régime lacté, elle est devenue plus tranquille; son rire continuel s'est modéré, elle est capable de remplir une profession facile.

La psychothérapie employée chez elle a été forcément rudimentaire, cependant malgré une grande difficulté à fixer son attention au début, nous sommes parvenus peu à peu à lui faire suivre des raisonnements et son caractère s'est modifié d'une façon importante. Nous l'avons habituée à travailler régulièrement.

Elle était à sa sortie de l'hôpital très améliorée, elle était plus sérieuse, résolue à ne plus boire, et à travailler pour vivre.

Poids :	31 décembre..	46kgr	»
	6 janvier.	47	«
	13 —	48	»
	20 —	49	»
	27 —	50	»
	3 février.	51	500

Dans cette amélioration, il faut tenir compte de la suppression de l'alcool, mais chez une malade d'une intelligence débile, sans l'isolement et sans la surveillance cette suppression eût été impossible.

Cette observation montre ce que le traitement peut donner dans des cas qui semblent désespérés.

Nous n'avons jamais eu l'espoir de ramener cette femme à l'état normal ; elle était à son entrée incapable de se livrer à aucune besogne, sa physionomie et son attitude seules suffisaient à lui faire refuser tout travail. Elle pouvait à sa sortie travailler sous une direction bienveillante, suffisamment pour subvenir à ses besoins. Ce résultat nous semble intéressant à enregistrer.

Observation LVII

Habitudes anciennes de masturbation. — Idées obsédantes. — Asthénie, mauvais état général. — Guérison des habitudes de masturbation.

25 ans, entrée le 27 octobre 1902, sortie fin novembre.

Antécédents héréditaires. — *Père* mort à 50 ans, probablement de broncho-pneumonie. *Mère* bien portante.

La malade a des sœurs qui sont très nerveuses.

Antécédents personnels. — La malade a passé sa jeunesse à l'étranger, elle a toujours été bien portante pendant son enfance, mais elle a uriné très tard au lit.

Elle a été bien réglée, depuis l'âge de 13 ans.

A l'âge de 4 ans et demi, elle commençait déjà à se masturber et se rappelle qu'elle fut surprise à cet âge par ses parents avec une autre petite fille qui avait cette mauvaise habitude.

A 8 ans elle fut également surprise dans les mêmes conditions.

A 14 ans, à 16 ans, à 18 ans, elle s'éprit à plusieurs reprises, violemment et presque d'une façon morbide de jeunes gens ou d'hommes, ses désirs ne se réalisèrent d'ailleurs pas, mais exagèrent (surtout à 18 ans) ses habitudes de masturbation.

Elle se maria à 18 ans et fut malheureuse en ménage, son mari (ouvrier mécanicien) était alcoolique, jaloux et la battait.

Elle est d'abord enceinte de son mari, elle a des crises de nerfs pendant sa grossesse, elle accouche d'une fille bien portante, mais qui s'est montrée depuis extrêmement nerveuse.

Elle est ensuite enceinte d'un amant de rencontre et continue à avoir des crises de nerfs.

Elle a l'année suivante une nouvelle grossesse du fait de son mari.

Depuis son mariage, elle a conservé ses habitudes de masturbation.

Il y a un an, sa belle-mère étant malade chez elle, elle fait venir un jeune médecin qui fait plusieurs visites. Elle s'éprend très rapidement de lui et multiplie les occasions de le faire venir dans sa maison, elle tremble et perd presque connaissance quand elle le voit. Pendant une nuit elle est prise d'étouffement, de suffocation, le médecin est cherché et pendant que la famille s'éloigne un instant, elle lui avoue son amour.

Elle reste ensuite pendant trois jours dans une sorte d'engourdissement, de torpeur.

Depuis ce moment elle ne pense plus qu'à son médecin, elle se poste dans les endroits où il doit passer, elle va souvent à sa consultation et le fait venir chez elle : deux fois, dit-elle, il a cédé à ses instances. Elle raconte tous ces détails, avec beaucoup d'exaltation, et sans aucune gêne apparente.

Ses habitudes de masturbation sont devenues très fréquentes; un médecin qu'elle a consulté a essayé de l'endormir sans succès et lui a dit que la masturbation n'avait pas d'inconvénient pour sa santé.

Elle vient de Lyon consulter à la Salpêtrière.

Elle entre à la salle Pinel le 27 octobre 1902.

Examen. — Son état général paraît mauvais, elle est maigre, ses extrémités sont continuellement froides, son teint jaunâtre, ses traits tirés; par moment ses yeux sont très vifs, elle s'anime en parlant et à d'autres moments sa figure est abattue.

Elle présente un degré assez accentué d'asthénie.

Elle n'a pas de rétrécissement du champ visuel.

On note à la surface du corps des zones d'anesthésie et des zones d'hyperesthésie, disséminées sans ordre.

Le réflexe pharyngien est diminué.

La malade est constipée et digère mal.

Les urines sont normales.

Elle est continuellement obsédée par l'image du médecin qu'elle aime, elle éprouve un besoin irrésistible de masturbation et le fait fréquemment plusieurs fois de suite. Elle se préoccupe, s'accuse et craint de devenir folle.

Elle est mise à l'isolement, et matin et soir nous employons la psychothérapie dans le but de la débarrasser de ses habitudes et de son obsession.

Elle se défait très rapidement et complètement de ses habitudes de masturbation, qu'elle considérait comme nécessaires pour calmer son état nerveux.

L'idée obsédante ayant trait au médecin est beaucoup plus longue à faire disparaître, nous éprouvons aussi des difficultés à lui persuader qu'elle ne deviendra pas folle. Elle a au début du traitement plusieurs crises de découragement; elle présente de l'insomnie et des périodes d'excitation contre lesquelles le drap mouillé nous a donné de bons résultats.

Au bout d'un mois, elle peut être considérée comme guérie de ses habitudes de masturbation, qui ne sont pas reproduites après la première semaine de séjour à l'hôpital.

La malade a engraissé, son caractère est devenu plus gai.

Poids :	28 octobre. . . .	49 kgr	»
	31 —	50	»
	7 novembre. . .	50	»
	14 — . . .	50	500
	21 — . . .	51	500
	28 — . . .	53	»

Nous n'avons pas eu de nouvelles de cette malade depuis son départ; nous la croyons sérieusement débarrassée de ses mauvaises habitudes. Ces dernières étaient entretenues par l'idée qu'elles lui étaient indispensables, qu'elles étaient un dérivatif nécessaire à sa santé. C'est en combattant cette idée théorique et en lui en démontrant la fausseté que nous avons lutté contre la masturbation.

Nous ignorons si la guérison de sa passion pour son médecin s'est maintenue. Elle se montrait d'autre part très préoccupée de rentrer dans son ménage où, avons-nous dit, elle était maltraitée par un mari alcoolique ; cette situation déplorable nous fait faire des réserves sur la possibilité des accidents nerveux ultérieurs.

Observation LVIII

Mélancolie datant de plusieurs mois, avec deux tentatives de suicide. — Guérison complète.

27 ans, entrée le 18 juin, salle Pinel n° 19, sortie fin juillet.

Antécédents héréditaires et familiaux. — *Père* 55 ans, est très bien portant. La *mère* âgée de 45 ans, a fréquemment des névralgies, est sujette à des crises de nerfs, à des pertes de connaissance depuis l'âge de 18 ans. Malgré cela, état général bon.

Un frère mort à 8 mois de broncho-pneumonie.

Un frère mort au régiment d'un phlegmon de l'amygdale.

Antécédents personnels. — Dans l'enfance, rougeole, varicelle.

Elle a toujours été très impressionnable et nerveuse, elle a facilement des crises de larmes, mais n'a jamais eu de perte de connaissance, ni de sensation de boule hystérique.

Elle a été chloro-anémique de 16 à 18 ans.

Mariée à 22 ans, elle a eu successivement trois grossesses.

Le premier accouchement a été très laborieux, a nécessité l'emploi du forceps.

Le second accouchement a été suivi d'une forte hémorragie.

Le troisième accouchement a été des plus faciles et n'a duré que quatre heures. La malade s'est montrée très imprudente à la suite de cet accouchement, elle s'est levée dès le lendemain, le troisième jour elle s'est promenée dans sa chambre et le septième jour est sortie par un temps froid.

Début des accidents actuels. — Un mois après ce dernier accouchement, la malade ne voyant pas apparaître ses règles, s'inquiète, devient anxieuse et se figure qu'elle est de nouveau enceinte. Fatiguée par trois grossesses successives et par les soins nécessités par ses enfants, cette idée la préoccupe au plus haut point. Elle ne pense plus qu'à cela, se désespère à cette pensée, consulte des médecins, et quand six semaines après son accouchement elle voit son retour de couches, cette constatation est impuissante à ramener la tranquillité dans son esprit.

Devenue profondément mélancolique elle est placée à Paris dans une maison de santé; là, préoccupée des dépenses, considérables pour sa situation, que ce séjour nécessite, elle simule la guérison et obtient sa sortie au bout de 25 jours.

Sortie de cette maison, elle avoue à son mari qu'elle n'est pas guérie, qu'elle est plus triste que jamais, et elle le supplie de la tuer; en revenant en chemin de fer, elle ouvre la portière du compartiment et son mari la retient au moment où elle se précipitait dehors.

Rentrée chez elle, elle a une période de calme qui dure environ 8 jours; mais le départ de sa belle-sœur qui pendant sa maladie s'occupait de ses enfants, lui occasionne une crise de désespoir et elle absorbe une forte dose de chloral et de laudanum. On lui administre un vomitif, on lui applique des sinapismes bouillants, qui lui font des brûlures profondes et étendues, mais elle reste dans le coma pendant quatre jours.

Les brûlures causées par les sinapismes nécessitent un séjour de deux mois au lit, pendant ce temps son état mental n'est pas amélioré.

Elle est placée pendant deux mois, du 20 avril au 17 juin, dans une maison de santé en province; mais ce séjour ne modifie pas son état mental; il n'y a rien de particulier à noter pendant cette période, sinon que ses règles ont été supprimées pendant trois mois à la suite de sa tentative de suicide.

Le 18 juin 1902, elle est amenée à la Salpêtrière, elle consent à entrer salle Pinel, parce qu'elle l'a promis à sa famille, mais elle est profondément convaincue qu'elle ne guérira jamais.

Examen — Malade triste et repliée sur elle-même, elle ne sent plus aucune affection ni pour ses parents, ni pour ses enfants, elle est persuadée que son existence est maintenant sans but, elle le regrette, mais est convaincue que personne n'y peut plus rien.

Il semble qu'il existe de tout cela une raison qu'elle ne dit pas et en effet elle avouera ce motif plus tard.

Cet état mental fait craindre une nouvelle tentative de suicide et elle n'est acceptée dans le service que sur les supplications de son mari et après qu'elle a promis de ne faire aucune tentative pendant son séjour.

Il n'existe pas de stigmates d'hystérie, pas de rétrécissement du champ visuel, pas de clou hystérique, pas de zones d'hyperesthésie, aucun trouble de la sensibilité.

Les réflexes plantaires sont absents des deux côtés.

Les urines sont normales.

La malade est soumise à l'isolement et au régime lacté.

Pendant les premières semaines de son séjour elle ne paraît nullement s'améliorer, elle a de l'insomnie totale qui ne cède pas au trional, des sueurs nocturnes, les extrémités froides et n'a pas d'appétit.

Les conversations que nous avons avec elle, les arguments psychothérapiques ne semblent avoir aucune influence.

Trois semaines après son entrée, elle écrit à M. Dejerine que l'essai de traitement est suffisant, qu'elle sait qu'elle ne guérira jamais, et elle demande à être renvoyée.

M. Dejerine la fait venir dans son cabinet, elle affirme qu'elle est abandonnée de Dieu, parce qu'elle a préféré un de ses enfants aux autres et que sa maladie est un châtiment qu'elle ne peut éviter.

M. Dejerine a une longue conversation avec elle, et elle sort de cet entretien un peu ébranlée dans ses tristes convictions.

Les jours suivants, elle admet la possibilité d'une amélioration, puis peu à peu elle en vient à espérer et à avoir la certitude de guérir.

Plus tard elle avoua qu'elle avait eu déjà quelques doutes sur l'incurabilité de son état avant d'écrire sa lettre à M. Dejerine.

A partir de cette époque la malade se transforme physiquement et moralement d'une façon surprenante. Elle a un sentiment de bien-être, d'épanouissement qu'elle n'a jamais éprouvé, il lui semble, dit-elle, qu'il y a quelque chose qui chante en elle, elle croit avoir fait un long voyage qui l'a fatiguée, elle éprouve le besoin de s'étirer, de bailler.

A la suite de cette période de joie et de sentiment de guérison la malade a pendant 24 heures une petite crise de dépression avec une nuit d'insomnie. Mais le lendemain elle est de nouveau parfaitement bien, et peut être considérée le 28 juillet 1902 comme complètement guérie.

Cette malade, prédisposée par ses antécédents maternels à une affection nerveuse, était atteinte de mélancolie ; nous n'oserions affirmer que le traitement seul l'a guérie. Peut-être arrivait-elle à la fin de sa crise de mélancolie, mais ce qui est certain, c'est que l'isolement et la psychothérapie ont singulièrement favorisé cette guérison.

Observation LIX

Hémiplégie organique légère chez une femme très nerveuse. — Exagération des symptômes par cet état de nervosisme. — Guérison presque complète par la psychothérapie et la rééducation en quelques jours.

47 ans, entrée le 17 avril, sortie le 30 avril.

Antécédents héréditaires. — *Père* est mort d'accident à 35 ans. *Mère* morte de suites de couches à 28 ans.

Antécédents personnels. — Elle a été bien portante pendant son enfance. Réglée à 17 ans, elle l'a toujours été irrégulièrement depuis, elle n'avait ses règles, dit-elle, que deux ou trois fois par an.

La malade a eu deux fils qui sont bien portants et quatre filles toutes très nerveuses, l'une d'elles est atteinte de chorée hystérique.

Elle-même a toujours été très nerveuse, elle a eu très souvent la sensation de boule qui remonte à la gorge et provoque de la suffocation.

Elle n'a jamais eu de grande crise, mais souvent a éprouvé une sensation d'évanouissement qui durait une ou deux minutes. Ces petites crises surviennent depuis l'âge de 18 ans, en moyenne une fois par mois et sont toujours précédées d'une émotion ou d'un mouvement de colère.

Elle a souvent été incommodée par des crampes, du tremblement, du pyrosis, des cauchemars.

Début des accidents actuels. — Au commencement d'avril, la malade a plusieurs préoccupations, elle a souvent des discussions et se met très fortement en colère quelques jours avant le début de sa maladie.

Le 9 avril, pendant une période de règles, elle passe une partie de la journée à laver son linge dans l'eau froide.

Le 10 avril, en faisant son ménage elle laisse échapper son balai, sent que son bras gauche se paralyse et que sa jambe gauche s'engourdit, cette paralysie disparaît en quelques instants, puis reparaît et devient permanente.

La malade est obligée de s'aliter, la jambe gauche est insensible et impotente, le bras est également paralysé.

Le 11 avril, la jambe gauche est plus forte, la malade peut marcher en traînant cette jambe, mais le bras gauche est resté paralysé.

La face n'a présenté à aucun moment de signes de paralysie.

Le 16 avril, la malade vient à la consultation de la Salpêtrière.

Le bras gauche est paralysé, la jambe gauche traîne sur le sol pendant la marche. A l'examen nous ne trouvons pas de signe de Babinski, la malade nous dit qu'elle a toujours été très nerveuse, elle nous parle des accidents de nervosisme que nous avons signalés plus haut.

De plus elle est accompagnée par sa fille, atteinte très nettement de chorée hystérique. En présence de ces indications nous croyons que la malade est atteinte d'hémiplégie hystérique et sans faire un examen très approfondi, nous lui affirmons qu'elle sera guérie en quelques jours si elle consent à se soumettre à l'isolement.

Elle entre à la salle Pinel le jour même, 16 avril.

Examen le 17 avril. — Le bras gauche est pendant le long du corps, la malade ne peut le déplacer qu'au moyen de la main droite.

La jambe traîne toujours sur le sol pendant la marche.

Nous constatons une légère diminution de la sensibilité dans tout le côté gauche.

Au membre supérieur le sens des attitudes, le sens stéréognostique font complètement défaut.

La sensibilité au contact et à la douleur est plus forte au niveau de l'épaule qu'au niveau de la main.

Au membre inférieur la topographie de la sensibilité est l'inverse, c'est-à-dire que la malade paraît sentir davantage au pied qu'à la cuisse.

Le signe de Babinski qui faisait défaut la veille existe très nettement au gros orteil gauche.

Le réflexe rotulien est diminué du côté gauche, il est normal du côté droit.

Ce nouvel examen nous conduit à croire que le diagnostic de la veille est erroné et qu'il s'agit d'une hémiplégie organique légère exagérée par une malade très nerveuse.

Après quelques hésitations, nous nous décidons à affirmer comme la veille la guérison rapide et nous pratiquons des exercices de rééducation des membres et en même temps nous persuadons à la malade qu'il lui est possible de recouvrer sa motilité.

Cependant nous ne nous reconnaissons pas le droit de laisser la malade sans autre traitement et en raison des symptômes organiques nous instituons un traitement mercuriel et ioduré.

Dynamomètre :	17 avril.	Main gauche	= 10
	10 —	—	= 20
	19 —	—	= 25
	22 —	—	= 32
	25 —	—	= 35
	26 —	—	= 37

Le 28 avril, tous les mouvements des membres sont possibles, la malade peut se servir de son bras et de sa main pour tous les usages de la vie, alors qu'elle en était complètement impotente.

L'hémi-hypoesthésie n'existe plus que très légèrement, et le sens stéréognostique ainsi que le sens des attitudes sont presque normaux.

Poids :	17 avril. . . .	73 kilogrammes.
	30 —	75 —

Cette observation est des plus instructives : à un premier examen sommaire, nous avions fait le diagnostic d'hémiplégie hystérique, à un deuxième examen nous trouvons des signes, en particulier le signe de Babinski, qui nous forcent à admettre une lésion, nous persistons cependant dans le traitement psychothérapique, pensant à une association d'une lésion et de la névrose. L'amélioration rapide (force doublée au dynamomètre en 24 heures) nous a donné raison et nous ne pensons pas qu'on puisse l'attribuer, dans ce laps de temps, à un traitement médicamenteux.

C'est une erreur de diagnostic qui nous a conduit dans ce cas à agir ainsi ; nous regrettons de ne pas avoir essayé ce traitement systématiquement dans plusieurs hémiplégies organiques légères. Nul doute qu'il ne nous eût donné des améliorations, l'élément fonctionnel étant toujours plus ou moins associé dans ces cas à l'élément organique.

Observation LX

Contracture du poignet et de la main gauches. — Athétose localisée. — Impossibilité de mouvements volontaires de la main. — Cette impotence date de l'âge de 7 ans et a été consécutive à la pénétration d'une balle de revolver au-dessous de l'œil droit. — Rééducation. — Très grande amélioration.

14 ans et demi, entrée le 2 mars, sortie le 9 avril.

Antécédents héréditaires et familiaux. — Le *père* âgé de 52 ans a eu des accès de mélancolie, dont un plus sérieux a nécessité un séjour de 3 mois à Ville-Évrard. Il est diabétique. A l'heure actuelle il se porte relativement bien. *Mère* a 42 ans, elle est bien portante, mais cependant émotive, a eu des maux d'estomac qui ont disparu par les douches.

La malade a un frère âgé de 22 ans, atteint d'un nervosisme léger.

Antécédents personnels. — Elle a toujours eu une bonne santé, n'a eu que la rougeole dans son enfance, elle a été réglée à 11 ans et a toujours eu depuis ses règles normalement chaque mois.

Début des accidents actuels. — Le 11 juillet 1895, à l'âge de 7 ans, son frère en jouant avec un revolver lui tire une balle qui pénètre à 2 centimètres au-dessous de l'œil droit.

A la suite de cet accident, elle vomit du sang.

Un chirurgien l'examine à l'hôpital, mais la balle ne peut être extraite.

Dans les jours qui suivirent l'accident, rien d'anormal ne fut remarqué du côté des membres.

Elle fit un séjour au lit de 15 jours et ce n'est qu'au bout de ce temps, au moment où elle se leva, qu'on s'aperçut qu'elle ne pouvait marcher.

Le bras gauche était également atteint d'impotence très marquée.

Après 8 jours de persévérance, la malade finit par marcher, mais elle traînait la jambe, buttait et tombait quand elle voulait courir, ces troubles du membre inférieur disparurent complètement en un an.

Jamais on n'a rien remarqué du côté du facial inférieur, ni du côté des yeux, cependant sa mère s'aperçut que pour lire elle était obligée de rapprocher son livre des yeux.

Trois semaines après l'accident, la malade put retourner en classe, mais son bras est toujours resté impotent depuis, elle était obligée de le mettre derrière son dos pour courir, sa main était toujours fermée, mais, paraît-il, s'ouvrait la nuit.

En décembre 1896, elle fut examinée par M. le Dr Souques, qui a bien voulu nous communiquer l'observation prise à ce moment, ce dont nous le remercions très vivement :

Petite cicatrice (vol. d'une lentille) à 1 centimètre et demi environ au-dessous de l'œil droit. C'est le point de cicatrice de la balle, qui était d'un calibre de 7 millimètres.

L'examen des membres supérieurs révèle l'état suivant : Rien d'apparent du côté des épaules, bras, avant-bras. La force y est égale et normale, ainsi que la morphologie.

Par contre, il y a environ un demi-centimètre de différence au niveau du poignet gauche.

La main gauche est moins large que la droite. La circonférence au-dessous du pouce indique 1 centimètre de différence. Mais il semble y avoir plutôt amaigrissement qu'atrophie vraie.

Ce sont surtout les doigts de la main gauche qui sont atteints. La main droite est normale. Il s'agit d'une sorte de spasme bizarre. Habituellement le poing est fermé, le pouce est replié dans la paume, recouvert par les autres doigts.

Par moments, sa main est ouverte, les doigts allongés, le pouce restant replié dans la paume ou raidi et accolé au bord correspondant de la main sur le même plan que les autres doigts. Il lui est impossible de détacher volontairement le pouce de cette situation vicieuse. Elle est obligée de le faire avec la main droite. On peut assez difficilement tirer le pouce de cette attitude. Bien entendu, l'opposition spontanée est impossible.

Quand on lui dit de fermer la main gauche, elle le fait difficilement et l'avant-bras a tendance à se mettre en pronation.

Si on lui dit de l'ouvrir, elle le fait quelquefois seule, quelquefois elle ne peut et se sert de la droite pour étendre les doigts.

De même l'écartement des doigts est très difficile et reste incomplet.

L'enfant fait de grands efforts pour exécuter ces légers mouvements et communiquer ainsi aux divers segments du muscle supérieur des mouvements forcés.

Quand l'enfant court, son membre supérieur gauche reste en arrière et se place assez souvent derrière le tronc.

Pas de troubles de la sensibilité générale.

Rien du côté des membres inférieurs.

Pas de troubles sphinctériens.

Pas de troubles intellectuels. Elle est très intelligente et est souvent la première de sa classe.

Les réflexes tendineux sont égaux aux membres supérieurs. Ils sont faibles aux membres inférieurs.

Face. — Pas de troubles moteurs, du côté du facial inférieur en particulier.

Rien du côté des oreilles.

Yeux. — Hémiopie latérale gauche très incomplète, restant en deçà du point de fixation.

Presque tous les jours depuis l'accident, l'enfant se plaint de douleurs dans le côté droit de la face et de la tête. L'enfant localise le point fixe de cette douleur au niveau de la tempe droite.

De temps à autre elle éprouve quelques fourmillements dans la main gauche. Jamais de vomissements, ni de convulsions, ni de fièvre.

Elle ne peut se servir de sa main gauche, ramasser un objet, etc. Il n'y a pas d'athétose, pas plus qu'au pied.

La main gauche semble avoir subi plutôt un arrêt de développement qu'une atrophie proprement dite.

La force musculaire n'y est pas notablement diminuée.

État général excellent, aucun trouble viscéral.

Diagnostic probable : balle ayant pénétré dans le crâne, touché la bandelette optique droite et un peu le pied du pédoncule cérébral correspondant.

M. Souques a revu la malade le 29 septembre 1898.

Il a noté : un peu d'atrophie en masse de la main gauche. Il y a une grande amélioration. Il n'y a plus d'hémiopie latérale droite.

Du côté de la main : amélioration du spasme, qui persiste cependant dans les doigts, mais atténué. Peu ou pas de troubles fonctionnels ; elle fait tout ce qu'elle veut de sa main, en s'y prenant mal et en la tortillant.

En courant, le bras ne reste plus en arrière du tronc.

D'habitude la main est ouverte, donc spasme diminué. Il n'y a plus de douleurs de tête, elles reparaissent quelquefois un peu le soir du côté de l'oreille droite.

L'enfant a grandi et ses deux membres supérieurs se sont bien développés. La différence entre les deux mains est peu considérable.

En février 1903, cette jeune malade est envoyée par notre maître le Dr Dupré au Pr Dejerine.

Elle est reçue le 2 mars à la salle Pinel.

Examen rapide le jour de son entrée. — La main gauche est contracturée, le pouce est serré dans la paume de la main et recouvert par les autres doigts.

La malade ne peut ouvrir la main volontairement ; on ne peut étendre les doigts qu'avec beaucoup de force.

L'avant-bras est en supination.

La paume de la main est tournée en dehors.

Le poignet est en rotation externe.

Cependant la malade arrive, par des procédés plus ou moins compliqués, à réaliser beaucoup d'actes avec son membre malade.

Elle ne peut rien pincer, ni rien prendre ; mais elle dessine avec une règle en la maintenant avec son poing gauche. Elle porte sa serviette pour aller en classe en tordant sa main malade sous la serviette.

Les sensibilités au contact, à la douleur, à la température sont intactes sur toute la surface du corps.

Le sens stéréognostique est conservé au niveau du membre malade.

Les réflexes plantaires sont normaux. Les réflexes rotuliens sont un peu faibles.

La jambe gauche est absolument normale.

Il n'y a pas d'atrophie musculaire.

Léger rétrécissement du champ visuel à gauche. Pas de zones hystérogènes.

La malade est mise à l'isolement, au régime lacté et des exercices de rééducation sont faits matin et soir.

Elle s'ennuie beaucoup, elle essaye de se sauver et sa mère l'emmène malgré nous quelques jours après son entrée. Nous n'avions obtenu qu'une amélioration minime.

Deux jours après, elle est ramenée à la salle Pinel et soumise à l'isolement et au traitement rééducateur.

Progressivement elle parvient à ouvrir et à fermer la main au commandement, le pouce et l'index restent assez longtemps en retard sur les autres doigts.

En même temps que la rééducation, nous pratiquons du massage, nous promettons la guérison et nous donnons à l'enfant les encouragements nécessaires pour la faire travailler elle-même à sa rééducation en dehors de nos visites.

Bientôt elle peut opposer volontairement le pouce aux autres doigts, ce qu'elle n'avait pas fait depuis 1895, c'est-à-dire il y a environ 8 ans. Elle arrive à toucher successivement l'extrémité de chaque doigt avec le pouce.

Elle est capable de prendre des objets avec la main malade. Et moins d'un mois après son entrée elle saisit un verre (gros verre d'hôpital) contenant du lait et le porte à sa bouche.

Presque tous les mouvements volontaires de la main sont possibles, mais ils se font encore lentement et avec effort.

La mère de l'enfant est si heureuse du résultat obtenu qu'elle la considère comme suffisamment améliorée et une seconde fois la retire de l'hôpital ; nous aurions voulu la garder quelque temps encore pour affermir la guérison.

Elle nous quitte le 9 avril.

28 avril. — Nous revoyons la malade.

Elle ouvre et ferme la main volontairement, elle oppose le pouce aux autres doigts. Elle donne une poignée de mains et serre la main qu'on lui tend. Elle peut boire avec les gros verres de l'hôpital.

Elle coud en tenant convenablement son ouvrage de la main gauche.

Elle lave et essuie la vaisselle en prenant les objets de la main gauche. Tous ces mouvements sont encore lents et se font avec raideur. Elle a fait peu de progrès depuis son départ de l'hôpital, car sa mère la gâte et ne veut plus la laisser à la Salpêtrière. Mais en somme la motilité de son membre malade est complètement transformée.

CONSIDÉRATIONS SUR LA PROPHYLAXIE

Influence héréditaire. Hygiène des parents. Fatigue, excès, intoxication, alcool.
Éducation. — Précautions nécessaires chez les prédisposés aux névroses. — Choix d'une carrière. — Concours. — Causes de nervosisme. — Lectures. — Mariage. — Direction de la vie. — Philosophies, traditions, religions. — Force des idées.
Causes tenant au milieu social. — Le surmenage. — Le surmenage dans la classe ouvrière. — Rôle du médecin dans la question du surmenage.

Et maintenant que nous avons passé en revue cette longue série de troubles nerveux, nous devons, avec le Pr Dubois, nous poser cette question :

« Pouvons-nous par la voie de l'esprit, par notre tenue morale échapper à la maladie, empêcher certains troubles fonctionnels de naître, diminuer ou supprimer ceux qui existent déjà? A cette question, dit le Pr Dubois, je réponds hardiment, oui ![1] »

Les causes des psycho-névroses peuvent se rattacher à plusieurs groupes, les unes tiennent à l'individu ou à ses parents, les autres lui sont extérieures et tiennent pour une bonne part au milieu social, aux conditions de vie. Il est possible, en s'adressant aux unes et aux autres, par des mesures prophylactiques, d'empêcher la naissance ou le développement des manifestations nerveuses.

Influence héréditaire. — Bien des causes qui ne semblent pas déterminer des accidents graves chez les parents ont cependant une répercussion marquée sur leurs enfants, et il importe que les parents en soient avertis pour les éviter.

Le surmenage physique et intellectuel, les émotions violentes, les préoccupations longtemps prolongées, appauvrissent le capital nerveux que les parents lèguent à leurs enfants, il a plus d'importance que l'argent qu'ils leur laissent et cependant ils ne pensent souvent qu'à ce dernier au détriment du premier.

1. Dubois, *Influence de l'esprit sur le corps*. Masson, 1901.

Dans l'intérêt de leurs enfants les parents doivent éviter les causes de débilitation, les excès, les intoxications qui agissent facilement sur les centres nerveux, en particulier l'intoxication par l'alcool, cause si fréquente d'accidents graves chez les adultes et chez leurs enfants.

L'état physique et moral des parents au moment de la conception retentit sur le caractère, sur la santé de l'enfant qui naîtra, on a noté plusieurs fois dans cet ordre d'idées que des enfants conçus pendant que le père était ivre, naissaient idiots ou épileptiques.

L'hygiène de la femme enceinte sera particulièrement surveillée, les traumatismes, les fatigues, les émotions morales, les intoxications de la mère, retentissent au moins indirectement sur le fœtus, parfois même directement. Récemment Nicloux[1] a montré par des analyses chimiques précises, que l'alcool passait en nature de la mère au fœtus.

Nous ne parlons jusqu'à présent que de parents exempts de tares nerveuses, les règles de l'hygiène seront encore plus strictes quand l'un des deux sera un névropathe.

Le Pr Dejerine insiste sur « la gravité croissante des névroses à travers les générations, à mesure que l'hérédité s'accumule, du fait de mariages consanguins entre névropathes héréditaires. »

L'influence héréditaire des maladies nerveuses est aujourd'hui universellement admise et on sait aussi que de toutes les causes de nervosisme c'est la plus fréquente : « Plus cette imprégnation héréditaire sera grande, dit encore notre maître, plus facilement agiront toutes les causes banales telles que les chagrins, les fatigues, les veilles[2]... »

Mais laissons cette question de l'hérédité, pour nous attacher à l'hygiène des prédisposés aux névroses, en insistant sur l'hygiène de l'esprit que l'on pourrait appeler psychothérapie préventive.

Influence de l'éducation. — L'éducation de l'enfant, la manière dont il est élevé, jouent un rôle capital dans le développement des troubles nerveux. Les impressions de l'enfance

1. Nicloux. *Recherches expérimentales sur l'élimination de l'alcool dans l'organisme. Détermination d'un alcoolisme congénital.* Doin. Thèse, Paris, 1900.
2. Dejerine. *L'hérédité dans les maladies du Système nerveux*, Paris, 1886.

persistent longtemps sinon toujours et Feuchtersleben a pu dire : « Ce sont toujours les images les plus fortement gravées dans l'âme qui font la joie ou la douleur de la vie. »

L'éducation commence presque à la naissance, son rôle comme moyen de combattre l'hystérie est admis par tous les médecins[1]. « C'est par les moyens éducatifs, agissant sur le caractère de l'enfant que l'hystérie, qui est surtout une affection mentale, devra être combattue en premier lieu ; on devra lutter dès les premiers symptômes de la maladie et même chercher à prévenir celle-ci chez les sujets prédisposés.

« On fortifiera le corps de l'enfant par une bonne hygiène, on s'efforcera de développer sa raison et son intelligence et on s'opposera à tout ce qui peut exalter prématurément sa sensibilité nerveuse. C'est dire que les exercices du corps, l'hydrothérapie, etc., devront être recommandés, que les lectures romanesques devront être proscrites et surtout qu'on évitera avant tout de « gâter » l'enfant ou de céder à ses caprices. »

« Si les enfants ne sont pas habitués à se maîtriser, si l'on ne se refuse pas à accomplir leurs moindres désirs, si on leur permet de se livrer à un chagrin désespéré au sujet d'un jouet brisé, si l'on craint de recourir à la verge lorsque à la moindre déception ou au moindre refus ils s'abandonnent à des éclats immodérés de désespoir et de colère, qu'ils trépignent du pied ou se roulent à terre, alors ils sont fort sujets à devenir hystériques par la suite. Car ce ne sont pas les conditions extérieures, mais la manière dont l'individu réagit contre ces conditions qui entraînent l'hystérie. Que l'on habitue les enfants à s'appliquer au travail, à être consciencieux, à se maîtriser, que l'on défende aux filles qui commencent à grandir, de faire pendant toute la journée de la tapisserie et de s'occuper d'autres objets qui leur permettent de s'abandonner à leurs pensées et à leurs rêveries, qu'on les préserve des mauvaises lectures qui exaltent leur imagination et l'on aura ainsi pris les meilleures mesures pour écarter le danger de l'hystérie[2]. »

1. Voir d'Espine et Picot, *Manuel des maladies de l'enfance*, p. 494. Cité par Queyrat.
2. Niemeyer, *Éléments de pathol. int. et de thérap.*, trad. Cornil, t. II, p. 353. Cité par Queyrat.

Les enfants prédisposés aux névroses vivront de préférence à la campagne, les exercices physiques tiendront une grande place dans leur existence, ils seront aguerris contre les émotions, les frayeurs, qui sont des causes si fréquentes d'accidents nerveux.

L'intelligence des parents et des éducateurs doit savoir discerner dans toutes les exigences sociales, dans nos coutumes, dans nos usages, ceux auxquels ils peuvent sans inconvénient soumettre les enfants et ceux auxquels ils doivent les soustraire. Les deuils prolongés, par exemple, peuvent avoir une longue répercussion sur le caractère des enfants. Il est bon d'atténuer la sévérité des deuils chez les enfants déjà enclins à la tristesse, il ne peut qu'être nuisible d'entretenir et d'augmenter leur chagrin par le cortège artificiel du deuil.

Les soins hygiéniques, les précautions prophylactiques redoubleront au moment de la puberté, époque si délicate chez les filles et aussi chez les garçons, et pendant laquelle apparaissent souvent les premiers signes de névrose.

L'hygiène des enfants de nerveux se rapproche en quelque sorte de celle des enfants de tuberculeux, les soins ne leur éviteront pas toujours la maladie à laquelle ils sont héréditairement prédisposés, mais les résultats obtenus sont assez remarquables dans les deux cas pour mériter l'attention des médecins.

Choix d'une carrière. — Il faudra tenir compte dans une large part de la prédisposition au nervosisme, pour orienter la vie d'un enfant, pour lui conseiller une carrière.

S'il s'agit d'un garçon, on évitera de le diriger vers une profession qui exige des examens et des concours nombreux et difficiles, on lui épargnera les veilles prolongées, les inquiétudes, les angoisses des épreuves et les échecs qui abattent toujours quelque peu les mieux trempés pour la lutte, et peuvent conduire les autres à la neurasthénie.

« Le travail cérébral exagéré, dit Dejerine[1], les chagrins, les soucis, les inquiétudes de toute espèce, la vie contraire au but que l'on se propose, telles en sont de beaucoup les causes

1. Dejerine, *L'hérédité dans les maladies du système nerveux.* Asselin, 1886, p. 168.

les plus fréquentes ; et parmi ces dernières on doit, je le répète, incriminer avant tout les excès de travail intellectuel, le travail cérébral doublé d'inquiétude. »

S'il s'agit d'une fille nerveuse, on lui défendra formellement cette vie d'examens qui risque d'ébranler bien fortement son système nerveux pour un résultat souvent médiocre.

Nous avons eu à traiter à la Salpêtrière plusieurs institutrices, les unes pour des accidents neurasthéniques très caractérisés, les autres pour un mélange de symptômes appartenant les uns à l'hystérie, les autres à la neurasthénie. Il nous semble indéniable que si les institutrices payent un lourd tribut aux névroses, il faut en accuser les années de travail exagéré, les émotions des concours, la surcharge intellectuelle. Mais ne devons-nous en rechercher les causes que dans ce surmenage intellectuel ? Nous ne le croyons pas ; à côté du travail exagéré non récompensé par le succès désiré, il y a aussi la déception qui suit le succès obtenu. Bien des jeunes filles font la triste expérience que les brevets n'apportent qu'une satisfaction passagère ; l'existence d'institutrice est souvent loin d'être enviable, car le surmenage de l'enseignement fait assez souvent suite au surmenage de la préparation aux examens. Et puis il y a parfois en outre, les ennuis, les tracasseries des supérieurs, les rivalités de leurs égales. L'instruction a développé chez elles des désirs, des ambitions, des rêves, et elle ne leur a pas donné les moyens de les réaliser, ce sont ces déceptions que l'on trouve à l'origine de bien des cas de névrose chez les institutrices (Voir observation XXXIII, p. 312).

Causes de nervosisme. — Lectures. — On écartera donc des candidats aux névroses les excitations fortes et prolongées ; leur travail, leur sommeil, leurs plaisirs mêmes seront réglés rigoureusement. Ils n'useront que fort peu des théâtres, des soirées, ils n'abuseront pas de la musique, surtout de celle qui donne des excitations intenses et détermine ensuite une dépression marquée. On ne saurait trop insister dans le même ordre d'idées sur l'influence des lectures : la plupart des jeunes gens à système nerveux hyperexcitable vivent réellement les livres qu'ils lisent, ils en abusent, se passionnent et ces lectures sont pour eux une source d'épuisement. Les livres immoraux ont été considérés, et à juste titre, comme des dangers sociaux; la littérature des poètes déprimants, des pseudo-philosophes pessimistes, et de ces romanciers, véritables semeurs de névroses, qui font l'apologie du désespoir et du suicide, n'est pas moins néfaste.

L'écrivain qui dans un moment de spleen ou simplement dans la recherche d'un effet, d'un succès littéraire, se complaît dans des raffinements de psychologie morbide, oublie que les émotions à peine soulevées dans son esprit blasé par le métier, seront centuplées chez d'autres, exciteront des systèmes nerveux jusqu'à la souffrance et qu'il n'est pas indifférent d'ébranler ainsi des organismes déjà malades. Les causes d'accablement, d'émotions pénibles sont assez nombreuses dans l'existence de chaque jour, il ne peut qu'être nuisible à bien des gens d'en chercher de fictives dans les livres.

De plus l'effet de cette littérature de doute, de scepticisme, de pessimisme, est désastreux chez les neurasthéniques qui par leur maladie sont déjà voués aux incertitudes, aux hésitations et chez lesquels les motifs d'action manquent de force.

Les prédisposés aux névroses doivent donc savoir choisir leurs lectures ; ils doivent savoir aussi dans le même ordre d'idées surveiller leurs pensées, ne pas s'abandonner au cours de toutes leurs représentations mentales, beaucoup d'entre elles souvent répétées peuvent avoir une action mauvaise.

Cette hygiène cérébrale même chez les sujets normaux n'est pas moins importante que l'hygiène des autres fonctions. — Metchnikoff[1] voit la source de nos maux dans la « désharmonie » de nos organes, or nous n'avons que bien peu d'action sur la constitution de ces derniers et nous n'entrevoyons guère comment nous pourrons agir dans l'avenir sur leur morphologie, tandis que l'expérience nous apprend que nous pouvons beaucoup sur nos *désharmonies morales* qui ne sont pas les moindres causes de nos maux.

Mariage. — Une question qui à juste titre a été très discutée, c'est le mariage des gens nerveux ; les auteurs anciens considéraient le mariage comme un bon remède dans l'hystérie ; l'opinion depuis Briquet a changé sur ce point, le

1. METCHNIKOFF, *Essais de philosophie optimiste*. Masson, 1903.

mariage est aujourd'hui rarement conseillé dans les névroses ; un point sur lequel tous les neuropathologistes sont d'accord, c'est que le mariage entre deux jeunes gens atteints l'un et l'autre de manifestations nerveuses est contre-indiqué ; un autre point sur lequel on discute peu c'est que le mariage est impossible quand l'un des jeunes gens (surtout s'il s'agit de l'homme) est atteint de troubles graves.

Il est important que ces questions relatives à la santé soient discutées longtemps à l'avance par le médecin de la famille ; il arrive que ce sont les dernières dont on parle, elles peuvent être alors une cause de rupture et nous avons eu plusieurs exemples d'accidents nerveux graves survenus à la suite de ces « mariages manqués » pour raisons de santé.

Les formes légères d'hystérie et de neurasthénie peuvent être influencées favorablement par le mariage, il procure parfois une vie plus calme, plus exempte d'inquiétude, plus heureuse ; il crée des obligations, des affections nouvelles, et comme l'a dit Briquet, « le vrai remède à l'hystérie, c'est le bonheur ».

Malheureusement on peut dire du mariage exactement l'inverse, et il n'est pas rare d'observer des accidents nerveux graves survenus à la suite d'une mauvaise union. Bien des jeunes femmes dont la santé pour le présent et pour l'avenir se trouve compromise, ne peuvent en accuser qu'un mari brutal ou indélicat.

Souvent aussi la neurasthénie apparaît chez l'homme qui au lieu de trouver dans son ménage le repos et le réconfort dus à son travail n'y rencontre que des préoccupations multiples.

Direction de la vie. — Philosophies. — Traditions. — Religions. — Force des idées. — La vie des prédisposés aux névroses sera simplifiée, elle sera réglée à l'avance et les inquiétudes en seront le plus possible écartées.

Une manière de simplifier la vie c'est d'adopter une règle fixe, des principes directeurs bien précis, capables de répondre aux principales circonstances. L'homme s'évite ainsi bien des doutes, bien des hésitations, sources de fatigue cérébrale. Ces

1. Briquet, *L'hystérie*. Cité par Gilles de la Tourette.

besoins de direction trouvent satisfaction dans les philosophies, dans les traditions, dans les religions.

En s'appuyant sur elles, en agissant suivant leurs règles, l'homme s'évite de remettre en discussion tous les motifs et toutes les conséquences de ses actions, il se contente de juger si telle action est conforme ou non aux principes qu'il a adoptés.

Il trouve ainsi facilement une raison, une force pour agir; l'échec ne lui apporte pas le désespoir, car il trouve la consolation d'avoir agi suivant la règle qu'il s'est tracée. Il y a là une force, un appui incontestables.

Les hésitations même chez l'homme normal sont fréquentes, il les résout souvent en s'en rapportant à l'usage et à la tradition, à des principes philosophiques ou religieux.

Ajoutons que héréditairement notre organisme se trouve adapté à telle tradition, à telle religion et aux actes qu'elles commandent, et que par ce fait nous avons souvent besoin de plus d'efforts pour agir contrairement à elles que dans le sens qu'elles nous indiquent. C'est cette idée que Renan a rendu par cette phrase: « Je sens, que ma vie est toujours gouvernée par une foi que je n'ai plus: la foi a cela de particulier que disparue elle agit encore[1]. »

Ceux dont le système nerveux est plus fatigable, ceux qui sont moins capables d'efforts volontaires, ont intérêt à adopter ces règles directrices; ceux qui sont plus forts y trouvent souvent une économie d'énergie. « L'influence morale des supérieurs, la régularité, la routine même de la vie habituelle, les croyances et les pratiques religieuses, la peur du gendarme, le souci de l'avenir sauvegardent l'unité morale de beaucoup de gens[2]. » « Ceux à qui leur tournure d'esprit, dit le Pr Dubois, permet encore la foi naïve trouveront un appui dans leurs convictions religieuses, à condition qu'elles soient sincères et vécues, ceux que leurs réflexions amènent inéluctablement à la libre pensée, trouvent en eux-mêmes dans un stoïcisme dégagé d'égoïsme la force de résister à tout ce que nous apporte la vie. Malheur aux indifférents, à ceux qui ne

1. Cité par PAYOT, *Éducation de la volonté*. Paris, F. Alcan, p. 7.
2. PAULHAN, cité par QUEYRAT, *loc. cit.*, p. 129.

recherchent que la satisfaction de leurs désirs matériels. Il est dangereux de traverser la vie sans religion ou sans philosophie[1]. »

Les traditions, les philosophies, les religions imposent à leurs adeptes des principes, des dogmes ; on peut leur reprocher de limiter la libre discussion, mais en échange, dans ces idées toutes faites qu'elles imposent à l'homme, elles lui apportent une force, une force qui souvent a fait ses preuves pendant plusieurs générations.

Déterminer dans un esprit la croyance en une idée c'est beaucoup, nous avons vu en effet plus haut quel était le pouvoir moteur des idées : une idée c'est un acte en germe. Prenons un exemple dans l'idée de liberté ; philosophiquement la question de son existence est difficile à résoudre, les hommes les plus intelligents et les plus instruits ne se sont pas mis d'accord sur elle. L'individu qui l'accepte par tradition, par religion ne la discute pas, il y croit tout simplement. « Il est certain, dit Fouillée[2], qu'en agissant sous l'idée de liberté, cette idée fût-elle subjective, nous pouvons nous rapprocher indéfiniment de ce que nous serions si nous possédions une liberté objectivement réelle. Au point de vue théorique il reste toujours une distance entre la liberté et l'idée de liberté, comme entre le polygone et le cercle, mais dans la pratique cette distance peut se diminuer indéfiniment. »

. . . .

« Nous pouvons donc dans la pratique, nous considérer comme libres quand nous agissons sous l'idée de liberté et avec le désir de réaliser cette idée, en nous rendant compte des motifs de nos actions et en les subordonnant tous au motif suprême d'être libre. »

Cette idée de liberté est ainsi ce que Fouillée appelle une *idée-force*. « L'idée de mieux, dit encore le même auteur, est pour nous le moyen de réaliser le mieux[3]. »

C'est encore l'influence d'une idée dans la direction de la vie que Pasteur a rendue par cette phrase : « Heureux celui qui

1. DUBOIS, *Influence de l'esprit sur le corps*. — Masson, 1901, p. 87.
2. FOUILLÉE, La philosophie des idées forces. *Revue philosophique*, t. VIII, 1879, p. 15.
3. FOUILLÉE, *Le caractère et l'intelligence*, cité par Queyrat.

porte en soi un Dieu, un idéal de la beauté et qui lui obéit : idéal de l'art, idéal de la science, idéal de la patrie, idéal des vertus de l'Evangile. »

Si nous voulons résumer ce chapitre nous dirons que la prophylaxie des psycho-névroses est tout entière contenue en ces deux termes : l'hygiène morale et l'hygiène physique.

CAUSES TENANT AU MILIEU SOCIAL. — LE SURMENAGE.

Marfan[1] dans une très belle page consacrée aux conditions étiologiques du surmenage mental en a bien analysé l'influence sociale. « Dans la société contemporaine dit-il, la fréquence et l'intensité du surmenage mental s'accroissent tous les jours. Tout, dans le milieu où nous vivons, concourt à fatiguer le cerveau. » Il montre comment les progrès de l'individualisme et la diffusion de l'instruction ont élargi les ambitions, il insiste sur les effets néfastes des concours : « la multiplicité des compétitions ne nous permet en effet d'arriver à une situation, par le concours, qu'à un âge avancé, ce qui oblige à un effort prolongé et, en partie, inutile et stérile pour la société ». Il attribue un grand rôle au développement de l'imprimerie, aux journaux, aux romans qui multiplient les émotions, « exaspèrent les sensibilités ». Et il conclut : « chez les sujets héréditairement épuisés, ces conditions sociales engendrent des états morbides variés, surtout des névroses et de la folie ».

Il est bien difficile d'indiquer la prophylaxie de pareils accidents ; mais s'il est impossible de réglementer le travail individuel, des mesures générales peuvent cependant être prises pour diminuer le surmenage principalement dans les administrations et les grandes entreprises. Des efforts ont été faits dans ce sens, il est à souhaiter qu'ils réussissent pleinement, il y a là une question d'intérêt général.

Dans la classe ouvrière, le surmenage est une cause fréquente de névrose, directement chez ceux qui le subissent et indirectement chez leurs enfants.

1. MARFAN, Le surmenage. *Traité de pathol. génér.* de BOUCHARD. Masson, 1890, t. I, p. 496.

Les ouvrières qui ont été soignées à la salle Pinel nous en ont donné de nombreux et tristes exemples. Pendant certaines périodes de l'année ces malheureuses sont obligées de travailler une grande partie des nuits, souvent leurs repas sont pris très irrégulièrement; nous en avons connu qui étaient obligées de déjeuner tantôt à une heure, tantôt à trois heures de l'après-midi et parfois sans interrompre le travail; d'autres quittent l'atelier à neuf heures du soir, rentrent chez elles, n'ayant pas dîné, épuisées de fatigue elles n'ont pas le courage de préparer le repas du soir et se couchent en prenant quelque aliment froid.

Elles ne peuvent résister longtemps à cette existence antihygiénique; sur le conseil de parents ou d'amis, elles changent d'atelier, mais elles ne tardent pas à s'apercevoir que leur sort ne s'est pas amélioré. Elles sont évidemment libres d'accepter ou de refuser les offres de travail, mais c'est une triste liberté que celle qui leur permet de choisir entre la misère et le surmenage.

La raison qu'elles consentent à ces excès de fatigue ne les légitime pas, pas plus que l'esclavage volontaire ne rend légal l'esclavage.

Nous insistons donc après beaucoup d'autres sur l'influence du surmenage, ceci n'est pas une digression, c'est de la médecine pure; quand un médecin étudiant une maladie a reconnu la cause des troubles, il doit la signaler et indiquer s'il le peut où se trouve le danger, nous ne faisons pas autre chose.

« Le médecin s'il est vraiment un médecin, et non un simple salarié, doit avant tout lutter pour détruire les conditions qui rendent son activité stérile, il doit agir en vue de l'amélioration de la société, dans le sens le plus large du mot, et non pas se contenter de montrer le chemin, il doit lutter sans cesse et chercher le moyen de réaliser les réformes qu'il juge indispensables[1]. »

Les premières campagnes anti-alcooliques ont été accueillies avec bien des sourires, et les médecins eux-mêmes, très informés des ravages de l'alcool dont ils voyaient chaque jour les effets, n'ont pas regardé la propagande anti-alcoolique sans un certain scepticisme. Cependant plusieurs d'entre eux prirent

1. Veressaief, *Mémoires d'un médecin*. Perrin, édit., 1902, p. 257.

la direction du mouvement, et leurs efforts ont été si heureux que dans certains pays l'alcoolisme est enrayé.

Le surmenage est une question tout aussi médicale que l'alcoolisme : l'organisme humain, nous l'avons vu, peut être assimilé dans une certaine mesure à un moteur industriel, le physiologiste en étudie les combustions et le rendement ; il évalue la quantité d'aliments nécessaires pour un travail donné, et quand le travail est exagéré, il observe que l'organisme use sa propre substance ; le médecin en constate les effets chez l'individu et dans sa descendance et il lui appartient de dire : tel organisme travaille trop et cela est mauvais. Mosso[1], dans son étude physiologique sur la fatigue, constate que la répartition du travail entre les hommes est trop inégale et qu'il y a dans cette inégalité un péril pour l'individu et pour la race. « Il ne s'agit pas là, dit-il, d'une question de parti, d'un moyen d'agitation, c'est une conviction profonde, un sentiment sacré de haute moralité, qui pousse à étudier les moyens pour une répartition équitable de la propriété sans violence, sans que le sang soit répandu, pour que le travail soit en rapport avec les lois qui régissent l'humanité, pour que l'ouvrier ne devienne pas un esclave et que usée par la fatigue, la race humaine ne dégénère pas. »

Ces idées ne sont pas nouvelles, mais jamais plus qu'à notre époque, il n'a été nécessaire de les redire ; il faut qu'elles soient répétées par des médecins et à des médecins. Leur rôle dans la société est immense, il est ce qu'ils veulent qu'il soit, leur voix est toujours écoutée, peut-être arriveront-ils à résoudre au nom de l'hygiène et de la science ce que d'autres, à travers les âges, ont essayé de résoudre au nom de la justice et de l'altruisme, en faisant appel, avec des fortunes diverses, à la bonté ou à la force.

1. Mosso, *La fatigue*, trad. Langlois. Paris, F. Alcan, 1903, p. 100.

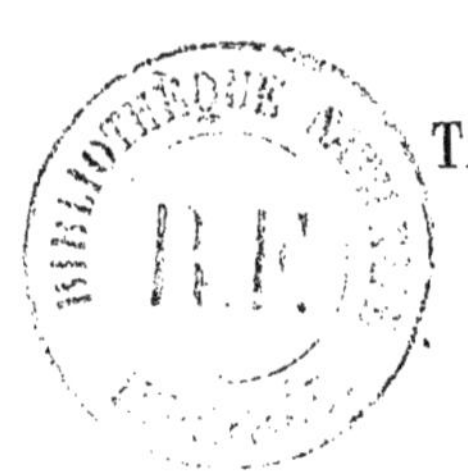

TABLE DES AUTEURS

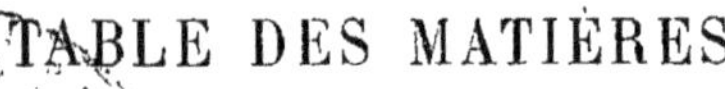

TABLE DES MATIÈRES

PREMIÈRE PARTIE

CHAPITRE PREMIER

APERÇU HISTORIQUE SUR L'ISOLEMENT

CHAPITRE II

HISTORIQUE DE LA PSYCHOTHÉRAPIE MÉDICAMENTEUSE ET PAR LES PRATIQUES DU MERVEILLEUX

CHAPITRE III

HISTORIQUE DE LA PSYCHOTHÉRAPIE PAR L'HYPNOTISME ET LA SUGGESTION

CHAPITRE IV

HISTORIQUE DE LA PSYCHOTHÉRAPIE PAR PERSUASION

DEUXIÈME PARTIE

CHAPITRE PREMIER

L'ISOLEMENT

CHAPITRE II

MOYENS PRATIQUES D'ISOLEMENT

CHAPITRE III

REPOS ET ALIMENTATION

CHAPITRE IV

MOYENS ADJUVANTS

CHAPITRE V

ACTION RÉCIPROQUE DU « PHYSIQUE » SUR LE « MORAL »

CHAPITRE VI

HYPNOTISME

CHAPITRE VII

SUGGESTION ET PERSUASION

CHAPITRE VIII

LE MÉDECIN. — LA CONFIANCE. — L'ATTENTION

CHAPITRE IX

ENTRETIENS PSYCHOTHÉRAPIQUES

CHAPITRE X

RÉÉDUCATION

CHAPITRE XI

GUÉRISON

TROISIÈME PARTIE

OBSERVATIONS

CRISES HYSTÉRIQUES

CHORÉES. — TREMBLEMENTS

CONTRACTURES. — COXALGIES. — MONOPLÉGIE. — PARAPLÉGIES. HÉMIPLÉGIES

GASTROPATHIES. — VOMISSEMENTS

PHOBIES. — CÉPHALÉES. — NEURASTHÉNIES

DIVERS

DOULEURS UTÉRINES. — ANESTHÉSIE EN MANCHETTES. — HOQUET. HABITUDES DE MASTURBATION. — MÉLANCOLIE. — HÉMIPLÉGIE ORGANIQUE. ATHÉTOSE.

CONSIDÉRATIONS SUR LA PROPHYLAXIE

CHARTRES. — IMPRIMERIE DURAND, RUE FULBERT.

FÉLIX ALCAN, Éditeur
ANCIENNE LIBRAIRIE GERMER BAILLIÈRE ET Cie

MÉDECINE — SCIENCES

CATALOGUE
DES
Livres de Fonds

TABLE DES MATIÈRES

On peut se procurer tous les ouvrages qui se trouvent dans ce Catalogue par l'intermédiaire des libraires de France et de l'Étranger.

On peut également les recevoir franco *par la poste, sans augmentation des prix désignés, en joignant à la demande des* TIMBRES-POSTE FRANÇAIS *ou un* MANDAT *sur Paris.*

108, BOULEVARD SAINT-GERMAIN, 108
Au coin de la rue Hautefeuille
PARIS, 6e

DÉCEMBRE 1901

COLLECTION MÉDICALE

Volumes in-12, cartonnés à l'anglaise, à 4 francs et à 3 francs

Le mariage. *Étude de socio-biologie et de médecine légale*, par le Dr MORACHE, professeur de médecine légale à la Faculté de médecine de Bordeaux, associé de l'Académie de médecine. 4 fr.

La profession médicale. *Ses devoirs, ses droits*, par *le même*. 4 fr.

L'hystérie et son traitement, par le Dr PAUL SOLLIER..... 4 fr.

Le Sanatorium, par le Dr LÉON PETIT, médecin de l'hôpital d'Ormesson.............. 4 fr. (*Paraîtra en mars* 1902.)

Manuel de psychiatrie, par le Dr J. DE FURSAC, médecin adjoint à l'asile de Clermont (Oise)... 4 fr. (*Paraîtra en mars* 1902.)

L'instinct sexuel. *Évolution, dissolution*, par le Dr CH. FÉRÉ, médecin de Bicêtre.............................. 4 fr.

Les maladies de l'urètre et de la vessie chez la femme, par le Dr KOLISCHER, professeur de gynécologie à Chicago Clinical School, traduit de l'allemand par le Dr *Beuttner*, privat-docent à l'Université de Genève, avec gravures............... 4 fr.

L'éducation rationnelle de la volonté. *Son emploi thérapeutique*, par le Dr P.-E. LÉVY, préface de M. le *Professeur Bernheim*, 3e édition.. 4 fr.

Manuel théorique et pratique d'accouchements, par le Dr A. POZZI, professeur à l'École de médecine de Reims, avec 138 gravures, 3e édition.............................. 4 fr.

Éléments d'anatomie et de physiologie génitales et obstétricales, par *le même*, avec 219 gravures............... 4 fr.

La mort réelle et la mort apparente. Nouveaux procédés de diagnostic et traitement de la mort apparente, par le Dr S. ICARD, avec gravures. (*Ouvrage récompensé par l'Institut.*).... 4 fr.

La fatigue et l'entraînement physique, par le Dr PH. TISSIÉ, préface de M. le *Professeur Bouchard*, avec gravures. (*Ouvrage couronné par l'Académie de médecine.*)............... 4 fr.

Morphinisme et morphinomanie, par le Dr P. RODET. (*Ouvrage couronné par l'Académie de médecine.*).............. 4 fr.

Hygiène de l'alimentation dans l'état de santé et de maladie, par le Dr J. LAUMONNIER, avec gravures, 2e édition..... 4 fr.

L'alimentation des nouveau-nés. *Hygiène de l'allaitement artificiel*, par le Dr S. ICARD, avec 60 gravures. (*Ouvrage couronné par l'Académie de médecine.*)........................ 4 fr.

L'hygiène sexuelle et ses conséquences morales, par le Dr S. Ribbing, professeur à l'Université de Lund (Suède). 2e édition........ 4 fr.

Hygiène de l'exercice chez les enfants et les jeunes gens, par le Dr F. Lagrange, lauréat de l'Institut, 7e édition..... 4 fr.

De l'exercice chez les adultes, par *le même*, 4e édition... 4 fr.

Hygiène des gens nerveux, par le Dr Levillain, 4e édition. 4 fr.

L'idiotie. *Psychologie et éducation de l'idiot*, par le Dr J. Voisin, médecin de la Salpêtrière, avec gravures.............. 4 fr.

La famille névropathique. *Hérédité, prédisposition morbide, dégénérescence*, par le D[r] Ch. Féré, médecin de Bicêtre, avec gravures, 2e édition........ 4 fr.

L'éducation physique de la jeunesse, par A. Mosso, professeur à l'Université de Turin........ 4 fr.

Manuel de percussion et d'auscultation, par le Dr P. Simon, professeur à la Faculté de médecine de Nancy, avec gravures........ 4 fr.

Le traitement des aliénés dans les familles, par le D[r] Ch. Féré, médecin de Bicêtre, 2e édition............ 3 fr.

De la même Collection :

COURS DE MÉDECINE OPÉRATOIRE

de M. le Professeur FÉLIX TERRIER

Membre de l'Académie de médecine,
Professeur de clinique chirurgicale à la Faculté de médecine de Paris.

Petit manuel d'anesthésie chirurgicale, par les Drs Félix Terrier et M. Péraire, avec 37 gravures............. 3 fr.

Petit manuel d'antisepsie et d'asepsie chirurgicales, par *les mêmes*, avec gravures........ 3 fr.

L'opération du trépan, par *les mêmes*, avec 222 gravures. 4 fr.

Chirurgie de la face, par les Drs Félix Terrier, Guillemain, chirurgien des hôpitaux, et Malherbe, avec 214 gravures. 4 fr.

Chirurgie du cou, par *les mêmes*, avec 101 gravures...... 4 fr.

Chirurgie de la plèvre et du poumon, par les Drs Félix Terrier et E. Reymond, avec 67 gravures........... 4 fr.

Chirurgie du cœur et du péricarde, par *les mêmes*, avec 79 gravures........ 3 fr.

RÉCENTES PUBLICATIONS
MÉDICALES ET SCIENTIFIQUES

Pathologie et thérapeutique médicales.

ARTHAUD (G.). **Études sur la tuberculose.** 1 vol. in-8, 1898. 4 fr.

BOUCHUT ET DESPRÈS, professeurs agrégés à la Faculté de médecine de Paris. **Dictionnaire de médecine et de thérapeutique médicale et chirurgicale,** comprenant le résumé de la médecine et de la chirurgie, les indications thérapeutiques de chaque maladie, la médecine opératoire, les accouchements, l'oculistique, l'odontotechnie, les maladies d'oreille, l'électrisation, la matière médicale, les eaux minérales et un formulaire spécial pour chaque maladie. 6e édit., très augmentée, 1895. 1 vol. in-4, avec 1001 figures dans le texte et 3 cartes: broché. 25 fr. — Relié. 30 fr.

BRUNETIÈRE. **Névrites post-opératoires.** *Étiologie et traitement.* 1 vol. in-8. 2 fr.

CHARCOT (J.-M.), de l'Institut, professeur à la Faculté de médecine de Paris. **Œuvres complètes** (Voy. p. 6).

CORNIL (V.), membre de l'Académie de médecine, professeur à la Faculté de médecine de Paris et BABES, professeur à la Faculté de médecine de Bucarest. **Les bactéries,** et leur rôle dans l'histologie pathologique des maladies infectieuses. 2 vol. gr. in-8, contenant la description des méthodes de bactériologie. 3e édit., 1890, avec 385 fig. en noir et en couleurs dans le texte et 12 planches hors texte. 40 fr.

DAVID, chirurgien-dentiste des hôpitaux de Paris. **Les microbes de la bouche.** 1 vol. in-8, avec 113 gravures en noir et couleurs, lettre-préface de M. PASTEUR. 10 fr.

FÉRÉ (Ch.), médecin de Bicêtre. **L'instinct sexuel.** *Évolution. Dissolution.* 1 vol. in-12, cart. 4 fr.

FINGER (Ernest), professeur à l'Université de Vienne. **La syphilis et les maladies vénériennes,** traduit de l'allemand, avec notes, par les docteurs DOYON et SPILLMAN. 2e édit., 1900. 1 vol. in-8, avec 6 pl. en chromolithographie hors texte. 12 fr.

— **La blennorrhagie et ses complications,** traduit de l'allemand sur la 3e édition par le Dr HOGGE. 1 vol. in-8, avec gravures et 7 pl. lith. hors texte. 1895. 12 fr.

GLÉNARD, correspondant de l'Académie de médecine. **Les Ptoses viscérales.** 1899. 1 fort vol. in-8. 20 fr.

HÉRARD, CORNIL et HANOT. **De la phtisie pulmonaire,** étude anatomo-pathologique et clinique. 2e édit. 1 vol. in-8, avec 65 fig. en noir et en couleurs et 2 planches. 20 fr.

ICARD (S.). **La femme pendant la période menstruelle,** étude de psychologie morbide et de médecine légale. 1 vol. in-8. 6 fr.

KOLISCHER, professeur de gynécologie à Chicago Clinical School. **Les maladies de l'urètre et de la vessie chez la femme,** traduit de l'allemand par le Dr BEUTTNER. 1900. 1 vol. in-12, avec grav. Cart. 4 fr.

LABADIE-LAGRAVE, médecin de la Charité, et LEGUEU, professeur agrégé à la Faculté de médecine de Paris, chirurgien des hôpitaux. **Traité médico-chirurgical de gynécologie.** 1 vol. gr. in-8, avec 323 gr. dans le texte. 2e édit., 1901. Cart. à l'angl. (*Couronné par l'Académie des sciences et par l'Académie de médecine*). 25 fr.

LABORDE (J.-V.), de l'Académie de médecine. **Les tractions rythmées de la langue** (traitement physiologique de la mort). 2e éd., 1897. 1 vol. in-12, avec gravures. 5 fr.

LAGRANGE (Fernand), lauréat de l'Académie des sciences et de l'Académie de médecine. **La médication par l'exercice.** 1894. 1 beau vol. gr. in-8, avec 68 gravures dans le texte et une carte coloriée hors texte. 12 fr.

— **Les Mouvements méthodiques et la « mécanothérapie ».** 1899. 1 vol. grand in-8, avec 57 gravures. 10 fr.

LEGUEU (Voir plus haut : LABADIE-LAGRAVE).

MARVAUD (A.), médecin inspecteur de l'armée, agrégé du Val-de-Grâce. **Les maladies du soldat**, étude étiologique, épidémiologique, clinique et prophylactique. 1 vol. in-8. 1894. (*Ouvrage couronné par l'Académie des sciences*). 20 fr.

PETIT (Léon). **Le Sanatorium.** 1902. 1 vol. in-12, cart. 4 fr.

RILLIET et BARTHEZ. **Traité clinique et pratique des maladies des enfants.** 3e édition, refondue et augmentée par BARTHEZ et SANNÉ. — TOME Ier. *Maladies du système nerveux, maladies de l'appareil respiratoire.* 1 fort vol. gr. in-8. 16 fr.

TOME II. *Maladies de l'appareil circulatoire, de l'appareil digestif et de ses annexes, de l'appareil génito-urinaire, de l'appareil de l'ouïe, maladies de la peau.* 1 fort vol. gr. in-8. 14 fr.

TOME III, terminant l'ouvrage. *Maladies spécifiques, maladies générales constitutionnelles.* 1 fort vol. gr. in-8. 25 fr.

SIMON (P.), professeur à la Faculté de médecine de Nancy. **Manuel de percussion et d'auscultation.** 1895. 1 vol. in-12, avec gravures, cartonné. 4 fr.

SPRINGER. **La croissance.** Son rôle en pathologie. Essai de pathologie générale. 1 vol. in-8. 1890. 6 fr.

WIDE (A.), directeur de l'Institut orthopédique de l'État à Stockholm. **Traité de gymnastique médicale suédoise**, traduit annoté et augmenté par le Dr BOURCARD, préface du Dr F. LAGRANGE. 1 vol. gr. in-8, avec 128 grav. dans le texte. 1898. 12 fr. 50

Revue de Médecine. Directeurs, MM. BOUCHARD, CHAUVEAU, LANDOUZY et LÉPINE ; Rédacteurs en chef, MM. LANDOUZY et LÉPINE (v. p. 31).

Annales d'électrobiologie, d'électrothérapie et d'électrodiagnostic publiées sous la direction du Dr DOUMER. (V. p. 31).

Maladies nerveuses et mentales

BERNARD-LEROY. **L'illusion de fausse reconnaissance.** 1 vol. in-8. 1898. 4 fr.

BINET. **Les altérations de la personnalité.** 1 vol. in-8, cart. 6 fr.

CARRIER. **Contribution à l'étude des obsessions et des impulsions à l'homicide et au suicide chez les dégénérés.** 1 vol. in-8. 3 fr.

CHARCOT (J.-M.), de l'Institut, prof. à la Faculté de médecine de Paris. **Œuvres complètes**, recueillies et publiées par ses élèves ; 9 vol. in-8 :

Tome I. **Leçons sur les maladies du système nerveux.** *Troubles trophiques. Paralysie agitante. Sclérose en plaques. Hystéro-épilepsie.* In-8, avec figures et planches. 15 fr.

Tome II. **Leçons sur les maladies du système nerveux.** *Des anomalies de l'ataxie locomotrice. De la compression lente de la moelle épinière. Des amyotrophies. Tabes dorsal spasmodique. Hémichorée post-hémiplégique. Paraplégies urinaires. Vertige de Ménière. Épilepsie partielle d'origine syphilitique. Athétose. Appendice*, etc. In-8, avec figures et planches. 15 fr.

Tome III. **Leçons sur les maladies du système nerveux.** *De l'atrophie musculaire. De l'hystérie chez les jeunes garçons. Contracture hystérique. De l'aphasie. De la cécité verbale. Chorée rythmée. Spiritisme et hystérie. Six cas d'hystérie chez l'homme. Du mutisme hystérique*, etc. In-8, avec figures. 12 fr.

Tome IV. **Leçons sur les localisations dans les maladies du cerveau et de la moelle épinière.** In-8. 12 fr.

Tome V. **Maladies des poumons et du système vasculaire.** 1 vol. in-8, avec figures et planches en chromolith. 15 fr.

Tome VI. **Leçons sur les maladies du foie, des voies biliaires et des reins.** 1 vol. in-8, figures et planches en chromolith. 12 fr.

Tome VII. **Leçons sur les maladies des vieillards. Goutte et rhumatisme.** 1 vol. in-8, avec figures et planches. 12 fr.

Tome VIII. **Maladies infectieuses, affections de la peau, kystes hydatiques, thérapeutique**, etc. 1 vol. in-8. 10 fr.

Tome IX. **Hémorrhagie cérébrale, hypnotisme, somnambulisme.** 1890. 1 vol. in-8, avec planches en phototypie. 15 fr.

CHARCOT (J.-M.). **La foi qui guérit.** 1 br. in-8. 2 fr.

— **Clinique des maladies du système nerveux** (années 1889-90 et 1890-91), recueillie par GUINON (G.) :

Tome I. 1892. In-8, avec figures et planches hors texte. 12 fr.
Tome II. 1893. In-8, avec figures. 12 fr.

— **Leçons du mardi à la Salpêtrière.** Policlinique (1887-88), tome I, 2e édit., et tome II (1888-89), recueillies par MM. BLIN, CHARCOT, H. COLIN, 2 vol. in-8, chacun. 20 fr.

DAREL. **La Folie.** *Ses causes. Sa thérapeutique.* 1 v. in-8. 1901. 4 fr.

DEGA (Mlle G.). **Essai sur la cure préventive de l'hystérie féminine par l'éducation.** 1 vol. in-8. 1898. 3 fr.

DUMAS, docteur en médecine et docteur ès lettres. **La tristesse et la joie.** 1 vol. in-8. 1900. 7 fr. 50

FÉRÉ (Ch.), médecin de Bicêtre. **Le traitement des aliénés dans les familles.** 1 vol. in-18. 2e éd. Cart. 3 fr.

— **Les épilepsies et les épileptiques.** 1 vol. gr. in-8, avec 67 gravures et 12 planches hors texte. 20 fr.

— **Pathologie des émotions, études cliniques et physiologiques.** 1 vol. grand in-8, avec fig. 12 fr.

— **La Famille névropathique.** Théorie tératologique de l'hérédité et de la prédisposition morbides et de la dégénérescence. 1 vol. in-12, 2e éd., 1898, avec 25 grav. dans le texte, cart. à l'angl. 4 fr.

— **Traité élémentaire de l'anatomie du système nerveux.** 2e éd. revue et augmentée. In-8, avec 242 fig. 12 fr.

— **Dégénérescence et criminalité.** 1 vol. in-12. 2e édit. 1895. 2 fr. 50

FLEURY (M. de). **Introduction à la médecine de l'esprit.** 1 vol. in-8, avec fig. 6e éd., 1901. (*Couronné par l'Académie française*). 7 fr. 50

— **Les grands symptômes neurasthéniques.** 1901. 1 vol. in-8, avec figures. 7 fr. 50

GRASSET, professeur de la Faculté de médecine de Montpellier. **Les maladies de l'orientation et de l'équilibre.** 1901. 1 vol. in-8 avec grav., cart. 6 fr.

DE FURSAC, médecin adjoint à l'asile de Clermont. **Manuel de psychiatrie.** 1902. 1 vol. in-12, cart. 4 fr.

ICARD (S.). **La femme pendant la période menstruelle,** étude de psychologie morbide et de médecine légale. 1 vol. in-8. 6 fr.

JANET (Pierre), chargé de cours à la Sorbonne, et RAYMOND (F.), professeur de la clinique des maladies nerveuses à la Salpêtrière. **Névroses et idées fixes.** — I. *Études expérimentales sur les troubles de la volonté, de l'attention, de la mémoire, sur les émotions, les idées obsédantes et leur traitement,* par P. JANET. 1 vol. gr. in-8, avec 92 fig. 1898. 12 fr.

II. — *Fragments des leçons cliniques du mardi sur les névroses, les maladies produites par les émotions, les idées obsédantes et leur traitement,* par F. RAYMOND et Pierre JANET. 1 vol. gr. in-8, avec 97 grav. 1898. 14 fr.

(*Ouvrage couronné par l'Académie des sciences et par l'Académie de médecine*)

LANGE, professeur à l'Université de Copenhague **Les émotions.** Étude psychophysiologique, traduite de l'allemand par G. DUMAS. 2e édit., 1902. 1 vol. in-12. 2 fr. 50

LÉVY (P.-E.) **L'Éducation rationnelle de la volonté,** *son emploi thérapeutique.* Préface de M. le Prof. BERNHEIM. 3e édit., 1900. 1 vol in-12, cart. 4 fr.

MAUDSLEY. **Le crime et la folie.** 1 vol. in-8. 6e édit. Cart. 6 fr.

PORNAIN. **Assistance et traitement des idiots, imbéciles, alcooliques, colonies familiales.** 1 vol. in-8. 5 fr.

RAYMOND (Le prof. F.) voyez JANET (Pierre) et RAYMOND, ci-dessus.

RODET (P.) **Morphinisme et morphinomanie.** 1 vol. in-12, cart. à l'angl. (*Couronné par l'Académie de médecine.*) 4 fr.

SOLLIER (P.). **Genèse et nature de l'hystérie.** 2 forts vol. in-8. 1897. 20 fr.

— **L'hystérie et son traitement.** 1 vol. in-12, cart. 1901. 4 fr.

THULIÉ. **Le dressage des jeunes dégénérés ou orthophrénopédie.** 1 vol. in-8, avec 53 grav. 8 fr.

TISSIÉ (Ph.). **Les rêves,** pathologie, physiologie. 1 v. in-18. 2 fr. 50

VOISIN (Jules), médecin de la Salpêtrière. **L'idiotie,** *psychologie et éducation de l'idiot.* 1893. 1 vol. in-12. 4 fr.

— **L'Epilepsie.** 1 vol. in-8. 1897 (*Couronné par l'Académie de médecine.*) 6 fr.

Psychologie expérimentale.

BINET (Alfred), directeur du laboratoire de psychologie physiologique à la Sorbonne. **La psychologie du raisonnement.** *Recherches expérimentales par l'hypnotisme.* 2e édit., 1896. 1 vol. in-18. 2 fr. 50

CRÉPIEUX-JAMIN (J.). **L'écriture et le caractère.** 4e édit., 1896. 1 vol. in-8. 7 fr. 50

DANVILLE (Gaston). **Psychologie de l'amour.** 2e édit., 1900. 1 vol. in-18. 2 fr. 50

GODFERNAUX (A.). **Le sentiment et la pensée et leurs principaux aspects physiologiques.** 1894. 1 vol. in-8. 5 fr.

HOFFDING, professeur à l'université de Copenhague. **Esquisse d'une psychologie fondée sur l'expérience,** trad. POITEVIN, préface de PIERRE JANET. 1900. 1 vol. in-8. 7 fr. 50

JANET (Pierre), chargé de cours à la Sorbonne. **L'automatisme psychologique.** 3e édit., 1899. 1 vol. in-8. 7 fr. 50

MALAPERT (P.). **Les éléments du caractère et leurs lois de combinaison.** 1897. 1 vol. in-8. 5 fr.

MOSSO, professeur à l'Université de Turin. **La peur.** *Étude psycho-physiologique.* 2e édit., 1902. 1 vol. in-18, avec grav. 2 fr. 50

— **La fatigue intellectuelle et physique,** traduit de l'italien par P. LANGLOIS. 2e. édit., 1896. 1 vol. in-18, avec grav. 2 fr. 50

PIDERIT. **La mimique et la physiognomonie,** traduit de l'allemand par M. GIROT. 1888. 1 vol. in-8, avec 100 grav. 5 fr.

RIBOT (Th.), de l'Institut, directeur de la *Revue philosophique*. **La psychologie de l'attention.** 5e édit., 1900. 1 vol. in-18. 2 fr. 50

— **L'hérédité psychologique.** 6e édit., 1902. 1 vol. in-8. 7 fr. 50

— **La psychologie des sentiments.** 3e édit., 1899. 1 vol. in-8. 7 fr. 50

SERGI, professeur à l'Université de Rome. **Éléments de psychologie.** 1888. 1 vol. in-8, avec grav. 7 fr. 50

SOLLIER (P.). **Le problème de la mémoire.** *Essai de psycho-mécanique.* 1900. 1 vol. in-8. 3 fr. 75

THOMAS (P.-F.). **La suggestion,** *son rôle dans l'éducation.* 1895. 1 vol. in-18. 2 fr. 50

WUNDT. — **Hypnotisme et suggestion,** traduit de l'allemand par E. KELLER. 1893. 1 vol. in-18. 2 fr. 50

Psychologie pathologique.

DUPRAT. **L'instabilité mentale,** essai sur les données de la psycho-pathologie. 1 vol. in-8. 1899. 5 fr.

— **Les causes sociales de la folie.** 1900. 1 vol. in-12. 2 fr. 50

DURKHEIM (Em.), professeur à l'Université de Bordeaux. **Le suicide.** 1 vol. in-8. 1897. 7 fr. 50

GURNEY, MYERS et PODMORE. **Les hallucinations télépathiques,** adaptation de l'anglais par L. MARILLIER, avec préface de M. Ch. RICHET. 3e édit., 1899. 1 vol. in-8. 7 fr. 50

MURISIER, professeur à l'Université de Neufchâtel. **Les maladies du sentiment religieux.** 1 vol. in-12. 1901. 2 fr. 50

NORDAU (Max). **Dégénérescence.** 2 vol. in-8, 5e édit., 1900. 17 fr. 50

RIBOT (Th.), de l'Institut. **Les maladies de la mémoire.** 14e édit., 1901. 1 vol. in-18. 2 fr. 50

— **Les maladies de la volonté.** 16e édit., 1901. In-18. 2 fr. 50

— **Les maladies de la personnalité.** 9e édit., 1901. In-18. 2 fr. 50

SOLLIER (P.). **Psychologie de l'idiot et de l'imbécile.** 2e édit., 1901, 1 vol. in-8, avec planches. 5 fr.

Hygiène. — Thérapeutique. — Pharmacie.

BOSSU. **Petit compendium médical.** Quintessence de pathologie, thérapeutique et médecine usuelle. 6e éd., 1901. 1 vol. in-32, cart. à l'angl. 1 fr. 25

BOUCHARDAT (A.) et (G.), membres de l'Académie de médecine. **Nouveau Formulaire magistral,** 1900, 32e édition, revue et augmentée de formules nouvelles, d'une *Note sur l'alimentation dans le diabète sucré* et de la *Liste complète des mets permis aux glycosuriques.* 1 vol. in-18, 3 fr. 50. — Cartonné à l'anglaise, 4 fr. — Relié. 4 fr. 50

BOUCHARDAT (A.) et DESOUBRY. **Nouveau formulaire vétérinaire,** 6e édit. conforme au nouveau Codex, revue et augmentée. 1895. 1 vol. in-18. Br., 3 fr. 50. — Cart. 4 fr. — Relié. 4 fr. 50

BOUCHARDAT (A.). **De la glycosurie ou diabète sucré,** son traitement hygiénique. 2e édition. 1 vol. grand in-8, suivi de notes et documents sur la nature et le traitement de la goutte, la gravelle urique, sur l'oligurie, le diabète insipide avec excès d'urée, l'hippurie, la pimélorrhée, etc. 15 fr.

— **Traité d'hygiène publique et privée** basée sur l'étiologie. 3e édition, 1 fort vol. gr. in-8. 18 fr.

BOURNEVILLE **Manuel pratique de la garde-malade et de l'infirmière** 4e édition, 1893, publiée avec la collaboration de MM. BLONDEAU, de BOYER, BRISSAUD, BUDIN, KERAVAL, MAUNOURY, MONOD, POIRIER, PETIT-VENDOL, PINON, REGNARD, SEVESTRE, SOLLIER et YVON. 3 vol. in-18.

Tome I, *Anatomie et physiologie*, 2 fr.; Tome II, *Administration et comptabilité hospitalières*, 2 fr.; Tome III, *Pansement*, 3 fr.; Tome IV, *Femmes en couches. Soins à donner aux aliénés. Médicaments. Petit Dictionnaire*, 2 fr.; Tome V, *Hygiène*, 2 fr.

Les cinq volumes réunis. 7 fr. 50

DUFOUR. **Manuel de pharmacie pratique.** 1 vol. in-8. 1893. 5 fr.

FÉRÉ (Ch.), médecin de Bicêtre. **L'instinct sexuel.** *Évolution. Dissolution.* 1900. 1 vol. in-12, cart. 4 fr.

ICARD (S.). **L'alimentation des nouveau-nés.** Hygiène de l'allaitement artificiel. 1894. 1 vol. in-12, cart. à l'angl., avec 60 grav. 4 fr.

LAGRANGE (F.). **L'hygiène de l'exercice chez les enfants et les jeunes gens.** 7e éd., 1900. 1 vol. in-12, cartonné, à l'angl. 4 fr.

— **De l'exercice chez les adultes.** 4e édit., 1900, 1 volume in-12, cart. à l'angl. 4 fr.

LAUMONIER (J.). **Hygiène de l'alimentation dans l'état de santé et de maladie.** 1897. 1 vol. in-12, 2e édit., cart. à l'angl., avec grav. 4 fr.

LAYET, professeur à la Faculté de médecine de Bordeaux. **Traité pratique de la vaccination animale,** préface du prof. BROUARDEL. 1 vol. gr. in-8, avec 22 pl. hors texte. 12 fr.

LEVILLAIN. **Hygiène des gens nerveux,** 1 vol. in-12. 4e éd., 1901, cart. à l'angl. 4 fr.

MACÉ, professeur à l'École de pharmacie de Rennes. **Traité pratique et raisonné de pharmacie galénique.** 1 vol. in-8. 6 fr.

Manuel d'hygiène athlétique, à l'usage des lycéens et des jeunes gens des associations athlétiques. 1 broch. in-32. 1895. 50 c.

MOSSO, professeur à l'Université de Turin. **L'éducation physique de la jeunesse.** 1 vol. in-12, cart. à l'angl. 1895. 4 fr.

POSKIN (A.), ex-médecin de la Cie des Chemins de fer du Congo. **L'Afrique équatoriale,** climatologie, nosologie, hygiène. 1 vol. in-8, avec fig. 1898. 12 fr.

RIBBING, professeur à l'Université de Lund (Suède). **L'hygiène sexuelle et ses conséquences morales.** 2e éd., 1901. 1 vol. in-12, cartonné. 4 fr.

TISSIÉ (Ph.). **La fatigue et l'entraînement physique.** 1 vol. in-12, cart. à l'angl. 1897. (*Ouvrage couronné par l'Académie de médecine.*) 4 fr.

WEBER. **Climatothérapie,** traduit de l'allemand par MM. les docteurs DOYON et SPILLMANN. 1 vol. in-8. 6 fr.

Pathologie et thérapeutique chirurgicales

BUDIN (P.). **De la tête du fœtus au point de vue de l'obstétrique.** Grand in-8, avec 36 planches noires et 1 pl. en chromolith. 10 fr.

CHAUVEL, de l'Académie de médecine. **Études ophtalmologiques.** 1 vol., in-8. 1896. 5 fr.

CORNET. **Pratique de la Chirurgie courante.** Préface du professeur OLLIER. 1 fort vol. in-12, avec 111 gravures. 1900. 6 fr.

DE BOVIS, professeur à l'École de médecine de Reims. **Le cancer du gros intestin,** *rectum excepté*. 1901. 1 vol. in-8. 5 fr.

DELBET, professeur agrégé de la Faculté de médecine de Paris, chirurgien des hôpitaux. **Du traitement des anévrysmes.** 1 vol. in-8. 5 fr.

DELORME, médecin principal de l'armée, professeur au Val-de-Grâce. **Traité de chirurgie de guerre.** — Tome I. *Histoire de la chirurgie militaire française, plaies par armes à feu des parties molles.* 1 fort vol. gr. in-8, avec 95 fig. dans le texte et une planche en chromolithographie. 16 fr.

Tome II. *Lésions des os par les armes de guerre. — Blessures des régions. — Service de santé en campagne.* 1 fort vol. grand in-8, avec 397 gravures dans le texte. 26 fr.

(*Ouvrage couronné par l'Académie des sciences.*)

FRAISSE. **Principes du diagnostic gynécologique.** 1901. 1 vol. in-12, avec gravures. 5 fr.

GAYME (L.). **Essai sur la maladie de Basedow.** Gr. in-8. 6 fr.

LABADIE-LAGRAVE, médecin des hôpitaux de Paris, et LEGUEU, professeur agrégé à la Faculté de médecine de Paris, chirurgien des hôpitaux. **Traité médico-chirurgical de gynécologie.** 1 vol. gr. in-8, avec 323 gravures dans le texte. 2e édit., 1901. Cart. à l'anglaise. (*Couronné par l'Académie des sciences et par l'Académie de médecine.*) 25 fr.

LE FORT (Léon), professeur à la Faculté de médecine de Paris. **Œuvres complètes**, publiées par le Dr LEJARS (1895-1896). Tome I : *Hygiène hospitalière, démographie, hygiène publique.* 1 vol in-8, 20 fr. Tome II : *Chirurgie militaire, enseignement.* 1 vol. in-8, 20 fr. Tome III : *Chirurgie.* 1 vol. in-8. 20 fr.

LEGUEU (voir ci-dessus LABADIE-LAGRAVE).

MALGAIGNE et LE FORT, professeurs à la Faculté de médecine de Paris. **Manuel de médecine opératoire.** 9e édit. 2 vol. gr. in-18, avec 787 fig. dans le texte. 16 fr. Cart. à l'anglaise. 17 fr. 50

NIMIER, médecin principal de l'armée, professeur au Val-de-Grâce, et DESPAGNET. **Traité élémentaire d'ophtalmologie.** 1 vol. gr. in-8, avec 432 gravures, cart. à l'angl. 1894. 20 fr.

NIMIER, médecin principal de l'armée, professeur au Val-de Grâce, et LAVAL. **Les projectiles des armes de guerre.** *Leur action et leurs effets vulnérants.* 1898. 1 vol. in-12, avec gravures. 3 fr.

— **Les explosifs, les poudres, les projectiles d'exercice,** *leur action vulnérante.* 1899. 1 vol. in-12, avec gravures. 3 fr.

— **Les armes blanches.** *Leur action et leurs effets vulnérants.* 1899. 1 fort vol. in-12, avec gravures. 6 fr.

(*Ces trois volumes ont été couronnés par l'Académie des sciences.*)

— **De l'infection en chirurgie d'armée.** *Évolution des blessures de guerre.* 1900. 1 fort vol. in-12, avec gravures. 6 fr.

— **Traitement des blessures de guerre.** 1901. 1 fort vol. in-12, avec gravures. 6 fr.

POZZI (A.), professeur à l'École de médecine de Reims. **Manuel théorique et pratique d'accouchements.** 3e édit., 1902. 1 vol. in-12, avec 136 grav., cart. à l'angl. 4 fr.

REBLAUB (Th.). **Des cystites non tuberculeuses chez la femme** (étiologie et pathogénie). 1 vol. in-8. 1892. 4 fr.

TERRIER (F.), professeur à la Faculté de médecine de Paris, et BAUDOUIN. **De l'hydronéphrose intermittente.** 1 vol. in-8. 1892. 5 fr.

— et PÉRAIRE. **Manuel de petite chirurgie de Jamain.** 8e éd., refondue. 1901. 1 vol. gr. in-18, avec 572 fig., cart. à l'angl. 8 fr.

— et PÉRAIRE. **Petit Manuel d'antisepsie et d'asepsie chirurgicales.** 1 vol. in-18, avec 70 grav., cart. à l'angl. 1893. 3 fr

— et PÉRAIRE. **Petit manuel d'anesthésie chirurgicale.** 1 vol. in-18, avec grav., cart. à l'angl. 1893. 3 fr.

— et PÉRAIRE. **L'opération du trépan.** 1 vol. in-12, avec 222 grav., cart. à l'angl. 1895. 4 fr.

— et E. REYMOND. **Chirurgie de la plèvre et du poumon.** 1 vol. in-12, avec 67 gravures, cart. à l'anglaise. 1899. 4 fr.

TERRIER (F.) et E. REYMOND. **Chirurgie du cœur et du péricarde.** 1 vol. in-12, avec 79 grav., cart. à l'anglaise. 1898. 3 fr.

— GUILLEMAIN, chirurgien des hôpitaux, et MALHERBE. **Chirurgie du cou.** 1 vol. in-12, avec 101 grav., cart. à l'angl. 1898. 4 fr.

— GUILLEMAIN et MALHERBE. **Chirurgie de la face.** 1 vol. in-12, avec 214 grav., cart. à l'angl. 1896. 4 fr.

— et AUVRAY, professeur agrégé à la Faculté de médecine de Paris. **Chirurgie du foie et des voies biliaires.** *Traumatismes du foie et des voies biliaires. — Foie mobile. — Tumeurs du foie et des voies biliaires.* 1901. 1 vol. gr. in-8, avec 50 gravures. 10 fr.

VALOIS. **Blessures par grains de plomb de l'organe de la vision.** 1 vol. in-8. 1896. 3 fr.

VIALET. **Les centres cérébraux de la vision et l'appareil nerveux visuel extra-cérébral.** Avec figures. In-8. 15 fr.

Congrès français de Chirurgie. *Procès-verbaux, mémoires et discussions*, publiés sous la direction de MM. S. Pozzi et Picqué, secrétaires généraux (Chaque session forme un vol. in-8, avec figures). 1re session, 1885, 14 fr.; 2e session, 1886, 14 fr.; 3e session, 1888, 14 fr ; 4e session, 1889, 16 fr.; 5e session, 1891, 14 fr.; 6e session, 1892, 16 fr.; 7e session, 1893, 18 fr.; 8e session, 1894, 20 fr.; 9e session, 1895, 20 fr.; 10e session, 1896, 20 fr.; 11e, session, 1897, 20 fr.; 12e session, 1898, 20 fr.; 13e session, 1899, 20 fr.

Revue de Chirurgie. Directeurs : MM. Terrier, Berger, Quenu, Poncet ; Rédacteur en chef : M. Terrier. (Voir p. 31.)

Anatomie. — Physiologie.

ALEZAIS, professeur à l'École de médecine de Marseille. **Contribution à la myologie des rongeurs.** 1 vol. gr. in-8, avec grav. 10 fr.

ARLOING, professeur à la Faculté de médecine de Lyon. **Les virus.** 1 vol. in-8, avec grav., cart. 6 fr.

BEAUNIS (H.), professeur à la Faculté de médecine de Nancy. **Les sensations internes.** 1 vol. in-8, cart. 6 fr.

BERNSTEIN. **Les sens.** 1 vol. in-8, avec 91 fig., 5e édit., cart. 6 fr.

BOURDEAU (L.). **Le problème de la mort.** 3e édit., 1900. 1 vol. in-8. 5 fr.

— **Le problème de la vie.** 1901. 1 vol. in-8. 7 fr. 50

CHARLTON BASTIAN. **Le cerveau.** 2 vol. in-8, avec grav. cart. 12 fr.

CORNIL, professeur à la Fac. de méd. de Paris, RANVIER, de l'Institut, professeur au Collège de France, BRAULT et LETULLE. **Manuel d'histologie pathologique.** 3e édit. entièrement refondue.

Tome I. *Généralités. — Inflammations. — Tumeurs. — Bactéries. Lésions des os, des tissus, des membranes séreuses*, par MM. Ranvier, Cornil, Brault, F. Bezançon, M. Cazin. 1 vol. gr. in-8, avec 369 grav. en noir et en couleurs. 1900. 25 fr.

Tome II. *Muscles. — Sang et hématopoïèse. — Cerveau et moelle. — Nerfs*, par MM. Durante, Joly, Dominici, Combault, Philippe. 1 vol. gr. in-8, avec grav. en noir et en couleurs. 1901. 25 fr. L'ouvrage complet formera 4 volumes.

CORNIL et BABES, professeur à la Faculté de médecine de Bucarest. **Les bactéries** et leur rôle dans l'histologie pathologique des maladies infectieuses. 2 vol. gr. in-8, contenant la description des méthodes de bactériologie. 3e édit., 1890, avec 385 figures en noir et en coul. dans le texte, et 10 pl. hors texte. 40 fr.

DEBIERRE (Ch.), professeur à la Faculté de médecine de Lille. **Traité élémentaire d'anatomie de l'homme** (anatomie descriptive et dissection, avec notions d'organogénie et d'embryologie générale). 2 vol. grand in-8, avec 965 grav. en noir et en couleurs dans le texte. 1890-91. (*Couronné par l'Académie des sciences*). 40 fr.

On vend séparément :

TOME I. Manuel de l'amphithéâtre : *Système locomoteur, système vasculaire, nerfs périphériques*. 1 vol. in-8, avec 450 fig. 1890. 20 fr.

TOME II. *Système nerveux central, organes des sens, splanchnologie, système vasculaire, système nerveux périphérique*. 1 vol. in-8, avec 515 gravures, 1891. 20 fr.

Les mêmes, en cart. anglais, 1 fr. 50 de plus par volume.

— **Les Centres nerveux** (moelle épinière et encéphale), avec applications physiologiques et médico-chirurgicales. 1 vol. in-8, avec grav. en noir et en couleurs. 1894. 12 fr.

— **Atlas d'ostéologie**, comprenant les articulations des os et les insertions musculaires. 1 vol. in-4, avec 253 grav. en noir et en couleurs, cart., toile dorée. 1895. 12 fr.

— **Leçons sur le péritoine**. 1900. 1 vol. in-8, avec 58 figures. 4 fr.

DUMONT. **Théorie scientifique de la sensibilité**. In-8, cart. 6 fr.

DUVAL (Mathias), de l'Académie de médecine, prof. à la Fac. de méd. de Paris. **Le placenta des rongeurs**. 1 beau vol. in-4, avec 106 fig. dans le texte et un atlas de 22 pl. en taille-douce hors texte. 1893. 40 fr.

— **Le placenta des carnassiers**. 1 beau vol. in-4, avec 46 grav. dans le texte et un atlas de 13 planches en taille-douce. 1895. 25 fr.

— **Études sur l'embryologie des cheiroptères**. *L'ovule, la gastrula, le blastoderme et l'origine des annexes chez le murin*. 1 fort vol., avec 29 fig. dans le texte et 5 pl. en taille-douce, 1899. 15 fr.

FAU. **Anatomie des formes du corps humain**, à l'usage des peintres et des sculpteurs. 1 atlas in-folio de 25 planches, avec texte explicatif. Prix : fig. noires. 15 fr. — Figures coloriées. 30 fr.

GELLÉ (E.-M.), membre de la Société de biologie. **L'audition et ses organes**. 1 vol. in-8, avec grav., cart. à l'angl. 1899. 6 fr.

GILIS, prof. à la Fac. de méd. de Montpellier. **Étude sur la région inguino-abdominale et sur le canal inguinal**. In-8. 1 fr. 50

HERZEN. **Causeries physiologiques**. 1899. 1 vol. in-12. 3 fr. 50

KŒNIG (C.-J.). **Contribution à l'étude expérimentale des canaux semi-circulaires**. 1 vol. in-8. 1897. 3 fr. 50

LAGRANGE (F.), lauréat de l'Institut. **Physiologie des exercices du corps**. 1 vol. in-8. 7e édition. 1896., Cart. à l'angl. 6 fr.

LANGLOIS (P.), professeur agrégé à la Faculté de médecine de Paris. **Les capsules surrénales**. 1 vol. in-8. 1897. 4 fr.

LIEBREICH (R.). **Atlas d'ophtalmoscopie**, représentant l'état normal et les modifications pathologiques du fond de l'œil, visibles à l'ophtalmoscope. 1 atlas in-4, avec 12 planches en chromolithographie. et texte explicatif. 3e édition. 40 fr.

LUYS, de l'Académie de médecine. **Le cerveau, ses fonctions**. 1 vol. in-8. 7e édit., avec figures. Cart. 6 fr.

MAREY, de l'Institut. **La machine animale**. 6e édit. 1 vol. in-8, cart. 6 fr.

MAYER. **Essai sur la soif**. 1900. 1 vol. in-8. 3 fr.

PETITTGREW, professeur au Royal College de chirurgie d'Édimbourg. **La locomotion chez les animaux**. In-8, av. grav., 2e éd. Cart. 6 fr.

POZZI (A.), professeur à l'École de médecine de Reims. **Éléments d'anatomie et de physiologie génitales et obstétricales**, à l'usage des sages-femmes. 1 vol. in-12, av. 219 grav. 1894. Cart. 4 fr.

PREYER, professeur à l'Université d'Iéna. **Éléments de physiologie générale**, traduit de l'allemand par M. Jules Soury. 1 vol. in-8. 5 fr.

— **Physiologie spéciale de l'embryon**. 1 vol. in-8, avec fig. et 9 pl. hors texte. 7 fr. 50

RICHET (Ch.), professeur à la Faculté de médecine de Paris. **La chaleur animale**. 1 vol. in-8, avec fig. 6 fr.

— **Physiologie**, travaux du laboratoire du prof. Ch. Richet.

Tome I. *Système nerveux, Chaleur animale.* (Épuisé.)

Tome II. *Chimie physiologique, Toxicologie.* In-8, avec 129 grav. dans le texte. 1893. 12 fr.

Tome III. *Chloralose, Sérothérapie*, etc. In-8, avec grav. 1894. 12 fr.

Tome IV. *Appareils glandulaires, nerfs et muscles, sérothérapie, chloroforme*. In-8, avec gravures. 1898. 12 fr.

— **Dictionnaire de physiologie**, publié avec le concours de savants français et étrangers. Formera 8 à 10 volumes gr. in-8, se composant chacun de 3 fascicules; chaque volume, 25 fr.; chaque fascicule, 8 fr. 50. 4 volumes et 2 fasc. parus du T. V. — Le 2e fascicule du tome V se termine au mot *Estomac*.

Tome I (*A-Bac*). — Tome II (*Bac-Cer*). — Tome III (*Cer-Cob*). — Tome IV (*Coc-Dig*).

SNELLEN. **Échelle typographique** pour mesurer l'acuité de la vision, 14e éd., 1898. 4 fr.

SOURY (J.). **Les fonctions du cerveau**, doctrines de l'École de Strasbourg et de l'École italienne. 1892. In-8, avec figures. 8 fr.

SULLY (James). **Les illusions des sens et de l'esprit**. 1 vol. in-8, avec gravures. 3e édit. Cartonné. 6 fr.

TOURNEUX (F.), prof. à la Faculté de médecine de Toulouse. **Atlas d'embryologie des organes génito-urinaires**. 1 vol. in-4. 40 fr.

Journal de l'anatomie et de la physiologie normales et pathologiques de l'homme et des animaux, dirigé par Mathias Duval. (Voir p. 31.)

Physique. — Chimie.

BERTHELOT, de l'Institut. **La synthèse chimique**. 1 vol. in-8. 8e édit. Cart. 6 fr.

— **La Révolution chimique, Lavoisier.** 1 vol. in-8, cart. 6 fr.

BLASERNA, professeur à l'Université de Rome. **Le son et la musique**, 4e édit. 1 vol. in-8, avec fig., cart. 6 fr.

FUCHS. **Les volcans et les tremblements de terre**. 1 vol. in-8, avec fig. et 1 carte en couleurs. 6e édit., cart. 6 fr.

GRIMAUX, de l'Institut. **Chimie organique élémentaire**. 1 vol. in-12. 8e édit., 1901, avec figures, cart. 5 fr. 50

— **Chimie inorganique élémentaire**. 8e édit., 1901. 1 vol. in-12, avec figures, cart. 5 fr. 50

GUILLEMAIN, professeur de physique à l'Ec. de méd. d'Alger. **Génération de la voix et du timbre**. Préface de J. Violle, de l'Institut, 2e édition, avec 122 gravures, in-8. 10 fr.

PISANI. **Traité pratique d'analyse chimique qualitative et quantitative**, suivi d'un traité d'**Analyse au chalumeau**. 5e éd., 1900. 1 vol. in-12. 3 fr. 50

PISANI et DIRVELL. **La chimie du laboratoire**. 1 v. in-12, avec fig. dans le texte. 2e édit. revue. 1893. 4 fr.

ROOD, professeur à Columbian-College, de New-York. **Théorie scientifique des couleurs**. 1 vol. in-8, avec figures et une planche en couleurs hors texte. 2e édit. Cart. 6 fr.

SAIGEY. **La physique moderne**. 1 vol. in-18. 2e édit. 2 fr. 50

SCHUTZENBERGER, de l'Institut. **Les fermentations,** avec figures dans le texte. 1 vol. in-8. 6e édit., 1895. Cart. 6 fr.
STALLO. **La matière et la physique moderne.** In-8. 3e éd. Cart. 6 fr.
TYNDALL. **Les glaciers et les transformations de l'eau,** avec fig. 1 vol. in-8. 7e édit. Cart. 6 fr.
WURTZ, de l'Institut. **La théorie atomique.** In-8. 5e édit. Cart. 6 fr.

Histoire naturelle.

BELZUNG, professeur agrégé des sciences naturelles au Lycée Charlemagne, docteur ès sciences. **Anatomie et physiologie animales.** 1 vol. in-8, avec 540 figures. 9e édit., 1901. 6 fr.
— **Anatomie et physiologie végétales.** 1900. 1 fort vol. in-8, avec 1700 gravures dans le texte. 20 fr.
BERTRAND (C.-Eg.), professeur à la Faculté des sciences de Lille. **Remarques sur le Lepidodendron Hartcourtti de Wittham.** 1 vol. in-8, avec planches. 10 fr.
CANDOLLE (de), correspondant de l'Institut. **L'origine des plantes cultivées.** 1 vol. in-8. 3e édition. Cart. 6 fr.
COOKE et BERKELEY. **Les champignons,** avec 110 figures dans le texte. 1 vol. in-8. 4e édit. Cart. 6 fr.
COSTANTIN (J.), maître de conférences à l'École normale supérieure. **Les végétaux et les milieux cosmiques.** (Adaptation, évolution). 1 vol. in-8, avec 171 grav., cart. à l'angl. 1898. 6 fr.
— **La nature tropicale.** 1 vol. in-8, avec 166 gravures. Cartonné à l'angl. 1899. 6 fr.
DAUBRÉE, de l'Institut. **Les régions invisibles du globe et des espaces célestes.** 1 vol. in-8, avec 89 fig. 2e édit. revue. 1892. Cart. 6 fr.
HALLEZ (Paul), professeur à la Faculté de médecine de Lille. **Morphologie générale et affinités des tubellariées.** 1 vol. in-8. 2 fr.
HERBERT SPENCER. **Principes de biologie.** 2 vol. in-8. 20 fr.
HUXLEY (Th.), de la Société royale de Londres. **L'écrevisse,** introduction à l'étude de la zoologie. 1 vol. in-8, avec 89 fig. 2e éd. Cart. 6 fr.
— **La physiographie,** introduction à l'étude de la nature. 1 vol. in-8, avec 128 grav. et 2 planches. 2e éd., 1892. 8 fr.
DE LANESSAN, professeur agrégé à la Faculté de médecine de Paris. **Introduction à la botanique** (*le Sapin*). 1 vol. in-8, avec fig. 2e édit., 1898. Cart. 6 fr.
LUBBOCK (Sir John). **Les sens et l'instinct chez les animaux,** principalement chez les insectes. 1 vol. in-8, avec grav. Cart. 6 fr.
MEUNIER (Stan.), professeur au Muséum d'histoire naturelle. **La géologie comparée.** 1 vol. in-8, avec grav. 1895. Cart. à l'angl. 6 fr.
— **La géologie expérimentale.** 1 vol. in-8, avec grav. 1899. Cart. à l'angl. 6 fr.
PERRIER, de l'Institut, directeur du Muséum d'histoire naturelle de Paris. **La philosophie zoologique avant Darwin.** 1 vol. in-8. 2e édit. Cart. 6 fr.
QUATREFAGES (de), de l'Institut. **L'espèce humaine.** 1 vol. in-8. 10e édit. Cart. 6 fr.
— **Darwin et ses précurseurs français.** 1 vol. in-8. 2e édit., 1892. Cart. 6 fr.
— **Les Émules de Darwin,** avec préface de MM. Perrier et Hamy, de l'Institut. 2 vol. in-8. Cart. 1893. 12 fr.
ROCHÉ (G.), inspecteur général des Pêches maritimes. **La culture des mers en Europe.** 1 vol. in-8, avec 81 gr., cart. à l'angl. 1898. 6 fr.
ROMANES. **L'intelligence des animaux,** avec préface de M. Edm. Perrier. 2 vol. in-8. 3e édit. Cart. 12 fr.
DE SAPORTA, correspondant de l'Institut, et MARION, professeur à la Faculté des sciences de Marseille. **L'évolution du règne végétal.** Tome I : *Les Cryptogames.* 1 vol. in-8, avec 85 figures dans le

texte. Cart. à l'anglaise, 6 fr. TOMES II et III : *Les Phanérogames*. 2 vol. in-8, avec 136 figures dans le texte. Cart. 12 fr.

SCHMIDT (O.), professeur à l'Université de Strasbourg. **La descendance de l'homme et le darwinisme**. In-8, 5e édit. Cart. 6 fr.

— **Les mammifères dans leurs rapports avec leurs ancêtres géologiques**. 1887. 1 vol. in-8, avec 51 fig. Cart. 6 fr.

TROUESSART. **Les microbes, les ferments et les moisissures**. 1 vol. in-8, avec 107 fig. 2e édit. revue. Cart. 6 fr.

VAN BENEDEN, professeur à l'Université de Louvain. **Les commensaux et les parasites dans le règne animal**. 1 vol. in-8, avec figures. 4e édit. Cart. 6 fr.

VIANNA DE LIMA. **L'homme selon le transformisme**. In-12. 2 fr. 50

Anthropologie.

BRUNACHE. **Le centre de l'Afrique**. *Autour du Tchad*. 1 vol. in-8, avec gravures. Cart. 6 fr.

CARTAILHAC. **La France préhistorique**. 1 vol. in-8, avec 162 gravures. 2e édit., 1895. Cart. 6 fr.

EVANS (John), de la Société royale de Londres. **L'âge du bronze**. 1 beau vol. gr. in-8, avec nombreuses figures dans le texte. 15 fr.

GROSSE. **Les débuts de l'art**. 1 vol. in-8. 1901. Cart. 6 fr.

LUBBOCK (Sir John). **L'homme préhistorique**, avec 256 fig. 4e édit., 1898. 2 vol. in-8. Cart. 12 fr.

— **Origines de la civilisation**. 1 vol. in-8, avec fig. 15 fr.

MORACHE (G.), professeur à la Faculté de médecine de Bordeaux. **Le mariage**, étude de socio-biologie et de médecine légale. 1 vol. in-12. Cart. 4 fr.

MORTILLET (G. de), professeur à l'École d'anthropologie. **La formation de la nation française**. 2e édit., 1900. 1 vol. in-8, avec 150 grav. et 18 cartes. Cartonné à l'angl. 6 fr.

PIÉTREMENT. **Les chevaux dans les temps historiques et préhistoriques**. 1 vol. gr. in-8. 6 fr.

TOPINARD. **L'homme dans la nature**. 1 vol. in-8, avec grav. 1891. Cart. 6 fr.

Revue de l'École d'anthropologie. (Voir p. 32).

Anthropologie criminelle.

AUBRY (Dr P.). **La contagion du meurtre**. 3e édit., 1896. Préface de M. le Docteur CORRE. 1 vol. in-8. 5 fr.

FÉRÉ (Ch.), médecin de Bicêtre. **Dégénérescence et criminalité**. 2e édit., 1895. 1 vol. in-18, avec 21 graphiques. 2 fr. 50

FLEURY (Dr Maurice de). **L'Ame du criminel**. In-18. 1898. 2 fr. 50

GAROFALO, conseiller à la Cour d'appel de Naples. **La criminologie**. 1 vol. in-8, 4e édit., 1895. 7 fr. 50

LOMBROSO, professeur à l'Université de Turin. **Nouvelles recherches de psychiatrie et d'anthropologie criminelle**. In-18. 2 fr. 50

— **Les applications de l'anthropologie criminelle**. 1 vol. in-18. 2 fr. 50

— **L'anthropologie criminelle et ses récents progrès**. 4e éd., 1901. 1 vol. in-18. 2 fr. 50

— **L'homme criminel** (criminel-né, fou-moral, épileptique). 2e édit., 1895. 2 vol. in-8, avec atlas. 36 fr.

— et FERRERO. **La femme criminelle et la prostituée**. 1 vol. in-8, avec 13 pl. hors texte. 15 fr.

— et LASCHI. **Le crime politique et les révolutions**. 2 vol. in-8, avec planches hors texte. 15 fr.

PROAL (Louis), conseiller à la Cour de Paris. **La criminalité politique**. 1895. 1 vol. in-8. 5 fr.

PROAL (Louis), conseiller à la Cour de Paris. **Le crime et la peine.** 3e édit., 1899. 1 vol. in-8. 10 fr.

— **Le crime et le suicide passionnels.** 1900. 1 vol. in-8. 10 fr.

SIGHELE, professeur à l'Université libre de Bruxelles. **La foule criminelle.** 2e édit., 1901. 1 vol. in-8. 5 fr.

TARDE (G.), de l'Institut. **La criminalité comparée.** 5e édit., 1902. 1 vol. in-18. 2 fr. 50

Hypnotisme et magnétisme. — Sciences occultes.

AZAM, professeur à la Faculté de médecine de Bordeaux. **Hypnotisme et double conscience**, avec préfaces et lettres de MM. PAUL BERT, CHARCOT et RIBOT. 1893. 1 vol. in-8. 9 fr.

BINET. **La psychologie du raisonnement**, étude expérimentale par l'hypnotisme. 1886. 1 vol. in-18. 2 fr. 50

— et FÉRÉ. **Le magnétisme animal.** 4e éd., 1894. 1 vol. in-8, avec fig. Cartonné. 6 fr.

CAHAGNET. **Méditations d'un penseur**, ou Mélanges de philosophie et de spiritualisme, d'appréciations, d'aspirations et de déceptions. 2 vol. in-18. 10 fr.

DELBŒUF (J.), professeur à l'Université de Liège. **Le magnétisme animal.** In-8, 1889. 2 fr. 50

— **Magnétiseurs et médecins.** 1 broch. in-8, 1890. 2 fr.

DU POTET. **Traité complet de magnétisme**, cours en douze leçons. 4e édition. 1 vol. in-8. 8 fr.

— **Manuel de l'étudiant magnétiseur**, ou Nouvelle instruction pratique sur le magnétisme, fondée sur *trente années* d'expériences et d'observations. 4e édit. 1 vol. gr. in-18. 3 fr. 50

— **Le magnétisme opposé à la médecine.** In-8. 6 fr.

DURAND DE GROS. **Le Merveilleux scientifique.** Mesmérisme, Braidisme, Fario-Grimisme. 1894. 1 vol. grand in-8. 6 fr.

— **Les mystères de la suggestion.** 1 br. in-8. 1896. 1 fr.

ELIPHAS LEVI. **Histoire de la magie**, avec une exposition de ses procédés, de ses rites et de ses mystères. 1 vol. in-8, avec 90 fig. 2e édit. 12 fr.

— **La clef des grands mystères**, suivant Hénoch, Abraham, Hermès Trismégiste et Salomon. 1 vol. in-8. 12 fr.

— **Dogme et rituel de la haute magie.** 2e édit. 2 vol. in-8, avec 24 fig. 18 fr.

— **La science des esprits**, révélation du dogme secret des cabalistes, esprit occulte des Évangiles, appréciations des doctrines et des phénomènes spirites. 1 vol. in-8. 7 fr.

GYEL (E.). **L'être subconscient.** 1 vol. in-8. 1898. 4 fr.

JANET (Pierre), chargé de cours à la Sorbonne. **L'automatisme psychologique.** Essai sur les formes inférieures de l'activité humaine. 1 vol. in-8. 3e édit. 1898. 7 fr. 50

LAFONTAINE. **L'art de magnétiser**, ou le magnétisme vital au point de vue théorique, pratique et thérapeutique. 7e édit. in-8. 5 fr.

— **Mémoires d'un magnétiseur.** 2 vol. in-18. 7 fr.

MESMER. **Mémoires et aphorismes**, suivis des procédés de d'Eslon. Nouv. édit. avec des notes par J.-J.-A. Ricard. In-18. 2 fr. 50

NIZET (A.). **L'Hypnotisme**, étude critique. 1 vol. in-12, 2e éd. 2 fr. 50

PHILIPS (J.-P.) (DURAND DE GROS). **Cours théorique et pratique de braidisme**, ou hypnotisme nerveux, considéré dans ses rapports avec la psychologie, la physiologie et la pathologie, et dans ses applications à la médecine, à la chirurgie, à la physiologie expérimentale, à la médecine légale et à l'éducation. 1 vol. in-8. 3 fr. 50

RÉGNIER (L.-R.). **Hypnotisme et croyances anciennes.** 1891. In-8, avec figures et planches. 6 fr.

WUNDT. **Hypnotisme et suggestion.** 1 vol. in-18. 1893. 2 fr. 50

Histoire des sciences.

ALEZAIS, professeur à l'École de médecine de Marseille. **Les anciens chirurgiens et barbiers de Marseille.** 1900. 1 vol. in-8. 3 fr. 50

BOUCHUT, professeur agrégé à la Faculté de médecine de Paris. **Histoire de la médecine et des doctrines médicales.** 2 vol. in-8. 16 fr.

DAVID (Th.), chirurgien-dentiste des hôpitaux de Paris. **Bibliographie française de l'art dentaire.** 1 fort vol. gr. in-8. 1889. 6 fr.

FERRARI (Dr). **Une chaire de médecine au XVe siècle à l'Université de Pavie.** 1 vol. in-8. 8 fr.

GARNIER (Dr S.). **Barbe Buvée,** étude hist. et médicale. 3 fr. 50

GRIMAUX (Ed.), de l'Institut. **Lavoisier (1743-1794),** d'après sa correspondance, ses manuscrits, ses papiers de famille et d'autres documents inédits. 3e édit., 1899. 1 beau vol. grand in-8, avec 10 gravures hors texte, en taille-douce et en typographie. 15 fr.

NICAISE, de l'Académie de médecine. **La grande Chirurgie de Guy de Chauliac,** chirurgien, maître en médecine de l'Université de Montpellier, composée en l'an 1363, *revue et collationnée sur les manuscrits et imprimés latins et français,* ornée de gravures avec notes, une introduction sur le moyen âge, sur la vie et les œuvres de Guy de Chauliac, un glossaire et une table alphabétique, par E. NICAISE. 1 fort vol. grand in-8. 1891. 28 fr.

— **Traité de chirurgie de Henri de Mondeville,** revu et collationné d'après les manuscrits du XIVe siècle. 1 vol. grand in-8, avec introduction et notes, par E. NICAISE. 1892. 28 fr.

— **Chirurgie de Pierre Franco de Turriers en Provence,** composée en 1561, nouvelle édition, avec une introduction historique, une biographie et l'histoire du collège de chirurgie, par E. NICAISE. 1 vol. gr. in-8, avec grav. 1894. 20 fr.

MAINDRON (E.). **L'Académie des sciences.** *Histoire de l'Académie; fondation de l'Institut national; Bonaparte, membre de l'Institut.* 1 beau vol. grand in-8, avec 53 gravures dans le texte, portraits, plans, etc., 8 planches hors texte et 2 autographes. 12 fr.

PETIT (L.-H.). **Œuvres complètes de Jean Méry, 1645-1722** (anatomie, physiologie, chirurgie), avec une préface de M. le professeur VERNEUIL. 1 vol. grand in-8, avec 3 planches et le portrait de Méry tirés hors texte. 1887. 16 fr.

TANNERY. **Pour la science hellène,** de Thalès à Empédocle. 1 vol. in-8. 7 fr. 50

TRIAIRE (P.). **Bretonneau et ses correspondants,** ouvrage comprenant la correspondance de TROUSSEAU et de VELPEAU avec BRETONNEAU, et une introduction du Dr LEREBOULLET. 2 beaux volumes in-8. 25 fr.

Philosophie scientifique.

AGASSIZ. **De l'espèce et des classifications en zoologie;** traduit de l'anglais par VOGELI. 1 vol. in-8. 5 fr.

BAIN. **L'esprit et le corps.** 6e édit. 1 vol. in-8, cart. 6 fr.

BARTHÉLEMY-SAINT HILAIRE, de l'Institut. **La philosophie dans ses rapports avec les sciences et la religion.** 1 vol. in-8. 1889. 5 fr.

BOIRAC (Émile), recteur de l'Académie de Grenoble. **L'idée de phénomène.** 1894. 1 vol. in-8. 5 fr.

BOUTROUX (Em.), de l'Institut. **De la contingence des lois de la nature.** 4e édit., 1902. 1 vol. in-18. 2 fr. 50

DELBŒUF, professeur à l'Université de Liège. **La matière brute et la matière vivante.** 1 vol. in-18. 1887. 2 fr. 50

DEMOOR, MASSART et VANDERVELDE, professeurs à l'Université de Bruxelles. **L'Évolution régressive en biologie et en sociologie.** 1 vol. in-8, avec 81 grav., cart. à l'angl. 6 fr.

DUNAN. **La théorie psychologique de l'espace.** In-18. 2 fr. 50

DURAND DE GROS. **Aperçus de taxinomie générale.** In-8. 5 fr.

FÉRÉ (Ch.), médecin de Bicêtre. **Sensation et mouvement.** 2e édit., 1900. 1 vol. in-18, avec gravures. 2 fr. 50

GOBLOT (Edm.), professeur à l'Université de Caen. **Essai sur la classification des sciences.** 1 vol. in-8. 1898. 5 fr.

GUYAU. **La genèse de l'idée de temps.** 1 vol. in-18. 2e éd. 2 fr. 50

HANNEQUIN, professeur à l'Université de Lyon. **Essai critique sur l'hypothèse des atomes dans la science contemporaine.** 1 vol. in-8. 2e édit. 1899. 7 fr. 50

HARTMANN (E. de). **Le darwinisme.** *Ce qu'il y a de vrai, ce qu'il y a de faux dans cette doctrine.* 6e édit., 1898. In-18. 2 fr. 50

LECHALAS, ingénieur en chef des ponts et chaussées. **Etude sur l'espace et le temps.** 1896. 1 vol. in-18. 2 fr. 50

LE DANTEC, chargé du cours d'Embryogénie à la Sorbonne. **Le déterminisme biologique et la personnalité consciente.** 1897. 1 vol. in-18. 2 fr. 50

— **L'individualité et l'erreur individualiste.** 1 vol. in-18. 1898. 2 fr. 50

— **Evolution individuelle et hérédité.** 1 vol. in-8. 1898. 6 fr.

— **Lamarckiens et Darwiniens.** 1 vol. in-18. 1900. 2 fr. 50

— **L'unité dans l'être vivant.** 1 vol. in-8. 1902. 7 fr. 50

LIARD, de l'Institut. **Des définitions géométriques et des définitions empiriques.** 2e édit., 1888. 1 vol. in-18. 2 fr. 50

— **La science positive et la métaphysique.** 3e édit., 1893. 1 vol. in-8. 7 fr. 50

MARTIN (F.). **La perception extérieure et la science positive,** essai de philosophie des sciences. 1894. 1 vol. in-8. 5 fr.

NAVILLE (E.), correspondant de l'Institut. **La logique de l'hypothèse.** 2e édit., 1894. 1 vol. in-8. 5 fr.

— **La physique moderne.** 2e édit., 1890. 1 vol. in-8. 5 fr.

NAVILLE (A.), doyen de la Faculté des lettres de l'Université de Genève. **Nouvelle classification des sciences.** 1 vol. in-18. 2 fr. 50

PIOGER (Julien). **Le monde physique.** Essai de conception expérimentale. 1892. 1 vol. in-18. 2 fr. 50

RIBERT (Léonce). **Essai d'une philosophie nouvelle suggérée par la science.** 1 vol. in-8. 1898. 6 fr.

ROMANES. **L'intelligence des animaux.** 2 vol. in-8. 3e édit. Cart. 12 fr.

SCHMIDT, professeur à l'Université de Strasbourg. **Les sciences naturelles et la théorie de l'inconscient.** 1 vol. in-18. 2 fr. 50

SPENCER (Herbert). **Classification des sciences,** 7e édit. 1 vol. in-18. 2 fr. 50

— **Principes de biologie.** Traduit par M. CAZELLES. 2e édit., 1889. 2 forts vol. in-8. 20 fr.

— **Essais scientifiques.** Traduit par A. BURDEAU. 3e édit., 1898. 1 vol. in-8. 7 fr. 50

BIBLIOTHÈQUE SCIENTIFIQUE INTERNATIONALE

Publiée sous la direction de M. Émile ALGLAVE

La *Bibliothèque scientifique internationale* est une œuvre dirigée par les auteurs mêmes, en vue des intérêts de la science, pour la populariser sous toutes ses formes, et faire connaître immédiatement dans le monde entier les idées originales, les directions nouvelles, les découvertes importantes qui se font chaque jour dans tous les pays. Chaque savant expose les idées qu'il a introduites dans la science et condense pour ainsi dire ses doctrines les plus originales.

La *Bibliothèque scientifique internationale* ne comprend pas seulement des ouvrages consacrés aux sciences physiques et naturelles; elle aborde aussi les sciences morales, comme la philosophie, l'histoire, la politique et l'économie sociale, la haute législation, etc.; mais les livres traitant des sujets de ce genre se rattachent encore aux sciences naturelles, en leur empruntant les méthodes d'observation et d'expérience qui les ont rendues si fécondes depuis deux siècles.

Cette collection paraît à la fois en français et en anglais : à Paris, chez Félix Alcan; à Londres, chez C. Kegan, Paul et Cie; à New-York, chez Appleton.

Les titres marqués d'un astérisque* sont adoptés par le *Ministère de l'Instruction publique de France* pour les bibliothèques des lycées et des collèges.

LISTE DES OUVRAGES

95 VOLUMES IN-8, CARTONNÉS A L'ANGLAISE. CHAQUE VOLUME : 6 FRANCS.

1. J. TYNDALL. * **Les Glaciers et les Transformations de l'eau**, avec figures. 1 vol. in-8. 7e édition. 6 fr.
2 BAGEHOT. * **Lois scientifiques du développement des nations** dans leurs rapports avec les principes de la sélection naturelle et de l'hérédité. 1 vol. in-8. 6e édition. 6 fr.
3. MAREY. * **La Machine animale**, locomotion terrestre et aérienne, avec de nombreuses fig. 1 vol. in-8. 6e édit. augmentée. 6 fr.
4. BAIN. * **L'Esprit et le Corps**. 1 vol. in-8. 6e édition. 6 fr.
5. PETTIGREW. * **La Locomotion chez les animaux**, marche, natation. 1 vol. in-8, avec figures. 2e édit. 6 fr.
6. HERBERT SPENCER.* **La Science sociale**. 1 v. in-8. 12e édit. 6 fr.
7 SCHMIDT (O.). * **La Descendance de l'homme et le Darwinisme**. 1 vol. in-8, avec fig. 6e édition. 6 fr.
8. MAUDSLEY. * **Le Crime et la Folie**. 1 vol. in-8. 7e édit. 6 fr.
9. VAN BENEDEN. * **Les Commensaux et les Parasites dans le règne animal**. 1 vol. in-8, avec figures. 4e édit. 6 fr.
10. BALFOUR STEWART.* **La Conservation de l'énergie**, suivi d'une *Études sur la nature de la force*, par M. P. de SAINT-ROBERT, avec figures. 1 vol. in-8. 6e édition. 6 fr.
11. DRAPER. **Les Conflits de la science et de la religion**. 1 vol. in-8. 10e édition. 6 fr.
12. L. DUMONT. * **Théorie scientifique de la sensibilité**. 1 vol. in-8. 4e édition. 6 fr.
13. SCHUTZENBERGER. * **Les Fermentations**. 1 vol. in-8, avec fig. 6e édit. 6 fr.
14. WHITNEY. * **La Vie du langage**. 1 vol. in-8. 4e édit. 6 fr.
15. COOKE et BERKELEY. * **Les Champignons**. 1 vol. in-8, avec figures. 4e édition. 6 fr.
16. BERNSTEIN. * **Les Sens**. 1 vol. in-8, avec 91 fig. 5e édit. 6 fr.
17. BERTHELOT. * **La Synthèse chimique**. 1 vol. in-8. 8e édit. 6 fr.

18. NIEWENGLOWSKI (H.). ***La photographie et la photochimie.** 1 vol. in-8, avec gravures et une planche hors texte. 6 fr.

19. LUYS. ***Le Cerveau et ses fonctions**, avec fig. 1 v. in-8. 7e édit. 6 fr.

20. STANLEY JEVONS.* **La Monnaie et le Mécanisme de l'échange.** 1 vol. in-8. 5e édition. 6 fr.

21. FUCHS. * **Les Volcans et les Tremblements de terre.** 1 vol. in-8, avec figures et une carte en couleur. 5e édition. 6 fr.

22. GÉNÉRAL BRIALMONT. * **Les Camps retranchés et leur rôle dans la défense des États**, avec fig. dans le texte et 2 planches hors texte. 3e édit. *Épuisé.*

23. DE QUATREFAGES.* **L'Espèce humaine.** 1 v. in-8. 13e édit. 6 fr.

24. BLASERNA et HELMHOLTZ. * **Le Son et la Musique.** 1 vol. in-8, avec figures. 5e édition. 6 fr.

25. ROSENTHAL.* **Les Nerfs et les Muscles.** 1 vol. in-8, avec 75 figures. 3e édition. *Epuisé.*

26. BRUCKE et HELMHOLTZ. * **Principes scientifiques des beaux-arts.** 1 vol. in-8, avec 39 figures. 4e édition. 6 fr.

27. WURTZ. * **La Théorie atomique.** 1 vol. in-8. 8e édition. 6 fr.

28-29. SECCHI (le père). * **Les Étoiles.** 2 vol. in-8, avec 63 figures dans le texte et 17 pl. en noir et en couleur hors texte. 3e édit. 12 fr.

30. JOLY.* **L'Homme avant les métaux.** 1 v. in-8, avec fig. 4e éd. *Épuisé.*

31. A. BAIN.* **La Science de l'éducation.** 1 vol. in-8. 9e édit. 6 fr.

32-33. THURSTON (R.).* **Histoire de la machine à vapeur**, précédée d'une Introduction par M. HIRSCH. 2 vol. in-8, avec 140 figures dans le texte et 16 planches hors texte. 3e édition. 12 fr.

34. HARTMANN (R.). * **Les Peuples de l'Afrique.** 1 vol. in-8, avec figures. 2e édition. *Épuisé.*

35. HERBERT SPENCER. * **Les Bases de la morale évolutionniste.** 1 vol. in-8. 6e édition. 6 fr.

36. HUXLEY. * **L'Écrevisse**, introduction à l'étude de la zoologie. 1 vol. in-8, avec figures. 2e édition. 6 fr.

37. DE ROBERTY. * **De la Sociologie.** 1 vol. in-8. 3e édition. 6 fr.

38. ROOD. * **Théorie scientifique des couleurs.** 1 vol. in-8, avec figures et une planche en couleur hors texte. 2e édition. 6 fr.

39. DE SAPORTA et MARION. * **L'Évolution du règne végétal** (les Cryptogames). 1 vol. in-8, avec figures. 6 fr.

40-41. CHARLTON BASTIAN. * **Le Cerveau, organe de la pensée chez l'homme et chez les animaux.** 2 vol. in-8, avec figures. 2e éd. 12 fr.

42. JAMES SULLY. * **Les Illusions des sens et de l'esprit.** 1 vol. in-8, avec figures. 3e édit. 6 fr.

43. YOUNG. * **Le Soleil.** 1 vol. in-8, avec figures. *Épuisé*

44. DE CANDOLLE.* **L'Origine des plantes cultivées.** 4e éd. 1 v in-8. 6 fr.

45-46. SIR JOHN LUBBOCK. * **Fourmis, abeilles et guêpes.** Études expérimentales sur l'organisation et les mœurs des sociétés d'insectes hyménoptères. 2 vol. in-8, avec 65 figures dans le texte et 13 planches hors texte, dont 5 coloriées. *Épuisé.*

47. PERRIER (Edm.). **La Philosophie zoologique avant Darwin.** 1 vol. in-8. 3e édition. 6 fr.

48. STALLO. * **La Matière et la Physique moderne.** 1 vol. in-8. 3e éd., précédé d'une Introduction par CH. FRIEDEL. 6 fr.

49. MANTEGAZZA. **La Physionomie et l'Expression des sentiments.** 1 vol. in-8. 3e édit., avec huit planches hors texte. 6 fr.

50. DE MEYER. * **Les Organes de la parole et leur emploi pour la formation des sons du langage.** 1 vol. in-8, avec 51 figures, précédé d'une Introd. par M. O. CLAVEAU. 6 fr.

51. DE LANESSAN. * **Introduction à l'Étude de la botanique** (le Sapin). 1 vol. in-8. 2e édit., avec 143 figures. 6 fr.

52-53. DE SAPORTA et MARION. * **L'Évolution du règne végétal** (les Phanérogames). 2 vol. in-8, avec 136 figures. 12 fr.

54. TROUESSART. ***Les Microbes, les Ferments et les Moisissures.** 1 vol. in-8. 2e édit., avec 107 figures. 6 fr.
55. HARTMANN (R.).***Les Singes anthropoïdes, et leur organisation comparée à celle de l'homme.** 1 vol. in-8, avec figures. 6 fr.
56. SCHMIDT (O.).***Les Mammifères dans leurs rapports avec leurs ancêtres géologiques.** 1 vol. in-8, avec 51 figures, 6 fr.
57. BINET et FÉRÉ. **Le Magnétisme animal.** 1 vol. in-8. 4e édit. 6 fr.
58-59. ROMANES.* **L'Intelligence des animaux.** 2 v. in-8. 3e édit. 12 fr.
60. F. LAGRANGE. **Physiol. des exerc. du corps.** 1 v. in-8 7e édit. 6 fr.
61. DREYFUS.* **Évol. des mondes et des sociétés.** 1 v. in-8 3e édit. 6 fr.
62. DAUBRÉE. * **Les Régions invisibles du globe et des espaces célestes.** 1 vol. in-8, avec 85 fig. dans le texte. 2e édit. 6 fr.
63-64. SIR JOHN LUBBOCK. * **L'Homme préhistorique.** 2 vol. in-8, avec 228 figures dans le texte. 4e édit. 12 fr.
65. RICHET (Ch.). **La Chaleur animale.** 1 vol. in-8, avec figures. 6 fr.
66. FALSAN (A.). ***La Période glaciaire principalement en France et en Suisse.** 1 vol. in-8, avec 105 figures et 2 cartes. *Épuisé.*
67. BEAUNIS (H.). **Les Sensations internes.** 1 vol. in-8. 6 fr.
68. CARTAILHAC (E.). **La France préhistorique**, d'après les sépultures et les monuments. 1 vol. in-8, avec 162 figures. 2e édit. 6 fr.
69. BERTHELOT.***La Révolution chimique, Lavoisier.** 1 vol. in-8. 6 fr.
70. SIR JOHN LUBBOCK. * **Les Sens et l'instinct chez les animaux,** principalement chez les insectes. 1 vol. in-8, avec 150 figures. 6 fr.
71. STARCKE. ***La Famille primitive.** 1 vol. in-8. 6 fr.
72. ARLOING. * **Les Virus.** 1 vol. in-8, avec figures. 6 fr.
73. TOPINARD. * **L'Homme dans la Nature.** 1 vol. in-8, avec fig. 6 fr.
74. BINET (Alf.).***Les Altérations de la personnalité.** 1 vol. in-8, avec figures. 6 fr.
75. DE QUATREFAGES (A.).***Darwin et ses précurseurs français.** 1 vol. in-8. 2e édition refondue. 6 fr.
76. LEFÈVRE (A.). * **Les Races et les langues.** 1 vol. in-8. 6 fr.
77-78. DE QUATREFAGES (A.).***Les Émules de Darwin.** 2 vol. in-8, avec préfaces de MM. E. Perrier et Hamy. 12 fr.
79. BRUNACHE (P.).***Le Centre de l'Afrique. Autour du Tchad.** 1 vol. in-8, avec figures. 6 fr.
80. ANGOT (A.). ***Les Aurores polaires.** 1 vol. in-8, avec figures. 6 fr.
81. JACCARD. ***Le pétrole, le bitume et l'asphalte** au point de vue géologique. 1 vol. in-8, avec figures. 6 fr.
82. MEUNIER (Stan.).***La Géologie comparée.** 1 vol. in-8, avec fig. 6 fr.
83. LE DANTEC. ***Théorie nouvelle de la vie.** 2e éd. 1 v. in-8, avec fig. 6 fr.
84. DE LANESSAN.***Principes de colonisation.** 1 vol. in-8. 6 fr.
85. DEMOOR, MASSART et VANDERVELDE. ***L'évolution régressive en biologie et en sociologie.** 1 vol. in-8, avec gravures. 6 fr.
86. MORTILLET (G. de). ***Formation de la Nation française.** 2e édit. 1 vol. in-8, avec 150 gravures et 18 cartes. 6 fr.
87. ROCHÉ (G.). ***La Culture des Mers** (piscifacture, pisciculture, ostréiculture). 1 vol. in-8, avec 81 gravures. 6 fr.
88. COSTANTIN (J.). ***Les Végétaux et les Milieux cosmiques** (adaptation, évolution). 1 vol. in-8, avec 171 gravures. 6 fr.
89. LE DANTEC. **L'évolution individuelle et l'hérédité.** 1 vol. in-8. 6 fr.
90. GUIGNET et GARNIER. ***La Céramique ancienne et moderne.** 1 vol., avec grav. 6 fr.
91. GELLÉ (E.-M.). * **L'audition et ses organes.** 1 v. in-8, avec gr. 6 fr.
92. MEUNIER (St.). **La Géologie expérimentale.** 1 v. in-8, avec grav. 6 fr.
93. COSTANTIN (J.). ***La Nature tropicale.** 1 vol. in-8, avec grav. 6 fr.
94. GROSSE (E.). **Les débuts de l'art.** Introduction de L. Marillier. 1 vol in-8, avec 32 gravures dans le texte et 3 pl. hors texte. 6 fr.
95. GRASSET (J.). **Les Maladies de l'orientation et de l'équilibre.** 1 vol. in-8, avec gravures. 6 fr.

LISTE PAR ORDRE DE MATIÈRES DES VOLUMES

COMPOSANT LA

BIBLIOTHÈQUE SCIENTIFIQUE INTERNATIONALE

(95 volumes parus)

PHYSIOLOGIE

LE DANTEC. Théorie nouvelle de la vie.
GELLÉ (E.-M.). L'audition et ses organes, *ill.*
BINET et FÉRÉ. Le Magnétisme animal, *illustré.*
BINET. Les Altérations de la personnalité, *illustré.*
BERNSTEIN. Les Sens, *illustré.*
MAREY. La Machine animale, *illustré.*
PETTIGREW. La Locomotion chez les animaux, *ill.*
JAMES SULLY. Les Illusions des sens et de l'esprit, *illustré.*
DE MEYER. Les Organes de la parole, *illustré.*
LAGRANGE. Physiologie des exercices du corps.
RICHET (Ch.). La Chaleur animale, *illustré.*
BEAUNIS. Les Sensations internes.
ARLOING. Les Virus, *illustré.*

PHILOSOPHIE SCIENTIFIQUE

ROMANES. L'Intelligence des animaux. 2 vol. *illust.*
LUYS. Le Cerveau et ses fonctions, *illustré.*
CHARLTON BASTIAN. Le Cerveau et la Pensée chez l'homme et les animaux. 2 vol. *illustrés.*
BAIN. L'Esprit et le Corps.
MAUDSLEY. Le Crime et la Folie.
LÉON DUMONT. Théorie scientifique de la sensibilité.
PERRIER. La Philosophie zoologique avant Darwin.
STALLO. La Matière et la Physique moderne.
MANTEGAZZA. La Physionomie et l'Expression des sentiments, *illustré.*
DREYFUS. L'Évolution des mondes et des sociétés.
LUBBOCK. Les Sens et l'Instinct chez les animaux, *illustré.*
LE DANTEC. L'évolution individuelle et l'hérédité.
GRASSET. Les maladies de l'orientation et de l'équilibre, *illustré.*

ANTHROPOLOGIE

MORTILLET (G. DE). Formation de la nation française, *illustré.*
DE QUATREFAGES. L'Espèce humaine.
LUBBOCK. L'Homme préhistorique. 2 vol. *illustrés.*
CARTAILHAC. La France préhistorique, *illustré.*
TOPINARD. L'Homme dans la nature, *illustré.*
LEFÈVRE. Les Races et les langues.
BRUNACHE. Le Centre de l'Afrique. Autour du Tchad, *illustré.*

ZOOLOGIE

ROCHÉ (G.). La Culture des mers, *illustré.*
SCHMIDT. Les Mammifères dans leurs rapports avec leurs ancêtres géologiques, *illustré.*
SCHMIDT. Descendance et Darwinisme, *illustré.*
HUXLEY. L'Écrevisse (Introduction à la zoologie), *illustré.*
VAN BENEDEN. Les Commensaux et les Parasites du règne animal, *illustré.*
LUBBOCK. Fourmis, Abeilles et Guêpes. 2 vol. *illustrés.*
TROUESSART. Les Microbes, les Ferments et les Moisissures, *illustré.*
HARTMANN. Les Singes anthropoïdes et leur organisation comparée à celle de l'homme, *illustré.*
DE QUATREFAGES. Darwin et ses précurseurs français.
DE QUATREFAGES. Les Émules de Darwin. 2 vol.

BOTANIQUE — GÉOLOGIE

DE SAPORTA et MARION. L'Évolution du règne végétal (les Cryptogames), *illustré.*
DE SAPORTA et MARION. L'Evolution du règne végétal (les Phanérogames). 2 vol. *illustrés.*
COOKE et BERKELEY. Les Champignons, *illustré.*
DE CANDOLLE. Origine des plantes cultivées.
DE LANESSAN. Le Sapin (Introduction à la botanique), *illustré.*
FUCHS. Volcans et Tremblements de terre, *illustré.*
DAUBRÉE. Les Régions invisibles du globe et des espaces célestes, *illustré.*
JACCARD. Le Pétrole, l'Asphalte et le Bitume, *ill.*
MEUNIER (ST.). La Géologie comparée, *illustré.*
MEUNIER (ST.). La Géologie expérimentale, *ill.*
COSTANTIN (J.). Les Végétaux et les milieux cosmiques, *illustré.*
COSTANTIN (J.). La Nature tropicale, *illustré.*

CHIMIE

WURTZ. La Théorie atomique.
BERTHELOT. La Synthèse chimique.
BERTHELOT. La Révolution chimique : Lavoisier.
SCHUTZENBERGER. Les Fermentations, *illustré.*

ASTRONOMIE — MÉCANIQUE

SECCHI (le Père). Les Étoiles. 2 vol. *illustrés.*
YOUNG. Le Soleil, *illustré.*
ANGOT. Les Aurores polaires, *illustré.*
THURSTON. Histoire de la machine à vapeur. 2 v. *ill.*

PHYSIQUE

BALFOUR STEWART. La Conservation de l'énergie, *illustré.*
TYNDALL. Les Glaciers et les Transformations de l'eau, *illustré.*

THÉORIE DES BEAUX-ARTS

GROSSE. Les débuts de l'art, *illustré.*
GUIGNET et GARNIER. La Céramique ancienne et moderne, *illustré.*
BRUCKE et HELMHOLTZ. Principes scientifiques des beaux-arts, *illustré.*
ROOD. Théorie scientifique des couleurs, *illustré.*
P. BLASERNA et HELMHOLTZ. Le Son et la Musique, *illustré.*

SCIENCES SOCIALES

HERBERT SPENCER. Introduction à la science sociale.
HERBERT SPENCER. Les Bases de la morale évolutionniste.
A. BAIN. La Science de l'éducation.
DE LANESSAN. Principes de colonisation.
DEMOOR, MASSART et VANDERVELDE. L'Evolution régressive en biologie et en sociologie, *illustré.*
BAGEHOT. Lois scientifiques du développement des nations.
DE ROBERTY. La Sociologie.
DRAPER. Les Conflits de la science et de la religion.
STANLEY JEVONS. La Monnaie et le Mécanisme de l'échange.
WHITNEY. La Vie du langage.
STARCKE. La Famille primitive, ses origines, son développement.

Prix de chaque volume, cartonné à l'anglaise..... 6 francs.

LIVRES SCIENTIFIQUES

(par ordre alphabétique de noms d'auteurs)

NON CLASSÉS DANS LES SÉRIES PRÉCÉDENTES

(MÉDECINE — SCIENCES)

AGASSIZ. **De l'espèce et des classifications en zoologie.** 1 vol. in-8. 5 fr.

ANGER (Benjamin). **Traité iconographique des fractures et luxations.** 1 fort vol. in-4, avec 100 pl. hors texte color., 254 fig. et 127 bois dans le texte. 2e tirage. 1886. Relié. 150 fr.

ANTHEAUME (A.). **De la toxicité des alcools**, prophylaxie de l'alcoolisme. 1 vol. in-8. 1897. 3 fr. 50

ARMAIGNAC. **Études cliniques et anatomo-pathologiques sur les ophtalmoplégies.** In-8. 1 fr. 50

— **Mémoires et observations d'ophtalmologie pratique.** 1 vol. in-8, avec gravures. 12 fr.

AVIRAGNET. **De la tuberculose chez les enfants.** in-8. 4 fr.

AXENFELD et HUCHARD. **Traité des névroses.** 2e édition, par HENRI HUCHARD, médecin des hôpitaux. 1 fort vol. in-8. 1882. 20 fr.

BARTELS. **Les maladies des reins**, préface et notes du professeur LÉPINE. 1 vol. in-8, avec fig. 7 fr. 50

BEAUREGARD (H.). **Les insectes vésicants.** 1 vol. gr. in-8, avec 34 planches et 44 gravures. 25 fr.

BELZUNG. **Recherches sur l'ergot de seigle**, in-8. 1 fr. 50

BÉRAUD (B.-J.). **Atlas complet d'anatomie chirurgicale topographique**, composé de 109 planches sur acier, avec texte. In-4. 1886. Prix : fig. noires, relié. 60 fr. — Fig. color. relié. 120 fr.

BERNARD. **De l'aphasie et de ses diverses formes.** 1 vol. in-8. 2e édit. 5 fr.

BERNARD (Claude). **Les propriétés des tissus vivants.** In-8. 2 fr. 50

BERNARD. **Champignons observés à la Rochelle** et dans les environs. 1 vol. in-8, avec 1 atlas, figures noires, 15 fr. — Coloriées. 25 fr.

BERTAUX (A.). **L'humérus et le fémur**, considérés dans les espèces, dans les races humaines, selon le sexe et selon l'âge. 1 vol. in-8. avec 89 figures en noir et en couleurs dans le texte. 1891. 8 fr.

BILLROTH et WINIWARTER. **Traité de pathologie et de clinique chirurgicales générales**, traduit d'après la 10e édition allemande. In-8, avec 180 fig. 20 fr.

BLOCQ (P.). **Des contractures.** In-8. 5 fr.

BOECKEL (Jules). **Sur les kystes hydatiques du rein au point de vue chirurgical.** 1 vol. in-8. 2 fr.

— **Des kystes du pancréas.** In-8. 1891. 3 fr.

— **Considérations sur la résection du genou**, d'après 140 opérations. 1 br. in-8. 1892. 1 fr. 25

BOREL (V.). **Nervosisme et neurasthénie.** 1894. 1 vol. in-8. 3 fr.

BOUCHARDAT (A.). **Le travail**, son influence sur la santé. 2 fr. 50

— et QUEVENNE. **Instruction sur l'essai et l'analyse du lait.** 1 br. gr. in-8. 3e édit. 1 fr. 50

BOURDEAU (Louis). **Théorie des sciences.** 2 vol. in-8. 20 fr.
— **Les forces de l'industrie.** In-8. 5 fr.
— **La conquête du monde animal.** In-8. 5 fr.
BOURDET (Eug.). **Des maladies du caractère.** In-8. 5 fr.
— **Principes d'éducation positive.** In-18. 3 fr. 50
— **Vocabulaire des principaux termes de la philosophie positive.** 1 vol. in-18. 3 fr. 50
BOURNEVILLE. **Assistance, traitement et éducation des enfants idiots et dégénérés.** In-8. 1894. 3 fr. 50
— **Recherches cliniques et thérapeutiques sur l'épilepsie, l'hystérie et l'idiotie.** 1 vol. in-8. Compte rendu du service des épileptiques et des enfants idiots et arriérés de Bicêtre, avec le concours des internes et élèves de service :

Tome I (1880), 3 fr.; Tome II (1881), 6 fr.; Tome III (1882), 4 fr.; Tome IV (1883), 5 fr.; Tome V (1884), 6 fr.; Tome VI (1885), 3 fr. 50; Tome VII (1886), 6 fr.; Tome VIII (1887), 5 fr.; Tome IX (1888), 3 fr. 50; Tome X (1889), 5 fr.; Tome XI (1890), 6 fr.; Tome XII (1891), 5 fr.; Tome XIII (1892), 7 fr.; Tome XIV (1893), texte, 7 fr.; Tome XV (1894), 5 fr.; Tome XVI (1895), 6 fr.; Tome XVII (1896), 6 fr.; Tome XVIII (1897), 6 fr.; Tome XIX (1898), 7 fr.; Tome XX (1899), 8 fr.

BOUSREZ (L.). **L'Anjou aux âges de la pierre et du bronze,** grand in-8, avec pl. hors texte. 1897. 3 fr. 50
BRAULT. **Contribution à l'étude des néphrites.** In-8. 2 fr.
BRIERRE DE BOISMONT. **Du suicide et de la folie-suicide.** 2e édition. 1 vol. in-8. 2 fr. 25
BRISSAUD (E.). **Recherches anatomiques, pathologiques et physiologiques sur la contracture permanente des hémiplégiques.** In-8, avec figures. 5 fr.
BRUHL (J.). **De la syringomélie.** In-8, avec figures. 5 fr.
BURDON-SANDERSON, FOSTER et LAUDER BRUNTON. **Manuel du laboratoire de physiologie.** In-8, avec 184 figures. 7 fr.
CAMINADE (L.). **Du développement thoracique par la gymnastique respiratoire.** 1 vol. in-8. 1897. 3 fr.
CHARCOT (J.-B.). **Atrophie musculaire progressive.** In-8. 1895. 5 fr.
CHARCOT ET V. CORNIL. **Contributions à l'étude des altérations anatomiques de la goutte,** In-8, avec pl. 1 fr. 50
CHARCOT et PITRES. **Étude critique et clinique de la doctrine des localisations motrices dans l'écorce des hémisphères cérébraux de l'homme.** Gr. in-8. 2 fr. 50
CHIPAULT (A.). **Études de chirurgie médullaire.** *Historique. Médecine opératoire. Traitement.* 1894. 1 vol. in-8, avec 66 figures et 2 planches hors texte, en chromolith. 15 fr.
CORNIL (V.). **Découvertes de Pasteur et leurs applications à l'anatomie et à l'histologie pathologique.** In-8. 1 fr.
— **Des différentes espèces de néphrites.** In-8. 3 fr. 50
— **Leçons d'anatomie pathologique,** professées pendant le premier semestre de l'année 1883-1884. 1 vol. in-8. 4 fr.
COURMONT (Fr.). **Le cervelet et ses fonctions.** 1 vol. in-8. 12 fr.
Ouvrage récompensé par l'Académie des Sciences (Prix Mège).
— **Le cervelet,** organe psychique et sensitif. in-8. 2 fr.
CROCQ (fils). **Congrès international de neurologie, de psychiâtrie, d'électricité médicale.** (1re session, Bruxelles, 1897). 3 fasc. gr. in-8. 5 fr.
DALLEMAGNE (J.). **Dégénérés et déséquilibrés.** In-8. 12 fr.
DAMASCHINO. **Les maladies des voies digestives.** In-8. 1888. 14 fr.

DAURIAC (J.-S.). **Traitement chirurgical des hernies de l'ombilic et de la ligne blanche.** 1 vol. in-8. 1896. 6 fr.

DÉJERINE. **Sur l'atrophie musculaire des ataxiques** (névrite périphérique des ataxiques), étude clinique et anatomo-pathologique. 1 vol. in-8. 3 fr.

DÉJERINE-KLUMPKE (Mme). **Des polynévrites et des paralysies et atrophies saturnines,** étude clinique et anatomo-pathologique. 1 vol. gr. in-8, avec gravures. 6 fr.

DELVAILLE. **Études sur l'histoire naturelle.** In-18. 3 fr. 50

— **De la fièvre de lait.** In-8. 2 fr. 50

— **De l'exercice de la médecine.** In-8. 2 fr.

— **Lettres médicales sur l'Angleterre.** In-8. 1 fr. 50

DEMANGE. **Etude clinique et anatomo-pathologique sur la vieillesse.** 1 vol. in-8, avec 5 planches hors texte. 4 fr.

DESCHAMPS (d'Avallon). **Compendium de pharmacie pratique.** Guide du pharmacien établi et de l'élève en cours d'études. 20 fr.

DESPAGNET. **Compte rendu de la Clinique du Dr Galezowski.** (Du 1er juillet 1880 au 1er juillet 1881.) In-8. 3 fr. 50

— **De l'irido-choroïdite suppurative dans le leucome adhérent de la cornée.** In-8. 2 fr.

DESPRÉS. **Traité théorique et pratique de la syphilis,** ou infection purulente syphilitique. 1 vol. in-8. 7 fr.

DUCKWORTH (Sir Dyce). **La goutte,** hygiène et traitement, traduit de l'anglais par le Dr RODET. Gr. in-8, avec grav. 10 fr.

DURAND DE GROS. **L'idée et le fait en biologie.** In-8. 1 fr. 50

— **Physiologie philosophique.** 1 vol. in-8. 8 fr.

— **Ontologie et psychologie physiologique.** In-18. 3 fr. 50

— **De l'hérédité dans l'épilepsie.** 50 c.

— **Les origines animales de l'homme,** éclairées par la physiologie et l'anatomie comparatives. 1 vol. in-8. 5 fr.

— **Genèse naturelle des formes animales.** In-8. 1 fr. 25

DURAND-FARDEL. **Traité pratique des maladies chroniques.** 2 vol. gr. in-8. 20 fr.

— **Traité des eaux minérales** de la France et de l'étranger, et les maladies chroniques. 3e édition. In-8. 10 fr.

ESPINAS. **La philosophie expérimentale en Italie.** In-18. 2 fr. 50

FAIVRE (E.). **De la variabilité des espèces.** In-18. 2 fr. 50

FERRIER. **Les fonctions du cerveau.** 1 vol. in-8, traduit de l'anglais par M. H.-C. de VARIGNY, avec 68 fig. dans le texte. 3 fr.

— **De la localisation des maladies cérébrales,** traduit de l'anglais par M. H.-C. DE VARIGNY, suivi d'un mémoire de MM. CHARCOT et PITRES sur *les Localisations motrices dans les hémisphères de l'écorce du cerveau.* 1 vol. in-8 et 67 fig. dans le texte. 2 fr.

FERRIÈRE. **L'âme est la fonction du cerveau.** 2 vol. in-12. 7 fr.

— **La matière et l'énergie.** 1 vol. in-12. 4 fr. 50

— **La vie et l'âme.** 1 vol. in-12. 4 fr. 50

— **Les mythes de la Bible.** 1 vol. in-12. 1893. 3 fr. 50

— **Plantes médicinales de la Bourgogne,** emploi et doses. 1892. 1 br. in-18. 1 fr. 75

FRITSCH. **Traité clinique des opérations obstétricales.** Traduit par le Dr J. STAS. In-8, avec 90 grav. 10 fr.

GALEZOWSKI. **Desmarres,** sa vie et ses œuvres. In-8. 2 fr.

— **Les troubles oculaires dans l'ataxie locomotrice.** In-8. 1 fr. 50

— **Sur l'emploi de l'aimant pour l'extraction des corps étrangers métalliques de l'œil.** In-8. 2 fr.

GILBERT (Dr V.). **Pourquoi et comment on devient phtisique.** 1 vol. in-12. 1896. 5 fr.

GLATZ (P.). **Dyspepsie nerveuse et neurasthénie.** In-12. 4 fr.

GOLDSCHMIDT (D.). **De la vaccine animale.** In-8. 1 fr.

GRÉHANT. **Recherches physiques sur la respiration de l'homme.** In-8 de 46 pages, avec 1 planche. 75 c.

GUINON (G.). **Les agents provocateurs de l'hystérie.** In-8. 8 fr.

HAMON DU FOUGERAY et L. COUETOUX. **Manuel pratique des méthodes d'enseignement spécial aux enfants anormaux.** (Sourds-muets, aveugles, idiots, bègues). Préface de BOURNEVILLE. 1 vol. in-8. 1896. 5 fr.

HERRERA (A.-L.). **Recueil des lois de la biologie générale.** 1 br. in-8. 1898. 2 fr.

HIRIGOYEN. **De l'influence des déviations de la colonne vertébrale sur la conformation du bassin.** In-8. 4 fr.

HIRTH (G.). **Les localisations cérébrales en psychologie.** *Pourquoi sommes-nous distraits?* 1 vol. in-18. 1895. 2 fr.

— **La vue plastique, fonction de l'écorce cérébrale**, trad. de l'all. par L. ARRÉAT. Gr. in-8, avec fig. et 34 pl. hors texte. 8 fr.

Hommage à M. Chevreul à l'occasion de son centenaire (31 août 1886). In-4, contenant sept mémoires de MM. BERTHELOT, DEMARÇAY, DUJARDIN-BEAUMETZ, A. GAUTIER, GRIMAUX, Georges POUCHET et Ch. RICHET. 1 fr. 50

HUCHARD (H.). **Étude critique sur la pathogénie de la mort subite dans la fièvre typhoïde.** 1 br. in-8. 1 fr. 25

HUXLEY. **La physiographie**, introduction à l'étude de la nature, traduit et adapté par M. G. LAMY. 1 vol. in-8, avec figures dans le texte et 2 planches en couleurs, broché. 2e édition. 8 fr.

JACQUES. **L'intubation du larynx.** In-8. 2 fr. 50

JAMAIN et F. TERRIER. **Manuel de pathologie et de clinique chirurgicales.** 3e édition.

TOME PREMIER. 1 fort vol. in-18. 8 fr. — *Maladies qui peuvent se montrer dans toutes ou presque toutes les parties du corps:* lésions inflammatoires, traumatiques; lésions consécutives au traumatisme ou à l'inflammation. Maladies virulentes. Tumeurs. — *Affections des divers tissus et systèmes organiques.* Affections du tissu cellulaire, maladies des bourses séreuses. Affections de la peau, des veines, des artères, des ganglions lymphatiques, des nerfs, des muscles, des tendons, des os.

TOME DEUXIÈME. 1 vol. in-18. 8 fr. — Maladies des articulations. — *Affections des régions et appareils organiques:* affections du crâne et du cerveau, du rachis, maladies de l'appareil olfactif, de l'appareil auditif, de l'appareil de la vision.

TOME TROISIÈME, p. MM. TERRIER, BROCA et HARTMANN. 1 vol. in-18. 8 fr. Malad. de l'appareil de la vision (suite), de la face, des lèvres, des dents.

TOME QUATRIÈME, par MM. TERRIER, BROCA et HARTMANN. 1 vol. in-18. 8 fr. — Maladies des gencives, des maxillaires, de la langue, de la région parotidienne, des amygdales, de l'œsophage, des voies aériennes, du larynx, de la trachée, du corps thyroïde, du cou, de la poitrine, du sein, de la mamelle, etc.

JANOT. **Contribution à l'étude des rapports morbides de l'œil et de l'utérus, œil utérin.** 1892. 1 br. in-8. 2 fr. 50

KOVALEVSKY. **L'ivrognerie**, causes, traitement. In-8. 1 fr. 50

LABORDE. **Les hommes et les actes de l'insurrection de Paris devant la psychologie morbide.** 1871. In-18 de 150 p. 2 fr. 50

LANCEREAUX. **Traité historique et pratique de la syphilis.** 2e édition. 1 vol. gr. in-8, avec fig. et planches coloriées. 17 fr.

LEFEBVRE. **Des déformations ostéo-articulaires**, consécutives à des maladies de l'appareil pleuro-pulmonaire (ostéo-arthropathie hypertrophiante de Marie). 1 vol. in-8, avec gravures. 1891. 4 fr. 50

LE FORT. **La chirurgie militaire** et les Sociétés de secours en France et à l'étranger. In-8, avec gravures. 10 fr.

LELOIR. **Traité théorique et pratique de la lèpre.** 1 vol. in-4, avec fig., tableaux et un atlas de 22 pl. 30 fr.

— **Traité pratique, théorique et thérapeutique de la scrofulo-tuberculose de la peau et des muqueuses adjacentes** (*Lupus et tuberculose qui s'y rattachent*). In-4, atlas de 15 planches. 25 fr.

LE NOIR. **Histoire naturelle élémentaire.** In-12, avec grav. 5 fr.

LÉPINE. **Le ferment glycolitique et la pathogénie du diabète.** In-8. 1891. 1 fr.

LEYDIG. **Traité d'histologie comparée de l'homme et des animaux.** 1 fort vol. in-8, avec 200 figures. 4 fr. 50

LOYE (P.). **La mort par la décapitation.** 1 vol. in-8. 6 fr.

MAC CORMAC. **Manuel de chirurgie antiseptique,** traduit de l'anglais par le docteur Lutaud. 1 fort vol. in-8. 2 fr.

MAGNAN (V.). **Leçons cliniques sur les maladies mentales.** 1re série. In-8. 1891, 8 fr.; 2e série. In-8. 1897. 4 fr.

MAIRET. **Formes cliniques de la tuberculose miliaire du poumon** (thèse d'agrégation, 1878). 1 vol. in-8. 3 fr. 50

MANDON. **De la fièvre typhoïde,** 1 vol. in-8. 6 fr.

— **Essai de dynamique médicale.** 1 vol. in-8. 3 fr.

MANNHEIMER (M.). **Le gâtisme au cours des états psychopathiques.** 1 vol. in-8. 1897. 3 fr. 50

MAREY. **Du mouvement dans les fonctions de la vie.** 1 vol. in-8, avec 200 figures dans le texte. 3 fr.

MARREL (Dr Paul). **Les phobies,** essai sur la psychologie pathologique de la peur. 1 vol. in-8. 1895. 1 fr. 50

MENIÈRE. **Cicéron médecin.** Étude médico-littéraire. In-18. 4 fr. 50

— **Les consultations de madame de Sévigné.** Étude médico-littéraire. 1 vol. in-8. 3 fr.

— **Les moyens thérapeutiques employés dans les maladies de l'oreille.** Gr. in-8. 2 fr.

— **Du traitement de l'otorrhée purulente chronique,** considérations sur la maladie de Menière. In-18. 1 fr. 25

MOREL. **Traité des champignons.** In-18, avec grav. col. 8 fr.

MORIN (Ch.). **Structure anatomique et nature des individualités du système nerveux, causes réflexes physio-psychiques.** 1892. 1 vol. in-8. 4 fr. 50

MOURAO-PITTA. **Madère,** station médicale fixe. In-8, cart. 2 fr.

MURCHISON. **De la fièvre typhoïde.** 1 vol. in-8. 3 fr.

NÉLATON. **Éléments de pathologie chirurgicale,** par A. Nélaton, membre de l'Institut, prof. de clinique à la Faculté de médecine, etc. *Seconde édition complètement remaniée* par MM. les docteurs Jamain, Péan, Després, Gillette et Horteloup, chirurgiens des hôpitaux. Ouvrage complet en 6 vol. gr. in-8, avec 795 fig. dans le texte. 32 fr.

On vend séparément les volumes :

Tome premier, revu par le docteur Jamain. *Considérations générales sur les opérations. — Affections pouvant se montrer dans toutes les parties du corps et dans les divers tissus.* 1 fort v. gr. in-8. 3 fr.

Tome deuxième, revu par le docteur Péan. *Affections des os et des articulations.* 1 fort vol. gr. in-8, avec 288 fig. dans le texte. 5 fr.

Tome troisième, revu par le docteur Péan. *Affections des articulations* (suite), *affections de la tête, des organes de l'olfaction.* 1 vol. gr. in-8, avec 148 figures. 4 fr. 50

Tome quatrième, revu par le docteur Péan. *Affections des appareils de l'ouïe et de la vision, de la bouche, du cou, du corps.*

thyroïde, du larynx, de la trachée et de l'œsophage. 1 vol. gr. in-8, avec 208 figures dans le texte. — Ne se vend pas séparément.

TOME CINQUIÈME, revu par les docteurs Péan et Després. *Affections de la poitrine, de l'abdomen, de l'anus, du rectum et de la région sacro-coccygienne.* 1 vol. gr. in-8, avec 61 fig. dans le texte. 4 fr. 50

TOME SIXIÈME, par les docteurs Després, Gillette et Horteloup. *Affections des organes génito-urinaires de l'homme. — Affections des organes génito-urinaires de la femme. — Affections des membres.* 1 vol. gr. in-8, avec 90 figures. 10 fr.

NICAISE. **Des lésions de l'intestin dans les hernies.** In-8. 3 fr.

NIEMEYER. **Éléments de pathologie interne et de thérapeutique,** annoté par M. V. CORNIL. 2 vol. gr. in-8. 4 fr. 50

NOIR (Julien). **Étude sur les tics chez les dégénérés, les imbéciles et les idiots.** 1 vol. in-8. 4 fr.

ONIMUS et LEGROS. **Traité d'électricité médicale.** 1 fort vol. in-8, avec 275 fig. dans le texte. 2e éd. par le Dr ONIMUS. 17 fr.

PAGET (Sir James). **Leçons de clinique chirurgicale.** Introduction du prof. VERNEUIL. 1 vol. gr. in-8. 8 fr.

PANSIER. **Les manifestations oculaires de l'hystérie, œil hystérique.** 1892. 1 vol. in-8, 3 pl. hors texte. 4 fr.

PARENT (A.). **Compte rendu de la Clinique du Dr Galezowski.** (Du 1er novembre 1878 au 1er novembre 1879.) In-8. 1 fr. 25

PARISOT (P.). **Études d'hygiène sur Nancy** et le département de Meurthe-et-Moselle. 1893. In-8, avec 2 pl. 1 fr. 50

PETIT (L.-H.). **Des tumeurs gazeuses du cou.** 1 vol. in-8. 3 fr.

PETIT (Raymond). **De la tuberculose des ganglions du cou.** 1 vol. in-8. 1897. 4 fr.

PHILIPS (J.-P.) (DURAND DE GROS). **Influence réciproque de la pensée, de la sensation et des mouvements végétatifs.** In-8. 1 fr.

PONCET. **De l'hématocèle péri-utérine.** In-8. (thèse d'agr. 1878). 4 fr.

PORAK (Ch.). **Sur l'ictère des nouveau-nés** et le moment où il faut pratiquer la ligature du cordon ombilical. In-8. 2 fr.

— **De l'influence réciproque de la grossesse et des maladies de cœur.** 1 vol. in-8. 4 fr.

POSKIN (A.). **Préjugés populaires relatifs à la médecine et à l'hygiène.** In-18. 1898. 1 fr. 50

POUCHET (G.). **Charles Robin, sa vie et son œuvre.** In-8. 3 fr. 50

— **La biologie aristotélique.** 1 vol. in-8. 3 fr. 50

PRÉAUBERT (E.), professeur au lycée d'Angers. **La vie, mode de mouvement** (Théorie physique des phénomènes vitaux). 1 vol. in-8. 1897. 5 fr.

REGNIER (L.-R.). **Traitement des maladies des femmes par l'électricité.** 1 vol. in-8, avec grav. 1896. 6 fr.

RELLAY (P.). **Le traitement chirurg. de l'épilepsie.** In-8. 1898. 3 fr.

RETTERER (Ed.). **Développement du squelette des extrémités et des productions cornées chez les mammifères.** 1 vol. in-8, avec 4 pl. hors texte. 4 fr.

RICHARD. **Pratique journalière de la chirurgie.** 1 vol. gr. in-8, avec 215 grav. 2e édit. 5 fr.

RICHET (Ch.). **Structure des circonvolutions cérébrales** (Thèse de concours d'agrégation, 1878). In-8. 5 fr.

RIETSCH. **Reproduction des cryptogames.** In-8, avec fig. 5 fr.

ROMIÉE. **De l'amblyopie alcoolique.** In-8. 2 fr.

ROISEL. **Les Atlantes.** Études antéhistoriques. In-8. 7 fr.

ROTTENSTEIN. **Traité d'anesthésie chirurgicale.** In-8. 10 fr.

SABOURIN (Ch.). **Anatomie normale et pathologique de la glande biliaire de l'homme.** In-8, avec 233 figures. 8 fr.

SALMON (Ph.). **L'âge de la pierre**, division industrielle de la période paléolithique quaternaire et de la période néolithique. In-8. 3 fr.

— **Ethnologie préhistorique**, dénombrement et types des crânes néolithiques de la Gaule. 1 vol. in-8, avec grav. 3 fr.

— **L'Atlantide et le renne.** 1 br. in-8. 1897. 0 fr. 50

— **L'anthr. au Congrès de Saint-Étienne**, 1897. In-8. 1 fr.

SANNÉ. **Étude sur le croup après la trachéotomie**, évolution normale, soins consécutifs, complications. In-8. 4 fr.

SCHIFF. **Physiologie de la digestion.** 2 vol. in-8. 20 fr.

SERGUEYEFF. **Physiologie de la veille et du sommeil**, le sommeil et le système nerveux. 2 forts vol. in-8. 20 fr.

SIMON (P.). **Des fractures spontanées.** 1 vol. in-8. 4 fr.

— **Conférences cliniques sur la tuberculose des enfants.** 1894. 1 vol. in-8. 3 fr.

SOLLIER (Mme A.). **De l'état de la dentition chez les enfants idiots et arriérés.** 1 vol. in-8, avec gravures. 2 fr.

SŒLBERG-WELLS. **Traité pratique des maladies des yeux.** 1 fort vol. gr. in-8, avec figures. Traduit de l'anglais. 4 fr. 50

TARDIEU. **Manuel de pathologie et de clinique médicales.** 4e édition, corrigée et augmentée. 1 vol. gr. in-18. 2 fr. 50

TAYLOR. **Traité de médecine légale**, traduit sur la 7e édition anglaise, par M. le docteur Henri Coutagne. 1 vol. gr. in-8. 4 fr. 50

TERRIER (F). **De l'œsophagotomie externe.** In-8. 3 fr. 50

— **Des anévrismes cirsoïdes.** In-8. 3 fr.

— **Éléments de pathologie chirurgicale générale.** 1er fascicule: *Lésions traumatiques et leurs complications.* 1 v. in-8. 7 fr. 2e fascicule : *Complications des lésions traumatiques. Lésions inflammatoires.* 1 vol. in-8. 6 fr.

TERRILLON. **Leçons de clinique chirurgicale.** 1 v. in-8. 3 fr. 50

THÉVENIN et DE VARIGNY. **Dictionnaire abrégé des sciences physiques et naturelles.** In-18. 5 fr.

THULIÉ. **La folie et la loi.** 2e édit. 1 vol. in-8. 3 fr. 50

— **La manie raisonnante du docteur Campagne.** In-8. 2 fr.

TROLARD. **De la prophylaxie des maladies exotiques, importables et transmissibles.** 1 br. in-8. 1891. 1 fr.

TRUC. **Essai sur la chirurgie du poumon.** 1 vol. in-8. 2 fr. 50

VARIGNY (H. C. de). **Recherches expérimentales sur l'excitabilité électrique des circonvolutions cérébrales et sur la période d'excitation latente du cerveau.** In-8. 2 fr.

VASLIN (L.). **Études sur les plaies par armes à feu.** 1 vol. gr. in-8 de 225 pages, accompagné de 22 pl. en lithogr. 6 fr.

VIRCHOW. **Pathologie des tumeurs.** Tome I, grand in-8 avec 106 figures. 3 fr. 75. — Tome II, avec 74 figures. 3 fr. 75. — Tome III, avec 49 figures. 3 fr. 75. — Tome IV (1er fascicule), avec figures. 1 fr. 50

WIET. **De l'élongation des nerfs.** In-8, avec figures. 4 fr.

WILLEMIN. **Des coliques hépatiques et de leur traitement par les eaux de Vichy.** 4e édit. 1 vol. in-18. 3 fr. 50

YVERT. **Traité pratique et clinique des blessures du globe de l'œil.** Introduction du Dr Galezowski. 1 vol. gr. in-8. 12 fr.

PUBLICATIONS PÉRIODIQUES

Les Abonnements partent du 1er Janvier

Revue de médecine

Directeurs : MM. les Professeurs BOUCHARD, de l'Institut ;
CHAUVEAU, de l'Institut ; LANDOUZY et LÉPINE, correspondant de l'Institut.
Rédacteurs en chef : MM. LANDOUZY et LÉPINE.

Revue de chirurgie

Directeurs : MM. les Professeurs FÉLIX TERRIER, BERGER, PONCET et QUENU.
Rédacteur en chef : M. FÉLIX TERRIER.

22e année, 1902

La *Revue de médecine* et la *Revue de chirurgie*, qui constituent la 2e série de la *Revue mensuelle de médecine et de chirurgie*, paraissent tous les mois ; chaque livraison de la *Revue de médecine* contient de 5 à 6 feuilles grand in-8 ; chaque livraison de la *Revue de chirurgie* contient de 8 à 9 feuilles grand in-8.

PRIX D'ABONNEMENT :

Pour la Revue de Médecine		Pour la Revue de Chirurgie	
Un an, Paris	**20** fr.	Un an, Paris	**30** fr.
Un an, départements et étranger	**23** fr.	Un an, départements et étranger	**33** fr.
La livraison **2** francs		La livraison **3** francs	

Les **deux Revues** réunies : un an, Paris, **45** francs ; départements et étranger, **50** francs.

Les quatre années de la *Revue mensuelle de médecine et de chirurgie* (1877, 1878, 1879 et 1880) se vendent chacune séparément **20** francs ; la livraison, **2** francs.

Les années écoulées de la *Revue de médecine* se vendent **20** francs chacune ; les dix-huit premières années de la *Revue de chirurgie* se vendent le même prix et, à partir de l'année 1899, **30** francs chacune.

Journal de l'Anatomie
et de la Physiologie normales et pathologiques

DE L'HOMME ET DES ANIMAUX

Fondé par Ch. ROBIN, continué par Georges POUCHET
Dirigé par MATHIAS DUVAL,
Membre de l'Académie de médecine, Professeur à la Faculté de médecine de Paris.
Avec le concours de MM. les Professeurs RETTERER et TOURNEUX.

38e année, 1902

Ce journal paraît tous les deux mois et a pour objet : la *tératologie*, la *chimie organique*, l'*hygiène*, la *toxicologie* et la *médecine légale* dans leurs rapports avec l'anatomie et la physiologie, les applications de l'anatomie et de la physiologie à la *pratique de la médecine, de la chirurgie et de l'obstétrique*.

Il forme à la fin de l'année un beau volume grand in-8°, de 700 pages environ, avec de nombreuses gravures dans le texte et des planches lithographiées en noir et en couleur hors texte.

Un an : pour Paris, **30** francs ; pour les départements et l'étranger, **33** francs. — La livraison, **6** francs.

La première année, 1864, est épuisée ; les suivantes, 1865, 1866, 1867, 1868, 1869, 1870-71, 1872, 1873, 1874, 1875, 1876 et 1877, sont en vente au prix de **20** francs l'année, et de **3** fr. **50** la livraison. Les années ultérieures, depuis 1878, coûtent **30** francs chacune, la livraison, **6** francs.

Annales d'électrobiologie,
d'électrothérapie et d'électrodiagnostic

5e année, 1902

Directeur : E. DOUMER, professeur à la Faculté de médecine de Lille, docteur ès sciences.

AVEC LA COLLABORATION DE MM.

D'ARSONVAL (A.), membre de l'Institut, professeur au Collège de France ; BENEDIKT (M.), professeur d'électrothérapie à l'Université de Vienne ; CHATZKI (S.), professeur agrégé à l'Université de Moscou ; CHAUVEAU, membre de l'Institut, professeur au Muséum ; DUBOIS (P.), privat-docent d'électrothérapie à Berne ; ERB (W.), professeur de clinique médicale à l'Université de Heidelberg ; GRUNMACH (H.), professeur de radiologie à l'Université de Berlin ; HEGER (P.), directeur de l'Institut physiologique Solvay de Bruxelles ; HERMANN (L.), professeur de physiologie à l'Université de Kœnisberg; KRONECKER (H.), professeur de physiologie à l'Université de Berne; LA TORRE (F.), professeur agrégé à l'Université de Rome; LEDUC (S.), professeur de physique médicale à l'École de médecine de Nantes; LEMOINE (G.), professeur de clinique médicale à l'Université de Lille; OUDIN (P.), ancien interne des hôpitaux de Paris; PRÉVOST (J.-L.), professeur de physiologie à l'Université de Genève; DE RENZI, professeur à l'Université de Naples; SCHIFF (E.), professeur agrégé à l'Université de Vienne; TIGERSTEDT (R.), professeur de physiologie à l'Université de Helsingfors (Finlande); TRIPIER (A.), de Paris; WALLER (A.), professeur de physiologie à Saint-Mary's Hospital Medical School, Londres; WEISS (G.), professeur agrégé à l'École de médecine de Paris; WERTHEIMER (E.), professeur de physiologie à l'Université de Lille; WERTHEIM-SALOMONSON (J.-K.-A.), professeur à l'Université d'Amsterdam.

Un an : Paris, **26** francs; départements et étranger, **28** francs. — La livraison, **5** francs.

Paraissent tous les deux mois.

Revue de l'École d'Anthropologie de Paris

RECUEIL MENSUEL

PUBLIÉ PAR LES PROFESSEURS (**12e année, 1902**)

La **Revue de l'École d'Anthropologie de Paris** paraît le 15 de chaque mois. Chaque livraison forme un cahier de deux feuilles in-8 raisin de 32 pages.

Abonnement : Un an (à partir du 15 janvier) pour tous pays, **10** francs; la livraison, **1** franc.

Recueil d'ophtalmologie

Dirigé par MM. les docteurs GALEZOWSKI et CHAUVEL.

Mensuel. — 3e série. — 22e année, 1902. — Abonnement : Un an, France et étranger, **20** francs.

Revue de thérapeutique médico-chirurgicale

Publiée sous la direction de MM. les professeurs BOUCHARD, GUYON, LANNELONGUE, LANDOUZY et FOURNIER. — Rédacteur en chef : M. le docteur RAOUL BLONDEL.

69e année, 1902

Paraît les 1er et 15 de chaque mois. — Abonnement : Un an, France, **12** francs; étranger, **13** francs.

Annales des Sciences Psychiques

RECUEIL D'OBSERVATIONS ET D'EXPÉRIENCES

Dirigé par le docteur DARIEX (**12e année, 1902**)

Les **Annales des Sciences psychiques** paraissent tous les deux mois. Chaque livraison forme un cahier de quatre feuilles in-8 de 64 pages.

Abonnement : Un an, du 15 janvier, **12** francs; la livraison, **2** fr. **50**.

Revue Médicale de l'Est

PARAISSANT LE 1er ET LE 15 DE CHAQUE MOIS (**29e année, 1902**)

Comité de Rédaction : MM. les professeurs BARABAN, BERNHEIM, DEMANGE, GROSS, HERGOTT, HEYDENREICH, SCHMITT, SPILLMANN, de la Faculté de médecine de Nancy.

Rédacteur en chef : M. P. PARISOT, professeur agrégé à la Faculté de médecine de Nancy.

Abonnement : Un an, du 1er janvier, **12** francs. — Pour les étudiants, **6** francs.

Journal de Neurologie

Psychiatrie, Psychologie, Hypnologie

Dirigé par les Docteurs X. FRANCOTTE, J. CROCQ FILS, VAN GEHUCHTEN

7e année, 1902

Abonnement : **10** francs par an (**8** francs pour la Belgique)

Archives italiennes de Biologie

Publiées en français par A. MOSSO, professeur à l'Université de Turin.

Tomes I et II, 1882, **30** francs. — Tomes III à XXXV (1883 à 1901), chacun **20** francs.

Ces *Archives* paraissent sans périodicité fixe; chaque tome, publié en 3 fascicules, coûte **20** francs, payables d'avance.

5440. — L.-Imprimeries réunies, 7, rue Saint-Benoît, Paris.